R. Schneider

Heilpraktiker für Psychotherapie – Schriftliche Prüfung

Rudolf Schneider

Heilpraktiker für Psychotherapie – Schriftliche Prüfung

500 Prüfungsfragen, Überblicksgrafiken, Lerntipps

4. Auflage

ELSEVIER

Elsevier GmbH, Bernhard-Wicki-Str. 5, 80636 München, Deutschland
Wir freuen uns über Ihr Feedback und Ihre Anregungen an kundendienst@elsevier.com

ISBN 978-3-437-58379-7
eISBN 978-3-437-06364-0

4. Auflage 2022

Wichtiger Hinweis für den Benutzer
Die medizinischen Wissenschaften unterliegen einem sehr schnellen Wissenszuwachs. Der stetige Wandel von Methoden, Wirkstoffen und Erkenntnissen ist allen an diesem Werk Beteiligten bewusst. Sowohl der Verlag als auch die Autorinnen und Autoren und alle, die an der Entstehung dieses Werkes beteiligt waren, haben große Sorgfalt darauf verwandt, dass die Angaben zu Methoden, Anweisungen, Produkten, Anwendungen oder Konzepten dem aktuellen Wissensstand zum Zeitpunkt der Fertigstellung des Werkes entsprechen.
Der Verlag kann jedoch keine Gewähr für Angaben zu Dosierung und Applikationsformen übernehmen. Es sollte stets eine unabhängige und sorgfältige Überprüfung von Diagnosen und Arzneimitteldosierungen sowie möglicher Kontraindikationen erfolgen. Jede Dosierung oder Applikation liegt in der Verantwortung der Anwenderin oder des Anwenders. Die Elsevier GmbH, die Autorinnen und Autoren und alle, die an der Entstehung des Werkes mitgewirkt haben, können keinerlei Haftung in Bezug auf jegliche Verletzung und/oder Schäden an Personen oder Eigentum, im Rahmen von Produkthaftung, Fahrlässigkeit oder anderweitig übernehmen.

Obwohl alle Werbemittel mit ethischen (medizinischen) Standards übereinstimmen, stellt die Erwähnung in dieser Publikation keine Garantie oder Anerkennung der Qualität oder des Wertes dieses Produkts oder der Aussagen der Herstellerfirmen dar.

Für die Vollständigkeit und Auswahl der aufgeführten Medikamente übernimmt der Verlag keine Gewähr.
Geschützte Warennamen (Warenzeichen) werden in der Regel besonders kenntlich gemacht (®). Aus dem Fehlen eines solchen Hinweises kann jedoch nicht automatisch geschlossen werden, dass es sich um einen freien Warennamen handelt.

Bibliografische Information der Deutschen Nationalbibliothek
Die Deutsche Nationalbibliothek verzeichnet diese Publikation in der Deutschen Nationalbibliografie; detaillierte bibliografische Daten sind im Internet über https://www.dnb.de abrufbar.

25 26 27 28 5 4 3 2

In ihren Veröffentlichungen verfolgt die Elsevier GmbH das Ziel, genderneutrale Formulierungen für Personengruppen zu verwenden. Um jedoch den Textfluss nicht zu stören sowie die gestalterische Freiheit nicht einzuschränken, wurden bisweilen Kompromisse eingegangen. Selbstverständlich sind **immer alle Geschlechter** gemeint.

Planung: Ingrid Puchner, München
Projektmanagement: Marion Kraus, München
Redaktion: Karin Beifuss, Ohmden
Herstellung: Ute Landwehr-Heldt, Bremen
Satz: Thomson Digital, Noida/Indien
Druck und Bindung: Printer Trento S.r.l., Trento/Italien
Zeichnungen: Heike Hübner, Berlin; Abb. 4.2: Martha Kosthorst, Borken
Umschlaggestaltung: SpieszDesign, Neu-Ulm
Titelfotografie: © iStock.com/lkpgfoto

Aktuelle Informationen finden Sie im Internet unter **www.elsevier.de**

Vorwort zur 1. Auflage

Als ich im Frühjahr 1996 meine Prüfung zum „Kleinen Heilpraktiker" ablegte, war noch nicht abzusehen, wie die weitere Entwicklung verlaufen würde. Jahrelang wurde z. B. das Gerücht gestreut, die Prüfung werde abgeschafft – angesichts des rechtskräftigen Urteils des Bundesverwaltungsgerichts vom 21.1.1993 (BVerwG 3 C 34/90) wäre dies wohl ein politisch riskantes Unterfangen gewesen. Das Gegenteil ist dann eingetreten: Infolge eines Urteils des Bundesverwaltungsgerichts aus dem Jahr 2009 können in einigen Bundesländern nun auch Physiotherapeuten, Logopäden, Ergotherapeuten und Podologen eine „sektorale Heilpraktikerprüfung" ablegen, um dann als „Teilgebietsheilpraktiker" in freier Praxis zu arbeiten. Dass die Prüfung zum „Kleinen Heilpraktiker" abgeschafft werden soll, ist deshalb äußerst unwahrscheinlich.

In den Anfängen gab es nur wenige Möglichkeiten, sich auf die Prüfung vorzubereiten. Ich verfasste in mühseliger Kleinarbeit ein Skript, mit dessen Hilfe ich meine schriftliche Prüfung im März 1996 mühelos schaffte. Im Herbst 1996 beschloss ich, meine Prüfungsvorbereitung an Interessierte weiterzugeben. Zunächst fanden sich sechs Personen, die mit meiner Hilfe bei der Prüfung antraten; im Frühjahr darauf waren es schon 12, im Herbst 1997 mehr als 20, 1998 dann pro Kurs 30 bis 40 Teilnehmer. Inzwischen habe ich mehr als 2000 Kursteilnehmer auf die Prüfung vorbereitet und so die Möglichkeit gehabt, den Schwierigkeitsgrad der einzelnen Fragen aus Sicht der Betroffenen zu beurteilen, nach dem Motto: „Diese Frage war eine Falle!" oder: „Ich wusste gar nicht, was die Prüfer hier hören wollten!" oder: „Das hatten wir noch nie im Kurs. Ich musste raten!" oder auch: „Die Frage XY war geschenkt, die haben alle von uns richtig gelöst!" Aufgrund der großen Zahl an Prüflingen ergab sich überdies die Möglichkeit, mithilfe der Kursteilnehmer zu erfahren, welche Fragen in der aktuellen Prüfung gestellt wurden, denn bis zum Jahr 2002 war es den Prüflingen nicht erlaubt, ihre Prüfungsunterlagen mit nach Hause zu nehmen. Ich bat meine Kursteilnehmer deshalb, schon in der Prüfung wichtige Fragen zu notieren und an mich weiterzugeben. Andere wiederum erklärten sich bereit, in ihrem Gesundheitsamt den Antrag zu stellen, ihre falsch gelösten Fragen einzusehen und bei dieser Gelegenheit in Stichpunkten zu notieren. So ist es zu erklären, dass viele der „frühen" Prüfungsfragen nicht hundertprozentig mit dem Original übereinstimmen, aber doch Aufschluss darüber geben, welche Themen damals bevorzugt gefragt wurden.

Eine Zusammenstellung aller Prüfungsfragen getrennt nach Themen hat allerdings ergeben, dass die Schwerpunkte sich in den letzten 5 bis 10 Jahren verschoben haben, sodass ich mich bei der Auswertung der häufig gefragten Themenbereiche meist auf die Ergebnisse der letzten 6 bis 10 Jahre beschränkt habe. So ist sichergestellt, dass Sie sich in Ihrem Lernprogramm schwerpunktmäßig auf die Krankheitsbilder konzentrieren können, die in den letzten Jahren meist mit zwei, drei oder vier Fragen pro Prüfung vertreten waren. Überdies empfand ich es nicht als sinnvoll, alle mir vorliegenden 1064 Fragen in das Buch aufzunehmen. Stattdessen habe ich mehrere ähnliche Prüfungsfragen zu je einer „neuen" von mir erstellten Frage zusammengefasst und wichtige Aussagen aus verschiedenen (ansonsten leicht zu lösenden) Prüfungsfragen in Tabellen aufgelistet, die mit der Fragestellung „Richtig oder falsch?" als Selbsttest konzipiert sind.

Damit Sie wissen, wie die Prüfung in diesem und den folgenden Jahren aussehen könnte, habe ich unter der Rubrik „Prüfung aktuell" Originalfragen aus den letzten zwei bis drei Prüfungen aufgenommen. Darüber hinaus finden Sie ebenfalls farbig markierte Fragen mit dem Titel „Vorsicht Falle!". Hier handelt es sich z. T. um Originalfragen, die viele Prüflinge als Falle empfanden; z. T. wurden die Fragen von mir so gestaltet, dass Sie darauf vorbereitet sind, die Fragen genau zu lesen, sich Begriffe einzuprägen, die man leicht verwechseln könnte, oder auch zu erkennen, mit welchen „Fangfragen" man in der Vergangenheit versucht hat, die Prüflinge zu verwirren oder auf eine falsche Fährte zu locken.

Dieses Buch richtet sich an Lernende, die sich gerade auf die schriftliche Prüfung zum „Kleinen Heilpraktiker" vorbereiten. Es ist kein Lehrbuch, sondern ein Buch zum Wiederholen des bereits Gelernten anhand von Prüfungsfragen, Überblickstabellen, Schaubildern und Grafiken. Je nachdem, wie weit Sie in Ihrem Lernprogramm gekommen sind, können Sie einzelne Kapitel zur Wiederholung und Festigung des Gelernten durcharbeiten und so einen Einblick bekommen, was genau in der Prüfung verlangt wird. Sie können das Buch aber auch verwenden, um einige Wochen vor dem „Schriftlichen" den gesamten Lernstoff nach Themenbereichen geordnet zu wiederholen.

Viele Teilnehmer meiner Kurse hatten nach Abschluss des Kurses den Wunsch, mehrere Originalprüfungen durchzuarbeiten. Wie oben schon gesagt, sollten Sie hierbei darauf achten, Prüfungen auszuwählen, die in etwa dem entsprechen, wie die Prüfungen augenblicklich abgehalten werden. Ausführlich kommentierte Beispiele hierfür finden Sie auf unserer Website www.forum-gilching.de (Prüfungsfragen). Dort finden Sie auch Hinweise darauf, wie Sie sich optimal auf die mündliche Prüfung vorbereiten können (Rudolf Schneider. Sicher durch die mündliche Prüfung. München: Elsevier Urban & Fischer 2012).

Allen, die das „Schriftliche" noch vor sich haben, wünsche ich ein gewinnbringendes Arbeiten mit diesem Buch – und natürlich Glück und Erfolg für die bevorstehende Prüfung.

München, im März 2013
Rudolf Schneider

Vorwort zur 4. Auflage

Während die Prüfungsfragen in der 2. und 3. Auflage dieses Buches bis auf einige wenige Fehlerkorrekturen gleich geblieben sind, wurden in die 4. Auflage nun alle wichtigen Themen und Fragetypen der Jahre 2018 bis 2021–1 aufgenommen – mit Ausnahme der Frühjahrsprüfung 2020, die wegen der COVID-19-Pandemie abgesagt wurde. Insgesamt wurden für diese Neuauflage 168 neue Prüfungsfragen berücksichtigt, die z. T. in die bereits vorhandenen Fragetypen integriert wurden, häufig auch mit dem Vermerk „Prüfung aktuell" im Originalwortlaut aufgenommen wurden.

Da sich die prozentuale Verteilung der überprüften Themen seit der 2. und 3. Auflage verändert hat, wurde ein Teil der Abbildungen aktualisiert. Auch einige neue Abbildungen wurden als Lernhilfe in die entsprechenden Kapitel eingefügt.

In vielen Vorbereitungs- und Ausbildungskursen zum Heilpraktiker (Psychotherapie) wird dieses Buch inzwischen zur Nachbereitung einzelner Kurstage verwendet, die sich – wie die einzelnen Kapitel dieses Buches – in der Regel an den Ziffern bzw. Kapiteln der ICD-10 orientieren. Im Gegensatz zu den Prüfungsfragen, die man aus dem Internet herunterladen kann, ist es mithilfe dieses Buches schon nach den ersten Kurstagen der Ausbildung (oder den ersten Kapiteln eines Fernkurses) möglich, Original-Prüfungsfragen zum jeweils behandelten Thema zu bearbeiten, den Lernstoff gezielt zu wiederholen und sich schon in der Anfangsphase der Ausbildung in der Beantwortung von Prüfungsfragen zu üben.

Für alle Lernenden, die den größten Teil ihrer HPP-Ausbildung bereits abgeschlossen haben, erscheint im Jahr 2022 eine Neuauflage der „Lernkarten" mit Originalfragen der Jahre 2011–2021: mit ausführlichen Kommentaren zu jeder richtigen oder falschen Aussage jeder einzelnen Prüfungsfrage (Schneider R. Lernkarten Heilpraktiker für Psychotherapie. 532 Original-Multiple-Choice-Prüfungsfragen mit kommentierten Lösungen. München: Elsevier Urban & Fischer 2022).

Ich wünsche allen, die sich mit diesem Buch auf die schriftliche Prüfung vorbereiten, ein gewinnbringendes Arbeiten und – damit verbunden – die Chance, das Gelernte in der Prüfung abrufen und erfolgreich anwenden zu können.

Gilching, im Januar 2022
Rudolf Schneider

Benutzerhinweise

MERKE

Besonders Wichtiges ist in einem roten Merke-Kasten hervorgehoben.

TIPP

Im Tipp-Kasten wird angegeben, welche Themenbereiche besonders häufig in der Prüfung vorkommen. Diese sollten ganz oben auf Ihrer Lernliste stehen.

NICHT VERWECHSELN

Hier werden Begriffe/Themen, die sich besonders ähnlich sind oder oft verwechselt werden, erklärt und ggf. gegenübergestellt, damit sich Ihr Wissen festigt und Sie sicher mit diesen Begrifflichkeiten umgehen können.

Wichtig zu wissen

Dieser Kasten enthält Zusatzinformationen, die Ihnen helfen, bestimmte Themen besser zu verstehen und somit die betreffenden Prüfungsfragen richtig zu beantworten.

Farbig gekennzeichnete Fragen bzw. Lösungen:

Prüfung aktuell	Originalfragen aus den letzten zwei bis drei Prüfungen
Vorsicht! Falle!	Originalfragen, die viele Prüflinge als Falle empfanden; vom Autor z. T. so gestaltet, dass der Prüfling darauf vorbereitet wird, die Fragen genau zu lesen, sich leicht zu verwechselnde Begriffe einzuprägen oder zu erkennen, mit welchen „Fangfragen“ versucht werden kann, den Prüfling zu verwirren oder auf eine falsche Fährte zu locken

Fehler gefunden?

https://else4.de/978-3-437-58379-7

An unsere Inhalte haben wir sehr hohe Ansprüche. Trotz aller Sorgfalt kann es jedoch passieren, dass sich ein Fehler einschleicht oder fachlich-inhaltliche Aktualisierungen notwendig geworden sind.

Sobald ein relevanter Fehler entdeckt wird, stellen wir eine Korrektur zur Verfügung. Mit diesem QR-Code gelingt der schnelle Zugriff.

Wir sind dankbar für jeden Hinweis, der uns hilft, dieses Werk zu verbessern. Bitte richten Sie Ihre Anregungen, Lob und Kritik an folgende E-Mail-Adresse: kundendienst@elsevier.com

Abkürzungen

→	siehe; daraus folgt
Abb.	Abbildung
ADHS	Aufmerksamkeitsdefizit-/Hyperaktivitätsstörung
ADS	Aufmerksamkeitsdefizit-Syndrom
AT	autogenes Training
BES	Binge-Eating-Störung
BGB	Bürgerliches Gesetzbuch
BMI	Body-Mass-Index
BtG	Betreuungsgesetz
CJD	Creutzfeldt-Jakob-Krankheit
d. h.	das heißt
DBT	Dialektisch-behaviorale Therapie
DSM-5	Diagnostic and Statistical Manual of Mental Disorders, 5th edition
EEG	Elektroenzephalografie/-gramm
EKG	Elektrokardiografie/-gramm
EKT	Elektrokrampf-/Elektrokonvulsionstherapie
EMDR	Eye Movement Desensitization and Reprocessing
engl.	englisch
evtl.	eventuell
FamFG	Gesetz über das Verfahren in Familiensachen und in den Angelegenheiten der freiwilligen Gerichtsbarkeit
frz.	französisch
FSH	follikelstimulierendes Hormon
GAS	generalisierte Angststörung
griech.	griechisch
HIV	humanes Immundefizienzvirus
HNO	Hals-Nasen-Ohren
HP(P)	Heilpraktiker (Psychotherapie)
HWZ	Halbwertszeit
ICD-10	International Classification of Diseases, Version 10
i. d. R.	in der Regel
inkl.	inklusive
IQ	Intelligenzquotient
Jh.	Jahrhundert
Kap.	Kapitel
KVT	kognitive Verhaltenstherapie
lat.	lateinisch
LH	luteinisierendes Hormon
LRS	Lese-Rechtschreib-Störung
LSD	Lysergsäurediethylamid
MAO	Monoaminoxidase
MBCT	Mindfulness Based Cognitive Therapy
MBSR	Mindfulness Based Stress Reduction
Mio.	Million
MRT	Magnetresonanz- oder Kernspintomografie
MS	multiple Sklerose
OP	Operation
PMR	progressive Muskelrelaxation
PS	Persönlichkeitsstörung
PsychK(H)G	Psychisch-Kranken-(Hilfe-)Gesetz
PTBS	posttraumatische Belastungsstörung
REM	Rapid Eye Movements
SAD	saisonal abhängige Depression
SHT	Schädel-Hirn-Trauma
SSRI	selektive Serotonin-Wiederaufnahmehemmer
ST	Systemische Therapie
StGB	Strafgesetzbuch
Tab.	Tabelle
THC	Tetrahydrocannabinol
TIA	transitorische ischämische Attacke
u. a.	unter anderem
usw.	und so weiter
u. (v.) a. m.	und (vieles) andere(s) mehr
Vol.-%	Volumenprozent
WHO	World Health Organization (Weltgesundheitsorganisation)
z. B.	zum Beispiel
z. T.	zum Teil
ZNS	zentrales Nervensystem

Inhaltsverzeichnis

KAPITEL

1 Tipps und Tricks für die Prüfung

1.1 Psychologische und neurologische Erkenntnisse über das Lernen

Bei der Vorbereitung auf die Prüfung haben Sie wahrscheinlich die Erfahrung gemacht, dass mühsam Gelerntes innerhalb kürzester Zeit verblasst oder gar aus Ihrem Gedächtnis verschwunden ist. Diese Erkenntnis ist nicht neu: Schon Ende des 19. Jh. konnte der Psychologe Hermann Ebbinghaus in verschiedenen Lernexperimenten nachweisen, dass wir bereits 20 Minuten nach dem Lernen sinnloser Silben 40 % des Gelernten nicht mehr abrufen können; nach 1 Stunde haben wir über die Hälfte, nach 1 Tag zwei Drittel, nach 6 Tagen mehr als 85 % des Gelernten vergessen, sofern es sinnlose Wörter waren bzw. das auswendig Gelernte nicht wiederholt wurde.

Inzwischen haben Lernpsychologen auf der Grundlage der Ebbinghaus-Lernkurve unser Wissen über erfolgreiches Lernen erweitert und hierbei wichtige Erkenntnisse gewonnen, die nachfolgend stichpunktartig zusammengefasst sind:

- Neu Gelerntes wird umso besser erinnert, je mehr es sich mit Bekanntem verknüpft, sich also in ein bereits vorhandenes neuronales Netzwerk „einwebt". Dabei ist es wichtig, möglichst **viele „Eingangskanäle"** einzusetzen (Hören, Sehen, Lesen, Sprechen, Schreiben, Zeichnen, Malen, Riechen, Schmecken usw.), damit sich das Gelernte an vielen verschiedenen Teilen des Gehirns mit den dort vorhandenen Schaltkreisen verbindet. Wichtig in diesem Zusammenhang: Gehörtes, Gelesenes, Geschriebenes, Gesprochenes, Gezeichnetes, Gemaltes usw. wird an unterschiedlichen Stellen im Gehirn abgespeichert, aber dennoch miteinander verknüpft. Die logische Konsequenz: Wenn Sie nur im Buch oder Skript lesen, wird im Sprachzentrum der Bereich Leseverständnis angesprochen. Wenn Sie das soeben Gelernte in eigenen Worten aufschreiben, laut aussprechen oder ein Bild dazu zeichnen, haben Sie drei weitere Hirnareale eingeschaltet. Damit prägt sich das Gelernte um ein Vielfaches besser ein. Eine Möglichkeit, wichtige Begriffe besser zu vernetzen, sind **Links-rechts-Bewegungen der Augen** zusammen mit dem lauten Sprechen bestimmter Wörter oder Sätze in Verbindung mit einem dazu passenden inneren Bild. Auf diese Weise werden abwechselnd Bereiche der linken und der rechten Gehirnhälfte aktiviert, sodass wichtige Begriffe in beiden Hemisphären abgespeichert werden.
  - Sie haben z. B. Schwierigkeiten mit dem Begriff „Parästhesien" = „Missempfindungen wie Kribbeln, Nadelstiche, Taubheitsgefühl". Stellen Sie sich Ihren „eingeschlafenen" Arm oder Fuß mit geschlossenen Augen bildlich vor; spüren Sie, wie er sich anfühlt, wenn er „aufwacht"! Öffnen Sie dann die Augen und sprechen Sie laut den Satz: „Parästhesien = Nadelstiche oder Taubheitsgefühl. Gleichzeitig suchen Sie sich zwei Punkte im Raum und bewegen mehrmals ihre Augen nach links und rechts (evtl. in Form einer liegenden Acht). Wenn Sie das Wort Parästhesien das nächste Mal lesen oder daran denken, taucht i. d. R. sofort das innere Bild dazu auf.
  - Angenommen, Sie können sich die Bedeutung von „Dissimulation" (= absichtliches Verbergen von Symptomen, um für gesund gehalten zu werden) nicht merken, dann stellen Sie sich innerlich eine Szene vor, in der jemand z. B. in gekrümmter Haltung vor dem Zimmer des Chefs steht, sich beim Öffnen der Tür aufrichtet und sagt: „Mir geht es supergut." Bewegen Sie dann die (offenen) Augen etwa zehnmal hin und her; sprechen Sie dabei mehrmals laut den Satz: „Dissimulation = jemand verbirgt absichtlich seine Erkrankung, um als gesund zu gelten".
- Bei Dingen, die uns **emotional stark berühren**, genügt ein einmaliges Erleben, damit sich das Ereignis für immer einprägt: Die erste Liebe, der erste Kuss, ein wunderschöner Urlaubstag, aber auch traumatische Erlebnisse in der Kindheit oder im Erwachsenenalter bleiben oft so intensiv im Gedächtnis haften, dass wir uns ein Leben lang daran erinnern. Warum funktioniert das nicht bei mathematischen Formeln, englischen Vokabeln oder den typischen Merkmalen psychiatrischer Krankheitsbilder? Die Erklärung hierfür findet sich in einem Merksatz, den wir uns beim Lernen zunutze machen sollten:

MERKE
Was uns emotional nicht berührt, wird schnell vergessen.

- Oder umgekehrt: Je mehr Sie an dem, was Sie lernen, emotional beteiligt sind, desto besser und länger prägt sich das Gelernte ein. Das könnte damit beginnen, dass Sie Teile des Skripts in Stichwörtern zusammenfassen und dann laut aussprechen, vor dem Spiegel vortragen, in einer Arbeitsgruppe erläutern oder auf ein Diktiergerät bzw. ein Smartphone aufnehmen. Oder aber Sie tippen wichtige Teile des Skripts nochmals in den Computer und erweitern Ihr Wissen durch Selbsterlebtes, Filmausschnitte oder lebensnahe Fallgeschichten. Auch das Erstellen von Mindmaps zu gewissen Themenbereichen zählt zum handlungsorientierten Lernen mit starker emotionaler Beteiligung. Wichtig hierbei ist, dass Sie solche Mindmaps selbst erstellen und nicht einfach aus Büchern übernehmen.
- Auf neuronaler Ebene können wir uns die Grundlagen für **emotionales Lernen** vereinfacht folgendermaßen vorstellen: Aus den

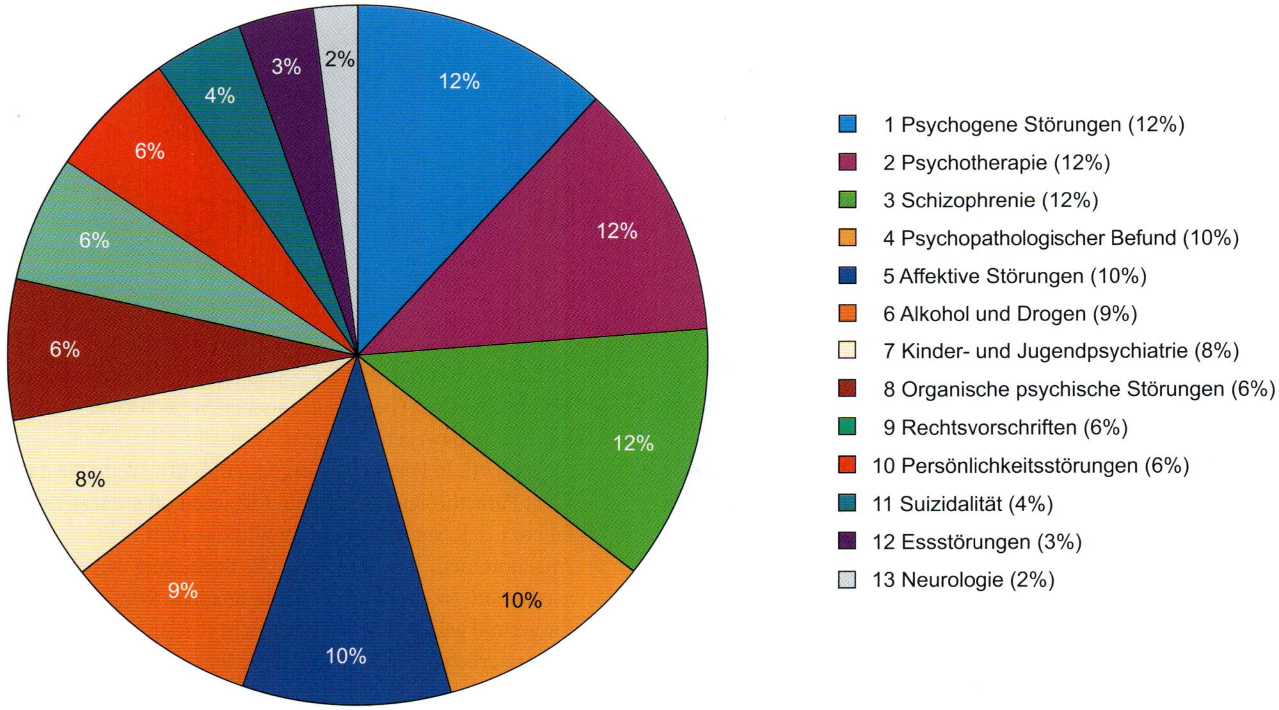

Abb. 1.1 Prozentuale Verteilung der Themenbereiche in der schriftlichen Prüfung (2011–2021)

unzähligen auf uns einstürmenden Sinneseindrücken wählt das Gehirn die Informationen aus, die es für wichtig erachtet; andere werden von vornherein abgeblockt. Die neuen Informationen werden über eine kleine Hirnregion, den Hippokampus („Seepferdchen"), verarbeitet. Der Hippokampus unterscheidet nochmals zwischen wichtig (emotional erregend) und unwichtig (emotional unbedeutend), ordnet die eingetroffenen Informationen und transferiert sie nach einigen Stunden bis Tagen in die entsprechenden Areale der Hirnrinde: das Langzeitgedächtnis. Das funktioniert allerdings nur, wenn nicht ununterbrochen neue wichtige Informationen den Hippokampus überfluten: Dann nämlich werfen die neu ankommenden Lerninhalte die im Hippokampus kreisenden Informationen aus dem System – das vor ein paar Stunden Gelernte ist verschwunden. Ähnliches gilt, wenn jemand sich in einer emotionalen Krise befindet: Die ständig kreisenden emotional „aufgeladenen" Gedanken lassen kaum zu, dass neue – emotional weniger „erregende" – Lerninhalte aufgenommen werden; falls dies doch geschieht, wird das soeben Gelernte schnell von den belastenden Gedanken verdrängt und aus dem „System" entfernt.

1.2 Konsequenzen für das Lernen

- Machen Sie sich bewusst, dass Ihr Gehirn nur eine begrenzte Aufnahmefähigkeit hat. Beschränken Sie sich deshalb beim Lernen auf jene Themen, die für die Prüfung wichtig sind. Wenn Sie aus einem Buch oder Skript lernen: Konzentrieren Sie sich auf das Wesentliche! Verschieben Sie Themenbereiche, die Sie persönlich sehr interessant finden, die aber nicht oder kaum in der Prüfung vorkommen werden, auf die Zeit nach der Prüfung. Je mehr Sie sich in der kurzen Zeit der Prüfungsvorbereitung (meist 6–12 Monate) verzetteln, desto weniger können Sie von dem Gelernten in der konkreten Prüfungssituation abrufen. Die Überblicksgrafik in ➤ Abb. 1.1 soll Ihnen helfen, sich auf das zu konzentrieren, was in den letzten Jahren häufig gefragt wurde. Vielleicht vermissen Sie einige Themen, die Sie gelernt haben: z. B. zur Psychosomatik oder zu Pionieren der Psychotherapie wie C. G. Jung, Alfred Adler, Viktor Frankl oder Fritz Perls– sie waren in den letzten 25 Jahren (also in 50 Prüfungen) nie Thema, werden also aller Voraussicht nach auch in Zukunft nicht in der schriftlichen Prüfung („im Schriftlichen") auftauchen. Sie sollten sich stattdessen auf Themen konzentrieren, die schwerpunktmäßig immer wieder vorkommen. Vor allem Fragen zu psychogenen Störungen, zu psychotherapeutischen Verfahren, zur Schizophrenie und zum psychopathologischen Befund sind seit Jahren fester Bestandteil der Prüfung und sollten deshalb auf Ihrer Lernliste weit oben stehen.
- Denken Sie beim Durchgehen Ihres Skripts oder Lehrbuchs daran: Durch *farbiges Unterstreichen* wichtiger Begriffe geben Sie schon ein wenig vor, was wichtig und was unwichtig ist. Diese einfache Technik hilft Ihrem Gehirn, aus der Fülle des Neuen das Wichtige herauszufiltern.
- Beim Lernen sollten Sie *Pausen einlegen*, damit das Kurzzeitgedächtnis (der Hippokampus) genügend Zeit hat, die neuen Informationen zu ordnen und an die dafür zuständigen Hirnareale weiterzuleiten. Besonders günstig zum Lernen wichtiger Dinge

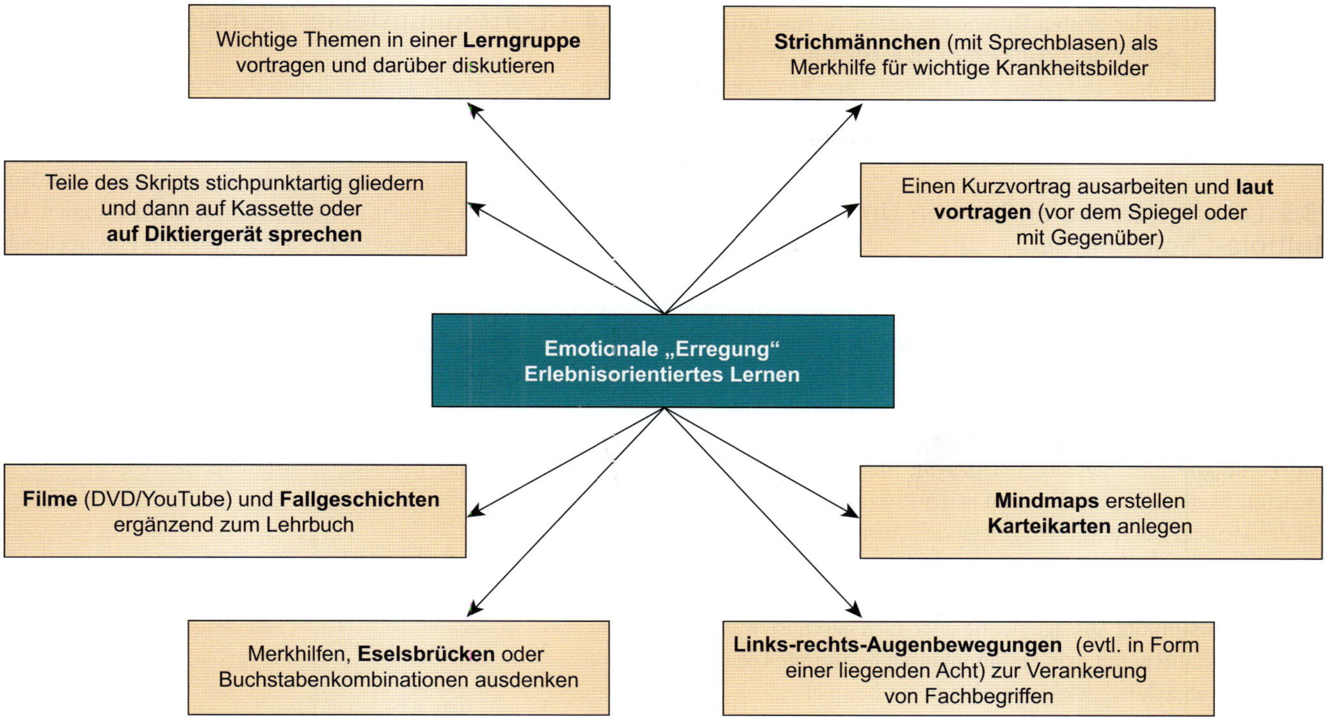

Abb. 1.2 Erlebnisorientiertes Lernen

ist die Zeit vor dem Schlafengehen, denn in der Nacht hat der Hippokampus genügend Zeit, das neu Gelernte zu verarbeiten.

- Sorgen Sie für eine *entspannte Atmosphäre*. Angst und Stress bewirken, dass Ihr Gehirn auf „Gefahr“ umschaltet – ein Zustand, in dem die kognitiven Instanzen weitgehend ausgeschaltet werden und Ihr Hippokampus kaum Neues aufnehmen kann. Versuchen Sie deshalb, eine Lernatmosphäre zu schaffen, in der Sie Ihre Alltagsprobleme für einige Zeit beiseiteschieben, indem Sie sich bewusst eine gewisse Zeit zum Lernen reservieren, vorher kurz meditieren oder sich entspannen oder das Lernen durch Entspannungsmusik untermalen.
- Bitte vergessen Sie bei all dem nicht: Je stärker Sie beim Lernen *emotional beteiligt* sind, desto besser ist die Behaltensleistung! Was Sie hier alles für sich tun können, ist in ➤ Abb. 1.2 zusammengefasst.

1.3 Praktische Tipps für die schriftliche Prüfung

1.3.1 Wie Sie in der Prüfung ganz bei sich bleiben

Je nachdem, in welchem Gesundheitsamt Sie Ihre schriftliche Prüfung ablegen, werden Sie in einem Raum mit 50, 100, 200 oder mehr Prüflingen zusammen sein, die alle aufgeregt sind und Angst haben vor dem, was da auf sie zukommt. Angst ist ansteckend! Es genügt, wenn Sie mit Ihrer eigenen Aufregung und Angst umgehen müssen – die der anderen sollten Sie von sich fernhalten, indem Sie sich ganz auf sich und Ihr Wissen konzentrieren. Bewährt hierbei haben sich ein paar relativ einfache Dinge:

- Besorgen Sie sich Ohrstöpsel für die Zeit, in der Sie den Bogen mit den Prüfungsfragen bearbeiten. Auf diese Weise schützen Sie sich vor lauten Geräuschen oder Fragen des Nachbarn. Musik aus dem Smartphone oder MP3-Player ist i. d. R. nicht erlaubt.
- Um Ihr Wissen abrufen zu können, sollten Sie gedanklich und energetisch ganz bei, besser noch „in sich“ sein. Vielen Prüflingen hat es geholfen, sich während der Prüfung mehrmals zu „erden“, ihren Atem, ihren Körper, ihre Füße bewusst wahrzunehmen und sich selbst in einem Haus vorzustellen, dessen Tür nach draußen sie für einige Zeit verschließen, oder in einer Art Ei, das sie schützend umschließt. Bewährt hat sich hierbei der Satz: **„Ich bin in mir!“**
- Auch in der Zeit des Lernens vor der Prüfung hat der Satz „Ich bin in mir!“ vielen geholfen, gedanklich nicht abzuschweifen, sondern körperlich und geistig ganz „hier“ zu sein und so mit voller Konzentration den Lernstoff zu verinnerlichen.

1.3.2 Kleine Erfolgserlebnisse schaffen

Denken Sie daran, sich in der Prüfung selbst zu belohnen, indem Sie zunächst nur die Fragen beantworten, bei denen Sie sich sicher fühlen. Alle Fragen, die Ihnen beim ersten Durchlesen Schwierigkeiten bereiten, überspringen Sie im ersten Durchgang, kennzeichnen die jeweilige Frage allerdings mit einem farbigen Marker, um sich in einem zweiten oder dritten Durchgang damit zu beschäftigen. Auf diese Weise geben Sie Ihrem Gehirn zu verstehen: „Wir haben jetzt schon 12, 14 oder 16 Fragen beantwortet – den Rest schaffen wir auch noch."

1.3.3 Lösungsstrategien für den Umgang mit Multiple-Choice-Fragen

Wenn Sie sich beim Lösen einer Multiple-Choice-Frage unsicher sind, helfen Ihnen vielleicht ein paar Erfahrungswerte aus den vergangenen Prüfungen:

- Schon in den einzelnen Aussagen (manchmal auch in der Fragestellung) gibt es bestimmte **Signalwörter** wie z. B. „immer" oder „nie", die Ihnen signalisieren, dass die Aussage aller Wahrscheinlichkeit nach falsch ist, denn in der Psychiatrie wie auch in der Medizin ganz allgemein gibt es viele Ausnahmen von der Regel.
- Wenn Sie bei einer **Aussagenkombination** ganz sicher wissen, dass eine bestimmte Aussage richtig oder auch falsch ist, hilft Ihnen ein Verfahren, mit dem Sie automatisch bestimmte Lösungsvorschläge ausschließen können. Hierzu ein Beispiel:

MERKE

Beispiel: Aussagenkombination

Welche der folgenden therapeutischen Verfahren kommen im Rahmen einer kognitiven Verhaltenstherapie (KVT) zur Anwendung?

1. Bewusstmachung automatisierter Gedanken und ihrer Verzerrungen
2. Freies Assoziieren
3. Konfrontation mit dem Widerstand
4. Graduierte Exposition
5. Antizipation

☐ A: Nur die Aussagen 4 und 5 sind richtig.
☐ B: Nur die Aussagen 2 und 3 sind richtig.
☐ C: Nur die Aussagen 1, 2, 3 und 4 sind richtig.
☐ D: Nur die Aussagen 1, 4 und 5 sind richtig.
☐ E: Alle Aussagen sind richtig.

Sie sind sich sicher, dass Aussage 2 falsch ist. Damit entfallen die Lösungen B, C und E. Richtig ist in Ihren Augen in jedem Fall die Aussage 1. Damit entfällt auch Lösung A. So bleibt als richtige Lösung nur D.

Und noch ein Erfahrungswert: Sollte in einer Aussagenkombination der Lösungsvorschlag **„Keine der Aussagen ist richtig"** auftauchen, ist dies nahezu immer anzukreuzen. Auch wenn nur eine von fünf Aussagen vorgeschlagen wird (z. B. „Nur Aussage 2 [oder 4 oder 5] ist richtig"), ist die Wahrscheinlichkeit groß, dass dies die richtige Lösung ist.

1.3.4 Übertragungsfehler vermeiden

In den meisten Bundesländern haben die Prüflinge ein Geheft mit meist 28 Prüfungsfragen vor sich liegen, dazu einen Lösungsbogen, auf den die Antworten übertragen werden müssen. Wenn Sie das Übertragen der Lösungen am Ende der Prüfung unter Zeitdruck durchführen, kann es leicht zu Übertragungsfehlern kommen. Deshalb ist es ratsam, nach dem Lösen einer Aufgabe die entsprechenden Buchstaben (A, B, C, D, E) sofort auf das Lösungsblatt zu übertragen.

Damit sich auch hier keine Übertragungsfehler einschleichen, hat es sich bewährt, das Lösungsblatt – wie in ➤ Abb. 1.3 – mit farbigen Querstrichen in Gruppen zu je fünf Antworten zu unterteilen.

Fragennummer	Antwort					Korrekturrand und Gesundheitsamt
1	A	B	C	D	E	
2	A	B	C	D	E	
3	A	B	C	D	E	
4	A	B	C	D	E	
5	A	B	C	D	E	
6	A	B	C	D	E	
7	A	B	C	D	E	
8	A	B	C	D	E	
9	A	B	C	D	E	
10	A	B	C	D	E	
11	A	B	C	D	E	
12	A	B	C	D	E	
13	A	B	C	D	E	
14	A	B	C	D	E	
15	A	B	C	D	E	
16	A	B	C	D	E	
17	A	B	C	D	E	
18	A	B	C	D	E	
19	A	B	C	D	E	
20	A	B	C	D	E	
21	A	B	C	D	E	
22	A	B	C	D	E	
23	A	B	C	D	E	
24	A	B	C	D	E	
25	A	B	C	D	E	
26	A	B	C	D	E	
27	A	B	C	D	E	
28	A	B	C	D	E	

Abb. 1.3 Farbige Unterteilung des Lösungsbogens

KAPITEL

2 Psychopathologischer Befund und Diagnostik

Schon in den Anfängen der Prüfung waren Fragen zu den Elementarfunktionen ein wesentlicher Bestandteil der schriftlichen Prüfung. Elementarfunktionen oder sonstige typische Symptome finden sich regelmäßig in Fallgeschichten zum Überprüfen der diagnostischen Fähigkeiten. Auch Fragen zur Anamnese und zu den Beobachtungen des Therapeuten beim Erstgespräch tauchten in seltenen Fällen in der Prüfung auf.

In dieser Lerneinheit werden die sich überschneidenden Bereiche Anamnese- und Explorationsgespräch, Elementarfunktionen und Diagnostik unter dem Oberbegriff „Psychopathologischer Befund" zusammengefasst.

2.1 Elementarfunktionen

In den letzten 20 Prüfungen (2011–2021) gab es insgesamt 50 Fragen zum psychopathologischen Befund: 20 Fragen zu den Elementarfunktionen (➤ Kap. 2.1, dazu 30 Fragen zur Diagnostik (meist anhand von kurzen Fallgeschichten, ➤ Kap. 2.2). In jeder Prüfung wurden also im Durchschnitt ein bis zwei Fragen zu den Elementarfunktionen gestellt, ergänzt durch eine, zwei, manchmal auch drei Fallgeschichten zur Diagnostik.

Bei den Elementarfunktionen finden sich besonders häufig Fragen zu den inhaltlichen und formalen Denkstörungen, gefolgt von den für die Schizophrenie typischen Ich-Störungen. Die weiteren Fragen zu den Elementarfunktionen beinhalten u. a. Wahrnehmungsstörungen, Antriebsstörungen, Wahn, Wahnwahrnehmung, affektive oder kognitive Störungen, hin und wieder auch Störungen des Bewusstseins, der Orientierung und des Antriebs. Des Öfteren finden sich zudem Fallgeschichten mit dem Auftrag, die dort beschriebenen gestörten Elementarfunktionen zu erkennen.

Zusammenfassend lässt sich festhalten, dass Ihr Wissen über die Elementarfunktionen auf fünf verschiedene Arten abgefragt werden kann:

1. Häufig gilt es, Elementarfunktionen zu definieren und voneinander zu unterscheiden. Typische Fragen lauten:
   - „Zu den inhaltlichen Denkstörungen zählt/zählen …"
   - „Zu den Sinnestäuschungen zählt man folgende Phänomene …"
   - „Welche der folgenden Symptome werden zu den Ich-Störungen gezählt?" oder auch
   - „Was ist typisch für einen Wahn/wahnhaftes Erleben?"
2. Manchmal sollen Sie bestimmte Elementarfunktionen anhand einer Beschreibung oder einer kurzen Fallgeschichte erkennen. Typische Fragen hierzu sind:
   - „Ein Patient erklärt, sein Handeln werde durch andere gelenkt und beeinflusst. Psychopathologisch handelt es sich hierbei um …"
   - „Das Denken des Patienten ist verlangsamt und einfallsarm. Er möchte erzählen, aber trotz Anstrengung ist ihm das nicht möglich. Bei dieser Störung des formalen Denkablaufs handelt es sich um …"
   - „Ein Patient behauptet, das Kreuz im Arztzimmer sei für ihn ein klarer Hinweis, dass er bald sterben werde. Bei diesem Phänomen handelt es sich um …"
3. Des Öfteren werden Sie dazu aufgefordert, einzelne Symptome (meist Störungen der Elementarfunktionen) einer bestimmten psychischen Erkrankung oder Störung zuzuordnen. Beispiele hierfür sind:
   - „Bei welcher der folgenden Erkrankungen tritt die formale Denkstörung Ideenflucht am häufigsten auf?"
   - „Stimmen in Du-Form können auftreten bei …"
   - „Bei einem Patienten bemerken Sie eine zunehmende Zerstreutheit und Vergesslichkeit. Welche der folgenden Ursachen kommt/kommen am ehesten in Betracht?"
4. Im Zusammenhang mit den Elementarfunktionen stehen längere Fallgeschichten mit der Aufgabe, aufgrund der Symptome (z. T. Elementarfunktionen, aber auch andere Auffälligkeiten) die in diesem Fall wahrscheinlichste Diagnose zu stellen. In den letzten 20 Prüfungen gab es pro Prüfung mindestens eine Fallgeschichte dieser Art. Typische Beispiele zum Thema Diagnostik finden Sie in ➤ Kap. 2.2.
5. Einige wenige Fragen bezogen sich auf das Anamnesegespräch und Erstellung des psychopathologischen Befunds ganz allgemein, mit denen wir diese Lerneinheit beginnen wollen.

TIPP

In den letzten Jahren gab es in jeder Prüfung 2, 3, manchmal auch 4 Fragen zu Elementarfunktionen und Diagnostik. Der psychopathologische Befund (inkl. Diagnostik) sollte deshalb auf Ihrer Lernliste ganz weit oben stehen!

2.1.1 Anamnese- und Explorationsgespräch

Frage 2.1.1 Prüfung aktuell (2018–2). Einfachauswahl
Für die Eröffnung des Anamnesegesprächs mit einem Patienten ist folgender Fragetyp im Allgemeinen am besten geeignet:
- ☐ A: Konfrontationsfrage
- ☐ B: Suggestivfrage
- ☐ C: Fangfrage
- ☐ D: Katalogfrage
- ☐ E: Offene Frage

Frage 2.1.2 Prüfung aktuell (2019–1). Aussagenkombination
Welche der folgenden Aussagen zur psychiatrisch-psychotherapeutischen Diagnostik treffen zu?
1. In der Anamnese sollte auch immer nach körperlichen Vorerkrankungen gefragt werden.
2. Zu einer vollständigen psychiatrisch-psychotherapeutischen Anamnese gehört auch die Sexualanamnese.
3. Nach Suizidalität sollte nicht im Erstgespräch gefragt werden, da in dieser Situation noch keine Vertrauensbasis zwischen Patient und Untersucher besteht.
4. Die Beurteilung der Orientierung, der Affektivität, des Antriebs und der Wahrnehmung sind wichtige Inhalte des psychopathologischen Befunds.
5. Anamnese, eigene Beobachtungen des Untersuchers sowie gegebenenfalls psychologische Tests und fremdanamnestische Angaben sind die Grundlage für die Erstellung eines psychopathologischen Befunds.

- ☐ A: Nur die Aussagen 1, 3 und 5 sind richtig.
- ☐ B: Nur die Aussagen 2, 4 und 5 sind richtig.
- ☐ C: Nur die Aussagen 1, 2, 3 und 4 sind richtig.
- ☐ D: Nur die Aussagen 1, 2, 4 und 5 sind richtig.
- ☐ E: Alle Aussagen sind richtig.

Frage 2.1.3 Vorsicht Falle! Aussagenkombination
Wenn Sie einen Patienten bitten, das Sprichwort „Wer anderen eine Grube gräbt, fällt selbst hinein" zu erläutern,
1. dann prüfen Sie das Abstraktionsvermögen.
2. dann prüfen Sie eine wichtige kognitive Eigenschaft.
3. können Sie – bei Erfassen des Zusammenhangs – eine leichte kognitive Störung ausschließen.
4. können Sie dies – bei Nichterfassen des Zusammenhangs – mit dem psychopathologischen Begriff des „Konkretismus" bezeichnen.
5. kann dies – bei Nichterfassen des Zusammenhangs – ein Hinweis auf eine Schizophrenie sein.

- ☐ A: Nur die Aussagen 1, 2 und 3 sind richtig.
- ☐ B: Nur die Aussagen 1, 2 und 4 sind richtig.
- ☐ C: Nur die Aussagen 2, 3, 4 und 5 sind richtig.
- ☐ D: Nur die Aussagen 1, 2, 4 und 5 sind richtig.
- ☐ E: Alle Aussagen sind richtig.

2.1.2 Psychopathologischer Befund und Elementarfunktionen

Frage 2.1.4 Aussagenkombination
Welche der folgenden Aussagen beschreiben Elemente des psychopathologischen Befunds?
1. Bewusstseinslage
2. Ich-Erleben
3. Gestik und Mimik
4. Formaler Gedankengang
5. Suizidalität

- ☐ A: Nur die Aussagen 2 und 5 sind richtig.
- ☐ B: Nur die Aussagen 1, 2 und 3 sind richtig.
- ☐ C: Nur die Aussagen 1, 2 und 4 sind richtig.
- ☐ D: Nur die Aussagen 1, 2, 4 und 5 sind richtig.
- ☐ E: Alle Aussagen sind richtig.

Frage 2.1.5 Vorsicht Falle! Aussagenkombination
Welche der folgenden Aussagen zum psychopathologischen Befund sind zutreffend?
1. Wenn einer realen Wahrnehmung eine abnorme Bedeutung mit Ich-Beziehung beigelegt wird, handelt es sich um eine Sinnestäuschung.
2. Illusion ist eine vermeintliche Wahrnehmung ohne Sinneseindrücke.
3. Es kann auf mehreren Sinnesgebieten gleichzeitig halluziniert werden.
4. „Doppelte Buchführung" ist gleichzeitig „Orientierung" in realer und wahnhafter Welt.
5. Das Gefühl der Gefühllosigkeit zählt zu den Störungen der Affektivität.

- ☐ A: Nur die Aussagen 2 und 3 sind richtig.
- ☐ B: Nur die Aussagen 1, 3 und 4 sind richtig.
- ☐ C: Nur die Aussagen 3, 4 und 5 sind richtig.
- ☐ D: Nur die Aussagen 2, 3, 4 und 5 sind richtig.
- ☐ E: Alle Aussagen sind richtig.

Frage 2.1.6 Aussagenkombination
Ein Patient berichtet, er habe bemerkt, dass ihm seine Gedanken weggenommen würden. Er werde von jemandem dirigiert, z. B. müsse er gegen seinen Willen bestimmte Bewegungen ausführen. Man verursache, vermutlich durch Apparate, in seinem Körper elektrische Ströme, die in Wellen kämen. – Es handelt sich psychopathologisch um folgende Phänomene:
1. Wahnwahrnehmung
2. Sogenannte Willensbeeinflussung
3. Gedankenentzug
4. Leibliche Beeinflussungserlebnisse
5. Bewusstseinstrübung

- ☐ A: Nur die Aussagen 1, 3 und 4 sind richtig.
- ☐ B: Nur die Aussagen 2, 3 und 4 sind richtig.
- ☐ C: Nur die Aussagen 1, 2, 3 und 4 sind richtig.
- ☐ D: Nur die Aussagen 2, 3, 4 und 5 sind richtig.
- ☐ E: Alle Aussagen sind richtig.

Frage 2.1.7 Aussagenkombination
Die 45-jährige Bewohnerin einer sozialen Wohngruppe greift einen Mitbewohner mit ihrem Taschenmesser an und fügt ihm schwere Verletzungen zu. Anschließend berichtet sie, aus Notwehr gehandelt zu haben, da der Mitbewohner sie und ihre Familie seit vielen Jahren schädige. Er stehe mit Satan im Bund und habe über Jahre ihre Gedanken mitgehört. Dass er gerade sie als Opfer ausgewählt habe, hänge damit zusammen, dass sie die Mutter von Jesus sei. In einem anderen Leben sei sie Nofretete gewesen. – Welche der folgenden Symptome liegen vor?
1. Depersonalisation
2. Größenwahn
3. Halluzinationen
4. Verfolgungswahn
5. Gedankenausbreitung

□ A: Nur die Aussagen 1, 2 und 3 sind richtig.
□ B: Nur die Aussagen 1, 2 und 4 sind richtig.
□ C: Nur die Aussagen 1, 3 und 5 sind richtig.
□ D: Nur die Aussagen 2, 4 und 5 sind richtig.
□ E: Nur die Aussagen 3, 4 und 5 sind richtig.

Frage 2.1.8 Einfachauswahl
Eine Patientin berichtet, sie habe am Straßenrand eine geknickte Blume gesehen. Diese Blume sei für sie ein Zeichen, dass ihre Ehe in die Brüche gehen werde. – Bei diesem Phänomen handelt es sich am ehesten um:
□ A: eine Illusion
□ B: eine Wahrnehmungsstörung
□ C: eine Wahnwahrnehmung
□ D: eine Gedankeneingebung
□ E: eine optische Halluzination

Frage 2.1.9 Einfachauswahl
Wenn wirkliche Gegenstände für etwas anderes gehalten werden, handelt es sich um:
□ A: eine Halluzination
□ B: eine Wahnwahrnehmung
□ C: eine Pseudohalluzination
□ D: eine Gedankeneingebung
□ E: eine Illusion

Frage 2.1.10 Mehrfachauswahl
Welche der folgenden Störungen gehören zu den quantitativen Bewusstseinsstörungen? Wählen Sie *zwei* Antworten.
□ A: Benommenheit
□ B: Verwirrtheit
□ C: Sopor
□ D: Bewusstseinseinengung
□ E: Halluzinationen

Frage 2.1.11 Einfachauswahl
Das Verhalten eines Patienten erscheint Ihnen sonderbar, bizarr, gekünstelt, unnatürlich. Welcher psychopathologische Begriff trifft hierfür am ehesten zu?
- A: Parathymie
- B: Affektlabilität
- C: Logorrhö
- D: Manierismen
- E: Mutismus

Frage 2.1.12 Prüfung aktuell (2019–2). Einfachauswahl
Grübeln gehört im psychopathologischen Befund zur Gruppe der …
□ A: Aufmerksamkeits- und Gedächtnisstörungen.
□ B: formalen Denkstörungen.
□ C: Befürchtungen und Zwänge.
□ D: Ich-Störungen.
□ E: inhaltlichen Denkstörungen.

2

2.1.3 Gedächtnis und Aufmerksamkeit

Frage 2.1.13 Prüfung aktuell (2021–1). Mehrfachauswahl
Welche der folgenden Aussagen zu Störungen der Aufmerksamkeits- und Gedächtnisfunktion treffen zu? Wählen Sie *zwei* Antworten.
□ A: Konfabulationen sind für das Korsakow-Syndrom typische Erinnerungslücken, die mit Einfällen gefüllt werden, welche vom Betroffenen für Erinnerungen gehalten werden.
□ B: Eine Merkfähigkeitsstörung wird durch Fragen zu biografischen und historischen Ereignissen überprüft.
□ C: Mit der Aufgabe „von 100 immer 7 abziehen“ (100-minus-7-Test) wird die Funktion des Langzeitgedächtnisses geprüft.
□ D: Bei einem organischen amnestischen Syndrom besteht eine Beeinträchtigung des Kurz- und Langzeitgedächtnisses, bei erhaltenem Immediatgedächtnis.
□ E: Bei der Amnesie ist die Erinnerung gesteigert.

Frage 2.1.14 Aussagenkombination
Welche der folgenden Aussagen zu Gedächtnisstörungen trifft/treffen zu?
1. Störungen des Kurzzeitgedächtnisses sprechen gegen eine alkoholbedingte Korsakow-Psychose.
2. Störungen der Merkfähigkeit treten bei affektiven Störungen nicht auf.
3. Eine retrograde Amnesie ist der Verlust der Erinnerung an den Zeitraum nach einem Ereignis (z. B. Unfall).
4. Bei Konfabulationen füllt ein Patient Erinnerungslücken mit Einfällen, die er selbst für Erinnerungen hält.
5. Paramnesien (Wahn- oder Trugerinnerungen) beinhalten das falsche Wiedererkennen von Situationen.

□ A: Nur Aussage 4 ist richtig.
□ B: Nur die Aussagen 1 und 2 sind richtig.
□ C: Nur die Aussagen 4 und 5 sind richtig.
□ D: Nur die Aussagen 1, 4 und 5 sind richtig.
□ E: Nur die Aussagen 2, 3 und 5 sind richtig.

Frage 2.1.15 Aussagenkombination
Bei einem Patienten bemerken Sie eine zunehmende Zerstreutheit und Vergesslichkeit. Welche der folgenden Ursachen kommt/kommen am ehesten in Betracht?
1. Manie
2. Depressive Störung
3. Hypothyreose (Schilddrüsenunterfunktion)

4. Delir
5. Arteriosklerose

☐ A: Nur Aussage 3 ist richtig.
☐ B: Nur die Aussagen 1 und 4 sind richtig.
☐ C: Nur die Aussagen 2, 3 und 4 sind richtig.
☐ D: Nur die Aussagen 2, 3 und 5 sind richtig.
☐ E: Nur die Aussagen 1, 2, 4 und 5 sind richtig.

2.1.4 Inhaltliche und formale Denkstörungen

Übersicht ➤ Abb. 2.1 und Übung ➤ Tab. 2.1

Unterscheiden lernen

TIPP

Merken Sie sich die folgenden drei inhaltlichen Denkstörungen, die in einer Auflistung formaler Denkstörungen dann relativ leicht ins Auge springen:
- Wahn (wahnhaftes Denken)
- Zwang (zwanghaftes Denken)
- Überwertige Ideen

Typische Prüfungsfragen

Frage 2.1.16 Aussagenkombination

Zu den inhaltlichen Denkstörungen zählt/zählen:
1. Paralogik
2. Zwanghaftes Denken
3. Dialogische Stimmen
4. Primärer Wahn
5. Logorrhö

☐ A: Nur Aussage 4 ist richtig.
☐ B: Nur die Aussagen 2 und 4 sind richtig.
☐ C: Nur die Aussagen 2, 3 und 4 sind richtig.
☐ D: Nur die Aussagen 1, 2, 3 und 4 sind richtig.
☐ E: Nur die Aussagen 1, 2, 4 und 5 sind richtig.

Frage 2.1.17 Aussagenkombination

Welche der folgenden Aussagen zu formalen Denkstörungen trifft/treffen zu?
1. Bei den formalen Denkstörungen ist das inhaltliche Ergebnis des Denkprozesses verzerrt oder verändert (z. B. glaubt jemand, das Wetter beeinflussen zu können).
2. Formale Denkstörungen sind nicht krankheitsspezifisch.

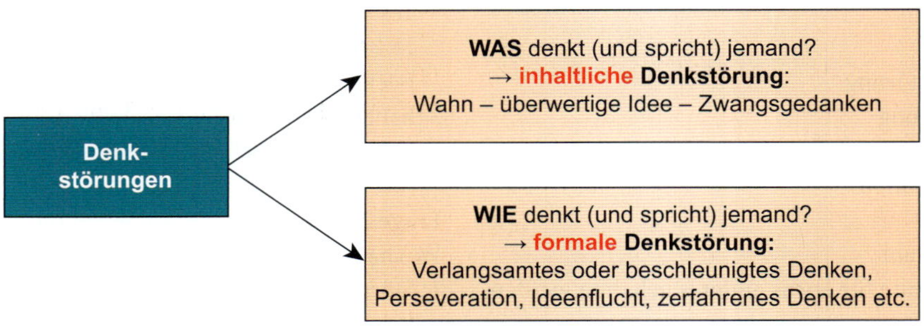

Abb. 2.1 Denkstörungen

Tab. 2.1 Inhaltliche Denkstörung? Formale Denkstörung? Ich-Störung?

1.	Zwangsgedanken		14.	Neologismen	
2.	Gedankenlautwerden		15.	Akoasmen	
3.	Gedankenabreißen		16.	Depersonalisation	
4.	Denkzerfahrenheit		17.	Grübelzwang	
5.	Verwirrtheitszustand		18.	Konfabulation	
6.	Gedankenausbreitung		19.	Wahnwahrnehmung	
7.	Personenverkennung		20.	Illusion	
8.	Wahnhaftes Denken		21.	Gefühl des Gemachten	
9.	Zwanghaftes Denken		22.	Aphasien	
10.	Verlangsamtes Denken		23.	Perseveration	
11.	Assoziativ gelockertes Denken		24.	Ideenflucht	
12.	Halluzinatorisches Erleben		25.	Inkohärenz	
13.	Wortfindungsstörungen		26.	Paralogik	

Setzen Sie hinter das Symptom den dazu passenden Buchstaben: **A** = inhaltliche Denkstörung; **B** = formale Denkstörung; **C** = Ich-Störung; **D** = andere Störung (nicht unter A–C einzuordnen).

3. Neologismen sind Wortneubildungen, die z. B. bei der Schizophrenie vorkommen.
4. Gedankenabreißen kann auf eine Schizophrenie hinweisen.
5. Bei Perseveration wird das Denken als mühsam, wie blockiert erlebt.

□ A: Nur Aussage 4 ist richtig.
□ B: Nur die Aussagen 1 und 5 sind richtig.
□ C: Nur die Aussagen 2 und 4 sind richtig.
□ D: Nur die Aussagen 2, 3 und 4 sind richtig.
□ E: Nur die Aussagen 2, 3, 4 und 5 sind richtig.

Frage 2.1.18 Aussagenkombination
Zu den formalen Denkstörungen gehören:
1. Perseveration bei hirnorganischen Erkrankungen
2. Denkhemmung bei depressiven Zuständen
3. Ideenflucht bei manischen Erkrankungen
4. Wahnhaftes Denken bei paranoiden Psychosen
5. Zerfahrenes Denken bei Schizophrenie

□ A: Nur die Aussagen 1, 3 und 4 sind richtig.
□ B: Nur die Aussagen 1, 2, 3 und 5 sind richtig.
□ C: Nur die Aussagen 1, 2, 4 und 5 sind richtig.
□ D: Nur die Aussagen 2, 3, 4 und 5 sind richtig.
□ E: Alle Aussagen sind richtig.

NICHT VERWECHSELN
Manchmal finden sich in der Auflistung Ich-Störungen, die Sie auf eine falsche Fährte locken sollen! Ein typisches Beispiel hierfür ist Frage 2.1.19.

Frage 2.1.19 Vorsicht Falle! Aussagenkombination
Als formale Denkstörungen gelten:
1. Gedankenausbreitung
2. Gedankenabreißen
3. Gedankendrängen
4. Gedankenentzug
5. Gedankenlautwerden

□ A: Nur die Aussagen 1 und 2 sind richtig.
□ B: Nur die Aussagen 2 und 3 sind richtig.
□ C: Nur die Aussagen 2, 3 und 4 sind richtig.
□ D: Nur die Aussagen 1, 2, 3 und 5 sind richtig.
□ E: Alle Aussagen sind richtig.

2.1.5 Ich-Störungen

Übersicht ➢ Abb. 2.2.

Typische Prüfungsfragen

Frage 2.1.20 Aussagenkombination
Welche der folgenden Symptome werden zu den Ich-Störungen gezählt?
1. Gedankenentzug
2. Wortfindungsstörungen
3. Imperative Stimmen
4. Depersonalisation
5. Willensbeeinflussung

□ A: Nur die Aussagen 1 und 5 sind richtig.
□ B: Nur die Aussagen 1, 2 und 5 sind richtig.
□ C: Nur die Aussagen 1, 4 und 5 sind richtig.
□ D: Nur die Aussagen 1, 2, 3 und 4 sind richtig.
□ E: Alle Aussagen sind richtig.

Frage 2.1.21 Vorsicht Falle! Aussagenkombination
Schizophrene Störungen des Ich-Erlebens sind:
1. Gedankeneingebung
2. Verfolgungswahn

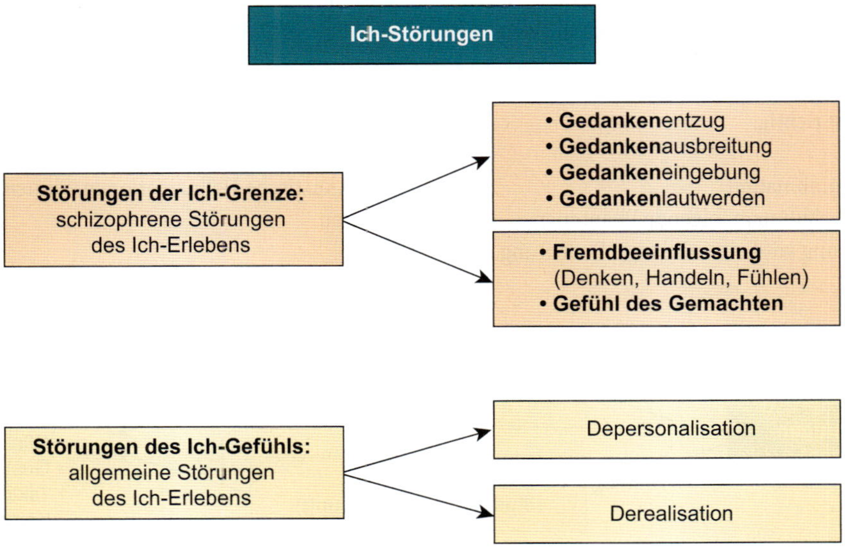

Abb. 2.2 Ich-Störungen

3. Gedankenlautwerden
4. Gedankenabreißen
5. Leibliche Beeinflussungserlebnisse

□ A: Nur die Aussagen 2 und 3 sind richtig.
□ B: Nur die Aussagen 1 und 5 sind richtig.
□ C: Nur die Aussagen 1, 3 und 5 sind richtig.
□ D: Nur die Aussagen 1, 3, 4 und 5 sind richtig.
□ E: Alle Aussagen sind richtig.

2.1.6 Wahrnehmungsstörungen

Im Vergleich zu den Denk- und Ich-Störungen kamen Fragen zu Wahrnehmungsstörungen (Sinnestäuschungen) bislang eher selten vor. Neben der Unterscheidung zwischen Halluzinationen und Illusionen tauchte in den Fragen des Öfteren die Wahnwahrnehmung auf, die – trotz ihrer (missverständlichen) Bezeichnung – nicht zu den Wahrnehmungsstörungen zählt, sondern eine Sonderform des Wahns darstellt. ➤ Abb. 2.3 zeigt die wichtigsten Wahrnehmungsstörungen im Überblick.

Typische Prüfungsfragen

Frage 2.1.22 Aussagenkombination
Welche der folgenden Aussagen zu Wahrnehmungsstörungen treffen zu?

1. Illusion ist eine vermeintliche Wahrnehmung ohne Sinneseindrücke.
2. Halluzination ist eine Missdeutung von Sinneseindrücken.
3. Eine Pseudohalluzination ist eine Fehlinterpretation eines realen Sinnesreizes.
4. Die Wahnwahrnehmung ist eine Sonderform der illusionären Verkennung.
5. Von der Illusion unterscheidet sich die Halluzination durch das Fehlen eines entsprechenden Sinnesreizes.

□ A: Nur Aussage 3 ist richtig.
□ B: Nur Aussage 5 ist richtig.
□ C: Nur die Aussagen 1, 2 und3 sind richtig.
□ D: Nur die Aussagen2, 4 und 5 sind richtig.
□ E: Keine der Aussagen ist richtig.

Frage 2.1.23 Aussagenkombination
Zu den Sinnestäuschungen zählt man folgende Phänomene:

1. Einer realen Wahrnehmung wird eine abnorme Bedeutung mit Ich-Beziehung beigelegt.
2. Ein real vorhandenes Wahrnehmungsobjekt wird, z. B. unter dem Einfluss starker Affekte, als etwas anderes verkannt.
3. Es wird etwas gesehen, gehört, gerochen, geschmeckt, was objektiv nicht vorhanden ist.
4. Vegetative Funktionsstörungen werden als Beweis erlebt, unheilbar krank zu sein.
5. Im oder am Körper wird etwas – de facto nicht Vorhandenes – gespürt, was nach Meinung des Patienten von anderen durch Telepathie hervorgerufen wird.

□ A: Nur die Aussagen 2 und 4 sind richtig.
□ B: Nur die Aussagen 1, 2 und 3 sind richtig.
□ C: Nur die Aussagen 1, 3 und 5 sind richtig.
□ D: Nur die Aussagen 2, 3 und 5 sind richtig.
□ E: Alle Aussagen sind richtig.

Frage 2.1.24 Aussagenkombination
Folgende Phänomene können bei Sinnestäuschungen gegeben sein:

1. Lokalisation der Halluzinationen durch den Patienten in den äußeren Raum
2. Unmittelbare Realitätsgewissheit für den Patienten
3. Unterbrechung des Gedankengangs des Patienten (z. B. bei akustischen Halluzinationen)
4. Auswirkung auf das faktische Verhalten des Patienten
5. Nachträgliche Erkennung durch den Patienten als Sinnestäuschung

□ A: Nur die Aussagen 1 und 2 sind richtig.
□ B: Nur die Aussagen 2 und 3 sind richtig.
□ C: Nur die Aussagen 1, 2 und 4 sind richtig.
□ D: Nur die Aussagen 1, 2, 3 und 4 sind richtig.
□ E: Alle Aussagen sind richtig.

Frage 2.1.25 Mehrfachauswahl
Welche der folgenden Aussagen zu Wahrnehmungsstörungen treffen zu? Wählen Sie *zwei* Antworten.

□ A: Illusionäre Verkennungen treten u. a. beim Delir auf.
□ B: Optische Halluzinationen sind typisch für das alkoholbedingte Korsakow-Syndrom.
□ C: Optische Halluzinationen sprechen gegen eine körperlich begründbare Psychose.
□ D: Akustische Halluzinationen bestimmen das klinische Bild der hebephrenen Schizophrenie.
□ E: Akustische Halluzinationen können bei Depressionen auftreten.

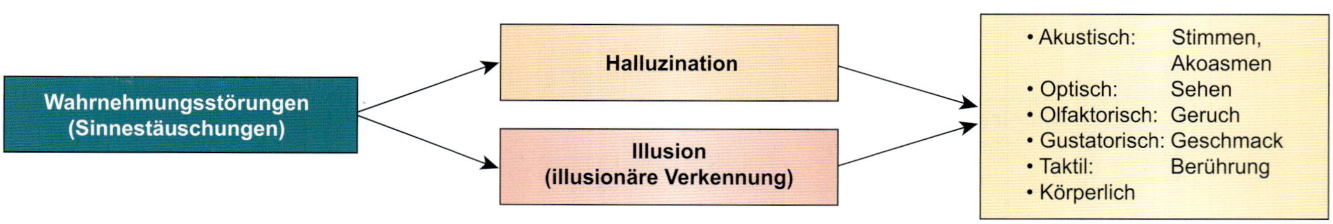

Abb. 2.3 Wahrnehmungsstörungen

2.1.7 Wahn

Obwohl das Symptom „Wahn" bei der Diagnose diverser psychotischer Erkrankungen eine extrem wichtige Rolle spielt, waren in der Vergangenheit Einzelfragen dazu äußerst selten. In den letzten Jahren tauchte dieses Thema wieder öfter im Schriftlichen auf. Nachfolgend sind verschiedene Fragetypen zusammengestellt, um Ihre Kenntnisse über das Thema zu überprüfen. Die wichtigste Frage ist die Definition von Wahn in Frage 2.1.26, die in vielen mündlichen Prüfungen eine Rolle spielt.

Typische Prüfungsfragen

Frage 2.1.26 Aussagenkombination
Zu einem psychosebedingten Wahn gehören die folgenden Merkmale:
1. Subjektive Gewissheit
2. Unkorrigierbarkeit
3. Extreme Ich-Bezogenheit des Standpunkts
4. Unfähigkeit, das Bezugssystem zu wechseln
5. Verhaltensweisen, die häufig im Gegensatz zum Verhalten der übrigen Menschen stehen

☐ A: Nur die Aussagen 1 und 2 sind richtig.
☐ B: Nur die Aussagen 1, 2 und 3 sind richtig.
☐ C: Nur die Aussagen 2, 4 und 5 sind richtig.
☐ D: Nur die Aussagen 1, 2, 3 und 4 sind richtig.
☐ E: Alle Aussagen sind richtig.

Frage 2.1.27 Aussagenkombination
Wahnvorstellungen treten auf bei:
1. Manie
2. Demenz
3. Intoxikation
4. Paranoider Persönlichkeitsstörung
5. Depressiver Episode

☐ A: Nur Aussage 1 ist richtig.
☐ B: Nur die Aussagen 4 und 5 sind richtig.
☐ C: Nur die Aussagen 1, 2 und 3 sind richtig.
☐ D: Nur die Aussagen 1, 2, 3 und 5 sind richtig.
☐ E: Nur die Aussagen 1, 3, 4 und 5 sind richtig.

Frage 2.1.28 Prüfung aktuell (2021-1). Aussagenkombination
Zum Wahn gehören:
1. Überzeugungen, die im Widerspruch zu den Einschätzungen gesunder Menschen oder den Naturgesetzen stehen
2. Intakte Realitätskontrolle
3. Subjektive Gewissheit
4. Unkorrigierbarkeit
5. Somnolenz

☐ A: Nur die Aussagen 3 und 4 sind richtig.
☐ B: Nur die Aussagen 1, 3 und 4 sind richtig.
☐ C: Nur die Aussagen 1, 3 und 5 sind richtig.
☐ D: Nur die Aussagen 2, 4 und 5 sind richtig.
☐ E: Nur die Aussagen 1, 2, 3 und 4 sind richtig.

Frage 2.1.29 Vorsicht Falle! Aussagenkombination
Bei welchen der folgenden Krankheiten kann es zu wahnhaftem Erleben kommen?
1. Hypochondrie
2. Posttraumatische Belastungsstörung
3. Depressive Episode
4. Schizoide Persönlichkeitsstörung
5. Multiple Sklerose

☐ A: Nur Aussage 3 ist richtig.
☐ B: Nur die Aussagen 2 und 3 sind richtig.
☐ C: Nur die Aussagen 1, 3 und 5 sind richtig.
☐ D: Nur die Aussagen 1, 2, 4 und 5 sind richtig.
☐ E: Nur die Aussagen 1, 3, 4 und 5 sind richtig.

Frage 2.1.30 Einfachauswahl
Welche der folgenden Aussagen eines Patienten entspricht einem Wahn?
- A: Ich kann nicht gerade über die Straße gehen, sondern nur schräg, obwohl ich weiß, dass das unsinnig ist.
- B: Seit meinem Unfall sehe ich nachts im Traum immer wieder die Unfallstelle und wache dann auf.
- C: Mein Nachbar kontrolliert mich über Mikrofone, die in Elektrogeräten installiert sind.
- D: Ich höre Stimmen der Engel, die über mich reden.
- E: Der Anblick einer Spinne ruft in mir große Angst hervor.

2.2 Diagnostik

Seit 1995 finden sich in nahezu jeder Prüfung kurze oder längere Fallgeschichten mit verschiedensten Fragestellungen: Bei einem Teil der Fragen geht es um das Erkennen von Elementarfunktionen, bei anderen sollen Sie anhand einer Kurzbeschreibung Ihr Wissen über Fachbegriffe aus der Lerntheorie, der Verhaltenstherapie oder der Psychoanalyse einbringen. Fallgeschichten dieser Art finden sich in den dazugehörigen Lerneinheiten. Bei einem Großteil der Kurzfälle geht es allerdings nicht um das Klären von Fachbegriffen, sondern um Ihre Fähigkeit, anhand einer Beschreibung oder einer kurzen Fallbeschreibung die richtige Diagnose zu stellen. Dabei sollen Sie manchmal nur erkennen, welches Medikament Sie auf eine bestimmte Erkrankung aufmerksam macht („Ein Patient nimmt Lithium ein. An was denken Sie?"). In anderen Fällen finden Sie in einem Satz ein oder zwei Symptome und sollen eine dazu passende Diagnose abgeben. Häufig finden Sie auch längere Fallgeschichten, aus denen sich entweder relativ eindeutig eine Diagnose ableiten lässt oder Sie differenzialdiagnostisch zwei oder mehr dazu passende Erkrankungen erkennen sollen.

Die einzelnen Fragen dieser Lerneinheit sind bewusst nicht nach Themen geordnet, sodass Sie in der Folge – wie in der Prüfung – Ihr gesamtes Wissen über Symptome und dazu passende psychische Erkrankungen unter Beweis stellen können.

Typische Prüfungsfragen

Diagnostik anhand von Einzelsymptomen

Frage 2.2.1 Aussagenkombination
Antriebssteigerung ist ein typisches Symptom bei:
1. Agitierter Depression
2. Hebephrener Schizophrenie
3. Stimulanzieneinnahme
4. Manischer Episode
5. Hypothyreose
☐ A: Nur die Aussagen 1 und 3 sind richtig.
☐ B: Nur die Aussagen 3 und 4 sind richtig.
☐ C: Nur die Aussagen 1, 3 und 4 sind richtig.
☐ D: Nur die Aussagen 1, 2, 4 und 5 sind richtig.
☐ E: Alle Aussagen sind richtig.

Frage 2.2.2 Aussagenkombination
Verminderter Antrieb ist ein typisches Symptom bei:
1. Schizophrenem Residuum
2. Hypothyreose
3. Stimulanzieneinnahme
4. Manischer Episode
5. Depressiver Episode
☐ A: Nur die Aussagen 1 und 5 sind richtig.
☐ B: Nur die Aussagen 2 und 5 sind richtig.
☐ C: Nur die Aussagen 1, 2 und 5 sind richtig.
☐ D: Nur die Aussagen 2, 3 und 4 sind richtig.
☐ E: Nur die Aussagen 1, 2, 4 und 5 sind richtig.

Frage 2.2.3 Einfachauswahl
Welcher Erkrankung sind Zönästhesien am ehesten zuzuordnen?
☐ A: Depression
☐ B: Schizophrenie
☐ C: Alkoholdelir
☐ D: Posttraumatische Belastungsstörung
☐ E: Somatoforme Schmerzstörung

Frage 2.2.4 Aussagenkombination
Für welche der folgenden Erkrankungen sind akustische Halluzinationen typisch?
1. Paranoide Schizophrenie
2. Borderline-Persönlichkeitsstörung
3. Schizoide Persönlichkeitsstörung
4. Alkoholhalluzinose
5. Benzodiazepin-Entzugssyndrom
☐ A: Nur die Aussagen 1 und 4 sind richtig.
☐ B: Nur die Aussagen 2 und 3 sind richtig.
☐ C: Nur die Aussagen 1, 3 und 4 sind richtig.
☐ D: Nur die Aussagen 1, 2, 4 und 5 sind richtig.
☐ E: Nur die Aussagen 1, 3, 4 und 5 sind richtig.

Frage 2.2.5 Prüfung aktuell (2021–1). Aussagenkombination
Ein 25-jähriger Mann wird durch Überaktivität, sorglose Heiterkeit, Distanzlosigkeit und Unkonzentriertheit auffällig. Es besteht kein Krankheitsgefühl. Differenzialdiagnostisch müssen Sie folgende Erkrankungen in Betracht ziehen und/oder durch weitere Befunde abklären:
1. Manische Episode im Rahmen einer bipolaren Störung
2. Hirntumor (im Bereich des Stirnhirns)
3. Neurologische System- oder Stoffwechselerkrankung
4. Stimulanzienmissbrauch
5. Alkoholdelir (Delirium tremens)
☐ A: Nur die Aussagen 1 und 2 sind richtig.
☐ B: Nur die Aussagen 1 und 4 sind richtig.
☐ C: Nur die Aussagen 1, 4 und 5 sind richtig.
☐ D: Nur die Aussagen 2, 3 und 5 sind richtig.
☐ E: Nur die Aussagen 1, 2, 3 und 4 sind richtig.

Frage 2.2.6 Aussagenkombination
Jemand hat Orientierungsstörungen und optische Halluzinationen. Was kommt differenzialdiagnostisch infrage?
1. Delirium tremens
2. Alkoholhalluzinose
3. Benzodiazepin-Entzugsdelir
4. Organisches amnestisches Syndrom
5. Hirntumor
☐ A: Nur die Aussagen 1 und 2 sind richtig.
☐ B: Nur die Aussagen 1, 2 und 3 sind richtig.
☐ C: Nur die Aussagen 2, 3 und 4 sind richtig.
☐ D: Nur die Aussagen 1, 3 und 5 sind richtig.
☐ E: Alle Aussagen sind richtig.

Frage 2.2.7 Einfachauswahl
Ein 60-jähriger Patient, der Sie wegen psychischer Probleme aufsucht, berichtet im Rahmen der Anamnese, dass er von seinem Arzt Lithium verordnet bekommen habe. Für welche Erkrankung spricht diese Behandlung am ehesten?
☐ A: Alkoholkrankheit
☐ B: Affektive Störung
☐ C: Vaskuläre Demenz
☐ D: Schizophrenie
☐ E: Histrionische Persönlichkeitsstörung

Diagnostik anhand von Fallgeschichten

Frage 2.2.8 Einfachauswahl
Welche Aussage trifft zu?
Ein 60-jähriger Patient berichtet Ihnen von einer quälenden inneren Unruhe, verstärkt im Sitzen und Liegen, mit ausgeprägtem Bewegungsdrang, der den ganzen Körper betreffe. Während des Gesprächs ist er unfähig, still zu sitzen, tritt von einem Bein auf das andere oder wippt hin und her. Wofür spricht dies am ehesten? Für ein/eine:
☐ A: Dissoziative Bewegungsstörung
☐ B: Schilddrüsenunterfunktion
☐ C: Tourette-Syndrom
☐ D: Adynamie
☐ E: Akathisie

Frage 2.2.9 Einfachauswahl
Eine 59-jährige Patientin legt seit mehreren Monaten das Fundament ihres Hauses auf ganzer Länge am Stück frei. Sie entfernt lose Steine, da dies ihrer Meinung nach den Beginn des Paradieses behindere. Der hinzugezogene Architekt warnt dringend vor dieser Maßnahme, da die Hausstatik gefährdet ist. Trotzdem unterstützt der Ehemann das Vorhaben seiner Frau vehement. Durch eine stationäre psychiatrische Behandlung der Patientin kommt es zur vorübergehenden Trennung der Ehepartner. In dieser Zeit distanziert sich der Mann deutlich von den Ideen seiner Frau. – Um welche Diagnose handelt es sich beim Ehemann am ehesten?
☐ A: Reaktive Bindungsstörung
☐ B: Schizoide Persönlichkeitsstörung
☐ C: Abhängigkeitssyndrom
☐ D: Induzierte wahnhafte Störung (Folie à deux)
☐ E: Beziehungswahn

Frage 2.2.10 Einfachauswahl
Eine 64-jährige Witwe kommt nach einem Suizidversuch in Behandlung. Sie habe jegliche Freude verloren, sei appetitlos, könne kaum mehr schlafen und fühle sich völlig erschöpft und ausgebrannt. Vor 6 Monaten sei ihr Ehemann nach längerem Krebsleiden verstorben. Sie sei schuld an seinem Tod, denn sie habe ihm mehrmals eine Überdosis an Schmerzmitteln gegeben und ihn so umgebracht. Sie sei eine Mörderin, jeder sehe ihr das an. Sie befürchte, das werde bald über Radio und Fernsehen verbreitet. – Aufgrund des Gesamtbildes lautet die Diagnose am wahrscheinlichsten:
☐ A: Symbiontischer Wahn
☐ B: Posttraumatische Belastungsstörung
☐ C: Schwere depressive Episode mit psychotischen Symptomen
☐ D: Ganser-Syndrom
☐ E: Wahnhafte Störung

Frage 2.2.11 Einfachauswahl
Ein 50-jähriger Mann wird von Angehörigen zu Ihnen gebracht. Er ist erregt, unruhig, angespannt, schwitzt und zittert. Er zeigt sich nicht orientiert. Sie vermuten halluzinatorisches Erleben. Auf welche Erkrankung weist dies hin?
☐ A: Hebephrene Schizophrenie
☐ B: Entzugssyndrom
☐ C: Manie
☐ D: Agitierte Depression
☐ E: Dyskinesien bei Neuroleptikaeinnahme

Frage 2.2.12 Einfachauswahl
Eine 38-jährige Büroangestellte berichtet Ihnen, seit etwa 5 Jahren sehr häufig unter einer trüben und traurigen Stimmung zu leiden. Sie fühle sich erschöpft und könne nachts schlecht schlafen. Sie würde vermehrt grübeln. Sie gehe stets zur Arbeit, aber ungern. – Welche Erkrankung oder Störung liegt hier wahrscheinlich vor?
☐ A: Multiple Persönlichkeitsstörung
☐ B: Somatisierungsstörung
☐ C: Schwere depressive Episode mit psychotischen Symptomen
☐ D: Dysthymia
☐ E: Zyklothymia

Frage 2.2.13 Prüfung aktuell (2018–1). Aussagenkombination
Eine 45-jährige Frau kommt in Ihre Praxis und berichtet von leichter Erschöpfbarkeit, Schwierigkeiten, sich zu konzentrieren und Durchschlafstörungen. Sie habe Angst vor der Zukunft und davor, dass „etwas Schlimmes passieren“ könne. Sie habe sich sozial sehr zurückgezogen, da ihr „alles zu viel“ sei. Weitere Beschwerden nennt sie spontan nicht, wirkt im Gespräch aber abgelenkt und fahrig. – Welche der folgenden Diagnosen können den beschriebenen Symptomen zugrunde liegen?
1. Eine depressive Episode
2. Eine Schizophrenie
3. Eine organische affektive Störung
4. Eine generalisierte Angststörung
5. Eine Anpassungsstörung

☐ A: Nur die Aussagen 1, und 3 sind richtig.
☐ B: Nur die Aussagen 2 und 3 sind richtig.
☐ C: Nur die Aussagen 4 und 5 sind richtig.
☐ D: Nur die Aussagen 1, 2, 3 und 4 sind richtig.
☐ E: Alle Aussagen sind richtig.

Frage 2.2.14 Einfachauswahl
Eine 28-jährige Frau ohne psychische Vorerkrankungen kommt in Ihre Praxis. Sie berichtet aufgeregt und kurzatmig, dass sie am Morgen an einer stark befahrenen Straßenkreuzung einen Verkehrsunfall mit einem Lkw gehabt habe, der wohl eine rote Ampel übersehen haben musste. Sie brauche daher unbedingt „etwas zur Beruhigung“. So könne sie nicht zur Arbeit. – Die Betroffene berichtet stereotyp, dass sie doch Grün gehabt habe, und fragt, was denn passiert wäre, wenn der Lkw sie mit ihrer 3-jährigen Tochter frontal an ihrer Fahrerseite erwischt hätte. Die Betroffene zittert, wirkt psychomotorisch unruhig, verzweifelt und zeigt deutliche Auffassungs- und Konzentrationsstörungen. – Welche der folgenden Diagnosen gemäß ICD-10 trifft am ehesten zu?
☐ A: Posttraumatische Belastungsstörung
☐ B: Anpassungsstörung mit gemischter Störung von Gefühlen und Sozialverhalten
☐ C: Panikstörung
☐ D: Akute Belastungsreaktion
☐ E: Dissoziative Störung (Konversionsstörung), gemischt

Frage 2.2.15 Einfachauswahl
Ein bisher unauffälliger 25-jähriger – bewusstseinsklarer – Mann bittet Sie um Hilfe. Seit 3 Wochen sei er unruhig, leide an Schlaflosigkeit und könne sich schlecht konzentrieren. Er sei nicht mehr er selbst und finde sich in seiner Umgebung kaum noch zurecht. Er müsse sich jetzt auch oftmals am Tag die Hände waschen, aus Angst, Keime weiterzutragen, die dann die ganze Stadt verunreinigen könnten. Seine Hände hätten sich außerdem in der Form verändert: Sie kämen ihm sehr groß vor, die Finger schienen gegeneinander verschoben. Von den Händen würden seltsame Stromgefühle ausgehen, die sich im ganzen Körper ausbreiteten. – Welche der genannten Erkrankungen/Störungen kommt hier am wahrscheinlichsten in Betracht?
☐ A: Schwere depressive Episode mit psychotischen Symptomen
☐ B: Somatisierungsstörung
☐ C: Multiple Persönlichkeitsstörung

☐ D: Zwangserkrankung
☐ E: Beginnende schizophrene Störung

Frage 2.2.16 Einfachauswahl
Eine 45-jährige Frau leidet seit mehreren Jahren unter anhaltenden, stark wechselnden Beschwerden wie Hautbrennen und Hautjucken, Herz- und Kopfschmerzen, Magen-Darm-Beschwerden, Übelkeit, Erbrechen, verbunden mit Unpässlichkeit, Gereiztheit und dem Auftreten interfamiliärer Spannungen. Eine körperliche Ursache war immer auszuschließen. Es handelt sich am wahrscheinlichsten um:
☐ A: Somatisierungsstörung
☐ B: Somatoforme autonome Funktionsstörung
☐ C: Somatisierte Depression
☐ D: Depressive Episode mit somatischem Syndrom
☐ E: Hypochondrische Störung

Frage 2.2.17 Mehrfachauswahl
Bei einem 65-jährigen Patienten bemerken Sie während des Gesprächs kauende, grimassierende Bewegungen im Zungen- und Mundbereich. Er berichtet Ihnen, dass er von seinem Arzt jahrelang mit dem Medikament Haloperidol (Haldol®) behandelt worden sei. Welche *zwei* der folgenden Aussagen treffen zu?
☐ A: Es handelt sich um eine Ticstörung.
☐ B: Die Medikamenteneinnahme spricht für eine Epilepsie.
☐ C: Bei dem Patienten bestehen wahrscheinlich Spätdyskinesien.
☐ D: Ein Zusammenhang zwischen den Bewegungen und der Medikamenteneinnahme ist äußerst unwahrscheinlich.
☐ E: Haloperidol wird bei Schizophrenie eingesetzt.

Frage 2.2.18 Einfachauswahl
Ein 76-jähriger Patient klagt beim Hausarzt wiederholt über Symptome wie Erschöpfung, Kopfschmerzen, Rückenschmerzen und Verstopfung. Körperliche Erkrankungen konnten ausgeschlossen werden. Welche psychische Störung kommt am ehesten infrage?
☐ A: Sogenannte depressive Pseudodemenz
☐ B: Dysthymia
☐ C: Bipolare affektive Störung
☐ D: Larvierte (maskierte) Depression
☐ E: Histrionische Persönlichkeitsstörung

Frage 2.2.19 Prüfung aktuell (2018–2). Aussagenkombination
Ein 53-jähriger Patient erwähnt während des Patientengesprächs die frühere Einnahme von Haloperidol (z. B. Haldol®) Dies kann am ehesten auf folgende Vorerkrankungen hinweisen:
1. Manische Episode
2. Schizophrenie
3. Organisch bedingte Psychose
4. Epilepsie
5. Morbus Parkinson

☐ A: Nur die Aussagen 1, 2 und 3 sind richtig.
☐ B: Nur die Aussagen 1, 2 und 4 sind richtig.
☐ C: Nur die Aussagen 1, 2und 5 sind richtig.
☐ D: Nur die Aussagen 2, 3 und 4 sind richtig.
☐ E: Nur die Aussagen 3, 4 und 5 sind richtig.

2.3 Lösungen mit Kommentaren

Lösung 2.1.1 Richtig ist E.

- **Kommentar:** Beim Erstkontakt soll der Klient die Möglichkeit haben, mit eigenen Worten zu schildern, was ihn bewegt, wie es ihm geht und was er von der Therapie erwartet. Der Therapeut greift hier wenig ein, stellt *offene Fragen* wie z. B. „Wie geht es Ihnen heute/momentan?" – „Vielleicht können Sie mir kurz schildern, warum Sie therapeutische Hilfe suchen?" – „Welche Probleme haben Sie zu mir geführt?" usw.
  Im folgenden Explorationsgespräch kann es für die Diagnosefindung hilfreich sein, die Fragen zu spezifizieren und z. B. *geschlossene Fragen* zu stellen, die der Klient in nur wenigen Worten beantwortet. Beispiele: „Hören Sie manchmal Stimmen?" – „Seit wann fühlen Sie sich depressiv?" – „Haben Sie die Essanfälle eher am Abend nach der Arbeit?" – „Wie lange trauern Sie schon um Ihren verstorbenen Mann? Wann ist er gestorben?" (Dieser Fragetyp war hier nicht gefragt.)
  Auch sogenannte *Katalogfragen* (→ D) sind in dieser zweiten Phase (nicht zur ERÖFFNUNG des Anamnesegesprächs!) oft wichtig und notwendig. Sie bieten dem Klienten eine Auswahl von Möglichkeiten an, aus denen er eine auswählen kann. Beispiel: „Haben Sie eher Einschlafprobleme oder eher Probleme mit dem Durchschlafen? Oder wachen Sie am Morgen schon gegen 4 oder 5 Uhr auf?" – „Was Ihre Ängste betrifft: Tauchen die vorwiegend auf, wenn Sie sich in einer Menschenmenge oder in engen Räumen aufhalten oder ohne äußeren Anlass in ganz verschiedenen Situationen?"
  Konfrontationsfragen (→ A) nach dem Motto: „Sie haben doch vorher gesagt … jetzt aber sagen Sie …" kommen im Rahmen einer klientenzentrierten Gesprächsführung nur selten zum Einsatz. *Suggestivfragen* („Das hat Sie sicherlich wütend gemacht …") oder *Fangfragen* (→ C) sind im achtsamen, von Empathie geprägten Umgang mit dem Klienten normalerweise ein No-Go.

Lösung 2.1.2 D: Nur 1, 2, 4 und 5 sind richtig.

- **Zu 2:** Richtig! Allerdings i. d. R. nicht in der ersten Sitzung! Da die Sexualanamnese einen intimen, sehr sensiblen Bereich des Klienten anspricht, ist ein ungestörtes Vertrauensverhältnis zwischen Therapeut und Klient wichtig.
- **Zu 3:** Falsch! Wenn sich im Erstgespräch schon Hinweise auf Suizidalität ergeben, sollten bereits in dieser Phase konkrete Fragen hierzu gestellt werden.

Lösung 2.1.3 E: Alle Aussagen sind richtig.

- **Zu 1:** Richtig! Abstrahieren bedeutet „aus dem Konkreten etwas Allgemeines erkennen". Wenn jemand z. B. antwortet: „Na klar, wenn der Apfel herunterfällt, landet er natürlich nicht weit vom Stamm", kann die Person das Sprichwort nicht auf andere Bereiche übertragen.
- **Zu 2:** Richtig! Abstrahieren zählt – ähnlich wie Erinnern, Problemlösen, Introspektion, Aufmerksamkeit usw. – zu den kognitiven Fähigkeiten des Menschen.
- **Zu 3:** Richtig! Bei einer leichten kognitiven Störung kommt es zu einer zeitlich begrenzten Beeinträchtigung diverser

kognitiver Funktionen in Verbindung mit einer körperlichen Erkrankung. Typische Symptome sind z. B. leichtere Störungen von Gedächtnis und Konzentration oder eine Verlangsamung bei Problemlösung und Abstraktion. Da der Patient in Aussage 3 die übertragene Bedeutung des Sprichworts erfassen kann (→ „bei Erfassen des Zusammenhangs") und es überdies keinen Hinweis auf eine körperliche Erkrankung gibt, kann eine leichte kognitive Störung ausgeschlossen werden.
- **Zu 4:** Richtig! Konkretismus bedeutet: Jemand kann nur konkret denken und nicht verallgemeinern. Kleine Kinder denken beim Wort Kreislaufprobleme z. B., jemand habe Probleme, im Kreis zu laufen. Erst später können sie das Wort im übertragenen Sinn verstehen.
- **Zu 5:** Richtig! Konkretismus ist eine formale Denkstörung, die bei Schizophrenie und beim Asperger-Syndrom auftritt.

Lösung 2.1.4 E: Alle Aussagen sind richtig.
- **Kommentar:** Bewusstseinsstörungen, Ich-Störungen und formale Denkstörungen zählen zu den Elementarfunktionen. Der psychopathologische Befund beinhaltet allerdings auch allgemeine Beobachtungen wie Gestik, Mimik, Körperhaltung, Augenkontakt usw. Besonders wichtig sind überdies offene oder versteckte Hinweise auf Suizidalität.

Lösung 2.1.5 C: Nur 3, 4 und 5 sind richtig.
- **Zu 1:** Falsch! Hier wird die Wahnwahrnehmung beschrieben. Sie zählt zu den Formen des Wahns, nicht zu den Sinnestäuschungen/Wahrnehmungsstörungen.
- **Zu 2:** Falsch! Dies wäre eine Halluzination. Illusion = illusionäre Verkennung von etwas real Vorhandenem.
- **Zu 3:** Richtig! Verschiedene Sinneseindrücke können gleichzeitig halluziniert werden: Zusätzlich zu optischen Halluzinationen kann jemand z. B. auch Stimmen hören oder nicht vorhandene Gerüche wahrnehmen.
- **Zu 4:** Richtig! Der Begriff stammt von Bleuler. Typisches Beispiel: Der Straßenkehrer, der den Gehsteig fegt (= reale Welt) und gleichzeitig glaubt, er sei Napoleon (= wahnhafte Welt).
- **Zu 5:** Richtig! Als „Gefühl der Gefühllosigkeit" bezeichnete man früher die „mangelnde Fähigkeit, auf Ereignisse oder Aktivitäten emotional zu reagieren" (Punkt 2 des somatischen Syndroms bei einer depressiven Episode).

Lösung 2.1.6 B: Nur 2, 3 und 4 sind richtig.
- **Zu 1:** Falsch! In der Fallgeschichte findet sich keine wahnhafte Umdeutung von etwas real Vorhandenem → Frage 2.1.5 (1).
- **Zu 2:** Richtig! Er sagt, „er müsse gegen seinen Willen bestimmte Bewegungen ausführen".
- **Zu 3:** Richtig! „Er habe bemerkt, dass ihm seine Gedanken weggenommen würden."
- **Zu 4:** Richtig! „Man verursache … in seinem Körper elektrische Ströme …"
- **Zu 5:** Falsch! Keine Bewusstseinstrübung bei einer schizophrenen Erkrankung.

Lösung 2.1.7 D: Nur 2, 4 und 5 sind richtig.
- **Kommentar:** Die Patientin hat einen Größenwahn (→ „Mutter von Jesus", „Nofretete") und einen Verfolgungswahn (ein Mitbewohner „schädigt sie seit vielen Jahren", „hat sie als Opfer auserwählt"). Überdies glaubt sie, der Mitbewohner höre ihre Gedanken mit (→ Gedankenausbreitung). Hinweise darauf, dass die Patientin sich fremd vorkommt (= Depersonalisation) finden sich in der Geschichte ebenso wenig wie akustische oder optische Halluzinationen.

2

Lösung 2.1.8 C: Wahnwahrnehmung.

Lösung 2.1.9 E: Illusion (= illusionäre Verkennung).

Lösung 2.1.10 Richtig sind A und C.
- **Zu B:** Falsch! Verwirrtheitszustände sind typisch für die Bewusstseinstrübung. Die Bewusstseinstrübung zählt zu den qualitativen Bewusstseinsstörungen.
- **Zu D:** Falsch! Die Bewusstseinseinengung zählt wie die Bewusstseinserweiterung zu den qualitativen Bewusstseinsstörungen. Die Wachheit/Vigilanz der Betroffenen ist hierbei nicht beeinträchtigt.
- **Zu E:** Falsch! Halluzinationen zählen zu den Wahrnehmungsstörungen.

Lösung 2.1.11 D: Manierismen.

Lösung 2.1.12 Richtig ist B.
- **Kommentar:** Grübeln ganz allgemein (nicht zwanghaftes Grübeln) zählt – ähnlich wie verlangsamtes oder beschleunigtes Denken – zu den *formalen Denkstörungen*. Nicht verwechseln mit dem Grübelzwang (= inhaltliche Denkstörung): Er zählt zu den ständig wiederkehrenden Zwangsgedanken, die oft in Zwangshandlungen münden.

Lösung 2.1.13 Richtig sind A und D.
- **Zu B:** Falsch! Unter *Merkfähigkeit* versteht man die Fähigkeit, *neue* Informationen über einen Zeitraum von etwa 10 Minuten im Gedächtnis zu behalten und wieder abzurufen. Dies kann im Gespräch durch verschiedenste Merkaufgaben überprüft werden, die nach einer Pause von 10 Minuten abgefragt werden. Beispiele: sich nach 10 Minuten an eine längere Telefonnummer erinnern, sich drei Begriffen oder Namen einprägen usw. – Bei Fragen zur Biografie hingegen werden keine neuen, sondern alte, im Langzeitgedächtnis abgespeicherte Informationen überprüft.
- **Zu C:** Falsch! Bei der Aufgabe „von 100 immer 7 abziehen" wird die Funktion des *Kurzzeitgedächtnisses* geprüft.

Lösung 2.1.14 C: Nur 4 und 5 sind richtig.
- **Zu 1:** Falsch! Typisch für das Korsakow-Syndrom ist eine massive Störung des Kurzzeitgedächtnisses bei klarer Bewusstseinslage.
- **Zu 2:** Falsch! Störungen von Konzentration und Gedächtnis sind bei Depressionen häufig.

- **Zu 3:** Falsch! Retrograde (nach rückwärts gerichtete) Amnesie bedeutet: Verlust der Erinnerung an den Zeitraum vor einem bestimmten Ereignis (z. B. einen Unfall).
- **Zu 4:** Richtig!
- **Zu 5:** Richtig! Unter einer Paramnesie versteht man ein vermeintliches Erinnern an Situationen, die der Betreffende gar nicht erlebt hat, oder an Personen, die er tatsächlich gar nicht kennt. Déjà-vu-Erlebnisse zählen zu den Paramnesien.

Lösung 2.1.15 D: Nur 2, 3 und 5 sind richtig.

- **Zu 1:** Falsch! Maniker sind überwach, das Denken ist beschleunigt. Die Betroffenen sind also auf keinen Fall vergesslich.
- **Zu 2:** Richtig! Bei Depressionen kommt es zu einer Verlangsamung der Denkvorgänge, in diesem Zusammenhang dann auch zu Störungen der Konzentration und der Merkfähigkeit.
- **Zu 3:** Richtig! Bei einer Schilddrüsenunterfunktion kann es zu einer depressiven Symptomatik (= organische Depression) mit den unter Punkt 2 beschriebenen Symptomen kommen; langfristig finden sich oft demenzielle Syndrome.
- **Zu 4:** Falsch! Das Delir dauert nur wenige Tage, die Betroffenen leiden unter einer oft abrupt einsetzenden Bewusstseinstrübung, Orientierungsstörungen, einem Wechsel zwischen Hypo- und Hyperaktivität usw. – da kann es nicht zu einer „zunehmenden“ (= sich langsam entwickelnden) Zerstreutheit und Vergesslichkeit kommen.
- **Zu 5:** Richtig! Arteriosklerose kann zu Durchblutungsstörungen, evtl. auch zu Miniinfarkten im Gehirn führen, damit auch zu einer zunehmenden Zerstreutheit und Vergesslichkeit.

Lösung Tab. 2.1 Elementarfunktionen unterscheiden lernen: ➢ Tab. 2.2

Lösung 2.1.16 B: Nur 2 und 4 sind richtig.

- **Zu 1:** Falsch! Paralogik = verzerrte, nicht logische Argumentation = formale Denkstörung.
- **Zu 2:** Richtig! Zwanghaftes Denken = Zwangsgedanken = inhaltliche Denkstörung.

Tab. 2.2 Lösung zu ➢ Abb. 2.1.

1.	Zwangsgedanken	A	Zwang = inhaltliche Denkstörung	14.	Neologismen	B	Wortneuschöpfungen, typisch für die Schizophrenie
2.	Gedankenlautwerden	C	Andere können meine Gedanken mithören! Ich-Störung	15.	Akoasmen	D	Akustische/Geräusch-Halluzinationen, z. B. Zischen, Knacken, Flüstern
3.	Gedankenabreißen	B	Formale Denkstörung, typisch für die Schizophrenie	16.	Depersonalisation	C	Zählt zu den Störungen des (nicht schizophrenen) Ich-Erlebens
4.	Denkzerfahrenheit	B	Formale Denkstörung, typisch für die Schizophrenie (= Inkohärenz)	17.	Grübelzwang	A	Wichtig ist das Wort „-zwang“: inhaltliche Denkstörung
5.	Verwirrtheitszustand	D	Symptom einer Bewusstseinsstörung/-trübung	18.	Konfabulation	D	Gedächtnislücken werden mit erfundenen Geschichten gefüllt. Sprache und Denken können hierbei klar und verständlich sein.
6.	Gedankenausbreitung	C	Ich-Störung	19.	Wahnwahrnehmung	A	Eine Form des Wahns = inhaltliche Denkstörung
7.	Personenverkennung	D	Illusionäre Verkennung = Wahrnehmungsstörung	20.	Illusion	D	Auch illusionäre Verkennung: Wahrnehmungsstörung
8.	Wahnhaftes Denken	A	Inhaltliche Denkstörung (Wahn)	21.	Gefühl des Gemachten	C	Da wird etwas (gegen meinen Willen) mit mir gemacht = Ich-Störung
9.	Zwanghaftes Denken	A	Zwanghaftes Denken = Zwangsgedanken = inhaltliche Denkstörung	22.	Aphasien	D	Störung der Sprachproduktion aufgrund einer Schädigung der Sprachzentren in der Hirnrinde, **keine** Denk- oder Ich-Störung
10.	Verlangsamtes Denken	B	Formale Denkstörung bei depressiven Störungen	23.	Perseveration	B	Beharrliches, oft mechanisches Wiederholen von Wörtern oder Haften an bestimmten Themen
11.	Assoziativ gelockertes Denken	B	Formale Denkstörung bei manischen Erkrankungen	24.	Ideenflucht	B	Springen von einem Gedanken zum anderen: → Manie
12.	Halluzinatorisches Erleben	D	Halluzinationen zählen zu den Wahrnehmungsstörungen	25.	Inkohärenz	B	Zusammenhangloses Denken → Schizophrenie
13.	Wortfindungsstörungen	D	Keine Denkstörung! Zählt zu den Aphasien = Störung der Sprache aufgrund einer Läsion (Schädigung) der Hirnrinde	26.	Paralogik	B	Nichtlogische Verknüpfung der Gedanken

- **Zu 3:** Falsch! Dialogische Stimmen = akustische Halluzinationen.
- **Zu 4:** Richtig! Von einem *primären* Wahn sprechen wir z. B. bei einem plötzlichen Wahneinfall, ohne dass ein vorausgehendes Erlebnis dies erklären könnte: „Ich wachte auf und wusste: Gott hat mich auserwählt, um die Welt zu retten." Von einem *sekundären* Wahn spricht man, wenn jemand z. B. *nach* einem Schock oder *als Folge* von Stimmenhören einen Verfolgungs- oder Größenwahn entwickelt.
- **Zu 5:** Falsch! Logorrhö = überschnelles Reden („Sprechdurchfall").

Lösung 2.1.17 D: Nur 2, 3 und 4 sind richtig.
- **Zu 1:** Falsch! Wenn der **Inhalt** verzerrt oder verändert ist, handelt es sich um eine **inhaltliche** Denkstörung, z. B. um einen Wahn.
- **Zu 2:** Richtig! Formale Denkstörungen finden sich bei sehr vielen, ganz verschiedenen psychischen Störungen.
- **Zu 3:** Richtig!
- **Zu 4:** Richtig! Gedankenabreißen ist eine für die Schizophrenie typische formale Denkstörung.
- **Zu 5:** Falsch! Perseveration ist zwar eine formale Denkstörung, typisch hierfür ist jedoch ein ständiges Wiederholen von Wörtern oder ein Klebenbleiben an bestimmten Themen. Beschrieben wird hier die Denkhemmung bei depressiven Patienten.

Lösung 2.1.18 B: Nur 1, 2, 3 und 5 sind richtig.
- **Zu 4:** Falsch! Wahnhaftes Denken ist typisch für einen Wahn. Der Wahn ist eine inhaltliche Denkstörung.

Lösung 2.1.19 B: Nur 2 und 3 sind richtig.
- **Zu 1:** Falsch! Gedankenausbreitung = Ich-Störung.
- **Zu 2:** Richtig! Gedankenabreißen zählt zu den formalen Denkstörungen.
- **Zu 3:** Richtig! Wenn jemand sich ungewollt und unwillkürlich einem Ansturm von Ideen ausgeliefert fühlt, die er nicht beherrschen und nicht einordnen kann, spricht man von Gedankendrängen. Im Gegensatz zur Ideenflucht hat der Patient das Gefühl, dass die Gedanken sich ihm aufdrängen, ohne dass er etwas dagegen tun kann. Das Gedankendrängen zählt zu den formalen Denkstörungen.
- **Zu 4:** Falsch! Gedankenentzug ist eine Ich-Störung.
- **Zu 5:** Falsch! Gedankenlautwerden zählt zu den Ich-Störungen.

Lösung 2.1.20 C: Nur 1, 4 und 5 sind richtig.
- **Zu 2:** Falsch! Wortfindungsstörungen zählen zu den Aphasien = hirnorganisch bedingten Störungen der Sprache.
- **Zu 3:** Falsch! Befehlende Stimmen sind akustische Halluzinationen.
- **Zu 4:** Richtig! Die Depersonalisation zählt wie auch die Derealisation zu den (nicht typisch schizophrenen) Störungen des Ich-Erlebens.

Lösung 2.1.21 C: Nur 1, 3 und 5 sind richtig.
- **Zu 2:** Falsch! Der Verfolgungswahn ist eine inhaltliche Denkstörung, keine Ich-Störung.
- **Zu 3:** Richtig! Beim Gedankenlautwerden sind die Betroffenen davon überzeugt, dass auch andere Personen ihre Gedanken hören können, sie ihre Gedanken also nicht bei sich behalten können. In diesem Sinne ist das Gedankenlautwerden (ähnlich wie die Gedankenausbreitung) eine Ich-Störung, gleichzeitig aber auch eine akustische Halluzination.
- **Zu 4:** Falsch! Achtung! Gedankenabreißen ist keine Ich-Störung, sondern eine formale Denkstörung.
- **Zu 5:** Richtig! Beispiel: „Der Empfänger in meinem Gehirn beeinflusst meine Augenstellung und die Funktion meiner Organe. Meine Brust wird dann unerträglich heiß, die Strahlung ist so stark, dass mein Herzschlag aussetzt."

Lösung 2.1.22 B: Aussage 5 ist richtig.
- **Zu 1:** Falsch! Die Beschreibung wäre für eine Halluzination zutreffend.
- **Zu 2:** Falsch! Das wäre eine Wahnwahrnehmung.
- **Zu 3:** Falsch! Eine Pseudohalluzination ist eine Halluzination, die der Betroffene als solche erkennt. Die „Fehlinterpretation eines realen Sinnesreizes" bezeichnet man als Wahnwahrnehmung.
- **Zu 4:** Falsch! Die Wahnwahrnehmung ist eine Form des Wahns, keine Sinnestäuschung.
- **Zu 5:** Richtig! Bei Halluzinationen sehen, hören, riechen die Betroffenen etwas, was nicht vorhanden ist.

Lösung 2.1.23 D: Nur 2, 3 und 5 sind richtig.
- **Zu 1:** Falsch! Dies wäre eine Wahnwahrnehmung.
- **Zu 2:** Richtig! Dies ist eine Illusion = illusionäre Verkennung.
- **Zu 3:** Richtig! Beschrieben wird hier eine Halluzination.
- **Zu 4:** Falsch! Dies wäre ein hypochondrischer Wahn.
- **Zu 5:** Richtig! Es handelt sich um eine Leibhalluzination (meist in Kombination mit Fremdbeeinflussung).

Lösung 2.1.24 E: Alle Aussagen sind richtig.
- **Zu 1:** Man kann z. B. Stimmen im Kopf (= innen) hören oder von außen kommend (= im äußeren Raum).

Lösung 2.1.25 Richtig sind A und E.
- **Zu B:** Falsch! Keine Halluzinationen beim Korsakow-Syndrom! Typisch sind Störungen des Kurz- und Langzeitgedächtnisses, Orientierungsstörungen, oft in Verbindung mit Konfabulationen und Störungen der Affektivität.
- **Zu C:** Falsch! Optische Halluzinationen sind eher typisch für körperliche oder durch psychotrope Substanzen verursachte Psychosen.
- **Zu D:** Falsch! Nach ICD-10 können bei der Hebephrenie Halluzinationen oder Wahnphänomene in leichter Form auftreten, sie bestimmen jedoch nicht das klinische Bild.
- **Zu E:** Richtig! Patienten mit einer schweren depressiven Episode hören oft Stimmen, die in Du-Form zu ihnen sprechen.

Lösung 2.1.26 E: Alle Aussagen sind richtig.

- **Kommentar:** In den Aussagen 1–4 werden die in der Fachliteratur beschriebenen zentralen Merkmale eines Wahns zusammengefasst.
- **Zu 5:** Richtig! Menschen mit einem Verfolgungswahn verstecken sich z. B. oder suchen Hilfe bei der Polizei. Menschen mit einem Sendungswahn predigen auf einem öffentlichen Platz.

Lösung 2.1.27 D: Nur 1, 2, 3 und 5 sind richtig.

- **Zu 1:** Richtig, z. B. Größenwahn bei einer Manie mit psychotischen Symptomen.
- **Zu 2:** Richtig, z. B. Bestehlungswahn bei demenziellen Erkrankungen.
- **Zu 3:** Richtig, z. B. bei Intoxikation von Alkohol, illegalen Drogen oder Medikamenten.
- **Zu 4:** Falsch! Kein Wahn bei einer Persönlichkeitsstörung! Im Englischen bedeutet „paranoid" auch „extrem misstrauisch". Dies entspricht der Bedeutung von „paranoid" in der Zusammensetzung „paranoide Persönlichkeitsstörung". Bei Vorhandensein eines lang andauernden echten Wahns wäre die Diagnose: anhaltende wahnhafte Störung.
- **Zu 5:** Richtig, z. B. Schuldwahn bei einer schweren depressiven Episode mit psychotischen Symptomen.

Lösung 2.1.28 B: Nur 1, 3 und 4 sind richtig.

- **Zu 2:** Falsch! Wahnhaftes Denken steht im Widerspruch zu dem, was andere Menschen als Realität empfinden. Menschen mit einem Wahn sind deshalb nicht fähig, ihre Ideen anhand der Realität zu überprüfen bzw. zu kontrollieren – sie haben keine intakte, sondern eine *fehlende Realitätskontrolle*.
- **Zu 5:** Falsch! Als Somnolenz bezeichnet man einen Zustand der Schläfrigkeit, aus dem der Patient wieder geweckt werden kann. Die Somnolenz zählt zu den quantitativen Bewusstseinsstörungen.

Lösung 2.1.29 C: Nur 1, 3 und 5 sind richtig.

- **Zu 1:** Richtig! Neben der „normalen" Hypochondrie gibt es auch die *wahnhafte* Hypochondrie im Zusammenhang mit einer schweren depressiven Episode oder einer anhaltenden wahnhaften Störung.
- **Zu 2:** Falsch! Die PTBS zählt zu den psychogenen Störungen, der Wahn ist typisch für eine Psychose. Eine PTBS mit Wahn gibt es nicht – dann wäre die Diagnose „Akute psychotische Episode".
- **Zu 3:** Richtig! Bei der schweren depressiven Episode mit psychotischen Symptomen kann es zu wahnhaftem Erleben kommen. Früher hieß diese Störung wahnhafte Depression.
- **Zu 4:** Falsch! Kein Wahn bei Persönlichkeitsstörungen! – „Schizoid" ist nicht dasselbe wie „schizophren"! Menschen mit einer schizoiden PS sind Einzelgänger, können nur eingeschränkt Gefühle empfinden, meiden soziale Kontakte und haben ein mangelhaftes Gespür für geltende soziale Normen. Auf keinen Fall leiden sie an einer (schizophreniformen) Störung mit wahnhaftem Erleben.
- **Zu 5:** Richtig! Als Folge einer Autoimmunreaktion werden bei der multiplen Sklerose die isolierenden Nervenhüllen (Myelinscheiden) zerstört. Geschieht dies im Gehirn, kann es zu ausgeprägten affektiven oder psychotischen Symptomen kommen, z. B. zu einer schizophreniformen oder wahnhaften organischen psychischen Störung.

Lösung 2.1.30 Richtig ist C.

- **Zu A:** Falsch! hier wird eine Zwangsstörung beschrieben.
- **Zu B:** Falsch! Beschrieben werden hier Albträume und Flashbacks im Rahmen einer posttraumatischen Belastungsstörung (PTBS).
- **Zu C:** Richtig! Beschrieben wird ein Kontroll- und Verfolgungswahn (typisch für die paranoide Schizophrenie).
- **Zu D:** Falsch! Dialogische Stimmen sind akustische Halluzinationen, kein Merkmal von Wahn.
- **Zu E:** Falsch! Beschrieben wird hier eine phobische Angstreaktion, kein Wahn.

Lösung 2.2.1 C: Nur 1, 3 und 4 sind richtig.

- **Zu 1:** Richtig! Die agitierte Depression existiert in der ICD-10 nicht mehr als eigenständiges Krankheitsbild, das Symptom „Agitiertheit" ist in den Diagnosekriterien einer depressiven Episode enthalten („psychomotorische Hemmung oder Agitiertheit"). Von den drei Kernsymptomen der depressiven Episode ist eines die „Antriebsminderung". Dies würde den Schluss nahelegen, dass Agitiertheit (zielloses Herumlaufen, ständiges Klagen, „Nichts-auf-die-Reihe-Kriegen") bei einer schweren Depression nicht mit Antriebssteigerung gleichzusetzen ist. Trotzdem wurde Aussage 1 von der Prüfungskommission als richtig gewertet.
- **Zu 2:** Falsch! Bei der Hebephrenie stehen Negativsymptome wie Antriebsverlust und zielloses Verhalten im Vordergrund der Symptomatik.
- **Zu 5:** Falsch! Bei der Hypothyreose (Schilddrüsenunterfunktion) ist der Antrieb vermindert.

Lösung 2.2.2 C: 1, 2 und 5 sind richtig.

- **Zu 3 und 4:** Falsch! Bei einer manischen Episode und nach Einnahme von Stimulanzien (z. B. Ecstasy, Kokain, Amphetamine, Crystal Meth) ist der Antrieb erhöht.

Lösung 2.2.3 Richtig ist B.

- **Kommentar:** Zönästhesien sind bizarre Leibmissempfindungen (z. B. „lavaartiges Hitzegefühl im Rücken", „rieselndes Gefühl in den Gliedmaßen", „Schrumpfen von Gesicht und Händen" usw.). Zönästhesien sind typisch für schizophrene Erkrankungen.

Lösung 2.2.4 A: Nur 1 und 4 sind richtig.

- **Zu 1:** Richtig! Bei der paranoiden Schizophrenie sind akustische Halluzinationen ein wichtiges Leitsymptom.
- **Zu 2:** Falsch! In Krisenzeiten kann es bei „Borderlinern" zwar *kurzzeitig* zu psychotischen Symptomen kommen (z. B. zu akustischen Halluzinationen), sie sind für die Erkrankung jedoch nicht „typisch" (!!!).
- **Zu 3:** Falsch! Nicht verwechseln! Die schizoide PS hat nichts mit Schizophrenie zu tun. Faustregel: Keine anhaltenden psycho-

tischen Symptome (Halluzinationen, Wahn usw.) bei Persönlichkeitsstörungen!

- **Zu 4:** Richtig! Oft sind es Stimmen im Chor, welche die Betroffenen bedrohen. Nicht zu verwechseln mit den optischen Halluzinationen beim Alkoholentzugsdelir.
- **Zu 5:** Falsch! Beim Entzug von Benzodiazepinen sind optische (oft übergroße) Halluzinationen typisch.

Lösung 2.2.5 E: Nur 1, 2, 3 und 4 sind richtig.

- **Zu 2:** Richtig! Beim Stirnhirn- oder Frontalhirnsyndrom kann es zu Verhaltensweisen kommen, die einer Manie ähneln.
- **Zu 3:** Richtig! Unter einer neurologischen Systemerkrankung versteht man eine Störung, die ein gesamtes Organ- oder Nervensystem befällt und nicht auf eine einzige Region beschränkt bleibt. Bei der Huntington-Krankheit z. B. werden neben depressiven Symptomen des Öfteren maniforme Verhaltensweisen beobachtet; dasselbe gilt – wenn auch wesentlich seltener – für bestimmte Phasen der multiplen Sklerose. Auch eine Hyperthyreose (= Stoffwechselerkrankung) kann einige der oben beschriebenen Symptome verursachen.
- **Zu 5:** Falsch! Patienten mit einem Alkoholdelir (Delirium tremens) sind lebensgefährlich erkrankt, zeigen also keinesfalls Symptome von „sorgloser Heiterkeit, Distanzlosigkeit" usw.

Lösung 2.2.6 D: Nur 1, 3 und 5 sind richtig.

- **Zu 1:** Richtig! Bewusstseins- und Orientierungsstörungen zählen – ebenso wie optische Halluzinationen (meist in Gestalt von kleinen Tieren, Spinnweben, Staubwölkchen usw.) – zu den Leitsymptomen- des Alkoholentzugsdelirs (Delirium tremens).
- **Zu 2:** Falsch! Typisch für die Alkoholhalluzinose sind **akustische** Halluzinationen bei gleichzeitiger Bewusstseinsklarheit. In der ICD-10 finden Sie die Alkoholhalluzinose unter F10.52: Alkoholbedingte psychotische Störung, vorwiegend halluzinatorisch.
- **Zu 3:** Richtig! Ähnlich wie beim Delirium tremens kommt es auch beim Benzodiazepin-Entzugsdelir zu Bewusstseinstrübung, Orientierungsstörungen und vorwiegend optischen Halluzinationen (meist eher große Gestalten oder Dinge).
- **Zu 4:** Falsch! Beim organischen amnestischen Syndrom (früher: Korsakow-Syndrom) ist das Leitsymptom eine massive Beeinträchtigung des Kurz- und Langzeitgedächtnisses bei klarer Bewusstseinslage. Orientierungsstörungen sind typisch, nicht jedoch optische Halluzinationen.
- **Zu 5:** Richtig! Je nach Lage des Tumors kann es neben depressiven, maniformen oder schizophrenieähnlichen Symptomen auch zu Orientierungsstörungen und Halluzinationen kommen. Halluzinationen sind z. B. typisch für eine Schädigung des Schläfenlappens.

Lösung 2.2.7 B: Affektive Störung.

- **Kommentar:** Lithium wird bei bipolaren Störungen eingesetzt – zur Rückfallprophylaxe und zur Verlängerung der gesunden Phasen. Daneben findet es Anwendung bei rezidivierenden Depressionen oder bei unipolaren manischen Erkrankungen. Auch bei unipolaren Depressionen werden oft Lithiumsalze begleitend zu Antidepressiva eingesetzt, um die Wirkung des Antidepressivums zu verstärken (sog. Augmentation).

Lösung 2.2.8 E: Akathisie.

- **Kommentar:** Die Akathisie ist eine häufige Nebenwirkung von Antipsychotika. In manchen Fällen ist sie auch Folge einer neurologischen Erkrankung, insbesondere im frühen Stadium der Parkinson-Krankheit.
- **Zu D:** Falsch! Unter *Adynamie* versteht man eine allgemeine Erschöpfung bzw. eine ausgeprägte Kraft- und Antriebslosigkeit (z. B. bei einer depressiven Episode).

Lösung 2.2.9 D: Induzierte wahnhafte Störung (Folie à deux).

- **Kommentar:** Die induzierte wahnhafte Störung hieß früher „symbiontische Psychose" oder auch „symbiontischer Wahn". Es handelt sich um eine wahnhafte Störung bei zwei Personen mit einer engen emotionalen Bindung, von denen nur eine unter einer echten psychotischen Störung leidet. Die Wahnvorstellungen bei der zweiten Person sind übernommen und werden bei Trennung der beiden Personen meist aufgegeben. „Folie à deux" kommt aus dem Französischen und bedeutet „Verrücktsein/Psychose zu zweit". – Der Fachausdruck „Induktion" kommt aus der Elektrizitätslehre und bedeutet: Ein stromführender Draht oder ein elektromagnetisches Feld beeinflusst durch Induktion einen nicht stromführenden Draht, sodass z. B. ein Telefon in nächster Nähe einer Stromleitung brummt.

Lösung 2.2.10 C: Schwere depressive Episode mit psychotischen Symptomen.

- **Kommentar:** Die in der Fallgeschichte anfangs aufgeführten Symptome verweisen auf eine schwere depressive Episode, die ergänzt werden durch die wahnhafte Vorstellung, eine Mörderin zu sein.

Lösung 2.2.11 B: Entzugssyndrom.

- **Kommentar:** Beschrieben werden hier die typischen Symptome eines Alkoholentzugssyndroms, evtl. auch eines beginnenden Delirium tremens.

Lösung 2.2.12 D: Dysthymia.

- **Kommentar:** Die depressiven Symptome dauern seit 5 Jahren nahezu ununterbrochen an, sind aber nicht so schlimm, dass sie den Alltag (z. B. die Arbeit) der Patientin stark beeinträchtigen. Die ICD-10 beschreibt die Dysthymia als chronische, wenigstens mehrere Jahre andauernde depressive Verstimmung, die weder hinreichend schwer noch hinsichtlich einzelner Episoden anhaltend genug ist, um die Kriterien einer leichten, mittelgradigen oder schweren depressiven Störung zu erfüllen. Die Mindestdauer beträgt 2 Jahre.

Lösung 2.2.13 E: Alle Aussagen sind richtig.

- **Kommentar:** Die Symptome sind typisch für ein depressives Syndrom: (1), (3) und (5) sind also in jedem Fall richtig. Aber auch bei der generalisierten Angststörung („Angst, dass etwas Schlimmes passieren könnte") können ähnliche Symptome auftreten, ebenso bei Schizophrenieformen mit Minussymptomatik, die sich oft nur schwer von einer Depression unterscheiden lassen (Schizophrenia simplex, schizophrenes Residuum, Prodromalphase der Schizophrenie).

Lösung 2.2.14 D: Akute Belastungsreaktion.

Lösung 2.2.15 E: Beginnende schizophrene Störung.

- **Kommentar:** Der Mann ist bewusstseinsklar und leidet an Schlaflosigkeit, Konzentrations- und Zwangsstörungen. Sein Gefühl, nicht mehr „er selbst" zu sein, ist ein erster dezenter Hinweis auf eine Ich-Störung. Die körperlichen Veränderungen (die Finger scheinen gegeneinander verschoben, von den Händen gehen Stromgefühle aus) sind in jedem Fall nicht mit einer depressiven Störung oder einer Zwangserkrankung vereinbar. Es handelt sich hier um Leibhalluzinationen (Zönästhesien), wie sie für die Schizophrenie typisch sind. Da die Symptome noch nicht 4 Wochen vorhanden sind, kann noch keine endgültige Diagnose gestellt werden, deshalb der Vorschlag: „Beginnende schizophrene Störung".

Lösung 2.2.16 A: Somatisierungsstörung.

- **Kommentar:** Die Dauer der Erkrankung (nach ICD-10 mindestens 2 Jahre) und die häufig wechselnden Beschwerden lassen eine Somatisierungsstörung vermuten.

Lösung 2.2.17 Richtig sind C und E.

- **Kommentar:** Haldol® ist ein hochpotentes Antipsychotikum (früher: Neuroleptikum), das nach langjähriger Einnahme u. a. zu Bewegungsstörungen im Gesichtsbereich (Zuckungen, Schmatz- und Kaubewegungen) oder (unwillkürliche Bewegungsabläufe) der Gliedmaßen führen kann.

Lösung 2.2.18 D: Larvierte Depression.

Lösung 2.2.19 A: Nur 1, 2 und 3 sind richtig.

- **Zu 1, 2 und 3:** Richtig! Das Antipsychotikum Haloperidol wird meist zur Behandlung von psychotischen Symptomen eingesetzt, z. B. Wahn, Halluzinationen, Ich-Störungen, Denkstörungen, psychomotorische Erregungszustände u. a. m. Vor allem bei schizophrenen Erkrankungen (→ 2) und akuten Psychosen ist Haldol® deshalb oft Mittel der Wahl. Aber auch bei einer Manie mit psychotischen Symptomen (Größenwahn; Stimmen in Du-Form → 1), einer schweren Depression mit psychotischen Symptomen oder bestimmten organischen psychischen Störungen (Delir, organische Halluzinose, organische wahnhafte (schizophreniforme Störung, Frontalhirnsyndrom) kann Haldol® zur Dämpfung der psychotischen Symptome eingesetzt werden.
- **Zu 4 und 5:** Falsch! Bei Epilepsie und bei Morbus Parkinson treten i. d. R. keine psychotischen Symptome auf, deshalb ist eine medikamentöse Therapie mit Haldol® hier nicht indiziert.

KAPITEL

3 Organische psychische Störungen (F0)

Von Beginn an haben Fragen zu organisch bedingten psychischen Störungen im Schriftlichen eine wichtige Rolle gespielt. In den letzten 20 Prüfungen gab es insgesamt rund 40 Fragen zu diesem Themenbereich, also durchschnittlich ein bis zwei, in seltenen Fällen auch drei Fragen pro Prüfung. Vor allem die verschiedenen Arten von demenziellen Erkrankungen, das Delir und das Korsakow-Syndrom sind in den letzten Jahren in den Vordergrund gerückt. Hin und wieder finden sich aber auch bisher selten gefragte Krankheitsbilder, z. B. die leichte kognitive Störung, die organische Persönlichkeitsstörung oder organisch bedingte affektive Störungen. Auch Fragen zu den organischen psychischen Störungen ganz allgemein (Typische Merkmale? Verursachung? Häufige Krankheitsbilder? Differenzialdiagnosen?) tauchten in Abständen immer wieder in der schriftlichen Prüfung auf.

MERKE

Die für die Prüfung wichtigsten organischen psychischen Störungen sind in ➤ Abb. 3.1 zusammengefasst. Viele davon finden sich auch in Fragen zur Diagnostik (➤ Kap. 2: Psychopathologischer Befund) oder als Differenzialdiagnosen bei affektiven, schizophrenen oder somatoformen Störungen wieder. Die organischen psychischen Störungen sollten deshalb in Ihrer Prüfungsvorbereitung einen wichtigen Stellenwert haben.

3.1 Organische psychische Störungen allgemein

Richtig oder falsch?

➤ Tab. 3.1.

Typische Prüfungsfragen

Frage 3.1.1 Aussagenkombination
Was ist charakteristisch für eine organisch bedingte psychische Störung?

1. Eine psychische Erkrankung manifestiert sich im Körper.
2. Eine körperliche Erkrankung zeigt sich in der Psyche.
3. Die psychische Störung hat symbolischen Ausdruckscharakter.
4. Gedächtnis und Denken sind von der Erkrankung nicht betroffen.
5. Voraussetzung für die Diagnose ist der Nachweis einer Bewusstseinsstörung.

☐ A: Nur Aussage 2 ist richtig.
☐ B: Nur die Aussagen 1 und 3 sind richtig.
☐ C: Nur die Aussagen 2 und 5 sind richtig.
☐ D: Nur die Aussagen 1, 3 und 4 sind richtig.
☐ E: Nur die Aussagen 2, 4 und 5 sind richtig.

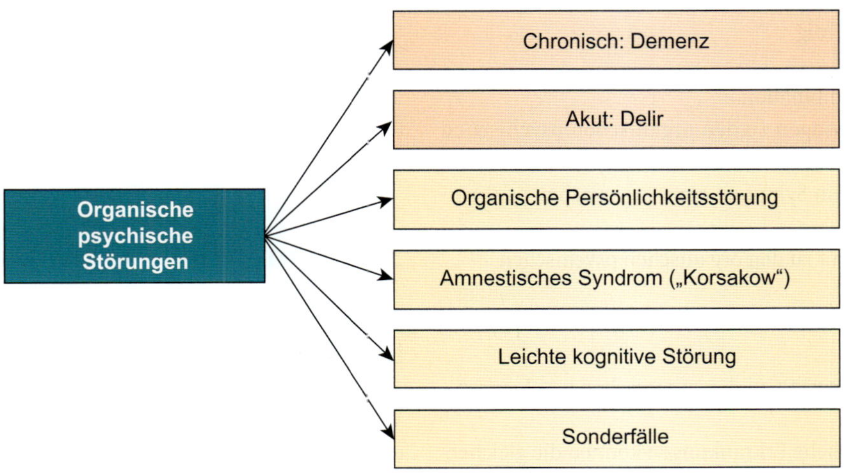

Abb. 3.1 Wichtige organische psychische Störungen

Tab. 3.1 Welche Aussagen zu organischen psychischen Störungen sind zutreffend?

		Richtig	Falsch
1.	Organische psychische Störungen werden durch eine direkte oder indirekte Schädigung des Gehirns verursacht.		
2.	Eine endokrine Störung (z. B. eine Hypothyreose) kann Ursache eines organisch bedingten Psychosyndroms sein.		
3.	Die akute polymorphe psychotische Störung zählt zu den organischen psychischen Störungen.		
4.	Bei allen organischen psychischen Störungen sind die Betroffenen bewusstseinsgetrübt.		
5.	Störungen der Orientiertheit stützen die Diagnose.		
6.	Halluzinationen können bei einer organischen psychischen Störung vorkommen.		
7.	Eine Enzephalitis kann eine organische psychische Störung verursachen.		
8.	Körperlich begründbare Psychosen können bei der Therapie mit Anti-Parkinson-Präparaten vorkommen.		
9.	Bei Verdacht auf eine körperlich verursachte psychische Störung muss die Symptomatik internistisch oder neurologisch abgeklärt werden.		
10.	Das Krankheitsbild der Epilepsie zählt nach ICD-10 zu den organischen psychischen Störungen.		

Frage 3.1.2 Aussagenkombination
Welche der folgenden psychischen Störungen werden üblicherweise als organisch bedingte psychische Störungen bezeichnet?
1. Somatogene Depression
2. Delir
3. Demenz
4. Schizophrenie
5. Somatoforme Störungen

□ A: Nur die Aussagen 2 und 3 sind richtig.
□ B: Nur die Aussagen 1, 2 und 3 sind richtig.
□ C: Nur die Aussagen 2, 3 und 5 sind richtig.
□ D: Nur die Aussagen 1, 2, 4 und 5 sind richtig.
□ E: Alle Aussagen sind richtig.

Frage 3.1.3 Aussagenkombination
Welche der folgenden Aussagen zu den organischen psychischen Störungen treffen zu?
1. Verfolgungswahn kann ein Symptom einer organischen psychischen Störung sein.
2. Alkoholabhängigkeit zählt zu den organischen psychischen Störungen.
3. Die Demenz bei HIV-Infektion zählt zu den organischen psychischen Störungen.
4. Das Durchgangssyndrom zählt zu den organischen psychischen Störungen.
5. Unterschiedliche körperliche Erkrankungen können die gleichen psychischen Symptome hervorrufen, d. h., die Symptome sind nicht spezifisch für die Ursache der Erkrankung.

□ A: Nur die Aussagen 1 und 3 sind richtig.
□ B: Nur die Aussagen 1 und 4 sind richtig.
□ C: Nur die Aussagen 1, 2 und 3 sind richtig.
□ D: Nur die Aussagen 2, 3 und 5 sind richtig.
□ E: Nur die Aussagen 1, 3, 4 und 5 sind richtig.

Frage 3.1.4 Aussagenkombination
Bei welchem/welchen Symptom(en) denken Sie in erster Linie an eine körperlich verursachte Erkrankung?
1. Bewusstseinstrübung
2. Störungen der Orientiertheit
3. Gedankenentzug
4. Kommentierende Stimmen
5. Anhaltende Wortfindungsstörungen

□ A: Nur die Aussagen 1 und 2 sind richtig.
□ B: Nur die Aussagen 1, 2 und 5 sind richtig.
□ C: Nur die Aussagen 2, 3 und 4 sind richtig.
□ D: Nur die Aussagen 3, 4 und 5 sind richtig.
□ E: Alle Aussagen sind richtig.

Frage 3.1.5 Zu den organischen einschließlich symptomatischen psychischen Störungen nach ICD-10 zählen:
1. Leichte kognitive Störungen
2. Delir, nicht durch Alkohol oder andere psychotrope Substanzen bedingt
3. Demenz
4. Katatone Schizophrenie
5. Postenzephalitisches Syndrom

□ A: Nur die Aussagen 1, 2 und 3 sind richtig.
□ B: Nur die Aussagen 1, 3 und 4 sind richtig.
□ C: Nur die Aussagen 1, 2, 3 und 4 sind richtig.
□ D: Nur die Aussagen 1, 2, 3 und 5 sind richtig.
□ E: Alle Aussagen sind richtig.

Frage 3.1.6 Prüfung aktuell (2018–1). Mehrfachauswahl: Wählen Sie *zwei* Antworten.
Ursachen von organischen psychischen Störungen (nach ICD-10) sind am ehesten:

□ A: Hirninfarkte
□ B: Morbus Crohn
□ C: Atopisches Ekzem
□ D: Morbus Parkinson
□ E: Spinalkanalstenose

3.2 Demenzielle Erkrankungen

3.2.1 Die wichtigsten prüfungsrelevanten Demenzarten im Überblick

Wie eingangs erwähnt, spielen Fragen zu den verschiedenen Arten von demenziellen Erkrankungen in den Prüfungen der letzten Jahre eine extrem wichtige Rolle (➢ Abb. 3.2): In den letzten 10 Jahren (= 20 Prüfungen) gab es hierzu 20 Fragen. Wichtig ist den Prüfern vor allen

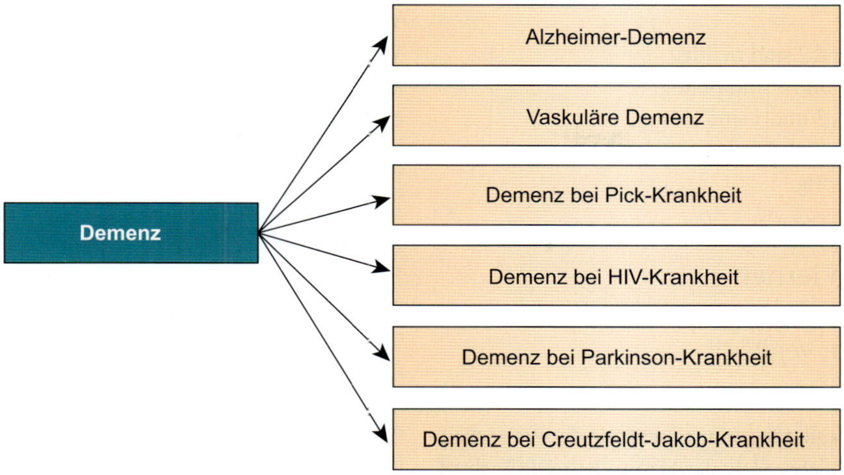

Abb. 3.2 Häufig gefragte Demenzformen

Dingen die Unterscheidung der verschiedenen Demenzformen: neben der Alzheimer-Krankheit vor allem die vaskuläre Demenz und die Demenz bei Creutzfeldt-Jakob-Krankheit. Vereinzelt gab es auch Fragen zu Sonderformen der Demenz, z. B. zur Demenz bei Pick-Krankheit oder HIV-Infektion, Demenz als Folge einer Hypothyreose oder demenzielle Syndrome im Zusammenhang mit der Parkinson-Krankheit. Auch die differenzialdiagnostische Abgrenzung demenzieller Erkrankungen von einer depressiven Pseudodemenz war mehrmals Thema der Prüfung.

3.2.2 Demenz allgemein

Typische Prüfungsfragen

Frage 3.2.1 Aussagenkombination
Zu den Diagnosekriterien einer Demenz (nach ICD-10) gehören:
1. Einschränkung der Alltagskompetenz
2. Bewusstseinstrübung
3. Verminderung der Affektkontrolle
4. Abbau höherer kortikaler Funktionen (Aphasie, Apraxie)
5. Mindestdauer 6 Wochen

☐ A: Nur die Aussagen 1, 2 und 4 sind richtig.
☐ B: Nur die Aussagen 1, 3 und 4 sind richtig.
☐ C: Nur die Aussagen 3, 4 und 5 sind richtig.
☐ D: Nur die Aussagen 1, 2, 3 und 4 sind richtig.
☐ E: Alle Aussagen sind richtig.

Frage 3.2.2 Mehrfachauswahl
Welche der folgenden Kriterien (nach ICD-10) werden für die Diagnose einer Demenz vorausgesetzt? Wählen Sie *zwei* Antworten.
☐ A: Die Symptome müssen beim Stellen der endgültigen Diagnose mindestens 6 Monate vorhanden sein.
☐ B: Es muss ein Intelligenzquotient (IQ) von 70 oder niedriger vorliegen.
☐ C: Der Patient muss mindestens 60 Jahre alt sein.
☐ D: In einer bildgebenden Diagnostik müssen organische Veränderungen nachgewiesen sein.
☐ E: Es besteht eine Abnahme des Gedächtnisses und des Denkvermögens.

Frage 3.2.3 Aussagenkombination
Welche der folgenden Symptome können am ehesten durch eine Demenz verursacht werden?
1. Ich-Störungen
2. Appetitlosigkeit
3. Depressive Stimmung
4. Sprachstörung
5. Wahnvorstellungen

☐ A: Nur die Aussagen 1, 2, 3 und 4 sind richtig.
☐ B: Nur die Aussagen 1, 2, 3 und 5 sind richtig.
☐ C: Nur die Aussagen 1, 2, 4 und 5 sind richtig.
☐ D: Nur die Aussagen 1, 3, 4 und 5 sind richtig.
☐ E: Nur die Aussagen 2, 3, 4 und 5 sind richtig.

Frage 3.2.4 Aussagenkombination
Welche der folgenden Erkrankungen können Ursache einer demenziellen Erkrankung sein?
1. Hypertonie
2. Multiple Sklerose
3. Infektionen
4. HIV-Krankheit
5. Morbus Parkinson

☐ A: Nur die Aussagen 1, 2 und 3 sind richtig.
☐ B: Nur die Aussagen 1, 2 und 5 sind richtig.
☐ C: Nur die Aussagen 2, 3 und 4 sind richtig.
☐ D: Nur die Aussagen 1, 2, 4 und 5 sind richtig.
☐ E: Alle Aussagen sind richtig.

Frage 3.2.5 Aussagenkombination
Demenzielle Syndrome können auftreten bei:
1. Hyperthyreose
2. Leberzirrhose
3. Austrocknung (Exsikkose)
4. Elektrolytstörung

5. Dissoziativer Amnesie
☐ A: Nur die Aussagen 1 und 2 sind richtig.
☐ B: Nur die Aussagen 2, 3 und 4 sind richtig.
☐ C: Nur die Aussagen 1, 2, 3 und 4 sind richtig.
☐ D: Nur die Aussagen 2, 3, 4 und 5 sind richtig.
☐ E: Alle Aussagen sind richtig.

3.2.3 Unterscheiden lernen

Fünf Fallgeschichten im Vergleich

Frage 3.2.6 Fallgeschichte 1
Heinz H. (72) erscheint in Begleitung seiner Tochter in der Praxis. Seit dem Tod der Ehefrau vor 10 Jahren lebt der Mann allein. Die Tochter berichtet, ihr Vater sei in den letzten Jahren zunehmend vergesslicher geworden. Überdies verdächtige er die Nachbarn, dass sie ihn durch Schikanen wie nächtliches Geflüster zum Auszug zwingen wollten. Auf Nachfragen weiß er zwar, wie er heißt, sein Alter, das aktuelle Datum und seine Adresse kann er jedoch nicht angeben.
Einfachauswahl: Welche der folgenden Diagnosen ist in Fallgeschichte 1 am wahrscheinlichsten?
☐ A: Demenz vom Alzheimer-Typ
☐ B: Vaskuläre Demenz
☐ C: Demenz bei Creutzfeldt-Jakob-Krankheit
☐ D: Demenz bei Pick-Krankheit
☐ E: Pseudodemenz

Frage 3.2.7 Fallgeschichte 2
Gerda W. (69) erscheint in Begleitung ihrer Tochter in Ihrer Praxis. „Seit dem Tod meines Vaters vor 3 Monaten hat sie sich sehr verändert: Sie kocht nicht mehr für sich, geht nur noch selten aus dem Haus und lädt ihre Enkelkinder kaum mehr zu sich ein." Im Explorationsgespräch ist Frau W. voll orientiert. Auf Nachfragen berichtet sie, dass sie seit dem Tod ihres Mannes unter Schlaflosigkeit leide und sich nicht konzentrieren könne, weil sie mit ihren Gedanken häufig bei ihrem verstorbenen Mann sei. Außerdem verlege sie häufig Dinge oder vergesse Namen und wichtige Termine. „Ich habe Angst, dass sie Alzheimer hat", meint die Tochter. „Was soll ich jetzt tun?"
Einfachauswahl: Welche der folgenden Diagnosen ist in Fallgeschichte 2 am wahrscheinlichsten?
☐ A: Demenz vom Alzheimer-Typ
☐ B: Vaskuläre Demenz
☐ C: Demenz bei Creutzfeldt-Jakob-Krankheit
☐ D: Demenz bei Pick-Krankheit
☐ E: Pseudodemenz

Frage 3.2.8 Fallgeschichte 3
Ein 64-jähriger übergewichtiger Hauptschullehrer kommt in Begleitung seiner Frau in die Praxis. Sie berichtet, ihr Mann sei in der letzten Zeit so „schusselig" geworden: Er vergesse des Öfteren Termine und Namen von guten Bekannten und sitze ewig lange beim Korrigieren. Das Ganze habe vor etwa 1 Jahr begonnen: „Wir waren bei Freunden, da hat er plötzlich ins Leere gestarrt und war für 2–3 Minuten verwirrt und nicht ansprechbar. Seitdem hat seine Vergesslichkeit stark zugenommen. Inzwischen gab es noch einen Vorfall, der mir Angst macht. Kürzlich habe ich ihn von der Schule abgeholt. Er war aufgebracht, schimpfte laut, dann verstummte er plötzlich und gab auf meine Fragen keine Antwort. Einen Tag später gestand er mir, er habe für einige Minuten ein taubes Gefühl in der linken Gesichtshälfte gehabt und auf dem linken Auge nichts mehr gesehen. Seitdem hat mein Mann massive Wortfindungs- und Gedächtnisstörungen."
Einfachauswahl: Welche der folgenden Diagnosen ist in Fallgeschichte 3 am wahrscheinlichsten?
☐ A: Demenz vom Alzheimer-Typ
☐ B: Vaskuläre Demenz
☐ C: Demenz bei Creutzfeldt-Jakob-Krankheit
☐ D: Demenz bei Pick-Krankheit
☐ E: Pseudodemenz

Frage 3.2.9 Fallgeschichte 4
Frau M. kommt in die Praxis und bittet sie um Rat wegen ihres Mannes (52). „Früher war Jochen ein fröhlicher, geselliger Mensch, doch in den letzten 2–3 Jahren hat er sich so verändert, dass ich mit ihm kaum noch aus dem Haus gehen kann: Im Restaurant benimmt er sich unmöglich, leckt den Teller ab, rülpst lautstark und beschimpft die Bedienung. Als er noch zur Arbeit ging, hat er eine Mitarbeiterin gefragt, ob sie einen Samenspender brauche und ihr auf den Po geschlagen. Er wurde entlassen, doch das scheint ihm egal zu sein: Seine Gefühle sind wie abgestorben, außer wenn es ums Essen geht. Da verliert er völlig die Kontrolle und bedient sich, ohne zu fragen, von meinem Teller. Nachrichten, Zeitung, Bücher – all das interessiert ihn nicht mehr. Eine Demenz kann er nicht haben, denke ich, denn er redet zwar weitschweifig, hat manchmal Wortfindungsstörungen, aber eine auffällige Vergesslichkeit kann ich bei ihm nicht feststellen."
Einfachauswahl: Welche der folgenden Diagnosen ist in Fallgeschichte 4 am wahrscheinlichsten?
☐ A: Demenz vom Alzheimer-Typ
☐ B: Vaskuläre Demenz
☐ C: Demenz bei Creutzfeldt-Jakob-Krankheit
☐ D: Demenz bei Pick-Krankheit
☐ E: Pseudodemenz

Frage 3.2.10 Fallgeschichte 5
Ein 68-jähriger Unternehmer entwickelt innerhalb kurzer Zeit gravierende Gedächtnis- und Antriebsstörungen, begleitet von Muskelzuckungen, Gangunsicherheit und Sehstörungen. Die konsultierten Ärzte geben dem Patienten nur noch eine Lebenschance von wenigen Monaten.
Einfachauswahl: Welche der folgenden Diagnosen ist in Fallgeschichte 5 am wahrscheinlichsten?
☐ A: Demenz vom Alzheimer-Typ
☐ B: Vaskuläre Demenz
☐ C: Demenz bei Creutzfeldt-Jakob-Krankheit
☐ D: Demenz bei Pick-Krankheit
☐ E: Pseudodemenz

Typische Prüfungsfragen

Frage 3.2.11 Aussagenkombination
Welche der folgenden Aussagen über Demenzerkrankungen treffen zu?
1. Die Diagnose Demenz wird i. d. R. durch den Neurologen anhand bildgebender Verfahren gestellt.
2. Frühe, langsam fortschreitende Charakterveränderungen mit Verlust sozialer Fähigkeiten sind typisch für die Pick-Krankheit (Frontallappendemenz).
3. Kennzeichen der vaskulären (arteriosklerotischen) Demenz ist der schleichende Beginn bei Fehlen körperlicher Begleitbefunde.
4. Charakteristisch für die Demenz bei Alzheimer-Krankheit ist der plötzliche Beginn der Erkrankung mit rascher Verschlechterung der Symptome.
5. Die Demenz bei Creutzfeldt-Jakob-Krankheit ist durch einen besonders langsamen Verlauf gekennzeichnet.

- ☐ A: Nur Aussage 1 ist richtig.
- ☐ B: Nur Aussage 2 ist richtig.
- ☐ C: Nur die Aussagen 3 und 5 sind richtig.
- ☐ D: Nur die Aussagen 1, 3, 4 und 5 sind richtig.
- ☐ E: Alle Aussagen sind richtig.

Frage 3.2.12 Aussagenkombination
Welche der folgenden Symptome sind typisch für eine Alzheimer-Demenz?
1. Orientierungsstörungen
2. Perseveration
3. Zerebrale Herdsymptome
4. Doppelbilder
5. Apraxie

- ☐ A: Nur die Aussagen 1 und 2 sind richtig.
- ☐ B: Nur die Aussagen 1, 2 und 5 sind richtig.
- ☐ C: Nur die Aussagen 2, 3 und 4 sind richtig.
- ☐ D: Nur die Aussagen 2, 3, 4 und 5 sind richtig.
- ☐ E: Alle Aussagen sind richtig.

Frage 3.2.13 Einfachauswahl
Was ist bei Morbus Alzheimer am wenigsten zu erwarten?
- ☐ A: Kopfschmerzen
- ☐ B: Bewusstseinstrübung
- ☐ C: Sehstörungen
- ☐ D: Wortfindungsstörungen
- ☐ E: Antriebsstörungen

Frage 3.2.14 Mehrfachauswahl
Welche der folgenden Aussagen zur vaskulären Demenz treffen zu? Wählen sie *drei* Antworten.
- ☐ A: Transitorische ischämische Attacken (TIAs) in der Vorgeschichte stützen die Diagnose.
- ☐ B: Neurologische Herdzeichen wie Gangstörungen sind mit einer vaskulären Demenz nicht vereinbar.
- ☐ C: Die Erkrankung beginnt gewöhnlich im höheren Lebensalter.
- ☐ D: Frühere Schlaganfälle sprechen gegen eine vaskuläre Demenz.
- ☐ E: Die vaskuläre Demenz ist häufig mit Bluthochdruck verbunden.

Frage 3.2.15 Einfachauswahl
Für welche Demenzform sind frühe, langsam fortschreitende Charakterveränderungen mit Verlust sozialer Fähigkeiten typisch?
- ☐ A: Demenz bei Alzheimer-Krankheit
- ☐ B: Demenz bei Pick-Krankheit (Frontallappendemenz)
- ☐ C: Vaskuläre Demenz
- ☐ D: Demenz bei Creutzfeldt-Jakob-Krankheit (CJD)
- ☐ E: Demenz bei Morbus Parkinson

Frage 3.2.16 Prüfung aktuell (2019–1). Einfachauswahl
Welche Aussage zu Demenzerkrankungen trifft zu?
- ☐ A: Die Lewy-Körper-Demenz ist die häufigste Form der Demenzerkrankung.
- ☐ B: Die Demenz bei Alzheimer-Krankheit ist durch einen akuten Beginn und den plötzlichen Verfall der kognitiven Fähigkeiten gekennzeichnet.
- ☐ C: Die Creuzfeldt-Jakob-Krankheit tritt als sehr langsam fortschreitende Demenz in Erscheinung.
- ☐ D: Zu Beginn der Demenz bei Pick-Krankheit (frontotemporale Demenz) stehen Charakterveränderungen und der Verlust sozialer Fähigkeiten im Vordergrund.
- ☐ E: Die Blutwerte zeigen bei Demenz spezifische Veränderungen.

Frage 3.2.17 Prüfung aktuell (2018–2). Aussagenkombination
Welche der folgenden Aussagen zur Demenz treffen zu?
1. Typisch sind qualitative Bewusstseinsstörungen.
2. Eine depressive Störung kann Merkmale einer frühen Demenz zeigen.
3. Wesentliche Voraussetzung für die Diagnose einer Demenz ist der Nachweis einer Abnahme des Gedächtnisses und des Denkvermögens mit Beeinträchtigung der Aktivitäten des täglichen Lebens.
4. Ein Delir kann auch bei einer Demenz vorkommen.
5. Eine Demenz bei Alzheimer-Krankheit muss gegenwärtig als reversibel angesehen werden.

- ☐ A: Nur die Aussagen 1, und- 3 sind richtig.
- ☐ B: Nur die Aussagen 2 und 4 sind richtig.
- ☐ C: Nur die Aussagen 2, 3 und 4 sind richtig.
- ☐ D: Nur die Aussagen 1, 2, 3 und 4 sind richtig.
- ☐ E: Alle Aussagen sind richtig.

Frage 3.2.18 Prüfung aktuell (2021–1). Aussagenkombination
Welche der folgenden Aussagen zur Demenz treffen zu?
1. Die häufigste Form aller Demenzerkrankungen ist die vaskuläre Demenz.
2. Differenzialdiagnostisch ist bei einer Demenz auch an eine Depression zu denken.
3. Bei einer Demenz bei Alzheimer-Krankheit finden sich pathologische Ablagerungen von Proteinen im Gehirn.
4. Verhaltensstörungen wie Aggressivität und Reizbarkeit passen nicht zur Diagnose einer Demenz.
5. Bei einer vaskulären Demenz ist die Behandlung von Risikofaktoren wie arterielle Hypertonie, Rauchen und Diabetes mellitus wichtig.

- ☐ A: Nur die Aussagen 3 und 5 sind richtig.

☐ B: Nur die Aussagen 1, 4 und 5 sind richtig.
☐ C: Nur die Aussagen 2, 3 und 5 sind richtig.
☐ D: Nur die Aussagen 1, 2, 3 und 4 sind richtig.
☐ E: Nur die Aussagen 2, 3, 4 und 5 sind richtig.

Frage 3.2.19 Mehrfachauswahl
Eine 50-jährige Patientin berichtet Ihnen von ihrer 75-jährigen Mutter, bei der sie eine Alzheimer-Demenz vermutet. Welche der folgenden Angaben sprechen eher für eine depressive Pseudodemenz? Wählen Sie *zwei* Antworten.
☐ A: Langsame Verschlechterung der Leistungsfähigkeit
☐ B: Deutliche Merkfähigkeitsstörung
☐ C: Rascher Beginn der Auffälligkeiten nach Tod des Ehepartners
☐ D: Ungestörtes Orientierungsvermögen
☐ E: Überspielen der kognitiven Defizite

3

3.2.4 Demenz oder depressive Pseudodemenz?

Störungen von Konzentration und Gedächtnis kommen häufig auch bei depressiven Störungen vor. Deshalb ist differenzialdiagnostisch auf die in ➤ Tab. 3.2 zusammengefassten Unterscheidungsmerkmale zu achten.

Tab. 3.2 Demenz oder Pseudodemenz?

Demenz	Depressive Pseudodemenz
Dauer mindestens 6 Monate	Kürzere Dauer
Schleichender Beginn	Rascher Beginn
Keine Auslösesituation	Meist erkennbare Auslösesituation
Orientierungsstörungen	Keine Orientierungsstörungen
Langsame Verschlechterung der Symptome	Langsame Besserung der Symptomatik
Keine Besserung durch Antidepressiva	Antidepressiva bewirken eine Besserung
Starke Einschränkung der Alltagskompetenz	Kaum Beeinträchtigung der Alltagskompetenz

3.3 Organisch bedingtes Delir

Das organisch bedingte Delir (**ICD-10: Delir, nicht durch Alkohol oder andere psychotrope Substanzen bedingt**), das u. a. beim Durchgangssyndrom („postoperatives Delir") auftritt, wurde in den letzten 20 Prüfungen nur achtmal gefragt, davon allerdings gehäuft in den letzten 8 Prüfungen. Weitere Fragen zu den Symptomen eins Delirs finden sich überdies im Zusammenhang mit Fallgeschichten zur Diagnostik sowie in Mischfragen zu organischen psychischen Störungen (z. B. zur Differenzialdiagnostik). In älteren Fragen zum Delir war aus der Fragestellung oft nicht zu ersehen, ob die Merkmale sich auf das organisch bedingte Delir oder das Alkoholentzugsdelir bezogen. In neuerer Zeit sind die Fragen zum Delir klarer formuliert, Fragen zum Delir als Folge von Alkohol- oder Substanzmissbrauch (F10.4) finden sich deshalb im Kapitel „Psychotrope Substanzen" (➤ Kap. 4).

Richtig oder falsch?

➤ Tab. 3.3.

Tab. 3.3 Welche Aussagen zum Delir sind zutreffend?

		Richtig	Falsch
1.	Das Delir zählt zu den akuten irreversiblen Psychosen.		
2.	Eine Störung der Bewusstseinslage spricht gegen ein Delir.		
3.	Zu finden ist eine Beeinträchtigung vor allem des Langzeitgedächtnisses bei relativ intaktem Kurzzeitgedächtnis.		
4.	Desorientiertheit zu Zeit, Ort oder Person ist ein weiteres Leitsymptom.		
5.	Kurz andauernde Wahnideen sind häufig zu beobachten.		
6.	Wahrnehmungsstörungen verschiedenster Art können vorkommen, sind aber nicht notwendig für die Diagnose.		
7.	Eine Sonderform der Erkrankung ist das postoperative Delir, das auch als „Durchgangssyndrom" bezeichnet wird.		
8.	Im Gegensatz zum Delirium tremens fehlen beim „organischen Delir" die für den Alkoholentzug typischen Entzugssymptome.		

Typische Prüfungsfragen

Frage 3.3.1 Aussagenkombination
Folgende Symptome sprechen eher für ein Delir als für eine Alzheimer-Demenz:
1. Akuter Beginn
2. Klares Bewusstsein
3. Hinweise auf eine körperliche Erkrankung oder Intoxikation
4. Wortfindungsstörungen
5. Fluktuierender Symptomverlauf

☐ A: Nur die Aussagen 1 und 5 sind richtig.
☐ B: Nur die Aussagen 1, 3 und 5 sind richtig.
☐ C: Nur die Aussagen 2, 3 und 4 sind richtig.
☐ D: Nur die Aussagen 1, 2, 3 und 5 sind richtig.
☐ E: Alle Aussagen sind richtig.

Frage 3.3.2 Mehrfachauswahl
Welche *zwei* der folgenden Aussagen für delirante Syndrome treffen zu?
☐ A: Die Symptome beginnen schleichend (Wochen).
☐ B: Typisch ist eine Orientierungsstörung bei klarem Bewusstsein.
☐ C: Es ist auch an eine Stoffwechselstörung zu denken.
☐ D: Die Gedächtnisstörungen betreffen vor allem das Immediat- und das Kurzzeitgedächtnis.
☐ E: Es handelt sich um eine irreversible Psychose.

Frage 3.3.3 Prüfung aktuell (2019–1). Aussagenkombination
Welche der folgenden Aussagen treffen zu?
Diagnostische Leitlinien für ein Delir (nach ICD-10) sind:
1. Störungen des Schlaf-Wach-Rhythmus
2. Irreversible kognitive Störung
3. Dauer seit mindestens 6 Monaten
4. Störungen des Bewusstseins und der Aufmerksamkeit
5. Affektive Störungen wie Depression, Angst und Reizbarkeit

☐ A: Nur die Aussagen 1 und 5 sind richtig.
☐ B: Nur die Aussagen 2 und 4 sind richtig.
☐ C: Nur die Aussagen 1, 4 und 5 sind richtig.
☐ D: Nur die Aussagen 1, 2, 4 und 5 sind richtig.
☐ E: Nur die Aussagen 1, 3, 4 und 5 sind richtig.

Frage 3.3.4 Prüfung aktuell (2019–2). Mehrfachauswahl
Welche der folgenden Aussagen zum Delir treffen zu? Wählen Sie *zwei* Antworten.
☐ A: Bei alkohol- oder drogenabhängigen Patienten kann ein Delir i. d. R. ambulant behandelt werden.
☐ B: Ein Delir ist ein ätiologisch unspezifisches Syndrom mit Störungen des Bewusstseins, der Kognition und der Psychomotorik.
☐ C: Ein Delir verläuft i. d. R. asymptomatisch.
☐ D: Ein Delir ist eine organisch bedingte psychische Störung.
☐ E: Akustische Halluzinationen treten beim Delir nicht auf.

Frage 3.3.5 Vorsicht Falle! Aussagenkombination
Welche der folgenden Phänomene sind typisch für ein Delir?
1. Illusionäre Verkennungen
2. Zerebrale Krampfanfälle
3. Suizidale Tendenzen
4. Ausgeprägte vegetative Störungen (z. B. Zittern, Schwitzen, Tachykardie, Hypertonie, Übelkeit mit Erbrechen usw.)
5. Psychomotorische Störungen

☐ A: Nur die Aussagen 1 und 5 sind richtig.
☐ B: Nur die Aussagen 2 und 4 sind richtig.
☐ C: Nur die Aussagen 1, 4 und 5 sind richtig.
☐ D: Nur die Aussagen 2, 3, 4 und 5 sind richtig.
☐ E: Alle Aussagen sind richtig.

Frage 3.3.6 Prüfung aktuell (2021–1). Mehrfachauswahl
Welche der folgenden Aussagen zum Delir treffen zu? Wählen Sie *zwei* Antworten.
☐ A: Im Gegensatz zur Demenz fehlt bei einem Delir die Bewusstseinsstörung.
☐ B: Akustische Halluzinationen treten beim Alkoholentzugsdelir nicht auf.
☐ C: Das Delir ist gekennzeichnet durch Störungen der Orientierung, der Psychomotorik und der Wahrnehmung.
☐ D: Ein Alkoholentzugsdelir kann häufig bis zu einem Jahr anhalten.
☐ E: Für ein Alkoholentzugsdelir ist ein typisches Symptom die erhöhte Suggestibilität.

NICHT VERWECHSELN

1. Delir (nicht alkoholbedingt):
- Bewusstseinstrübung
- Gedächtnisstörungen
- Wechsel zwischen Hypo- und Hyperaktivität
- Umkehr des Schlaf-Wach-Rhythmus
- Albträume
- Im Gegensatz zum Alkoholdelir meist keine ausgeprägten vegetativen Störungen/vegetativen Entgleisungen
- Zusatzsymptome (für die Diagnose nicht notwendig): Halluzinationen und Illusionen (meist optisch), flüchtige Wahneinfälle, Angst, depressive Verstimmungen

2. Alkoholdelir (Delirium tremens)
- **2.1:** Symptome des „organischen" Delirs

plus
- **2.2:** Alkoholentzugssyndrom (F10.3). Typische Symptome beim Alkoholentzugssyndrom: grobschlägiger Tremor, Übelkeit, Würgen, Erbrechen, psychomotorische Unruhe, Schwitzen oder Frieren, Herzrasen, optische Halluzinationen in Gestalt kleiner Tiere, Krampfanfälle, Schlaflosigkeit, Kopfschmerzen, Insomnie usw.

3.4 Sonstige organisch bedingte psychische Störungen

Neben dem Delir und den verschiedenen Formen der Demenz wurde in den vergangenen Prüfungen vor allem Wissen über das Korsakow-Syndrom abgefragt, das in der ICD-10 als „organisches amnestisches Syndrom" bezeichnet wird. Da das Korsakow-Syndrom häufig als Folgeerscheinung von Alkoholmissbrauch auftritt (ICD-10: [Alkoholbedingtes] Amnestisches Syndrom), finden sich typische Fragen hierzu auch im ➤ Kap. 4.

In letzter Zeit gab es vereinzelt auch Fragen zu bisher selten geprüften Erkrankungen wie z. B. der organischen Halluzinose oder der organischen Persönlichkeitsstörung (früher: organische Wesensänderung). In den zurückliegenden Jahren tauchte überdies ein- oder zweimal eine Frage zum Dermatozoenwahn und zur „leichten kognitiven Störung" auf, die deshalb hier mit aufgenommen wurden.

Richtig oder falsch?

➤ Tab. 3.4.

Typische Prüfungsfragen

Frage 3.4.1 Prüfung aktuell (2020–1). Mehrfachauswahl: Wählen Sie *zwei* Antworten.
Typische Symptome des amnestischen Syndroms (Korsakow-Syndrom) sind:
☐ A: Akustische Halluzinationen
☐ B: Zeitgitterstörungen
☐ C: Erhöhte Vigilanz
☐ D: Augenmuskellähmungen
☐ E: Beeinträchtigungen des Kurzzeitgedächtnisses

Tab. 3.4 Welche Aussagen zu sonstigen organischen psychischen Störungen sind zutreffend?

		Richtig	Falsch
1.	Leitsymptom des amnestischen Syndroms sind Störungen der Merkfähigkeit, vor allem des Kurzzeitgedächtnisses.		
2.	Die Bewusstseinstrübung ist ein weiteres Leitsymptom.		
3.	Die Betroffenen haben ausgeprägte Orientierungsstörungen.		
4.	Die Störung kann als Folge eines Schlaganfalls, eines Herzinfarkts oder eines schweren Schädel-Hirn-Traumas auftreten.		
5.	Die organische Persönlichkeitsstörung ist charakterisiert durch eine auffällige Veränderung der prämorbiden Verhaltensmuster.		
6.	Eine auffällige Veränderung der Sprachproduktion und des Redeflusses ist ein weiteres Merkmal der organischen Persönlichkeitsstörung.		
7.	Die organische Halluzinose ist durch ein wiederkehrendes Auftreten optischer oder akustischer Halluzinationen gekennzeichnet.		
8.	Die Halluzinationen können wahnhaft verarbeitet werden, Wahn dominiert jedoch nicht das klinische Bild.		
9.	Der Dermatozoenwahn (= chronische taktile Halluzinose) ist eine Sonderform der organischen Halluzinose.		
10.	Die Diagnose „leichte kognitive Störung" sollte nur in Verbindung mit einer körperlichen Erkrankung gestellt werden.		

Frage 3.4.2 Aussagenkombination
Welche der folgenden Symptome ordnen Sie einem amnestischen Syndrom (Korsakow-Syndrom) zu?
1. Bewusstseinstrübung
2. Akinese
3. Konfabulationen
4. Desorientiertheit
5. Beeinträchtigung des Immediatgedächtnisses

☐ A: Nur die Aussagen 3 und 4 sind richtig.
☐ B: Nur die Aussagen 1, 3 und 4 sind richtig.
☐ C: Nur die Aussagen 2, 3 und 5 sind richtig.
☐ D: Nur die Aussagen 1, 2, 3 und 5 sind richtig.
☐ E: Alle Aussagen sind richtig.

Frage 3.4.3 Aussagenkombination
Was ist typisch für eine organische Halluzinose?
1. Im Vordergrund steht eine getrübte Bewusstseinslage.
2. Die Halluzinationen können vom Patienten manchmal als solche erkannt werden.
3. Die Erkrankung tritt i. d. R. nur nach langjährigem Alkoholmissbrauch auf.
4. Wahn dominiert das klinische Bild.
5. Differenzialdiagnostisch sollte eine Störung als Folge von Drogenmissbrauch ausgeschlossen werden.

☐ A: Nur die Aussagen 1 und 4 sind richtig.
☐ B: Nur die Aussagen 2 und 5 sind richtig.
☐ C: Nur die Aussagen 2, 3 und 4 sind richtig.
☐ D: Nur die Aussagen 1, 2, 4 und 5 sind richtig.
☐ E: Alle Aussagen sind richtig.

Frage 3.4.4 Aussagenkombination
Welche der folgenden Aussagen zur organischen Persönlichkeitsstörung (nach ICD-10) trifft/treffen zu? – Symptome sind:
1. Verändertes Sexualverhalten.
2. Inadäquate Witzelsucht.
3. Äußerung von Bedürfnissen und Impulsen ohne Berücksichtigung von Konsequenzen oder sozialen Konventionen.
4. Kognitive Störungen in Form von Misstrauen oder paranoidem Denken.
5. Neurologisch lassen sich die Symptome immer eindeutig einer entsprechenden Hirnregion zuordnen.

☐ A: Nur die Aussagen 1 und 3 sind richtig.
☐ B: Nur die Aussagen 2 und 4 sind richtig.
☐ C: Nur die Aussagen 2, 3 und 4 sind richtig.
☐ D: Nur die Aussagen 1, 2, 3 und 4 sind richtig.
☐ E: Alle Aussagen sind richtig.

Frage 3.4.5 Prüfung aktuell (2019–2). Aussagenkombination
Mögliche Ursachen einer organischen depressiven Störung (nach ICD-10) sind:
1. Maligne Hirnerkrankung
2. Zwangsstörung
3. Hypothyreose
4. Morbus Parkinson
5. Hypochondrische Störung

☐ A: Nur die Aussagen 1 und 4 sind richtig.
☐ B: Nur die Aussagen 1, 3 und 4 sind richtig.
☐ C: Nur die Aussagen 2, 3 und 5 sind richtig.
☐ D: Nur die Aussagen 1, 2, 3 und 4 sind richtig.
☐ E: Alle Aussagen sind richtig.

MERKE
Keine Bewusstseinsstörung bei folgenden Krankheitsbildern:
- Organische Halluzinose
- Amnestisches Syndrom (Korsakow-Syndrom)
- Organische Persönlichkeitsstörung
- Chronische taktile Halluzinose

Frage 3.4.6 Mehrfachauswahl: Wählen Sie *zwei* Antworten.
Hinsichtlich der chronischen taktilen Halluzinose (Dermatozoenwahn) gilt:
☐ A: Es handelt sich um die häufigste chronische Wahnerkrankung.
☐ B: Bei einem erheblichen Teil der Fälle handelt es sich um ältere Menschen.
☐ C: Frauen sind deutlich häufiger betroffen als Männer.
☐ D: Es besteht eine ausgeprägte Bewusstseinsstörung.
☐ E: Aufgrund der ausgeprägten Symptomatik sind die Betroffenen i. d. R. offen für psychotherapeutische oder psychiatrische Behandlungsansätze.

Frage 3.4.7 Aussagenkombination
Welche der folgenden Aussagen zur leichten kognitiven Störung (nach ICD-10) treffen zu?

1. Typisch sind Gedächtnis-, Denk- oder Sprachstörungen und die verminderte Fähigkeit, sich längere Zeit auf eine Aufgabe zu konzentrieren.
2. Keines dieser Symptome ist so schwerwiegend, dass die Diagnose einer Demenz oder eines organischen amnestischen Syndroms gestellt werden kann.
3. Die leichte kognitive Störung tritt oft im Zusammenhang mit einer dissoziativen Störung auf.
4. Eine Gehirnerschütterung, fehlender Schlaf oder ein länger andauernder grippaler Infekt können die Störung verursachen.
5. Zur leichten kognitiven Störung zählen auch kognitive Einbußen im Zusammenhang einer depressiven Episode.

☐ A: Nur die Aussagen 1 und 2 sind richtig.
☐ B: Nur die Aussagen 1, 2 und 4 sind richtig.
☐ C: Nur die Aussagen 1, 2, 3 und 4 sind richtig.
☐ D: Nur die Aussagen 1, 2, 4 und 5 sind richtig.
☐ E: Alle Aussagen sind richtig.

3.5 Lösungen mit Kommentaren

Lösung ➤ Tab. 3.1 Richtig oder falsch?

- **Zu 1 und 2:** Richtig!
- **Zu 3:** Falsch! Die akute polymorphe psychotische Störung zählt zu den unter F2 aufgeführten akuten Psychosen.
- **Zu 4:** Falsch! In vielen Fällen sind die Betroffenen bewusstseinsklar, z. B. in der Anfangsphase der Demenz, beim amnestischen Syndrom, bei der organischen Halluzinose, bei der organischen Persönlichkeitsstörung.
- **Zu 5:** Richtig, z. B. bei einem Hirntumor, einem Schädel-Hirn-Trauma (SHT), bei demenziellen Erkrankungen oder beim Korsakow-Syndrom.
- **Zu 6:** Richtig! Bei vielen organisch bedingten Erkrankungen können Halluzinationen auftreten, z. B. beim Delir, bei der organischen Halluzinose, bei der organischen schizophreniformen Störung oder in der Spätphase einer Demenzerkrankung. Typisch sind optische Halluzinationen, aber auch Halluzinationen anderer Sinnesmodalitäten können vorkommen.
- **Zu 7:** Richtig! Eine Enzephalitis ist eine durch Viren oder Bakterien verursachte Hirnentzündung. Als Folgeerkrankung kann ein „postenzephalitisches Syndrom" (F07.1) auftreten mit Symptomen wie z. B. Sprach- oder Rechenstörungen, Gedächtnisstörungen, Taubheit, Lähmungserscheinungen, Schlafstörungen, allgemeiner Erschöpfung, Reizbarkeit u. a. m.
- **Zu 8:** Richtig! Nach langjähriger Einnahme des Anti-Parkinsonmittels L-Dopa kann es zu sogenannten L-Dopa-Psychosen kommen. Hierbei können Halluzinationen auftreten, aber auch Wahnzustände (z. B. Verfolgungswahn), Situationsverkennung, Desorientiertheit oder schwere Erregungszustände.
- **Zu 9:** Richtig!
- **Zu 10:** Falsch! Die Epilepsie zählt zu den neurologischen Erkrankungen.

Lösung 3.1.1 A: Nur 2 ist richtig.

- **Zu 1 und 3:** Falsch! Das wäre die Beschreibung einer Konversionsstörung.
- **Zu 2:** Richtig! Beispiele: Nach einem SHT wird jemand reizbar und entwickelt eine depressive Störung. Oder: Als Folge eines Hirntumors erleidet der Betroffene Panikattacken, entwickelt vielleicht auch eine manische oder depressive Symptomatik.
- **Zu 4:** Falsch! In den meisten Fällen ist das Denken (Gedächtnis, formale oder inhaltliche Denkstörungen) beeinträchtigt, z. B. bei der Demenz, beim Delir, beim amnestischen Syndrom (Korsakow) u. a. m.
- **Zu 5:** Falsch! Die Aussage gilt nur für einen Teil der organischen psychischen Störungen, vor allem für das Delir. Bei vielen anderen unter F0 aufgelisteten Störungen ist eher das *Fehlen* einer Bewusstseinsstörung ein wichtiges Diagnosekriterium, z. B. bei demenziellen Erkrankungen, beim Korsakow-Syndrom, bei der organischen Persönlichkeitsstörung oder bei den unter F06 aufgeführten „anderen organischen psychischen Störungen" (z. B. organische Halluzinose, organische affektive Störung, organische wahnhafte/schizophreniforme Störung, leichte kognitive Störung u. a. m.).

Lösung 3.1.2 B: Nur 1, 2 und 3 sind richtig.

- **Zu 1:** Richtig! Somatogene Depression = körperlich verursachte Depression = organische depressive Störung (nicht zu verwechseln mit dem somatischen Syndrom oder der somatisierten = larvierten Depression).
- **Zu 4:** Falsch! Die Störungen des Hirnstoffwechsels (Transmitterstörung) bei der Schizophrenie wie auch bei den affektiven Störungen zählen nach psychiatrischer Lehrmeinung *nicht* zu den organisch bedingten Störungen.
- **Zu 5:** Falsch! Somatoforme Störungen sind psychische Störungen, die sich im Körper äußern, nicht umgekehrt!

Lösung 3.1.3 E: Nur 1, 3, 4 und 5 sind richtig.

- **Zu 1:** Richtig! Verfolgungswahn kann z. B. bei einem Schädel-Hirn-Trauma, einem Hirntumor, einem Delir oder einem Morbus Alzheimer auftreten.
- **Zu 2:** Falsch! Erkrankungen als Folge von Alkoholmissbrauch finden sich in der ICD-10 unter F1 (Störungen durch psychotrope Substanzen).
- **Zu 3:** Richtig! Die HIV-Demenz ist gekennzeichnet durch Gedächtnis- und Konzentrationsstörungen, Flexibilitätsverlust, intellektuelle Einbußen und Schwierigkeiten, sogenannte Mehrfachaufgaben (Multitasking) zu bewältigen. Neben diesen kognitiven Einbußen gibt es auch motorische Symptome wie Zittern, Gangunsicherheit und Schwierigkeiten mit der Feinmotorik.
- **Zu 4:** Richtig! Das sogenannte Durchgangssyndrom tritt oft nach schweren Operationen auf und wird deshalb auch als *postoperatives Delir* bezeichnet. Die Betroffenen sind verwirrt, desorientiert, schreckhaft, haben Gedächtnisstörungen und antworten auf Fragen konfus und wirr – deutliche Hinweise darauf, dass sie

bewusstseinsgetrübt sind. Begleitend finden sich oft Halluzinationen, illusionäre Verkennungen und flüchtige Wahnideen.

Lösung 3.1.4 B: Nur 1, 2 und 5 sind richtig.
- **Zu 3 und 4:** Falsch! Gedankenentzug und kommentierende Stimmen sind Erstrangsymptome der Schizophrenie (F2).

Lösung 3.1.5 D: Nur 1, 2, 3 und 5 sind richtig.
- **Zu 1:** Richtig! Die leichte kognitive Störung tritt oft im Anschluss an eine körperliche oder zerebrale Erkrankung auf. Besonders häufig sind Gedächtnis- und Konzentrationsstörungen in Verbindung mit dem Gefühl geistiger Ermüdung. Die Erkrankung ist reversibel. Die Mindestdauer beträgt 2 Wochen.
- **Zu 5:** Richtig! Typisch für das postenzephalitische Syndrom ist ein Symptomkomplex von neurologischen und psychischen Symptomen. Zu den neurologischen Symptomen zählen z. B. Gangstörungen, Lähmungserscheinungen, Tremor, Sprachstörungen (Aphasie), Akalkulie, Hörverlust. Dazu kommen psychische Störungen wie Apathie, Reizbarkeit, verändertes Sexualverhalten, kognitive Einbußen, affektive Störungen bis hin zu einer Wesensänderung mit Symptomen, die denen einer organischen Persönlichkeitsstörung (F07.0) ähneln. Im Gegensatz zur organischen PS ist das postenzephalitische Syndrom *reversibel.*

Lösung 3.1.6 Richtig sind A und D.
- **Zu A:** Richtig! Nach einem Hirninfarkt (= Schlaganfall) können neben schwerwiegenden körperlichen Folgen auch psychische Störungen auftreten, die durch die Schädigung des Gehirns verursacht werden. Dazu zählen u. a. demenzielle Syndrome, Depressionen („post-stroke depression"), organische Angststörungen, oft auch irreversible Veränderungen der Persönlichkeit (organische Persönlichkeitsstörung).
- **Zu B:** Falsch! Der Morbus Crohn ist eine entzündliche Erkrankung an verschiedenen Stellen des (gesamten) Verdauungstrakts. Begleitend haben viele Betroffene psychische Störungen (Ängste, Anpassungsstörungen, depressive Syndrome), die jedoch nicht durch eine Hirnfunktionsstörung verursacht sind.
- **Zu C:** Falsch! „Atopisches Ekzem" ist gleichbedeutend mit Neurodermitis – eine nicht ansteckende Hautkrankheit, die auf keinen Fall Ursache einer organischen psychischen Störung sein kann.
- **Zu D:** Richtig! Viele Parkinson-Patienten leiden unter Depressionen, die oft schon Jahre vor den motorischen Störungen auftreten. Der Grund hierfür liegt in einem Mangel des Neurotransmitters Dopamin. Die Depressionen sind oft begleitet von Stimmungsschwankungen (Affektlabilität), z. B. plötzlichem Lachen oder Weinen. Durch den Mangel an Dopamin kommt es überdies zu einer Verlangsamung der geistigen Funktionen und Denkabläufe bis hin zu demenziellen Syndromen.
- **Zu E:** Falsch! Eine Spinalkanal-/Wirbelkanalstenose ist eine Verengung des Wirbelkanals an einem oder mehreren Wirbeln. Je nach Ausmaß der Verengung entsteht Druck auf das Rückenmark und die darin verlaufenden Nerven. Eine Funktionsstörung des Gehirns wird dadurch nicht verursacht.

Lösung 3.2.1 B: Nur 1, 3 und 4 sind richtig.
- **Zu 2:** Falsch! Keine Bewusstseinstrübung in der Anfangsphase der Demenz.
- **Zu 5:** Falsch! Die Mindestdauer beträgt 6 Monate.

Lösung 3.2.2 Richtig sind A und E.
- **Zu D:** Falsch! Die Diagnose wird meist anhand von Tests gestellt (z. B. Mini-Mental-Status-Test [MMST]), nur in Ausnahmefällen durch bildgebende Verfahren.

Lösung 3.2.3 E: Nur 2, 3, 4 und 5 sind richtig.
- **Zu 1:** Falsch! Ich-Störungen gehören zur Schizophrenie, nicht zur Demenz.
- **Zu 2:** Richtig! Viele Demenzkranke leiden an Appetitlosigkeit, haben einen gestörten Geschmackssinn oder vergessen, Mahlzeiten einzunehmen.
- **Zu 3:** Richtig! Bei allen Formen der Demenz (F00–F03) kann bei Vorhandensein depressiver Symptome eine 5. Stelle kodiert werden, z. B. Fxx.03: „mit zusätzlichen Symptomen, vorwiegend depressiv". Daneben gibt es auch wahnhafte oder halluzinatorische Zusatzsymptome.
- **Zu 4:** Richtig, z. B. Wortfindungsstörungen, Verwechslung von Begriffen, Beeinträchtigung von Sprachverständnis, Lesen und Schreiben u. a. m.
- **Zu 5:** Richtig! Die ICD-10 unterscheidet zwischen einer „Demenz ohne zusätzliche Symptome" und einer „Demenz mit zusätzlichen Symptomen, vorwiegend wahnhaft" (oder auch: vorwiegend depressiv/halluzinatorisch/mit gemischten Symptomen) → Antwort 3.

Lösung 3.2.4 E: Alle Aussagen sind richtig.
- **Zu 1:** Richtig! Hypertonie (Bluthochdruck) ist häufig Ursache einer vaskulären Demenz.
- **Zu 2:** Richtig! Bei der multiplen Sklerose kommt es zu einer Schädigung der die Nervenzellen umgebenden Myelinscheiden. Wenn die Schädigung im Gehirn auftritt, kann eine demenzielle Erkrankung die Folge sein.
- **Zu 3:** Richtig! Gemeint sind Infektionen des Gehirns, z. B. Meningitis oder Enzephalitis. Wenn das Gehirn dadurch geschädigt wird, kann eine demenzielle Erkrankung die Folge sein.
- **Zu 4:** Richtig! Eine unbehandelte HIV-Infektion führt meist zu kognitiven Störungen (Vergesslichkeit, Konzentrationsstörungen), die sich in etwa 5–10 % der Fälle zu einer schweren Demenz entwickeln.
- **Zu 5:** Richtig! Bei etwa einem Drittel der Patienten mit Morbus Parkinson kommt es im Verlauf der Erkrankung zu kognitiven Einbußen, die oft in die sogenannte Parkinson-Demenz münden.

Lösung 3.2.5 B: Nur 2, 3 und 4 sind richtig.
- **Zu 1:** Falsch! Bei einer Überfunktion der Schilddrüse treten keine demenziellen Syndrome auf.
- **Zu 2–4:** Richtig! Demenzielle *Syndrome* (oft nur kurz andauernd) sind nicht gleichzusetzen mit einer mindestens 6 Monate andauernden Demenzerkrankung. Demenzielle Syndrome können u. a. auftreten bei einer Unterfunktion der Schilddrüse

(= Hypothyreose), aber auch bei Austrocknung (Exsikkose), Elektrolytstörungen, Leberzirrhose usw.
- **Zu 5:** Falsch! Die dissoziative Amnesie ist die Folge eines Schocks oder Traumas, im Gegensatz zu demenziellen Erkrankungen, die hirnorganisch bedingt sind.

Lösung 3.2.6 A: Demenz vom Alzheimer-Typ.
- **Kommentar:** Der langsam schleichende Verlauf (seit 10 Jahren) und die Beschreibung der aktuellen Symptomatik sprechen für eine Alzheimer-Demenz im zweiten (mittleren) Stadium mit dem Zusatzsymptom „Wahn".

Lösung 3.2.7 E: Pseudodemenz.
- **Kommentar:** Gerda W. ist voll orientiert, die Gedächtnis- und Konzentrationsstörungen existieren erst seit 3 Monaten; überdies gibt es diverse depressive Symptome. Es handelt sich sehr wahrscheinlich um eine depressive Pseudodemenz (Anpassungsstörung mit depressiver Reaktion oder mittelgradige depressive Episode) als Folge eines Verlusterlebnisses (Tod des Ehemanns).

Lösung 3.2.8 B: Vaskuläre Demenz.
- **Kommentar:** Der Hauptschullehrer leidet an einer in Schüben verlaufenden vaskulären Demenz, verursacht durch Miniinfarkte oder leichte Schlaganfälle.

Lösung 3.2.9 D: Demenz bei Pick-Krankheit.
- **Kommentar:** Im Vordergrund der Symptomatik steht nicht die Beeinträchtigung des Gedächtnisses, sondern eine fortschreitende Veränderung der Persönlichkeit und des Sozialverhaltens. Typische demenzielle Syndrome stellen sich erst in einer späteren Phase der Erkrankung ein. Dies ist charakteristisch für die Demenz bei Morbus Pick (frontotemporale Demenz [FTD]).

Lösung 3.2.10 C: Demenz bei Creutzfeldt-Jakob-Krankheit.
- **Kommentar:** Der rapide Verlust kognitiver Fähigkeiten in Verbindung mit Gangstörungen und nicht kontrollierbaren Muskelzuckungen sprechen für die Diagnose Creutzfeldt-Jakob-Krankheit, die innerhalb weniger Monate zum Tod führt. Die Erkrankung ist sehr selten (weltweit 1 Fall pro Jahr pro 1 Mio. Einwohner), wird aber oft in der Prüfung gefragt.

Lösung 3.2.11 B: Nur 2 ist richtig.
- **Zu 1:** Falsch! Die Diagnose Demenz wird i. d. R. durch Tests gestellt (typisch ist z. B. das Zeichnen einer Uhr mit Ziffernblatt).
- **Zu 2:** Richtig! → Fallgeschichte 4 (3.2.9).
- **Zu 3:** Falsch! Die vaskuläre Demenz verläuft meist in Schüben; begleitend finden sich häufig körperliche Begleitbefunde, die z. B. auf eine transitorische ischämische Attacke, auf Miniinfarkte oder auf einen Schlaganfall hinweisen.
- **Zu 4:** Falsch! Typisch für die Alzheimer-Krankheit ist der schleichende Beginn mit langsam-progredientem Krankheitsverlauf.
- **Zu 5:** Falsch! → Fallgeschichte 5 (3.2.10).

Lösung 3.2.12 B: Nur 1, 2 und 5 sind richtig.
- **Zu 1:** Richtig! Typisch sind Orientierungsstörungen (z. B. zu Zeit und Ort) bei anfangs klarer Bewusstseinslage.
- **Zu 2:** Richtig! Perseveration = ständiges Wiederholen von Wörtern oder Sätzen; Unfähigkeit, das Thema zu wechseln.
- **Zu 3:** Falsch! Zerebrale Herdsymptome wären z. B. eine halbseitige Lähmung (Hemiparese), Sehstörungen oder ein plötzlicher Verlust der Sprache. Diese Symptome sind typisch für eine vaskuläre Demenz, nicht für einen Morbus Alzheimer.
- **Zu 4:** Falsch! Doppelbilder haben meist ihre Ursache in einer Erkrankung des Auges oder der Augenhöhle und sind nicht die Folge einer Degeneration der Hirnrinde.
- **Zu 5:** Richtig! Apraxie = Unfähigkeit, bislang gewohnte Bewegungen oder Handlungsabläufe durchzuführen.

Lösung 3.2.13 B: Am wenigsten zu erwarten ist eine Bewusstseinstrübung.
- **Zu A:** Richtig! Erste Symptome der Alzheimer-Krankheit sind oft Kopfschmerzen und Schwindel.
- **Zu B:** Falsch! In der Anfangsphase der Erkrankung haben die Betroffenen zwar Orientierungsstörungen, aber keine Bewusstseinstrübung.
- **Zu C:** Richtig! Im fortgeschrittenen Stadium der Alzheimer-Krankheit können auch neurologische Symptome wie Lähmungen oder Sehstörungen auftreten.

Lösung 3.2.14 Richtig sind A, C und E.
- **Zu A:** Richtig! Als transitorische ischämische Attacken (abgekürzt TIAs) bezeichnet man vorübergehende *neurologische* Ausfallerscheinungen, die meist 1–2 Stunden, auf keinen Fall länger als 24 Stunden anhalten. Ursache hierfür ist eine örtlich begrenzte Durchblutungsstörung (Ischämie) einer Gehirnregion, z. B. infolge einer Arteriosklerose oder durch einen Thrombus (Blutpfropfen). Sie sind Ursache für die sogenannte *Multiinfarktdemenz*. Diese kann sich schleichend entwickeln, aber auch relativ plötzlich beginnen.
- **Zu B:** Falsch! Neurologische Herdzeichen sind „Nervenausfälle", die auf „Herde" (= pathologische Veränderungen) in einem eingegrenzten (umschriebenen) Bereich des ZNS zurückzuführen sind, z. B. halbseitige Lähmung (Hemiparese), Empfindungsstörungen (z. B. Taubheitsgefühl), Einschränkungen des Gesichtsfeldes, Koordinationsstörungen.
- **Zu D:** Falsch! Kleinere sich wiederholende Schlaganfälle oder ein größerer zerebraler Insult führen oft innerhalb eines Monats zu einer „vaskulären Demenz mit akutem Beginn" (F01.0).
- **Zu E:** Richtig! Bluthochdruck führt langfristig zu Gefäßschäden im Gehirn, als Folge davon zu Miniinfarkten, die eine (oft sich langsam entwickelnde) Multiinfarktdemenz zur Folge haben.

Lösung 3.2.15 B: Demenz bei Pick-Krankheit.

Lösung 3.2.16 Richtig ist D.
- **Zu A:** Falsch! Von der Lewy-Körper-Demenz sind etwa 5–10 % der Demenzpatienten betroffen; die Erkrankung ist also relativ selten. Neben einer fortschreitenden Gedächtnisstörung zeigen

die meisten Betroffenen im Tagesverlauf schnelle Schwankungen ihrer geistigen Fähigkeiten und ihrer Wachheit. Schon früh treten anhaltende optische Halluzinationen auf. Im weiteren Verlauf zeigen sich leichte Parkinson-Symptome (Steifigkeit der Bewegungen; Tremor der Hände; vornüber gebeugtes, kleinschrittiges Gangbild u. a. m.). Die Erkrankung tritt i. d. R. erst ab dem 65. Lebensjahr auf.
- **Zu B:** Falsch! Typisch ist ein langsam-progredienter Beginn/Verlauf der Erkrankung.
- **Zu C:** Falsch! Die Erkrankung schreitet rasch fort und führt meist innerhalb eines Jahres zum Tod → Fallgeschichte 5 (3.2.10).
- **Zu D:** Richtig → Frage 3.2.15: Fallbeschreibung.
- **Zu E:** Falsch! Keine Veränderung der Blutwerte bei Morbus Alzheimer.

Lösung 3.2.17 C: Nur 2, 3 und 4 sind richtig.
- **Zu 1:** Falsch! Keine Bewusstseinstrübung (= qualitative Bewusstseinsstörung) in der Anfangsphase einer Demenz.
- **Zu 2:** Richtig! Störungen von Gedächtnis und Konzentration finden sich auch bei depressiven Erkrankungen → Lösung 3.2.18.
- **Zu 3:** Richtig! Das sind verkürzt die in der ICD-10 unter G1 aufgeführten Diagnosekriterien für eine Demenz.
- **Zu 4:** Richtig! Bei Demenzerkrankungen tritt überdurchschnittlich häufig ein Delir auf, vor allem bei Unfällen, körperlichen Erkrankungen, Einlieferung in die Klinik usw. Etwa 25 % der Patienten mit einem Delir leiden gleichzeitig auch an einer Demenz.
- **Zu 5:** Falsch! Momentan gilt der Morbus Alzheimer als nicht heilbar, die Krankheit ist also irreversibel.

Lösung 3.2.18 C: Nur 2, 3 und 5 sind richtig.
- **Zu 1:** Falsch! Mit einem Anteil von etwa zwei Drittel der Betroffenen ist der Morbus Alzheimer die bei Weitem häufigste Form der Demenz.
- **Zu 2:** Richtig! → Lösung 3.2.19.
- **Zu 3:** Richtig! Die Eiweißablagerungen (Amyloidplaques) gelten momentan als Hauptursache für die kognitiven Einbußen und sonstigen Störungen bei der Alzheimer-Demenz. Neueren Forschungen zufolge beeinträchtigen die Plaques die Kommunikation zwischen den Nervenzellen, was schließlich zu einem Absterben der betroffenen Neuronen führt.
- **Zu 4:** Falsch! Bei einer Demenz entwickeln viele Patienten im Verlauf der Erkrankung Symptome wie Aggressivität, Reizbarkeit, mangelnde Affektkontrolle.
- **Zu 5:** Richtig! Bluthochdruck, Rauchen und Diabetes mellitus bewirken längerfristig oft eine Arteriosklerose. Arteriosklerose ist eine der Ursachen für eine vaskuläre Demenz.

Lösung 3.2.19 Richtig sind C und D.
- **Zu C:** Richtig! Bei einer Anpassungsstörung oder einer depressiven Episode als Folge eines Verlusterlebnisses haben die Betroffenen häufig Konzentrations- und Gedächtnisstörungen, die man mit einer Demenz verwechseln könnte.
- **Zu D:** Richtig! Keine Orientierungsstörung bei einer depressiven Störung! Sie wäre typisch für eine Demenz, z. B. vom Alzheimer-Typ.

Lösung ➤ **Tab. 3.3** Richtig oder falsch?
- **Zu 1:** Falsch! Das Delir zählt zwar zu den akuten organischen Psychosen, ist jedoch *reversibel* (Dauer: meist nur einige Tage).
- **Zu 2:** Falsch! Eine Bewusstseinsstörung ist ein Leitsymptom für das Delir.
- **Zu 3:** Falsch! Beeinträchtigt sind das Immediat- und das Kurzzeitgedächtnis bei relativ intaktem Langzeitgedächtnis.
- **Zu 4–8:** Richtig!

Lösung 3.3.1 B: Nur 1, 3 und 5 sind richtig.
- **Kommentar:** Typisch für das „organische" Delir sind: akuter Beginn (1), Bewusstseinstrübung (2 ist falsch), Verursachung durch eine körperliche Erkrankung, eine Intoxikation oder eine schwere OP (3) und oft auch ein Wechsel zwischen Hypo- und Hyperaktivität (= fluktuierender Symptomverlauf, 5). Bewusstseinsklarheit (2) und Wortfindungsstörungen (4) sind eher ein Hinweis auf eine Demenz.

Lösung 3.3.2 Richtig sind C und D.
- **Zu C:** Richtig! → Stoffwechselstörung: Zu denken wäre hier an eine Unterzuckerung (Hypoglykämie) oder an eine Stoffwechselstörung als Folge einer Lebererkrankung oder einer Niereninsuffizienz (→ Urämie = Harnvergiftung).

Lösung 3.3.3 C: Nur 1, 4 und 5 sind richtig.
- **Zu 1, 4 und 5:** Richtig! Eine Umkehr des Schlaf-Wach-Rhythmus und Störungen des Bewusstseins und der Aufmerksamkeit sind Leitsymptome eines Delirs. Affektive Störungen wie Depression, Angst, Reizbarkeit sind häufige Begleitsymptome.
- **Zu 2 und 3:** Falsch! Die Symptome des Delirs – z. B. kognitive Störungen – sind i. d. R. reversibel. Meist dauert ein Delir nur einige Tage, selten einige Wochen. Die Mindestdauer von 6 Monaten gilt für die Demenz, nicht für das Delir.

Lösung 3.3.4 Richtig sind B und D.
- **Zu A:** Falsch! Ein Delirium tremens oder ein drogeninduziertes Delir ist eine lebensbedrohliche Notfallsituation und muss i. d. R. sofort stationär behandelt werden.
- **Zu B:** Richtig! Das ist verkürzt die Definition eines Delirs nach ICD-10 (F05, Einleitung). Zum Begriff „ätiologisch": Die Ätiologie beschäftigt sich mit der Ursache von Erkrankungen und ihren auslösenden Faktoren.
- **Zu C:** Falsch! „Asymptomatisch" bedeutet: „ohne erkennbare/typische Symptome". Ein Verlauf ohne hierfür typische Symptome kommt beim Delir nicht vor.
- **Zu D:** Richtig! Die organisch bedingten psychischen Störungen finden sich in der ICD-10 unter F0.
- **Zu E:** Falsch! Viele Betroffene haben begleitend Halluzinationen. Am häufigsten sind optische Halluzinationen, es können aber auch Halluzinationen anderer Sinnesmodalitäten auftreten (z. B. akustische Halluzinationen).

Lösung 3.3.5 A: Nur 1 und 5 sind richtig.
Die Fragestellung ist nicht eindeutig. Die Frage bezieht sich offensichtlich auf das „organische Delir", nicht auf das Alkoholentzugsdelir.

- **Zu 1:** Richtig! Beispiel: Personenverkennung.
- **Zu 2:** Falsch! Zerebrale Krampfanfälle zählen zu den Symptomen des Alkoholentzugssyndroms und des Delirium tremens, nicht zu den in der ICD-10 aufgelisteten Merkmalen des „organischen" Delirs.
- **Zu 3:** Falsch! „Suizidale Tendenzen" würde bedeuten: Jemand hat über einen längeren Zeitraum hinweg immer wieder Suizidgedanken. Die Zeitdauer des Delirs liegt jedoch meist zwischen wenigen Stunden und 10–12 Tagen.
- **Zu 4:** Falsch! Nicht mit dem Delirium tremens verwechseln! Beim Alkoholentzugsdelir sind vegetative „Entgleisungen" wie Fieber, Zittern, Schwitzen, Herzrasen, Bluthochdruck, Übelkeit usw. typisch, nicht jedoch beim „organischen" Delir als Folge einer OP, einer Demenz oder einer schweren Infektionskrankheit.
- **Zu 5:** Richtig! Zum Beispiel Wechsel zwischen Hypo- und Hyperaktivität, verlängerte Reaktionszeit oder vermehrter/verminderter Redefluss (ICD-10: F05/C).

Lösung 3.3.6 Richtig sind C und E.
- **Kommentar:** In dieser Frage finden sich Aussagen zum „organischen" Delir (A und C) vermischt mit Fragen zum Alkoholentzugsdelir, das in der ICD-10 inzwischen als „Alkoholentzugssyndrom *mit* Delir" bezeichnet wird.
- **Zu B:** Falsch! Besonders typisch sind zwar optische Halluzinationen, es können aber auch akustische (oder taktile/olfaktorische) Halluzinationen auftreten.
- **Zu E:** Richtig! Die Betroffenen lesen z. B. auf Aufforderung von einem leeren Blatt Papier oder machen einen Knoten in einen nicht vorhandenen Faden.

Lösung ➤ Tab. 3.4 Richtig oder falsch?
- **Zu 1:** Richtig!
- **Zu 2:** Falsch! Patienten mit einem amnestischen Syndrom sind bewusstseinsklar, als Folge der Gedächtnisstörungen leiden sie jedoch unter Orientierungsstörungen.
- **Zu 3:** Richtig! → Kommentar zu (2).
- **Zu 4:** Richtig!
- **Zu 5:** Richtig! Die vor der Erkrankung vorhandene (= prämorbide) Persönlichkeit verändert sich oft erheblich.
- **Zu 6–10:** Richtig!

Lösung 3.4.1 Richtig sind B und E.
- **Zu A:** Falsch! Hauptmerkmal des amnestischen Syndroms sind Symptome von Amnesie = Vergesslichkeit! Keine psychotischen Symptome wie Halluzinationen oder Wahn.
- **Zu B:** Richtig! Als Zeitgitterstörung bezeichnet man den Verlust der Fähigkeit, Erinnerungen in das korrekte zeitliche Gefüge („Zeitgitter") einzuordnen. Im Zusammenhang mit der „verminderten Fähigkeit, sich an vergangene Erlebnisse zu erinnern", kommt es bei den Betroffenen häufig zu einer Zeitgitterstörung.
- **Zu C:** Falsch! Eine erhöhte Vigilanz ist typisch für eine PTBS, nicht für das Korsakow-Syndrom.
- **Zu D:** Falsch! Augenmuskellähmungen sind ein wichtiges Symptom für die Diagnose einer Wernicke-Enzephalopathie (➤ Kap. 4, Fragen 4.2.24). Sie kommen beim amnestischen Syndrom nicht vor.
- **Zu E:** Richtig! In der ICD-10/A1 heißt es dazu: *„Störung des Kurzzeitgedächtnisses (beeinträchtigtes Lernen neuen Materials) in einem das tägliche Leben beeinflussenden Ausmaß"*.

Lösung 3.4.2 A: Nur 3 und 4 sind richtig.
- **Zu 1:** Falsch! Keine Bewusstseinstrübung beim amnestischen Syndrom.
- **Zu 2:** Falsch! Eine Akinesie (Bewegungshemmung) ist typisch für einen Morbus Parkinson, nicht für das amnestische Syndrom.
- **Zu 3:** Richtig! Die Betroffenen überspielen ihre Gedächtnislücken durch Konfabulationen.
- **Zu 4:** Richtig! Die Betroffenen haben eine ausgeprägte Orientierungsstörung zu Zeit und Ort.
- **Zu 5:** Falsch! Das Immediatgedächtnis ist beim Korsakow-Syndrom nicht beeinträchtigt; die Betroffenen können z. B. Zahlen nachsprechen.

Lösung 3.4.3 B: Nur 2 und 5 sind richtig.
- **Zu 1:** Falsch! Die Betroffenen sind bewusstseinsklar.
- **Zu 2:** Richtig! Fachausdruck hierfür: Pseudohalluzinationen.
- **Zu 3:** Falsch! Nicht verwechseln mit der Alkoholhalluzinose (F10.5), die nach langjährigem Alkoholmissbrauch auftreten kann. Die *organische Halluzinose* wird unter F0 kodiert und kann z. B. bei Epilepsie oder einem Hirntumor auftreten.
- **Zu 4:** Falsch! Die Halluzinationen können zwar wahnhaft verarbeitet werden, Wahn dominiert jedoch nach ICD-10 nicht das klinische Bild.
- **Zu 5:** Richtig! Optische Halluzinationen treten z. B. bei Intoxikation mit Cannabis oder LSD auf.

Lösung 3.4.4 D: Nur 1, 2, 3 und 4 sind richtig.
- **Kommentar:** Die Symptome 1–4 finden sich in etwa so in der ICD-10.
- **Zu 5:** Falsch! Bei der organischen Persönlichkeitsstörung wie auch bei anderen hirnorganisch bedingten Symptomen lassen sich die Symptome i. d. R. *nicht eindeutig* einer bestimmten Hirnregion zuordnen.

Lösung 3.4.5 B: Nur 1, 3 und 4 sind richtig.

Lösung 3.4.6 Richtig sind B und C.
- **Zu A:** Falsch! Der Dermatozoenwahn ist sehr selten.
- **Zu B und C:** Richtig! Der Altersgipfel liegt zwischen 48 und 64 Jahren. Frauen sind deutlich häufiger betroffen als Männer.
- **Zu D:** Falsch! Die chronische taktile Halluzinose ist eine Sonderform der organischen Halluzinose, es besteht also keine ausgeprägte Bewusstseinstrübung.
- **Zu E:** Falsch! Die Betroffenen sind von einer körperlichen Verursachung überzeugt und weigern sich meist vehement, Neuroleptika einzunehmen oder begleitend psychotherapeutische Hilfe in Anspruch zu nehmen.

Lösung 3.4.7 B: Nur 1, 2 und 4 sind richtig.

- **Zu 1, 2 und 4:** Richtig! Findet sich in etwa so in der ICD-10.
- **Zu 3:** Falsch! Die hier gemeinte dissoziative Amnesie ist *psychisch* bedingt, die leichte kognitive Störung steht unter F0 mit dem Hinweis: „*Die Diagnose sollte nur in Verbindung mit einer körperlichen Erkrankung gestellt werden.*"
- **Zu 5:** Falsch! Die kognitiven Einbußen im Zusammenhang mit einer depressiven Episode sind *nicht* organisch bedingt, die Ursache ist eine Störung der Botenstoffe im Gehirn.

KAPITEL

4 Störungen durch psychotrope Substanzen (F1)

In den Jahren 2011–2021 gab es 50 Fragen zu psychischen Störungen als Folge von Alkohol, Medikamenten oder illegalen Drogen (➤ Abb. 4.1). Darunter war mit 60 % der Themenbereich Alkohol am häufigsten vertreten, gefolgt von Fragen zu Benzodiazepinen, Opioiden und Cannabinoiden. Ergänzend gab es relativ häufig Mischfragen nach dem Muster: „Welche der folgenden Aussagen zu psychotropen Substanzen/zum Missbrauch von Drogen- und Medikamenten treffen zu?". Auf diese Weise kann in einer einzigen Frage das Wissen zu verschiedensten Themenbereichen überprüft werden.

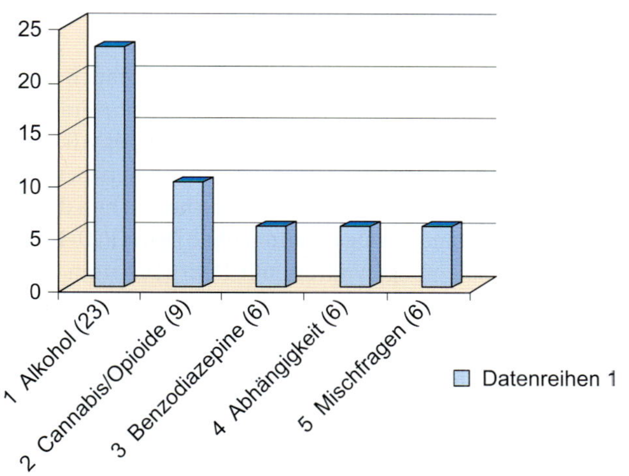

Abb. 4.1 Störungen durch psychotrope Substanzen (2011–2021)

TIPP

Für Ihr Lernprogramm bedeutet dies: Fragen zu Alkohol und anderen psychotropen Substanzen sollten auf Ihrer Lernliste weit oben stehen.

4.1 Abhängigkeit oder schädlicher Gebrauch von psychotropen Substanzen allgemein

In den letzten Jahren tauchten im Schriftlichen wiederholt Fragen zu den Diagnosekriterien für Abhängigkeit oder schädlichen Gebrauch von psychotropen Substanzen auf, unabhängig davon, ob es sich hierbei um Alkohol, um Beruhigungsmittel oder illegale Drogen handelt. Hin und wieder wurde auch danach gefragt, welche Symptome typisch sind für körperliche Abhängigkeit.

Typische Prüfungsfragen

Frage 4.1.1 Aussagenkombination

Im Rahmen der Abhängigkeit von psychotropen Substanzen zählen zu den diagnostischen Kriterien des Abhängigkeitssyndroms nach ICD-10:

1. Craving
2. Toleranzentwicklung gegenüber den Wirkungen der Substanz
3. Wiederkehrende Probleme mit dem Gesetz als Folge des Substanzmissbrauchs
4. Wiederholtes Fernbleiben von der Schule oder von der Arbeit als Folge des Konsums
5. Anhaltender Substanzgebrauch trotz eindeutiger schädlicher körperlicher oder psychischer Folgen

☐ A: Nur die Aussagen 1, 2 und 5 sind richtig.
☐ B: Nur die Aussagen 1, 2 und 3 sind richtig.
☐ C: Nur die Aussagen 2, 3 und 4 sind richtig.
☐ D: Nur die Aussagen 1, 2, 3 und 5 sind richtig.
☐ E: Alle Aussagen sind richtig.

Frage 4.1.2 Aussagenkombination

Welche Merkmale sprechen dafür, dass jemand von einer Substanz X (z. B. Alkohol, Benzodiazepinen, Opioiden, Cannabinoiden usw.) abhängig ist?

1. Verminderte Kontrollfähigkeit bezüglich des Beginns, der Beendigung und der Menge des Konsums
2. Körperliche Entzugssymptome bei Beendigung oder Reduktion des Konsums
3. Fortschreitende Vernachlässigung von Interessen und Vergnügungen zugunsten des Substanzkonsums
4. Mangelnde Verantwortung bei der Arbeit, in der Schule oder im Haushalt
5. Fortgesetzter Substanzmissbrauch trotz wiederholter sozialer oder zwischenmenschlicher Probleme (z. B. Streit mit dem Partner, körperliche Auseinandersetzungen, Verlust des Arbeitsplatzes usw.)

☐ A: Nur die Aussagen 1, 2 und 3 sind richtig.
☐ B: Nur die Aussagen 2, 4 und 5 sind richtig.
☐ C: Nur die Aussagen 1, 2, 4 und 5 sind richtig.
☐ D: Nur die Aussagen 2, 3, 4 und 5 sind richtig.
☐ E: Alle Aussagen sind richtig.

Frage 4.1.3 Aussagenkombination
Was ist kennzeichnend für eine körperliche Abhängigkeit von psychotropen Substanzen?
1. Verminderte Kontrolle über die Dauer und Menge des Konsums.
2. Konflikte im Familienkreis.
3. Akute Pankreatitis (Bauchspeicheldrüsenentzündung).
4. Vermehrtes Schlafbedürfnis.
5. Die Entzugssymptome verschlechtern sich typischerweise durch die erneute Zufuhr der Substanz.

☐ A: Nur Aussage 1 ist richtig.
☐ B: Nur die Aussagen 1 und 5 sind richtig.
☐ C: Nur die Aussagen 2 und 3 sind richtig.
☐ D: Nur die Aussagen 1, 3 und 5 sind richtig.
☐ E: Alle Aussagen sind richtig.

4

Frage 4.1.4 Prüfung aktuell (2020-2). Einfachauswahl
Welche der folgenden Aussagen zur Diagnosestellung eines Abhängigkeitssyndroms (nach ICD-10) trifft zu?
☐ A: Eine Alkoholabhängigkeit besteht, wenn täglich mehr als 50 g (Männer) oder 30 g (Frauen) Alkohol konsumiert werden.
☐ B: Die Diagnose eines Abhängigkeitssyndroms kann nur dann gestellt werden, wenn eindeutige schädliche Folgen (z. B. Leberschädigung oder Führerscheinverlust) nachgewiesen werden können.
☐ C: Eine erhaltende Kontrollfähigkeit bezüglich des Beginns, der Beendigung oder der Menge des Konsums schließt die Diagnose eines Abhängigkeitssyndroms aus.
☐ D: Zu den Kriterien für die Diagnosestellung zählt, ob ein starker Wunsch oder eine Art Zwang besteht, eine Substanz zu konsumieren.
☐ E: Ein Abhängigkeitssyndrom kann ausgeschlossen werden, wenn der Betroffene 30 Tage lang auf die Substanz verzichten kann.

Frage 4.1.5 Vorsicht Falle! (2021–1 und 2019–1). Aussagenkombination
Diagnostische Leitlinien für den schädlichen Gebrauch von psychotropen Substanzen (nach ICD-10) sind:
1. Fortschreitende Vernachlässigung anderer Interessen zugunsten des Substanzkonsums
2. Körperliche Störung aufgrund des Substanzkonsums
3. Psychische Störung aufgrund des Substanzkonsums
4. Starker Wunsch oder eine Art Zwang, die Substanz zu konsumieren
5. Sozial unüblicher Konsum der entsprechenden Substanz

☐ A: Nur die Aussagen 1 und 5 sind richtig.
☐ B: Nur die Aussagen 2 und 3 sind richtig.
☐ C: Nur die Aussagen 4 und 5 sind richtig.
☐ D: Nur die Aussagen 3, 4 und 5 sind richtig.
☐ E: Alle Aussagen sind richtig.

Frage 4.1.6 Aussagenkombination
Bei welchen der folgenden Substanzen spielt bei Missbrauch neben der psychischen Abhängigkeit auch die körperliche Abhängigkeit eine große Rolle?
1. Heroin
2. Nikotin
3. Halluzinogene wie LSD
4. „Schnüffelstoffe", organische Lösungsmittel
5. Sedativa wie Benzodiazepine

☐ A: Nur die Aussagen 1, 2 und 3 sind richtig.
☐ B: Nur die Aussagen 1, 2 und 4 sind richtig.
☐ C: Nur die Aussagen 1, 2 und 5 sind richtig.
☐ D: Nur die Aussagen 1, 3 und 5 sind richtig.
☐ E: Nur die Aussagen 2, 3 und 5 sind richtig.

4.2 Alkoholbedingte Störungen

Wie eingangs erwähnt, erscheinen in nahezu jeder Prüfung ein bis zwei Fragen zu alkoholbedingten Störungen, aber auch zur Alkoholerkrankung ganz allgemein. Hin und wieder gab es auch Fragen zu verschiedenen Themen aus dem Bereich „Hintergrundwissen", mit denen wir beginnen werden.

Psychische Störungen durch Alkohol im Überblick

Von den Störungen als Folge von Alkoholmissbrauch oder Alkoholabhängigkeit gab es in den ersten Jahren nur Fragen zum Alkoholdelir, dessen Symptome oft mit denen des Alkoholentzugssyndroms gleichgesetzt wurden. In letzter Zeit haben sich die Gewichtungen verändert: Die Prüfer unterscheiden nun deutlicher zwischen dem Alkoholentzugssyndrom ohne Delir (ICD-10: F10.3) und dem Alkoholentzugssyndrom mit Delir (Delirium tremens, F10.4.) Überdies tauchten bei der Suche nach Alternativfragen des Öfteren ausgefallenere Themen auf, z. B. die Alkoholhalluzinose, das alkoholbedingte amnestische Syndrom (Korsakow-Syndrom), die Wernicke-Enzephalopathie. Fragen zur Alkoholdemenz fanden sich eher im Themenbereich „Arten/Ursachen demenzieller Erkrankungen".

➤ Abb. 4.2 fasst die wichtigsten alkoholbedingten psychischen Störungen zusammen.

Hintergrundwissen

Frage 4.2.1 Aussagenkombination
Welche der folgenden Aussagen zur Alkoholerkrankung treffen zu?
1. Die Prävalenz in der Bundesrepublik Deutschland liegt bei mehreren Prozent.
2. Männer sind häufiger betroffen als Frauen.
3. 40–50 % aller Straftaten werden unter Alkoholeinfluss begangen.
4. Bei Alkoholabhängigkeit vom Typ Epsilon nach Jellinek besteht Kontrollverlust. Der Betroffene ist unfähig zur Abstinenz.
5. Ziel der Therapie ist meist kontrolliertes Trinken.

☐ A: Nur die Aussagen 1 und 2 sind richtig.
☐ B: Nur die Aussagen 2 und 3 sind richtig.
☐ C: Nur die Aussagen 1, 2 und 4 sind richtig.

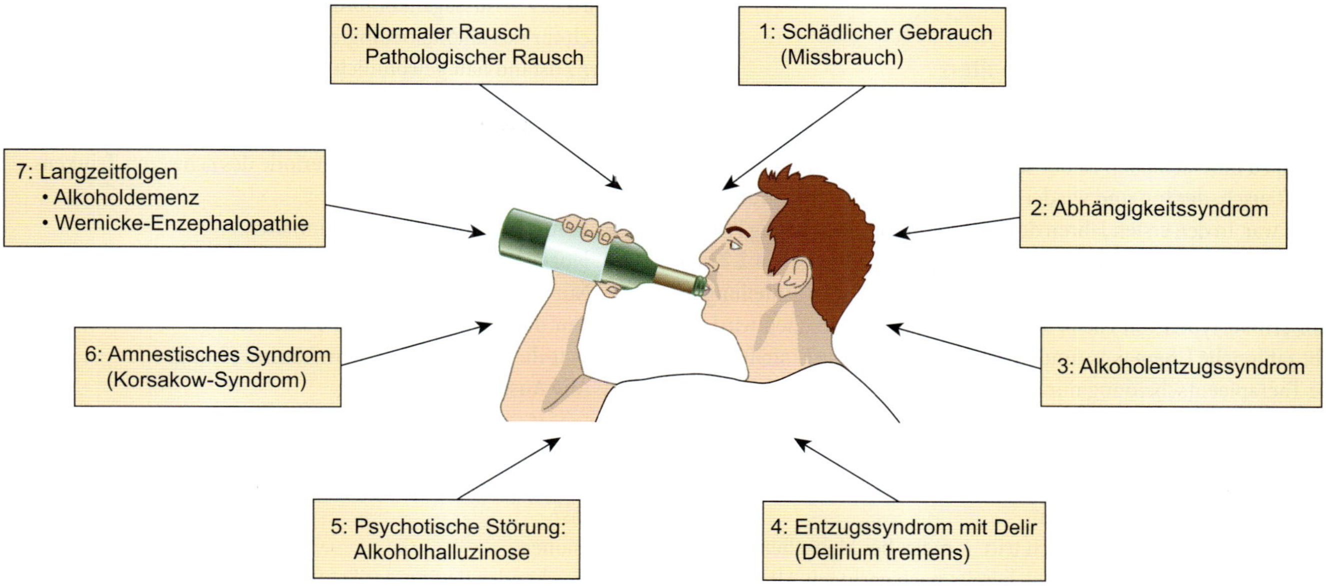

Abb. 4.2 Alkoholbedingte psychische Störungen im Überblick

□ D: Nur die Aussagen 1, 2, 3 und 5 sind richtig.
□ E: Alle Aussagen sind richtig.

Frage 4.2.2 Aussagenkombination
Welche der folgenden Aussagen zur Alkoholerkrankung treffen zu?
1. Etwa 3–5 % der männlichen Patienten in psychiatrischen Krankenhäusern sind alkoholabhängig.
2. Bei erwachsenen Frauen gilt ein dauernder Alkoholkonsum von über 60 g am Tag als schädlich.
3. Kinder von Alkoholikern sind weniger gefährdet, selbst an Alkoholismus zu erkranken, als Kinder von Nichtalkoholikern.
4. Die Alkoholabhängigkeit zählt zu den organischen psychischen Störungen.
5. Die Einteilung der Alkoholkranken nach Jellinek bezieht sich auf das Verhalten des Betroffenen bei Alkoholentzug.

□ A: Keine der Aussagen ist richtig.
□ B: Nur Aussage 1 ist richtig.
□ C: Nur Aussage 4 ist richtig.
□ D: Nur die Aussagen 3 und 4 sind richtig.
□ E: Nur die Aussagen 1, 2 und 5 sind richtig.

Frage 4.2.3 Aussagenkombination
Typisch für eine lange bestehende Alkoholkrankheit ist (sind) folgende(s) Krankheitszeichen:
1. Suizidgedanken
2. Libidoverlust und Eifersuchtswahn
3. Epileptische „Gelegenheits"-Anfälle
4. Verlängerung der Tiefschlafphasen (REM-Phasen)
5. Unkontrollierte Gewichtszunahme

□ A: Nur die Aussagen 1 und 5 sind richtig.
□ B: Nur die Aussagen 2 und 4 sind richtig.
□ C: Nur die Aussagen 1, 2 und 3 sind richtig.
□ D: Nur die Aussagen 3, 4 und 5 sind richtig.
□ E: Alle Aussagen sind richtig.

Frage 4.2.4 Aussagenkombination
Welche der folgenden Veränderungen kann/können auch durch chronischen Alkoholismus bedingt sein?
1. Hohe Frustrationstoleranz
2. Affektlabilität
3. Demenz
4. Akinese
5. Palmarerythem und Spidernävi

□ A: Nur die Aussagen 2 und 5 sind richtig.
□ B: Nur die Aussagen 1, 4 und 5 sind richtig.
□ C: Nur die Aussagen 2, 3 und 5 sind richtig.
□ D: Nur die Aussagen 1, 2, 3 und 5 sind richtig.
□ E: Nur die Aussagen 2, 3, 4 und 5 sind richtig.

Frage 4.2.5 Einfachauswahl
Die Behandlung von Alkoholikern läuft in verschiedenen Phasen ab. Welche Aussage trifft zu?
□ A: In der Motivationsphase werden nach erfolgter Entwöhnung die Grundlagen für eine dauerhafte Abstinenz erarbeitet.
□ B: Die Entwöhnungsphase wird auch als Entgiftungsphase bezeichnet.
□ C: Die Reihenfolge der Behandlungsphasen ist: Motivation – Entwöhnung – Entgiftung – Rehabilitation.
□ D: In der Rehabilitationsphase ist die Gabe von Medikamenten entscheidend für die Langzeitstabilität.
□ E: In der Entgiftungsphase können lebensbedrohliche Symptome auftreten.

Typische Prüfungsfragen

Alkoholrausch und Trinkverhalten

Der Alkoholrausch heißt in der ICD-10 „Akute Alkoholintoxikation". Davon zu unterscheiden ist der sehr selten vorkommende pathologische Rausch, der hin und wieder mit einer Frage in der Prüfung vertreten war. In den ersten Jahren der Prüfung gab es noch häufig Fragen zu den verschiedenen Typen von Trinkern nach Jellinek (→ 4.2.7). In letzter Zeit sind sie eher selten geworden, weil Jellineks Einteilung in fünf Trinkertypen von Fachleuten als zu statisch angesehen wird (es gibt zahlreiche Übergangs- und Mischformen) und die Einteilung für die Therapieentscheidung nur begrenzt hilfreich ist.

4

Frage 4.2.6 Mehrfachauswahl
Welche der folgenden Aussagen zum „pathologischen Rausch" treffen zu? Wählen Sie *zwei* Antworten.

- ☐ A: Ein pathologischer Rausch tritt – meist bei Menschen mit Vorschädigung des Gehirns – bereits nach geringen Alkoholmengen auf.
- ☐ B: Die Symptome werden durch eine pathologisch gesteigerte Trinkmenge verursacht.
- ☐ C: Es kommt zu einem Auftreten psychopathologischer Symptome, z. B. Situationsverkennung und wesensfremde Handlungen.
- ☐ D: Optische Halluzinationen und lange Dauer sind weitere typische Merkmale.
- ☐ E: Einen pathologischen Rausch haben in erster Linie junge Menschen, die noch nicht in Berührung mit Alkohol gekommen sind.

Frage 4.2.7 Einfachauswahl
Bei welcher der folgenden Formen des Alkoholismus (nach Jellinek) fehlt die Fähigkeit zur Abstinenz, obwohl kein Kontrollverlust besteht?

- ☐ A: Alpha-Alkoholismus
- ☐ B: Beta-Alkoholismus
- ☐ C: Gamma-Alkoholismus
- ☐ D: Delta-Alkoholismus
- ☐ E: Epsilon-Alkoholismus

Alkoholentzug

Frage 4.2.8 Prüfung aktuell (2018–2). Mehrfachauswahl
Welche der folgenden Aussagen zur Alkoholkrankheit treffen zu? Wählen Sie *zwei* Antworten.

- ☐ A: Der Entzug bei Alkoholabhängigkeit sollte ambulant erfolgen.
- ☐ B: Der Alkoholentzug sollte als „kalter Entzug" ohne Substitutionsbehandlung erfolgen.
- ☐ C: Im Alkoholentzug können schwere neurologische Komplikationen auftreten.
- ☐ D: Die Substitution der Vitamine B_1 (Thiamin) und Folsäure ist ein wichtiger Bestandteil in der Behandlung der chronischen Alkoholkrankheit.
- ☐ E: Die Alkoholkrankheit kommt selten in Verbindung mit weiteren psychischen Erkrankungen vor.

Frage 4.2.9 Aussagenkombination
Typisch für das alkoholbedingte Delirium tremens sind:

1. Der Zustand hält gewöhnlich über Wochen an.
2. Verwirrtheit, motorische Unruhe und Halluzinationen.
3. Beginn nach Absetzen des Alkohols.
4. Es kann auch während einer Periode des schweren Trinkens beginnen.
5. Es kommt zu typischen Wahninhalten.

- ☐ A: Nur die Aussagen 1, und 5 sind richtig.
- ☐ B: Nur die Aussagen 1, 3 und 5 sind richtig.
- ☐ C: Nur die Aussagen 2, 3 und 4 sind richtig.
- ☐ D: Nur die Aussagen 1, 2, 3 und 5 sind richtig.
- ☐ E: Alle Aussagen sind richtig.

Frage 4.2.10 Aussagenkombination
Welche der folgenden Symptome sind verdächtig auf ein Delirium tremens?

1. Illusionen
2. Schleichender Beginn der Symptomatik
3. Grobschlägiger Tremor
4. Störung des Schlaf-Wach-Rhythmus
5. Alkoholgeruch

- ☐ A: Nur die Aussagen 1 und 2 sind richtig.
- ☐ B: Nur die Aussagen 3 und 5 sind richtig.
- ☐ C: Nur die Aussagen 1, 2 und 3 sind richtig.
- ☐ D: Nur die Aussagen 1, 3 und 4 sind richtig.
- ☐ E: Nur die Aussagen 1, 3, 4 und 5 sind richtig.

Frage 4.2.11 Vorsicht Falle! Aussagenkombination
Im Delirium tremens finden sich typischerweise

1. Vermehrte Suggestibilität
2. Bewusstlosigkeit
3. Vegetative Störungen
4. Akustische Halluzinationen
5. Systematisierter Wahn

- ☐ A: Nur die Aussagen 1 und 2 sind richtig.
- ☐ B: Nur die Aussagen 1 und 3 sind richtig.
- ☐ C: Nur die Aussagen 1, 2, 3 und 4 sind richtig.
- ☐ D: Nur die Aussagen 1, 3, 4 und 5 sind richtig.
- ☐ E: Alle Aussagen sind richtig.

Frage 4.2.12 Mehrfachauswahl
Welche der folgenden Aussagen für delirante Syndrome treffen zu? Wählen Sie *zwei* Antworten.

- ☐ A: Sie beginnen schleichend (Wochen).
- ☐ B: Typisch ist eine Orientierungsstörung bei klarem Bewusstsein.
- ☐ C: Wahnvorstellungen schließen ein Delirium tremens aus.
- ☐ D: Beim Alkoholentzugsdelir können Halluzinationen jeglicher Wahrnehmungsqualität auftreten.
- ☐ E: Krampfanfälle können Vorboten eines nahenden Delirs sein.

Frage 4.2.13 Aussagenkombination
Jemand hat Orientierungsstörungen und optische Halluzinationen. Was kommt differenzialdiagnostisch infrage?

1. Alkoholdelir
2. Durchgangssyndrom
3. Paranoide Schizophrenie
4. Hirntumor
5. Entzug von Halluzinogenen

☐ A: Nur die Aussagen 1 und 2 sind richtig.
☐ B: Nur die Aussagen 1, 2 und 4 sind richtig.
☐ C: Nur die Aussagen 1, 3 und 4 sind richtig.
☐ D: Nur die Aussagen 1, 2, und 3 sind richtig.
☐ E: Alle Aussagen sind richtig.

Alkoholabhängigkeit

Frage 4.2.14 Aussagenkombination
Welche der Aussagen zur Alkoholabhängigkeit trifft/treffen zu?

1. Als somatische Folgeerkrankung kann eine Pankreatitis entstehen.
2. Frauen sind ca. 5-mal häufiger betroffen.
3. Alkohol verursacht lediglich eine psychische Abhängigkeit.
4. Die Suizidalität ist gegenüber der Normalbevölkerung kaum erhöht.
5. Es besteht eine familiäre Häufung.

☐ A: Nur Aussage 1 ist richtig.
☐ B: Nur Aussage 3 ist richtig.
☐ C: Nur die Aussagen 1 und 5 sind richtig.
☐ D: Nur die Aussagen 1, 3 und 5 sind richtig.
☐ E: Nur die Aussagen 2, 4 und 5 sind richtig.

Frage 4.2.15 Aussagenkombination
Typisch für eine Alkoholabhängigkeit sind:

1. Craving
2. Hyperarousal
3. Dissoziation
4. Kontrollverlust
5. Toleranzentwicklung

☐ A: Nur die Aussagen 1 und 5 sind richtig.
☐ B: Nur die Aussagen 2 und 4 sind richtig.
☐ C: Nur die Aussagen 1, 3 und 5 sind richtig.
☐ D: Nur die Aussagen 1, 4 und 5 sind richtig.
☐ E: Alle Aussagen sind richtig.

Frage 4.2.16 Aussagenkombination
Zu den diagnostischen Leitlinien der Alkoholabhängigkeit nach ICD-10 zählen:

1. Verminderte Kontrollfähigkeit bezüglich des Beginns, der Beendigung und der Menge des Konsums
2. Dauerhafte Organschäden, z. B. der Leber
3. Ein körperliches Entzugssyndrom bei Beendigung oder Reduktion des Konsums
4. Nachweis einer Toleranz
5. Fortschreitende Vernachlässigung anderer Vergnügungen oder Interessen zugunsten des Substanzkonsums

☐ A: Nur die Aussagen 1, 2, 3 und 4 sind richtig.
☐ B: Nur die Aussagen 1, 2, 3 und 5 sind richtig.
☐ C: Nur die Aussagen 1, 2, 4 und 5 sind richtig.
☐ D: Nur die Aussagen 1, 3, 4 und 5 sind richtig.
☐ E: Nur die Aussagen 2, 3, 4 und 5 sind richtig.

Langzeitfolgen von Alkoholmissbrauch

Frage 4.2.17 Aussagenkombination
Welche der folgenden Symptome bzw. Erkrankungen sind typisch für chronischen Alkoholismus?

1. Mangelernährung
2. Gerinnungsstörung
3. Unkontrollierte Gewichtszunahme
4. Polyneuropathien
5. Pankreatitis

☐ A: Nur die Aussagen 1 und 3 sind richtig.
☐ B: Nur die Aussagen 1 und 5 sind richtig.
☐ C: Nur die Aussagen 2 und 4 sind richtig.
☐ D: Nur die Aussagen 1, 2, 4 und 5 sind richtig.
☐ E: Nur die Aussagen 2, 3, 4 und 5 sind richtig.

Frage 4.2.18 Mehrfachauswahl
Welche der folgenden psychischen Störungen können am ehesten Folgen einer langjährigen Alkoholkrankheit sein? Wählen Sie *zwei* Antworten.

☐ A: Hebephrenie
☐ B: Amnestisches Syndrom
☐ C: Autismus
☐ D: Anorexia nervosa
☐ E: Akustische Halluzinose

Frage 4.2.19 Aussagenkombination
Welche der folgenden Symptome ordnen Sie einem alkoholbedingten amnestischen Syndrom (Korsakow-Syndrom) zu?

1. Zönästhesien
2. Bewusstseinsstörung
3. Anterograde Amnesie
4. Gedankenausbreitung
5. Störung des Kurzzeitgedächtnisses

☐ A: Nur die Aussagen 3 und 5 sind richtig.
☐ B: Nur die Aussagen 1, 2 und 3 sind richtig.
☐ C: Nur die Aussagen 2, 3 und 5 sind richtig.
☐ D: Nur die Aussagen 1, 3, 4 und 5 sind richtig.
☐ E: Nur die Aussagen 2, 3, 4 und 5 sind richtig.

Frage 4.2.20 Aussagenkombination
Das Korsakow-Syndrom kann auftreten …

1. bei chronischem Alkoholismus.
2. nach schweren gedeckten Schädel-Hirn-Traumata.
3. als Folge eines Schlaganfalls.
4. nach Kohlenmonoxidvergiftungen.
5. bei demenziellen Erkrankungen.

☐ A: Nur die Aussagen 1 und 4 sind richtig.
☐ B: Nur die Aussagen 1, 2 und 3 sind richtig.
☐ C: Nur die Aussagen 1, 2, 3 und 4 sind richtig.
☐ D: Nur die Aussagen 2, 3 und 4 sind richtig.
☐ E: Alle Aussagen sind richtig.

Frage 4.2.21 Prüfung aktuell (2019–1). Mehrfachauswahl
Welche der folgenden Aussagen zur psychotischen Störung Alkoholhalluzinose treffen zu? Wählen Sie *zwei* Antworten.
☐ A: Wahnideen sprechen gegen eine Alkoholhalluzinose.
☐ B: Psychomotorische Störungen wie z. B. Erregung können auftreten.
☐ C: Charakteristisch sind ausgeprägte vegetative Begleiterscheinungen.
☐ D: Bewusstseinseintrübung ist ein Hauptmerkmal bei der Alkoholhalluzinose.
☐ E: Die Alkoholhalluzinose ist typischerweise durch akustische Halluzinationen und Angst gekennzeichnet.

Frage 4.2.22 Aussagenkombination
Bei welchen der folgenden Erkrankungen treten typischerweise akustische Halluzinationen auf?
1. Paranoide Schizophrenie
2. Manie mit psychotischen Symptomen
3. Delirium tremens
4. Korsakow-Syndrom
5. Alkoholhalluzinose

☐ A: Nur die Aussagen 1 und 3 sind richtig.
☐ B: Nur die Aussagen 2, 3 und 4 sind richtig.
☐ C: Nur die Aussagen 1, 2 und 5 sind richtig.
☐ D: Nur die Aussagen 1, 2, 3 und 4 sind richtig.
☐ E: Alle Aussagen sind richtig.

Frage 4.2.23 Vorsicht Falle! Aussagenkombination
Die Alkoholhalluzinose unterscheidet sich vom Alkoholdelir durch
1. das häufigere Auftreten von optischen Halluzinationen bei der Alkoholhalluzinose.
2. das wesentlich geringere Auftreten vegetativer Symptome bei der Alkoholhalluzinose.
3. das rasche Abklingen der Alkoholhalluzinose bei sinkendem Alkoholspiegel.
4. das Fehlen von Bewusstseins- und Orientierungsstörungen bei der Alkoholhalluzinose.

☐ A: Nur Aussage 1 ist richtig.
☐ B: Nur Aussage 2 ist richtig.
☐ C: Nur die Aussagen 1 und 2 sind richtig.
☐ D: Nur die Aussagen 2 und 4 sind richtig.
☐ E: Nur die Aussagen 2, 3 und 4 sind richtig.

Frage 4.2.24 Aussagenkombination
Welche der folgenden Aussagen über die Wernicke-Enzephalopathie treffen zu?
1. Ursache ist ein Thiaminmangel (Vitamin B_1), der z. B. durch langjährigen Alkoholkonsum ausgelöst werden kann.
2. Die Wernicke-Enzephalopathie kann tödlich verlaufen.
3. Ein wichtiges Frühsymptom sind Konfabulationen.
4. Die Wernicke-Enzephalopathie geht mit Augenmuskellähmungen, Ataxie und organischem Psychosyndrom einher.
5. Bei der Wernicke-Enzephalopathie treten typischerweise keine Orientierungsstörungen auf.

☐ A: Nur die Aussagen 2 und 4 sind richtig.
☐ B: Nur die Aussagen 1, 2 und 3 sind richtig.
☐ C: Nur die Aussagen 1, 2 und 4 sind richtig.
☐ D: Nur die Aussagen 3, 4 und 5 sind richtig.
☐ E: Nur die Aussagen 1, 2, 4 und 5 sind richtig.

Frage 4.2.25 Aussagenkombination
Ein Mann kommt in die Praxis, weil er seit einigen Wochen mehrere Leute, die er nicht kenne, über sich sprechen höre. Die Stimmen würden ihn beschuldigen, dass er ein schlechter Mensch und obendrein gefährlich sei. Der Mann ist von der Realität der Stimmen felsenfest überzeugt und wundert sich nur, dass er sie überall hört. Er macht einen ungepflegten Eindruck; seine Hände zittern, sein Hemd ist durchgeschwitzt und die Haut stark gerötet. Auf Ihre Fragen hin ergibt sich, dass er bewusstseinsklar und voll orientiert ist. – Was sind Ihre Gedanken zu diesem Fall?
1. Differenzialdiagnostisch ist eine Schizophrenie in Betracht zu ziehen.
2. Differenzialdiagnostisch ist eine Wernicke-Enzephalopathie in Betracht zu ziehen.
3. Die Anzeichen lassen an ein Alkoholentzugssyndrom denken.
4. Die Anzeichen deuten auf eine Alkoholhalluzinose hin.
5. Eine Zuführung zu einer klinischen Behandlung ist sinnvoll.

☐ A: Nur die Aussagen 1 und 3 sind richtig.
☐ B: Nur die Aussagen 3 und 5 sind richtig.
☐ C: Nur die Aussagen 2, 3 und 5 sind richtig.
☐ D: Nur die Aussagen 1, 4 und 5 sind richtig.
☐ E: Nur die Aussagen 1, 2, 3 und 5 sind richtig.

4.3 Störungen durch Medikamente und illegale Drogen

Wie eingangs erwähnt, spielen illegale Drogen im Vergleich zum Alkohol eine eher untergeordnete Rolle. Fragen zu Heroin/Opioiden gab es in den ersten Jahren zwar in nahezu jeder Prüfung, dann jedoch lange Zeit nicht mehr. Offensichtlich beeinflusst durch Berichte über massiven Opioidmissbrauch in den USA, gab es in den letzten 5 Jahren mehrmals Fragen zur Intoxikation oder Abhängigkeit von Opioiden, erst kürzlich (2019–2), dann auch eine Frage zur Substitutionsbehandlung von Opioidabhängigen mit Methadon. In Abständen gab es hin und wieder auch Fragen zu Cannabis, zu Beruhigungsmitteln oder gemischte Fragen zu verschiedenen Drogen und Medikamenten. Alle anderen psychotropen Substanzen wurden eher selten gefragt.

Richtig oder falsch?

➤ Tab. 4.1.

Tab. 4.1 Welche der folgenden Aussagen zu Benzodiazepinen und illegalen Drogen sind zutreffend?

		Richtig	Falsch
1.	Benzodiazepine (Tranquilizer) machen innerhalb von 4–6 Wochen körperlich abhängig.		
2.	Bei kurzdauernden, situativ bedingten Schlafstörungen ist die Indikation von Tranquilizern sinnvoll.		
3.	Bei Abhängigkeit von Benzodiazepinen sollte der Entzug abrupt durchgeführt werden.		
4.	Die Entzugssymptome (quälende Schlaflosigkeit, Ängste, Reizbarkeit, depressive Verstimmungen) dauern nach Absetzen i. d. R. mindestens 4 Wochen an und sind ambulant schwer beherrschbar.		
5.	LSD bewirkt illusionäre Verkennungen.		
6.	Beim Entzug von LSD kommt es meist zu massiven vegetativen Entzugssymptomen.		
7.	Bei einer Kokainintoxikation sind die Pupillen verengt.		
8.	Ein abrupter Entzug von Kokain führt i. d. R. zu einer deliranten Psychose.		
9.	Bei einer Opioidintoxikation besteht die Gefahr einer Atemdepression.		
10.	An chronischen Opioidkonsum ist zu denken bei engen Pupillen, Abmagerung und schlechten Zähnen.		
11.	Bei Entzug von Heroin kommt es zu einer Gier nach der Droge, die als „Craving" bezeichnet wird.		
12.	Die Entzugserscheinungen bei Opioidabhängigkeit erreichen ihr Maximum 24–48 Stunden nach Absetzen der Mittel und bestehen u. a. in Verstopfung, Miosis, Temperatur- und Blutdruckabfall sowie Schläfrigkeit.		
13.	Bei längerem Missbrauch von Cannabis stellt sich eine körperliche Abhängigkeit ein, es kommt zur Dosissteigerung.		
14.	Bei Überdosierung oder längerem Missbrauch von Cannabis können Wahn und Halluzinationen auftreten.		
15.	Ein häufiges Symptom bei einem Cannabisrausch ist die sogenannte „konjunktivale Injektion".		

Typische Prüfungsfragen

Frage 4.3.1 Aussagenkombination

Mit welchen Symptomen ist nach abruptem Absetzen der Benzodiazepinmedikation bei langjähriger Benzodiazepinabhängigkeit zu rechnen?

1. Hypersomnie
2. Wahrnehmungsstörungen
3. Krampfanfälle
4. Tremor
5. Dysphorie

☐ A: Nur die Aussagen 1 und 5 sind richtig.
☐ B: Nur die Aussagen 1, 4 und 5 sind richtig.
☐ C: Nur die Aussagen 2, 3 und 4 sind richtig.
☐ D: Nur die Aussagen 2, 3, 4 und 5 sind richtig.
☐ E: Alle Aussagen sind richtig.

Frage 4.3.2 Aussagenkombination

Welche der folgenden Aussagen zu Tranquilizern/Anxiolytika trifft/treffen zu?

1. Der therapeutische Nutzen bei Angststörungen ist erwiesen.
2. Bei niedriger Dosierung ist die Gefahr einer Abhängigkeit nicht gegeben.
3. Ältere Patienten können paradox auf Tranquilizer reagieren.
4. Eine ambulante Entzugsbehandlung ist bei Benzodiazepinen nicht möglich.
5. Bei längerfristiger Anwendung kann es zu Vergesslichkeit, Appetitlosigkeit und Muskelschwäche kommen.

☐ A: Nur Aussage 1 ist richtig.
☐ B: Nur die Aussagen 1 und 5 sind richtig.
☐ C: Nur die Aussagen 1, 3 und 5 sind richtig.
☐ D: Nur die Aussagen 2, 3 und 4 sind richtig.
☐ E: Nur die Aussagen 1, 2, 3 und 5 sind richtig.

Frage 4.3.3 Prüfung aktuell (2019–1). Aussagenkombination

Welche der folgenden Aussagen zur Benzodiazepinabhängigkeit trifft/treffen zu?

1. Abhängigkeitsstörungen von Benzodiazepinen sind selten und treten i. d. R. erst nach sechs Monaten Gebrauch auf.
2. Die Halbwertszeiten von Benzodiazepinen haben keinen Einfluss auf den Zeitpunkt des Auftretens von Entzugserscheinungen.
3. Durch kontrollierte und zeitlich begrenzte Verschreibungen lässt sich das Risiko einer Abhängigkeitsentwicklung verringern.
4. Risiken des langfristigen Gebrauchs von Benzodiazepinen sind neben der Abhängigkeitsentwicklung Sturzneigung und kognitive Einbußen.
5. In der Substitutionstherapie hat sich Methadon bei Benzodiazepinabhängigkeit bewährt.

☐ A: Nur Aussage 4 ist richtig.
☐ B: Nur die Aussagen 3 und 4 sind richtig.
☐ C: Nur die Aussagen 1, 2, und 3 sind richtig.
☐ D: Nur die Aussagen 1, 3 und 4 sind richtig.
☐ E: Nur die Aussagen 3, 4 und 5 sind richtig.

Frage 4.3.4 Prüfung aktuell (2018–2). Aussagenkombination

Bei einer substanzinduzierten psychotischen Störung (nach ICD-10) können folgende Symptome auftreten:

1. Stupor
2. Personenverkennung
3. Akustische Halluzinationen
4. Ekstase
5. Verfolgungsideen

☐ A: Nur die Aussagen 1 und 2 sind richtig.
☐ B: Nur die Aussagen 1 und 4 sind richtig.
☐ C : Nur die Aussagen 1, 2 und 3 sind richtig.
☐ D: Nur die Aussagen 3, 4 und 5 sind richtig.
☐ E: Alle Aussagen sind richtig.

Frage 4.3.5 Prüfung aktuell (2018–2). Aussagenkombination
Welche der folgenden Aussagen zum Drogenkonsum trifft/treffen zu?
1. Typisch für eine Opioidintoxikation ist eine Mydriasis.
2. Bei der akuten Kokainintoxikation können Halluzinationen auftreten.
3. Halluzinogene führen zu einer sehr starken körperlichen Abhängigkeit.
4. Amphetamine führen zu einer sehr starken körperlichen Abhängigkeit.
5. Bei Konsum von Cannabis ist das Risiko später harte Drogen zu konsumieren nicht erhöht.

☐ A: Nur Aussage 2 ist richtig.
☐ B: Nur die Aussagen 2 und 5 sind richtig.
☐ C: Nur die Aussagen 1, 2 und 3 sind richtig.
☐ D: Nur die Aussagen 1, 3 und 4 sind richtig.
☐ E: Nur die Aussagen 2, 3 und 5 sind richtig.

Frage 4.3.6 Aussagenkombination
Bei welchen der folgenden Substanzen ist bei regelmäßiger Einnahme mit körperlicher Abhängigkeit zu rechnen?
1. Bei Sedativa
2. Bei Amphetaminen wie Crystal Meth
3. Bei Codeinpräparaten
4. Bei „Schnüffelstoffen“
5. Bei Halluzinogenen (LSD, „Pilze“)

☐ A: Nur die Aussagen 1 und 3 sind richtig.
☐ B: Nur die Aussagen 2, 3 und 4 sind richtig.
☐ C: Nur die Aussagen 1, 4 und 5 sind richtig.
☐ D: Nur die Aussagen 1, 2, 4 und 5 sind richtig.
☐ E: Alle Aussagen sind richtig.

Frage 4.3.7 Aussagenkombination
Welche der folgenden Aussagen zu Halluzinogenen bzw. zu durch Halluzinogene verursachte Störungen treffen zu?
1. Ein wichtiger Vertreter dieser Gruppe ist LSD (Lysergsäurediethylamid).
2. Es kommt üblicherweise zu keiner körperlichen Abhängigkeit.
3. Zur typischen Symptomatik gehören u. a. tiefgreifende Wahrnehmungsveränderungen, Veränderungen des Denkens und Desorientiertheit.
4. Nachhallzustände (Flashbacks) sind untypisch bei einer Einnahme von Halluzinogenen.
5. Gefährlich sind „Horrortrips“ oder selbstgefährdende Handlungen.

☐ A: Nur die Aussagen 1, 2, 3 und 4 sind richtig.
☐ B: Nur die Aussagen 1, 2, 3 und 5 sind richtig.
☐ C: Nur die Aussagen 1, 2, 4 und 5 sind richtig.
☐ D: Nur die Aussagen 1, 3, 4 und 5 sind richtig.
☐ E: Nur die Aussagen 2, 3, 4 und 5 sind richtig.

Frage 4.3.8 Aussagenkombination
Zu den Symptomen des akuten Cannabisrausches zählen:
1. Gerötete Augen
2. Verbesserung von Konzentration und logischem Denkvermögen
3. Veränderung der Sinneswahrnehmung
4. Ideenflüchtiges Denken
5. Miosis

☐ A: Nur die Aussagen 1 und 3 sind richtig.
☐ B: Nur die Aussagen 3 und 4 sind richtig.
☐ C: Nur die Aussagen 1, 3 und 4 sind richtig.
☐ D: Nur die Aussagen 1, 4 und 5 sind richtig.
☐ E: Alle Aussagen sind richtig.

Frage 4.3.9 Prüfung aktuell (2020–2). Aussagenkombination
Als Absetzphänomene nach längerem hochdosiertem Cannabiskonsum können auftreten:
1. Angst
2. Tremor
3. Schlafstörungen
4. Schwitzen
5. Reizbarkeit

☐ A: Nur die Aussagen 1 und 4 sind richtig.
☐ B: Nur die Aussagen 1, 2 und 5 sind richtig.
☐ C: Nur die Aussagen 2, 3 und 5 sind richtig.
☐ D: Nur die Aussagen 1, 2, 3 und 4 sind richtig.
☐ E: Alle Aussagen sind richtig.

Frage 4.3.10 Aussagenkombination
Welche der folgenden Symptome sind typisch für Kokainabhängigkeit?
1. Entwicklung einer starken psychischen Abhängigkeit
2. Gewichtszunahme
3. Ein apathisch-antriebsarmes Syndrom
4. Psychosen mit Halluzinationen
5. Euphorie und maniforme Verhaltensweisen

☐ A: Nur die Aussagen 1 und 5 sind richtig.
☐ B: Nur die Aussagen 2 und 3 sind richtig.
☐ C: Nur die Aussagen 1, 4 und 5 sind richtig.
☐ D: Nur die Aussagen 1, 2, 4 und 5 sind richtig.
☐ E: Alle Aussagen sind richtig.

Frage 4.3.11 Vorsicht Falle! Aussagenkombination
Chronische Opioidabhängigkeit ist gekennzeichnet durch:
1. Optische Halluzinationen
2. Echopsychosen
3. Depravation
4. Diarrhö
5. Deutliche Gewichtszunahme

☐ A: Nur Aussage 1 ist richtig.
☐ B: Nur Aussage 3 ist richtig.
☐ C: Nur die Aussagen 1 und 5 sind richtig.
☐ D: Nur die Aussagen 1, 2 und 4 sind richtig.
☐ E: Nur die Aussagen 2, 3, 4 und 5 sind richtig.

Frage 4.3.12 Aussagenkombination
Häufige Phänomene beim Opioidentzugssyndrom sind:
1. Mydriasis
2. Akustische Halluzinationen
3. Craving
4. Bauch- und Muskelkrämpfe

5. Atemdepression
- ☐ A: Nur die Aussagen 1 und 2 sind richtig.
- ☐ B: Nur die Aussagen 3 und 5 sind richtig.
- ☐ C: Nur die Aussagen 1, 3 und 4 sind richtig.
- ☐ D: Nur die Aussagen 1, 3, 4 und 5 sind richtig.
- ☐ E: Alle Aussagen sind richtig.

Frage 4.3.13 Vorsicht Falle! (z. T. in Prüfung 2018–1). Aussagenkombination

Ein 54-jähriger Mann kommt in reduziertem Allgemeinzustand in Ihre Praxis. Er sei bis vor etwa 1 Woche über 3 Monate wegen eines schmerzhaften Bandscheibenvorfalls vom Hausarzt mit „starken Schmerzpflastern" behandelt worden. Der Mann beklagt, dass er seit etwa 1 Woche an Schlaflosigkeit, starker motorischer Unruhe und einer ängstlich-depressiven Grundstimmung leide.

Welche körperlichen Symptome bzw. Befunde stützen Ihren Verdacht eines bestehenden Opioidentzugssyndroms?

1. Verfolgungswahn
2. Pupillenverengung (Miosis)
3. Atemdepression
4. Vermehrtes Absondern von Nasensekret
5. Bauch- und Muskelkrämpfe

- ☐ A: Nur die Aussagen 4 und 5 sind richtig.
- ☐ B: Nur die Aussagen 1, 2 und 5 sind richtig.
- ☐ C: Nur die Aussagen 2, 3 und 4 sind richtig.
- ☐ D: Nur die Aussagen 1, 2, 4 und 5 sind richtig.
- ☐ E: Nur die Aussagen 2, 3, 4 und 5 sind richtig.

Frage 4.3.14 Vorsicht Falle! (Prüfung 2021–1). Aussagenkombination

Welche der folgenden Aussagen zur Substitutionsbehandlung von Opioidabhängigen treffen zu?

1. Eine Schwangerschaft schließt eine Substitutionsbehandlung aus.
2. Die Substitutionsbehandlung darf in Ausnahmefällen (z. B. an Sonn-/Feiertagen) vom Heilpraktiker durchgeführt werden.
3. Eine Substitutionsbehandlung ist ein generelles Ausschlusskriterium für das Führen eines Kraftfahrzeugs.
4. Methadon ist auch suchterzeugend.
5. Das Risiko an HIV-Infektionen wird durch die kontrollierte Methadonabgabe verringert.

- ☐ A: Nur die Aussagen 1 und 5 sind richtig.
- ☐ B: Nur die Aussagen 2 und 3 sind richtig.
- ☐ C: Nur die Aussagen 4 und 5 sind richtig.
- ☐ D: Nur die Aussagen 1, 3 und 4 sind richtig.
- ☐ E: Nur die Aussagen 3, 4 und 5 sind richtig.

Frage 4.3.15 Prüfung aktuell (2019–2). Einfachauswahl

Die Substitutionsbehandlung von Opioidabhängigen mit Methadon

- ☐ A: darf durch den Heilpraktiker durchgeführt werden.
- ☐ B: führt in aller Regel zur vollständigen Abstinenz.
- ☐ C: hält die Opioidabhängigkeit aufrecht.
- ☐ D: schließt eine gleichzeitige psychotherapeutische Behandlung aus.
- ☐ E: ist nur stationär durchführbar.

Frage 4.3.16 Mehrfachauswahl: Wählen Sie *zwei* Antworten.

Ein Patient mit bekannter Abhängigkeitserkrankung befindet sich in Ihrer regelmäßigen psychotherapeutischen Behandlung. Beim aktuellen Gesprächstermin zeigt er ein verändertes Verhalten. Zusätzlich fallen Ihnen sehr weite Pupillen (Mydriasis) auf. – Im Rahmen der Differenzialdiagnose spricht dies am ehesten für die Einnahme von:

- ☐ A: Kokain
- ☐ B: Morphin
- ☐ C: Buprenorphin (z. B. Subutex®)
- ☐ D: Methamphetamin
- ☐ E: Heroin

Frage 4.3.17 Aussagenkombination

Bei einer drogeninduzierten Psychose können folgende Symptome auftreten:

1. Starke Angst
2. Leibmissempfindungen
3. Verfolgungserleben/Verworrenheit
4. Ekstase
5. Dranghafte Geschäftigkeit

- ☐ A: Nur die Aussagen 1 und 3 sind richtig.
- ☐ B: Nur die Aussagen 1 und 5 sind richtig.
- ☐ C: Nur die Aussagen 2, 3 und 4 sind richtig.
- ☐ D: Nur die Aussagen 1, 2, 3 und 5 sind richtig.
- ☐ E: Alle Aussagen sind richtig.

4.4 Lösungen mit Kommentaren

Lösung 4.1.1 A: Nur 1, 2 und 5 sind richtig.

- **Zu 1:** Richtig! Unter Craving versteht man das unwiderstehliche Verlangen, die Substanz zu konsumieren (ICD-4: Kriterium A.1).
- **Zu 2:** Richtig! Durch die häufige Einnahme des Suchtstoffes gewöhnt sich der Organismus an die Droge, die Wirkung der Substanz nimmt ab. Um dieselbe Wirkung zu erzielen, ist eine Dosiserhöhung notwendig.
- **Zu 3:** Falsch! Wiederkehrende Probleme mit dem Gesetz – z. B. eine Anzeige wegen Körperverletzung – müssen nicht notwendigerweise durch *Abhängigkeit* von Alkohol oder Drogen verursacht sein, sie können auch eine Folge von Alkohol- oder Drogen*missbrauch* sein (ICD-10: Schädlicher Gebrauch).
- **Zu 4:** Falsch! Wiederholtes Fernbleiben von der Schule oder von der Arbeit ist häufig eine Folge von Alkohol- oder Drogenmissbrauch und besagt noch nicht, dass jemand von einer Substanz abhängig ist.
- **Zu 5:** Richtig! Wichtig ist hier das Wort „anhaltend", d. h., jemand konsumiert über einen längeren Zeitraum ohne Unterbrechung (= lang anhaltend) Alkohol, Drogen oder Medikamente, obwohl er weiß, dass der Substanzgebrauch bereits zu körperlichen oder psychischen Erkrankungen geführt hat. Beispiel: Jemand mit Lungenkrebs kann nicht aufhören zu rauchen; ein Alkoholkranker trinkt weiterhin Alkohol, obwohl er weiß, dass er dadurch verstärkt an Depressionen leidet; ein Heroinsüchtiger spritzt sich weiterhin Heroin, obwohl ihm bewusst ist, dass er sich dadurch mit HIV oder Hepatitis B oder C infizieren kann.

NICHT VERWECHSELN

Aussage 5 findet sich in der ICD-10 zum einen als Diagnosekriterium für Abhängigkeit (Punkt 6 der typischen Merkmale), andererseits aber auch als Merkmal eines „schädlichen Gebrauchs" (F10.1). Um die Diagnose „Abhängigkeitssyndrom" zu rechtfertigen, müssen *zwei* weitere Merkmale hinzukommen, wie z. B. Craving, Toleranzentwicklung, körperliches Entzugssyndrom.

Lösung 4.1.2 A: Nur 1, 2 und 3 sind richtig.

- **Kommentar:** Die Aussagen 1–3 sind richtig und stehen so in der ICD-10. Die Aussagen 4 und 5 können zwar bei Abhängigkeit auftreten, genauso gut aber auch bei Missbrauch (schädlichem Gebrauch).

Lösung 4.1.3 A: Nur 1 ist richtig.

1. **Zu 1:** Richtig! Verminderte Kontrolle über die Dauer und Menge des Konsums (→ ICD-10, A1).
2. **Zu 2:** Falsch! Konflikte im Familienkreis können schon bei häufigerem Freizeitgebrauch oder Substanzmissbrauch auftreten. Auf keinen Fall sind sie typisch für *körperliche* Abhängigkeit.
3. **Zu 3:** Falsch! Eine akute Pankreatitis kann auch als Folge von Gallensteinen, einer Viruserkrankung oder ohne erkennbare Ursache auftreten und ist kein Hinweis auf körperliche Abhängigkeit.
4. **Zu 4:** Falsch! Ein vermehrtes Schlafbedürfnis ist kein Kriterium für Abhängigkeit.
5. **Zu 5:** Falsch! Die Entzugssymptome *verringern* sich durch die erneute Zufuhr der Substanz.

Lösung 4.1.4 Richtig ist D.

- **Zu B:** Falsch! Schädliche Folgen (früher: Missbrauch) von psychotropen Substanzen finden sich in der ICD-10 unter der Ziffer 1x.1: schädlicher Gebrauch (→ 4.1.5), aber auch unter der Ziffer A.6 beim Abhängigkeitssyndrom. Für die Diagnose Abhängigkeitssyndrom müssen allerdings zwei weitere der dort genannten Symptome vorliegen. Dabei kann es sich um Symptome einer körperlichen Abhängigkeit handeln, in vielen Fällen (z. B. bei Abhängigkeit von Cannabis) sind es jedoch vorwiegend psychische Symptome wie Craving (→ D), Kontrollverlust, Einengung auf den Substanzbereich.
- **Zu E:** Falsch! Menschen, die nur gelegentlich trinken, können sicher problemlos 30 Tage auf Alkohol verzichten. Wenn jemand jedoch bereits abhängig ist und es schafft, trotz Entzugserscheinungen mehrere Wochen auf Alkohol zu verzichten, bleibt er trotzdem abhängig und braucht i. d. R. psychotherapeutische Hilfe (= Phase der Entwöhnung), um ein Leben ohne Alkohol zu meistern, denn: Ist die Sucht = Abhängigkeit erst einmal entstanden, dann bleibt sie ein lebenslanger Begleiter.

Lösung 4.1.5 B: Nur 2 und 3 sind richtig.

- **Kommentar:** Es geht hier nicht um Abhängigkeit, sondern um *schädlichen Gebrauch*. → ICD-10, F1x.1: „Konsum psychotroper Substanzen, der zu Gesundheitsschädigung führt. Diese kann als körperliche Störung auftreten, oder auch als psychische Störung, z. B. als depressive Episode durch massiven Alkoholkonsum".
- **Zu 1 und 4:** Falsch! Das sind Diagnosekriterien für Abhängigkeit, nicht für schädlichen Gebrauch.
- **Zu 5:** Falsch! Ein Missbrauch von psychotropen Substanzen hängt nicht davon ab, ob der Konsum der Substanz „sozial üblich" ist oder nicht. Ein sozial üblicher Konsum wäre z. B. Alkohol (inzwischen evtl. auch Cannabis). Ein sozial unüblicher Konsum läge vor bei illegalen Drogen wie Heroin, Kokain, Speed, Crystal usw.

Lösung 4.1.6 C: Nur 1, 2 und 5 sind richtig.

- **Zu 3:** Falsch! Bei regelmäßiger Einnahme von Halluzinogenen kann sich zwar eine psychische Abhängigkeit entwickeln, Halluzinogene machen jedoch nicht körperlich abhängig.
- **Zu 4:** Falsch! „Schnüffelstoffe" sind z. B. Klebstoffe („UHU"), Metall- und Farbreiniger, Aceton (Nagellackentferner), Terpentin, Benzin u. v. a. m. Zum Inhalieren werden die Stoffe meist auf ein Tuch oder in eine Tüte gegeben und darin vor Mund oder Nase gehalten. Unmittelbar nach dem Inhalieren zeigt der Körper i. d. R. Abwehrreaktionen wie Übelkeit, Erbrechen, Kopfschmerzen, Benommenheit. Erst anschließend erfolgt der eigentliche Rausch mit Euphorie, akustischen und optischen Halluzinationen/Illusionen. Schnüffeln macht nicht körperlich abhängig, kann jedoch zu psychischer Abhängigkeit mit Craving oder stundenlangem „Hängen an der Tüte" führen.

Lösung 4.2.1 A: Nur 1 und 2 sind richtig.

- **Zu 1:** Richtig! Schätzungsweise 4–5 % der Bevölkerung erfüllen die Diagnosekriterien einer Alkoholabhängigkeit.
- **Zu 2:** Richtig! In einer älteren Prüfungsfrage stand noch: „Männer sind wesentlich häufiger betroffen". Das hat sich geändert: Alkoholismus galt lange Zeit als Suchterkrankung, von der in erster Linie Männer betroffen waren. Seit den 1970er-Jahren hat sich das Geschlechterverhältnis in Bezug auf Alkoholkonsum zunehmend angeglichen, sodass neuesten Schätzungen zufolge Frauen heutzutage fast genauso häufig alkoholkrank sind wie Männer.
- **Zu 3:** Falsch! Neuere Statistiken zeigen, dass bei etwa 10 % der gemeldeten Straftaten die Täter unter Alkoholeinfluss standen. Bei Körperverletzung sehen die Zahlen allerdings anders aus: Etwa jede dritte Körperverletzung wird unter Alkoholeinfluss begangen. Ein Prozentsatz von 40–50 % ist in jedem Fall zu hoch.
- **Zu 4:** Falsch! Der erste Teil der Aussage stimmt, der zweite Teil ist falsch. Der Epsilon-Trinker („Quartalssäufer") bekommt in unregelmäßigen Abständen ein *nicht kontrollierbares*, unbändiges Verlangen, sich mehrere Tage lang zu betrinken. Danach kann er *monatelang abstinent* sein, ohne dass körperliche Entzugserscheinungen auftreten.
- **Zu 5:** Falsch! Bei der Behandlung der Alkoholkrankheit stehen nach wie vor Entgiftung, Entwöhnung und Nachsorgephase im Zentrum der Therapie. Da viele Alkoholkranke nach der Therapie rückfällig werden, gibt es in den letzten Jahren Bemühungen, in eher *seltenen* Fällen Programme zum „kontrollierten Trinken" anzubieten, in denen die Betroffenen Strategien zur Konsumbegrenzung entwickeln und einüben. Auf diese Weise gelingt es einem Teil der Betroffenen, ihren Alkoholkonsum und die damit

verbundenen körperlichen Schäden zu reduzieren. Mehr hierzu unter www.kontrolliertes-trinken.de.

Lösung 4.2.2 A: Keine der Aussagen ist richtig.

- **Zu 1:** Falsch! Laut Möller-Laux sind 30–40 % alkoholabhängig, manche sprechen sogar von 50 %. Die Zahl gilt für psychiatrische Kliniken (nicht normale Krankenhäuser).
- **Zu 2:** Falsch! Schädlich sind über 20 g bei Frauen (= 0,5 l Bier oder ¼ l Wein), über 30 g bei Männern.
- **Zu 3:** Falsch! Kinder von Alkoholikern haben ein erhöhtes Risiko, selbst alkoholkrank zu werden.
- **Zu 4:** Falsch! Die Alkoholabhängigkeit zählt nicht zu F0, sondern zu F1: „Störungen durch psychotrope Substanzen".
- **Zu 5:** Falsch! Die Einteilung der Alkoholkranken nach Jellinek in Alpha-, Beta-, Gamma-, Delta- und Epsilon-Trinker bezieht sich auf das Trinkverhalten, nicht auf das Verhalten bei Alkoholentzug.

Lösung 4.2.3 C: Nur 1, 2 und 3 sind richtig.

- **Zu 1:** Richtig! Bei Alkoholkranken ist die Suizidgefährdung um ein Vielfaches höher als in der Allgemeinbevölkerung. Suizidgedanken sind häufig, 8–12 % der Alkoholiker nehmen sich das Leben.
- **Zu 2:** Richtig! Langjähriger Alkoholkonsum führt zu einem Verlust des sexuellen Verlangens und – bei Männern – zu Impotenz. Potenzprobleme, Versagensängste und daraus resultierende Eheprobleme können dazu führen, dass Betroffene eine krankhafte Eifersucht entwickeln, die in sehr seltenen Fällen in einen Eifersuchtswahn mündet.
- **Zu 3:** Richtig! Bei Alkoholabhängigen können als Folge von Entzugserscheinungen Krampfanfälle auftreten – im Rahmen des Alkoholentzugssyndroms oder im Zusammenhang mit einem Delirium tremens.
- **Zu 4:** Falsch! Der Alkohol führt dazu, dass der Schlafrhythmus sich verändert. Alkohol verlängert den traumlosen Tiefschlaf, die so wichtigen REM-Phasen (Traumphasen) werden hingegen verkürzt. Die Folge: Man fühlt sich am nächsten Morgen unausgeschlafen, müde und wie gerädert.
- **Zu 5:** Falsch! Bei lang anhaltendem Alkoholkonsum kommt es zu einer Störung der Nahrungsaufnahme im Darm (Resorptionsstörung) und damit zu *Mangelernährung* (→ 1) und *Gewichtsverlust.*

Lösung 4.2.4 C: Nur 2, 3 und 5 sind richtig.

- **Zu 1:** Falsch! Alkoholiker haben eine *niedrige* Frustrationstoleranz und somit auch eine mangelnder Affektkontrolle. Das bedeutet: Sie reagieren auf Misserfolgserlebnisse, Rückschläge oder enttäuschte Erwartungen unkontrolliert mit Aggression, manchmal auch mit Selbstmitleid und Rückzugsverhalten.
- **Zu 2:** Richtig! Typisch hierfür sind der rasche Wechsel der Stimmung, die kurze Affektdauer und das schnelle Auf und Ab der Emotionen.
- **Zu 3:** Richtig! Die Alkoholdemenz findet sich in der ICD-10 unter F10.7: *„Restzustand … mit Syndromen, die in einem deutlichen Zusammenhang mit dem Substanzgebrauch stehen."* Um Verwechslungen mit dem alkoholbedingten Korsakow-Syndrom auszuschließen, müssen bei der alkoholbedingten Demenz (F10.73) die unter F0 aufgelisteten Kriterien für Demenz erfüllt sein.
- **Zu 4:** Falsch! Akinese (Bewegungshemmung) wäre typisch für einen Morbus Parkinson, nicht für chronischen Alkoholismus.
- **Zu 5:** Richtig! *Spidernävi* (von engl. „spider": Spinne und lat. „naevus": Muttermal) sind gutartige arterielle „Gefäßreiserchen" auf der Haut, die sich spinnen- oder sternartig nach außen verzweigen. Als *Palmarerythem* bezeichnet man eine flächige Rötung (Erythem) der Handinnenseiten (Palma manus). Spidernävi und das Palmarerythem zählen zu den „Leberhautzeichen", die auf eine chronische Lebererkrankung, z. B. eine chronische Hepatitis (Leberentzündung) oder eine Leberzirrhose, hinweisen.

Lösung 4.2.5 Richtig ist E.

- **Kommentar:** In der Entgiftungsphase können lebensbedrohliche Symptome auftreten.

4

MERKE

Die vier Phasen des Entzugs und der Entwöhnung bei Alkoholikern sind:

1. Kontakt- und Motivationsphase
2. Entgiftungsphase (Entzugsphase)
3. Entwöhnungsphase
4. Nachsorgephase

Lösung 4.2.6 Richtig sind A und C.

- **Zu B:** Falsch! Als pathologischen Rausch bezeichnet man eine psychotische Episode, die durch eine *verminderte Alkoholtoleranz* verursacht. Deshalb genügt eine geringe Menge von Alkohol, um einen pathologischen Rausch auszulösen. Ursache für die reduzierte Alkoholtoleranz ist oft eine Vorschädigung des Gehirns → Aussage A.
- **Zu C:** Richtig! Typisch für den pathologischen Rausch sind: Bewusstseinsstörung, Situationsverkennung, wesensfremde Handlungen, Amnesie für die Dauer des Rauschs.
- **Zu D:** Falsch! Typisch ist die *kurze* Dauer des Rauschs (meist nur einige Minuten bis maximal 1 Stunde). Optische Halluzinationen sind nicht typisch, können aber vorkommen.
- **Zu E:** Falsch! Es muss (altersunabhängig) eine Vorschädigung des Gehirns vorliegen.

Lösung 4.2.7 D: Delta-Alkoholismus.

- **Kommentar:** Der Delta-Alkoholiker (Spiegeltrinker) trinkt immer gerade so viel, wie nötig ist, um seinen Alkoholpegel aufrechtzuerhalten (= kein Kontrollverlust), er kann jedoch nicht den Konsum reduzieren oder gar aufhören zu trinken. Zur Wiederholung → Merke-Kasten zu den fünf Typen des Alkoholismus nach Jellinek.

MERKE

Die 5 Typen des Alkoholismus nach Jellinek

1. **Alpha-Alkoholismus:**
   - Konflikttrinker (trinken bei Stress, bei depressiven Verstimmungen usw.).
   - Keine körperliche Abhängigkeit, kein „Kontrollverlust" über das Trinkverhalten.
2. **Beta-Alkoholismus:**
   - Gelegenheitstrinker.
   - Die Betroffenen nutzen jede Gelegenheit zum z.T. exzessiven Trinken (Betriebsfest, Geburtstagsfeier, Stammtisch, Ausgehen mit Freunden usw.).
3. **Gamma-Alkoholismus:**
   - Der abhängige Alkoholiker, der die Kontrolle über sein Trinken verloren hat.
4. **Delta-Alkoholismus:**
   - Kein Kontrollverlust.
   - Der Spiegeltrinker trinkt immer gerade so viel, wie nötig ist, um seinen Alkoholpegel aufrechtzuerhalten.
5. **Epsilon-Alkoholismus:**
   - Der „episodische Trinker" („Quartalssäufer"), der monatelang abstinent sein kann und sich dann – oft mehrere Tage lang – bis zur Besinnungslosigkeit betrinkt.
   - Keine körperliche, aber psychische Abhängigkeit.
   - Kontrollverlust in den Phasen exzessiven Trinkens.

4

Lösung 4.2.8 Richtig sind nur C und D.

- **Zu A:** Falsch! Der erste Schritt des Alkoholentzugs ist die Entgiftung. Da beim Entzug der Droge Alkohol massive, z. T. lebensbedrohliche Entzugssymptome auftreten können, wird die Entgiftung i. d. R. unter medizinischer Aufsicht und mit medikamentöser Unterstützung im Krankenhaus durchgeführt. Ein ambulanter Entzug ist in Ausnahmefällen möglich, wenn der Arzt eine schwere Entzugssymptomatik ausschließen kann, wenn vorangegangene Entzüge problemlos verlaufen sind oder sich der Alkoholkonsum trotz der Abhängigkeit in einem vergleichsweise niedrigen Bereich bewegt hat.
- **Zu B:** Falsch! Ein sogenannter kalter Entzug (Entzug ohne Substitutionsbehandlung) kann lebensbedrohliche Entzugserscheinungen zur Folge haben, z. B. ein Delir, einen Kreislaufkollaps oder epileptische Anfälle. Der plötzliche Entzug sollte deshalb – falls überhaupt vorgesehen – mit Medikamenten und unter ärztlicher Aufsicht stattfinden.
- **Zu C:** Richtig! Im Entzug können u. a. lebensbedrohliche epileptische Anfälle auftreten.
- **Zu D:** Richtig! Durch die Mangelernährung sind bei Alkoholkranken u. a. Mangelzustände an Vitamin B_1 (Thiamin) und Folsäure häufig.
  - Ein *Thiaminmangel* ist meist durch eine ungenügende Aufnahme des Vitamins bedingt. Ein Vitamin-B_1-Mangel verursacht u. a. periphere Neuropathien, Erkrankungen des Herzmuskels und Symptome, die für die Wernicke-Enzephalopathie typisch sind (Desorientiertheit, Sehstörungen, Ataxien, Gedächtnisstörungen u. a. m.).
  - *Folsäuremangel* kann zu Blutarmut führen, als Folge davon zu Kurzatmigkeit, Abgeschlagenheit, Schwindel und verminderter Leistungsfähigkeit.
- **Zu E:** Falsch! Komorbide psychische Erkrankungen sind z. B. Depressionen, Angststörungen und Phobien.

Lösung 4.2.9 C: Nur 2, 3 und 4 sind richtig.

- **Zu 1:** Falsch! In der überwiegenden Mehrzahl der Fälle klingt das Delirium tremens bei guter medikamentöser Behandlung innerhalb von wenigen Tagen ab. Nur in seltenen Fällen dauert das Alkoholentzugsdelir 1–2 Wochen.
- **Zu 2:** Richtig! Das sind typische Symptome des „organischen" Delirs, die sich mit dem Alkoholentzugssyndrom verbinden.
- **Zu 3:** Richtig! Genau genommen beginnen etwa 10 Stunden nach Beendigung des Alkoholkonsums zunächst die Symptome eines Alkoholentzugssyndroms, die 48–72 Stunden später ihren Höhepunkt erreichen. Erst anschließend tritt bei 5–15 % der Alkoholiker ein Delir auf. Die Symptome des Delirs erreichen nach 4 Tagen ihr Maximum und können in schweren Fällen bis zu 2 Wochen andauern. Die Diagnose ist in diesem Fall „Alkoholentzugssyndrom mit Delir".
- **Zu 4:** Richtig! Ein Delirium tremens kann auch während einer Periode schweren Trinkens beginnen. Es wird dann als „Kontinuitätsdelir" bezeichnet.
- **Zu 5:** Falsch! Länger andauernde „typische" Wahninhalte sind kein Diagnosekriterium für das Delirium tremens. Kurzzeitige, oft wechselnde Wahnvorstellungen können allerdings vorkommen, sie sind laut ICD-10 jedoch nicht notwendig für die Diagnose.

Lösung 4.2.10 D: Nur 1, 3 und 4 sind richtig.

- **Zu 1:** Richtig! Illusionen = illusionäre Verkennungen (z. B. Personenverkennung) sind ebenso typisch wie optische Halluzinationen.
- **Zu 2:** Falsch! Das Delirium tremens beginnt abrupt, innerhalb von 2–3 Tagen nach Absetzen des Alkohols!
- **Zu 3:** Richtig! Nicht verwechseln mit dem feinen Zittern der Hände beim Entzug.
- **Zu 4:** Richtig! Eine Störung des Schlaf-Wach-Rhythmus ist typisch für das Delir.
- **Zu 5:** Falsch! Vorsicht Falle! Die Betroffenen sind auf Entzug, riechen also nicht oder kaum nach Alkohol.

Lösung 4.2.11 B: Nur 1 und 3 sind richtig.

- **Zu 1:** Richtig! Die Betroffenen lesen z. B. auf Aufforderung von einem leeren Blatt Papier oder machen einen Knoten in einen nicht vorhandenen Faden.
- **Zu 2:** Falsch! Nicht verwechseln mit Bewusstseinstrübung! Jemand mit deliranten Symptomen ist nicht bewusstlos!
- **Zu 3:** Richtig! Häufig finden sich Störungen des autonomen Nervensystems (Zittern, Schwitzen, Herzrasen, Bluthochdruck usw.).
- **Zu 4:** Falsch! Typisch sind optische Halluzinationen; akustische Halluzinationen können in Ausnahmefällen vorkommen, sind aber nicht typisch für die Erkrankung.
- **Zu 5:** Falsch! Ein systematisierter Wahn bildet sich im Verlauf von Wochen oder Monaten heraus; das Delir dauert nur wenige Tage! Kurz andauernde Wahneinfälle können allerdings vorkommen.

Lösung 4.2.12 Richtig sind D und E.
- **Zu A:** Falsch! Die deliranten Symptome beginnen abrupt (nach 2–3 Tagen).
- **Zu B:** Falsch! Die Betroffenen sind bewusstseinsgetrübt und haben Orientierungsstörungen.
- **Zu C:** Falsch! Kurzzeitige Wahneinfälle können vorkommen.
- **Zu D:** Richtig! Optische Halluzinationen sind typisch, andere Halluzinationen können vorkommen (→ ICD-10, B.9).
- **Zu E:** Richtig! Entzugskrämpfe können zwar auch bei einem Alkoholentzugssyndrom ohne Delir auftreten, häufig jedoch sind sie ein Hinweis auf ein nahendes Delir.

Lösung 4.2.13 B: Nur 1, 2 und 4 sind richtig.
- **Zu 1:** Richtig!
- **Zu 2:** Richtig! Gemeint ist das postoperative Delir, das auch als Durchgangssyndrom bezeichnet wird.
- **Zu 3:** Falsch! Keine Orientierungsstörungen bei der Schizophrenie! Und: Typisch sind eher akustische Halluzinationen!
- **Zu 4:** Richtig! Bei einem Hirntumor oder schweren Hirnverletzungen können optische Halluzinationen, Orientierungsstörungen, Bewusstseinsstörungen und Hirnkrämpfe auftreten.
- **Zu 5:** Falsch! Im Halluzinogenrausch haben die Betroffenen optische Halluzinationen, nicht jedoch beim Entzug! Halluzinogene machen nicht körperlich abhängig, deshalb beim Entzug keine Orientierungsstörungen, keine Bewusstseinstrübung, keine vegetativen Störungen!

Lösung 4.2.14 C: Nur 1 und 5 sind richtig.
- **Zu 1:** Richtig! Alkohol ist eine häufige Ursache für eine akute Pankreatitis (Entzündung der Bauchspeicheldrüse). Bei fortgesetztem Alkoholkonsum geht die Erkrankung meist in einen chronisch schleichenden Verlauf über mit dem hohen Risiko neuerlicher akuter Schübe.
- **Zu 2:** Falsch! Frauen sind etwas weniger betroffen als Männer → Lösung 4.2.1 (2).
- **Zu 3:** Falsch! Alkohol macht körperlich wie auch psychisch abhängig.
- **Zu 4:** Falsch! Bei Alkoholkranken ist die Suizidgefährdung um ein Vielfaches höher als in der Allgemeinbevölkerung. Schätzungsweise 8–12 % der Alkoholiker nehmen sich das Leben.
- **Zu 5:** Richtig! Im Vergleich zur Allgemeinbevölkerung haben Verwandte ersten Grades von Alkoholikern ein etwa siebenmal höheres Risiko, ebenfalls alkoholabhängig zu werden.

Lösung 4.2.15 D: Nur 1, 4 und 5 sind richtig.
- **Zu 1, 4 und 5:** Richtig! Typisch für Alkoholabhängigkeit sind u. a. Craving (= unwiderstehliches Verlangen nach der Droge Alkohol); Kontrollverlust über die Menge oder Beendigung des Konsums (z. B. Weitertrinken nach dem ersten Glas); Toleranzentwicklung gegenüber der Wirkung des Alkohols, dadurch Dosiserhöhung.
- **Zu 2 und 3:** Falsch! Erhöhte Vigilanz (Hyperarousal) und Dissoziation wären typisch für die posttraumatische Belastungsstörung.

Lösung 4.2.16 D: Nur 1, 3, 4 und 5 sind richtig.
- **Kommentar:** Die Diagnosekriterien für Abhängigkeit von Alkohol (F10.2) sind dieselben wie die für das Abhängigkeitssyndrom allgemein. Das heißt: Nur die Aussagen 1, 3, 4 und 5 sind zutreffend. Körperliche Organschäden (Leber, Magen, Speiseröhre) sind zwar eine häufige Folgeerscheinung, können aber auch anderweitig verursacht sein.

Lösung 4.2.17 D: Nur 1, 2, 4 und 5 sind richtig.
- **Kommentar:** Bei dieser Frage geht es nicht um das Abhängigkeitssyndrom, sondern um die körperlichen Folgen von chronischem Alkoholismus. Hier sind alle Aussagen richtig bis auf 3: Bei lang anhaltendem Alkoholkonsum kommt es zu einer Störung der Nahrungsaufnahme im Darm (Resorptionsstörung) und damit zu *Mangelernährung* (→ 1) und *Gewichtsverlust.* – Bei etwa 20 % der Alkoholkranken treten infolge der Schädigung der peripheren Nerven *Polyneuropathien* auf (= Taubheitsgefühle, „Ameisenkribbeln") in den Gliedmaßen (→ 4). Auch eine *Störung der Blutgerinnung* (blaue Flecken → 2) und eine Entzündung der Bauchspeicheldrüse (*Pankreatitis* → 5) können durch langjährigen Alkoholmissbrauch verursacht werden.

Lösung 4.2.18 Richtig sind B und E.
- **Zu A:** Falsch! Die Hebephrenie ist eine Unterform der Schizophrenie. Sie wird u. a. durch eine genetische Disposition, auf keinen Fall jedoch durch langjährigen Alkoholkonsum verursacht.
- **Zu B:** Richtig! Das amnestische Syndrom hieß früher Korsakow-Syndrom. Eine mögliche Ursache ist langjähriger Alkoholmissbrauch.
- **Zu C:** Falsch! Autismus wird in zwei Bedeutungen verwendet: entweder als „frühkindlicher Autismus" oder als Negativsymptom der Schizophrenie. Beide Bedeutungen passen nicht zum Alkoholismus.
- **Zu D:** Falsch! Alkoholiker magern zwar ab, das ist jedoch eine Folge der Resorptionsstörung (mangelnde Nahrungsaufnahme des Darms), nicht eine Folge bewussten Hungerns.
- **Zu E:** Richtig! Die akustische Halluzinose steht in der ICD-10 unter „Psychotische Störungen während oder nach Substanzgebrauch" – eine andere Bezeichnung dafür ist „Alkoholhalluzinose". Die Alkoholhalluzinose tritt nach langjährigem Alkoholmissbrauch auf.

Lösung 4.2.19 A: Nur 3 und 5 sind richtig.
- **Zu 1:** Falsch! Zönästhesien sind bizarre Leibhalluzinationen. Sie finden sich bei bestimmten Formen der Schizophrenie.
- **Zu 2:** Falsch! Die Betroffenen haben zwar Gedächtnis- und Orientierungsstörungen, sind jedoch bewusstseinsklar.
- **Zu 3:** Richtig! Die Patienten können sich an Ereignisse *nach* dem Unfall, dem Hirnschlag oder einem Schädel-Hirn-Trauma nicht erinnern, sie haben also eine *anterograde* Amnesie. Meist ist auch das Langzeitgedächtnis (= Ereignisse *vor* dem Unfall) beeinträchtigt, dies bezeichnet man als *retrograde* Amnesie.
- **Zu 4:** Falsch! Die Gedankenausbreitung gehört zu den Erstrangsymptomen der Schizophrenie.

- **Zu 5:** Richtig! Besonders betroffen ist das Kurzzeitgedächtnis (die Patienten fragen hundertmal dasselbe), das Immediatgedächtnis ist i. d. R. nicht beeinträchtigt.

Lösung 4.2.20 C: Nur 1, 2, 3 und 4 sind richtig.
- **Kommentar:** Das Korsakow-Syndrom = amnestisches Syndrom findet sich in der ICD-10 an zwei Stellen: unter F04 als „organisches amnestisches Syndrom, nicht durch Alkohol oder andere psychotrope Substanzen bedingt" und unter F10.6. „alkoholbedingtes amnestisches Syndrom". Beide Formen des Korsakow-Syndroms sind in dieser Fragestellung enthalten, 1–4 sind also richtig.
- **Zu 5:** Falsch! Das „amnestische Syndrom" ist eine isolierte Störung des Gedächtnisses, während für die Diagnose einer Demenz weitere zusätzliche Störungen vorliegen müssen (Aphasie, Apraxie, eingeschränkte Alltagskompetenz, Vergröberung des Sozialverhaltens usw.).

Lösung 4.2.21 Richtig sind B und E.
- **Zu A:** Falsch! Oft haben die Betroffenen intensive Angst, die sich bis zum Bedrohungs- oder Verfolgungswahn steigern kann.
- **Zu B:** Richtig! Hier heißt es: „Die Störung ist durch Halluzinationen ..., Wahnideen, psychomotorische Störungen (*Erregung* oder Stupor) sowie abnorme Affekte gekennzeichnet ...".
- **Zu C:** Falsch! Im Gegensatz zum Alkoholdelir gibt es bei der Alkoholhalluzinose kaum oder nur gering ausgeprägte vegetative Begleitsymptome.
- **Zu D:** Falsch! Keine ausgeprägte Bewusstseinsstörung. Hauptmerkmal sind die akustischen Halluzinationen.
- **Zu E:** Richtig! Typisch für die Alkoholhalluzinose sind *akustische* Halluzinationen, die oft mit großer Angst gekoppelt sind – im Gegensatz zum Alkoholdelir, bei dem optische Halluzinationen vorherrschen.

Lösung 4.2.22 C: Nur 1, 2 und 5 sind richtig.
- **Zu 1, 2 und 5:** Richtig! Bei der paranoiden Schizophrenie hören die Betroffenen oft kommentierende oder dialogische Stimmen. Bei der Manie mit psychotischen Symptomen sind Stimmen in Du-Form typisch („Du bist der Größte", „Du bist dazu bestimmt, die Welt zu retten" usw.); bei der Alkoholhalluzinose (→ 5) hört der Patient Stimmen (oft im Chor), die ihn bedrohen und ihm große Angst machen.
- **Zu 3:** Falsch! Typisch für das Delirium tremens sind optische Halluzinationen.
- **Zu 4:** Falsch! Beim Korsakow-Syndrom finden sich weder optische noch akustische Halluzinationen.

Lösung 4.2.23 D: Nur 2 und 4 sind richtig.
- **Kommentar:** Bei der Alkoholhalluzinose finden sich vorwiegend akustische Halluzinationen. Im Gegensatz zum Delirium tremens finden sich keine ausgeprägten vegetativen Symptome und keine oder nur gering ausgeprägte Bewusstseins- und Orientierungsstörungen (➤ Tab. 4.2).
- **Zu 3:** Falsch! Die Alkoholhalluzinose klingt rasch ab, wenn die Betroffenen aufhören zu trinken, nicht jedoch, wenn sie bloß ihre Trinkmenge reduzieren (= sinkender Alkoholspiegel).

Tab. 4.2 Alkoholdelir und Alkoholhalluzinose im Vergleich

Alkoholdelir	Alkoholhalluzinose
Optische Halluzinationen	Akustische Halluzinationen
Bewusstseinstrübung	Bewusstseinsklar
Orientierungsstörungen	Voll orientiert
Vegetative Störungen	Kaum vegetative Symptome
Lebensbedrohlich	Nicht lebensbedrohlich

Lösung 4.2.24 C: Nur 1, 2 und 4 sind richtig.
- **Zu 1:** Richtig! Der Thiaminmangel ist eine Folge massiver Unterernährung. Er kann durch langjährigen Alkoholkonsum verursacht werden; eine Wernicke-Enzephalopathie kann aber auch in Entwicklungsländern oder bei langjähriger Anorexia nervosa auftreten.
- **Zu 2:** Richtig! Die Wernicke-Enzephalopathie ist eine lebensgefährliche Erkrankung und kann auch bei späterer Behandlung mit Vitamin B_1 (Thiamin) tödlich verlaufen.
- **Zu 3:** Falsch! Frühsymptome sind Augenmuskellähmungen, Nystagmus („Augenzittern"), Doppelbilder und Ataxien. Konfabulationen sind typisch für das Korsakow-Syndrom.
- **Zu 4:** Richtig! → 3.
- **Zu 5:** Falsch! Die Betroffenen haben massive Orientierungsstörungen.

Lösung 4.2.25 D: Nur 1, 4 und 5 sind richtig.
- **Zu 1:** Richtig! Um ganz sicherzugehen, dass der Patient nicht an Schizophrenie leidet (Stimmenhören!) und gleichzeitig ein Alkoholproblem hat, muss in Fällen wie diesen differenzialdiagnostisch eine schizophrene Erkrankung durch entsprechende Fragen ausgeschlossen werden. (War eine Falle! Wurde von vielen Prüflingen falsch beantwortet!)
- **Zu 2:** Falsch! Bei einer Wernicke-Enzephalopathie sind Bewusstsein und Orientierung massiv gestört. Weitere typische Symptome sind Gangataxien und Augenmuskelstörungen. Halluzinationen kommen i. d. R. nicht vor.
- **Zu 3:** Falsch! Ein Alkoholentzugssyndrom dauert nicht Wochen an. Außerdem ständen eher optische statt akustischer Halluzinationen im Vordergrund.

Lösung ➤ Tab. 4.1 Richtig oder falsch?
- **Zu 1:** Richtig!
- **Zu 2:** Richtig! Benzodiazepine sollten allerdings in der niedrigstmöglichen Dosierung über den kürzestmöglichen Zeitraum und insgesamt nicht länger als wenige Wochen gegeben werden.
- **Zu 3:** Falsch! Bei Benzodiazepinen erfolgt der Entzug fraktioniert, das bedeutet: Die Dosis wird schrittweise reduziert.
- **Zu 4:** Richtig! Oft dauert der Entzug wesentlich länger. Als Faustregel gilt: Der Entzug dauert in Monaten etwa so lange, wie der Konsum in Jahren erfolgte. Bei einer Abhängigkeit von 6 Jahren dauert der Entzug somit etwa 6 Monate.
- **Zu 5:** Richtig! Bei einem LSD-Rausch sind Halluzinationen und illusionäre Verkennungen (vor allem optischer Art) typisch.

- **Zu 6:** Falsch! LSD macht nicht körperlich abhängig, deshalb gibt es kein körperliches Entzugssyndrom.
- **Zu 7:** Falsch! Bei den meisten Drogen sind im Rausch die Pupillen erweitert, auch bei Kokain. Ausnahme: „Stecknadelpupillen" bei Intoxikation von Opioiden (z. B. Heroin).
- **Zu 8:** Falsch! Kokain macht kaum körperlich abhängig, deshalb kommt es bei einem abrupten Entzug auch nicht zu einem Delir. Allerdings leiden die Betroffenen als Folge des Entzugs unter dysphorischer Stimmung, Müdigkeit, bizarren Träumen und psychomotorischer Verlangsamung oder Unruhe.
- **Zu 9:** Richtig! Bei Überdosierung von Heroin (wenn sich jemand z. B. den „goldenen Schuss" gibt) kann es zum Atemstillstand (= Atemdepression) kommen.
- **Zu 10:** Richtig! Im Drogenrausch sind die Pupillen verengt. Bei langjährigem Konsum kommt es zu Abmagerung (typisch: die eingefallenen Wangen) und zu schlechten Zähnen. Der Grund für die Zahnschäden: Durch die Mundtrockenheit und die damit verbundene mangelhafte Speichelbildung wird einerseits das Zahnfleisch anfälliger für Erkrankungen (→ Ausfallen der Zähne); andererseits wird die Remineralisierung der Zähne extrem reduziert, die Zähne trocknen aus und zerfallen.
- **Zu 11:** Richtig! Bei Heroin ist das starke Verlangen (Craving) nach der Droge besonders hoch.
- **Zu 12:** Falsch! Die Zeitangabe (24–48 Stunden) stimmt zwar, was hier allerdings beschrieben wird, ist die Symptomatik beim Opioidrausch, nicht beim Entzug!
- **Zu 13:** Falsch! Cannabis macht kaum körperlich abhängig, wegen der langen Halbwertszeit ist nur selten eine Dosissteigerung notwendig.
- **Zu 14:** Richtig! Halluzinationen und Illusionen sind häufig, aber auch wahnhaftes Erleben, z. B. Verfolgungs- oder Vergiftungswahn können vorkommen.
- **Zu 15:** Richtig! Das Wort „Injektion" bedeutet eigentlich „Einspritzung", hier: Anreicherung von Blut in den Blutgefäßen, die sich deshalb rot verfärben. Der Grund hierfür: Das Cannabinoid THC bewirkt, dass der Blutdruck abfällt und die Blutgefäße sich erweitern. Dadurch treten die geröteten Blutgefäße der Augenbindehaut (Konjunktiva) stärker hervor.

Lösung 4.3.1 D: Nur 2, 3, 4 und 5 sind richtig.

- **Zu 1:** Falsch! Hypersomnie bedeutet: übergroßes Schlafbedürfnis. Das Gegenteil ist der Fall!
- **Zu 2–5:** Richtig! Optische Halluzinationen und Illusionen (= Wahrnehmungsstörungen) sind für den Entzug von „Benzos" typisch, ebenso schwere depressive Verstimmungen, Zittern und zerebrale Krampfanfälle.

Lösung 4.3.2 C: Nur 1, 3 und 5 sind richtig.

- **Zu 1:** Richtig! Bei einer Panikattacke gibt der herbeigerufene Arzt z. B. oft eine Spritze mit einem beruhigenden, angstlösenden Benzodiazepin.
- **Zu 2:** Falsch! Abhängigkeit tritt auch bei niedriger Dosierung auf. Der Fachausdruck hierfür ist *Niedrigdosisabhängigkeit* (engl. „low dose dependency").
- **Zu 3:** Richtig! Manchmal, insbesondere im höheren Lebensalter, reagieren die Betroffenen auf die eigentlich beruhigenden, entspannenden, schlafanstoßenden Tranquilizer (Benzodiazepine) paradox: Sie fühlen sich plötzlich voll Energie („paradoxe Euphorisierung") oder auch aggressiv und reizbar. Diskutiert wird als Ursache eine Senkung der im Alter ohnehin verminderten Durchblutung des Gehirns durch die beruhigende Wirkung der Tranquilizer.
- **Zu 4:** Falsch! Bei langjähriger Abhängigkeit und hoher Dosierung der Tranquilizer wird der Entzug zwar meist in Spezialkliniken durchgeführt. In leichteren Fällen kann aus Kostengründen aber auch ein ambulanter Entzug erfolgen.
- **Zu 5:** Richtig! Durch die sedierende, muskelentspannende Wirkung kann es bei höherer Dosierung und längerfristiger Anwendung zu den hier aufgeführten Symptomen kommen.

Lösung 4.3.3 B: Nur 3 und 4 sind richtig.

- **Zu 1:** Falsch! Bundesweit sind mehr als 1 Mio. Menschen von Beruhigungs- und Schlafmitteln abhängig. Abhängigkeitsstörungen von „Benzos" sind also alles andere als selten. Darüber hinaus machen Benzodiazepine vor allem bei höherer Dosierung innerhalb von wenigen Wochen abhängig.
- **Zu 2:** Falsch! Bei Benzodiazepinen mit langer Halbwertszeit (z. B. Valium; Librium u. a.) dauert es manchmal 2–3 Tage, bis der Organismus die *Hälfte* der Substanz abgebaut hat. In solchen Fällen kommt es wesentlich später zu Entzugserscheinungen als beim Alkoholentzug oder dem Absetzen von Beruhigungsmitteln mit kurzer Halbwertszeit (HWZ) wie z. B. Dormicum (HWZ 1,5–2 Stunden).
- **Zu 3:** Richtig! Deshalb sollte bei eindeutiger Indikation die Einnahmedauer auf maximal einige Wochen begrenzt und das Medikament nur in kleinsten Mengen verschrieben werden.
- **Zu 4:** Richtig! Selbst niedrig dosierter Konsum von Benzodiazepinen führt häufig zu psychischen und körperlichen Problemen, z. B. Störungen der Koordinationsfähigkeit (Stürze, Danebengreifen), Muskelschwäche, Konzentrations- und Aufmerksamkeitsstörungen und Störungen des Kurzzeitgedächtnisses.
- **Zu 5:** Falsch! Eine Substitutionstherapie mit Methadon wird bei Opioidabhängigkeit eingesetzt. Bei Abhängigkeit von Benzodiazepinen gibt es keine Substitutionstherapie, der Entzug erfolgt allerdings fraktioniert.

Lösung 4.3.4 E: Alle Aussagen sind richtig.

- **Kommentar:** In der ICD-10 findet sich in der Einleitung zur substanzinduzierten psychotischen Störung: „Die Störung ist durch *Halluzinationen* (typischerweise akustische → 3), Wahrnehmungsstörungen (z. B. *Personenverkennung* → 2), Wahnideen (häufig paranoide Gedanken oder *Verfolgungsideen* → 5), psychomotorische Störungen (Erregung oder *Stupor* → 1) sowie abnorme Affekte gekennzeichnet, die von intensiver Angst bis zur *Ekstase* (→ 4) reichen können."

Lösung 4.3.5 A: Nur 2 ist richtig.

- **Zu 1:** Falsch! Bei einer Opioidintoxikation (z. B. beim Heroinrausch) haben die Betroffenen sogenannte Stecknadelpupillen

(Miosis). Eine Mydriasis (Pupillenerweiterung) wäre typisch für das Opioidentzugssyndrom.
- **Zu 2:** Richtig! Optische, akustische oder taktile Halluzinationen können auftreten. Besonders typisch sind taktile Halluzinationen („kleine Tierchen" auf oder unter der Haut).
- **Zu 3:** Falsch! Keine körperliche Abhängigkeit bei Halluzinogenen wie z. B. LSD.
- **Zu 4:** Falsch! Amphetamine wie Ecstasy oder Speed machen in erster Linie psychisch und nur in geringem Maße körperlich abhängig.
- **Zu 5:** Falsch! Bei einem Teil der „User" reicht nach längerem Cannabiskonsum die Wirkung nicht mehr aus, um sich „wegzubeamen". So kommt es, dass ein Teil der „Kiffer" zu härteren Drogen greift, um die „Lust auf mehr" zu stillen.

4

Lösung 4.3.6 A: Nur 1 und 3 sind richtig.
- **Zu 1 und 3:** Richtig! Körperlich abhängig machen Beruhigungsmittel (Sedativa), z. B. Benzodiazepine. Auch Codein macht körperlich abhängig: Codein zählt – wie Heroin – zur Suchtgruppe der Opioide und wird von Heroinabhängigen oft als Ersatzstoff verwendet.
- **Zu 2:** Falsch! Amphetamine machen nicht körperlich abhängig, in manchen Fällen (z. B. bei „Crystal") ist die psychische Abhängigkeit allerdings so stark, dass massive körperliche Schäden die Folge sind.
- **Zu 4:** Falsch! Die stark toxischen Schnüffeldrogen (Aceton, Kleber usw.) werden nur kurz inhaliert und führen deshalb nicht zu einer Toleranzentwicklung mit Dosissteigerung und körperlichen Entzugssymptomen. Mehr unter → 4.1.6 (4).
- **Zu 5:** Falsch! Halluzinogene wie z. B. LSD machen nicht körperlich abhängig.

Lösung 4.3.7 B: Nur 1, 2, 3 und 5 sind richtig.
- **Kommentar:** Halluzinogene wie LSD bewirken tiefgreifende Wahrnehmungsveränderungen (Halluzinationen; Illusionen), eine Veränderung des Denkens und in manchen Fällen auch Orientierungsstörungen („Wo bin ich eigentlich?"). Bei entsprechender Stimmungslage kann es zu Horrortrips oder selbstgefährdenden Handlungen kommen („Ich kann fliegen!"). Da sich die Substanzen im Fettgewebe einlagern, kann es noch Wochen nach der letzten Einnahme zu Echopsychosen (Nachhallzuständen/Flashbacks) kommen.

Wichtig zu wissen

Halluzinogene (LSD, Meskalin, halluzinogene Pilze) und Cannabis machen nicht körperlich abhängig.

Lösung 4.3.8 C: Nur 1, 3 und 4 sind richtig.
- **Zu 1:** Richtig! Das Cannabinoid Tetrahydrocannabinol (THC) bewirkt, dass der Blutdruck abfällt und die Blutgefäße sich erweitern. Dadurch treten die geröteten Blutgefäße der Augenbindehaut stärker hervor.
- **Zu 2:** Falsch! Cannabinoide hemmen die Kommunikation zwischen den Nervenzellen. Bei häufigem Konsum oder akuter Intoxikation kommt es deshalb zu Konzentrations- und Gedächtnisstörungen und zu einer Beeinträchtigung des logischen Denkens.
- **Zu 3:** Richtig! Cannabis bewirkt eine Intensivierung der Wahrnehmung: Geschmack von Speisen, Gerüche, die visuelle Wahrnehmung und natürlich auch akustische Sinneseindrücke werden stärker als normal erlebt.
- **Zu 4:** Richtig! Die Betroffenen reden ohne Unterlass und springen von einem Gedanken zum anderen, sodass man den Gedankengängen oft nicht folgen kann.
- **Zu 5:** Falsch! Beim Cannabisrausch sind die Pupillen nicht verengt (Miosis), sondern erweitert (Mydriasis).

Lösung 4.3.9 E: Alle Aussagen sind richtig.
- **Kommentar:** In der Fachliteratur zur Abhängigkeit von Cannabinoiden war lange Zeit umstritten, ob es hierbei neben der psychischen auch eine körperliche Abhängigkeit gibt. Studien der letzten Jahre lassen jedoch den Schluss zu, dass sich nach lang anhaltendem Dauerkonsum von Cannabis Symptome eines körperlichen Entzugs zeigen, wenn das Kiffen eingestellt wird. Einige hierfür typische Symptome sind in 1–5 aufgelistet. Auch Depressionen, wirre Träume, Kopfschmerzen, Übelkeit und Erbrechen können auftreten. Die Symptome treten meist in den ersten 48 Stunden nach dem letzten Konsum auf, erreichen nach 4–6 Tagen ihren Höhepunkt und verschwinden i. d. R. nach 1–3 Wochen.

Lösung 4.3.10 C: Nur 1, 4 und 5 sind richtig.
- **Zu 1:** Richtig! Bei regelmäßigem Konsum von Kokain kommt es zu einer extremen psychischen Abhängigkeit, die körperliche Abhängigkeit ist jedoch gering (kaum körperliche Entzugserscheinungen).
- **Zu 2:** Falsch! Die stimulierende Wirkung von Kokain führt zu Appetitlosigkeit, als Folge davon zu Gewichtsverlust.
- **Zu 3:** Falsch! Typisch für die Wirkung von Kokain sind maniforme Symptome wie Euphorie, gesteigerte Energie und „grandiose Überzeugungen oder Aktionen" (→ 5 – das Gegenteil eines „apathisch-antriebsarmen Syndroms", das typisch ist für Cannabismissbrauch).
- **Zu 4:** Richtig! Im Rausch und bei häufigem Konsum von Kokain kann es zu Wahnvorstellungen, Halluzinationen und optischen oder taktilen Illusionen kommen (besonders typisch: das Gefühl, dass winzige Tierchen sich auf der Haut bewegen und einen ständigen Juckreiz auslösen).
- **Zu 5:** Richtig! (→ 3).

Lösung 4.3.11 B: Nur 3 ist richtig.
- **Zu 1:** Falsch! Keine Halluzinationen – weder optisch noch akustisch – bei chronischer Abhängigkeit von Opioiden (z. B. Heroin).
- **Zu 2:** Falsch! Echopsychosen sind typisch für LSD und Cannabis, nicht für Heroin, Opium oder Morphium.
- **Zu 3:** Richtig! Depravation (nicht verwechseln mit „Deprivation") kommt aus dem Lateinischen und bedeutet wörtlich „Verderbnis", „Entartung". Im psychiatrischen Sprachgebrauch versteht man darunter eine Veränderung der Persönlichkeit als

Folge des Drogenkonsums mit dem Verlust sittlicher und gesellschaftlicher Normen.
- **Zu 4:** Falsch! Diarrhö in Verbindung mit Übelkeit und Erbrechen haben wir beim Entzug von Opioiden. Typisch für langjährigen Konsum sind Darmträgheit und Verstopfung.
- **Zu 5:** Falsch! Durch den Mangel an Appetit kommt es zur Abmagerung (eingefallene Wangen, bleiche Haut usw.).

Lösung 4.3.12 C: Nur 1, 3 und 4 sind richtig.
- **Zu 1:** Richtig! Die sogenannten Stecknadelpupillen (Miosis) sind typisch für die Opioidintoxikation, nicht jedoch für den Entzug. Da sind die Pupillen erweitert (= Mydriasis).
- **Zu 2:** Falsch! Beim Entzug stehen die körperlichen Entzugssymptome im Vordergrund (Übelkeit, Erbrechen, Durchfall, Bauch- und Muskelkrämpfe, tränende Augen, laufende Nase usw.). Wahn und optische Halluzinationen treten i. d. R. nur als Folge anderer – gleichzeitig konsumierter – Suchtstoffe auf (z. B. bei gleichzeitigem Entzug von Benzodiazepinen). Akustische Halluzinationen wären typisch für eine Schizophrenie.
- **Zu 3:** Richtig! Craving = intensives, kaum zu kontrollierendes Verlangen nach der Droge.
- **Zu 4:** Richtig! (→ 2).
- **Zu 5:** Falsch! Ein Atemstillstand (= Atemdepression) kann als Folge einer Überdosierung auftreten, nicht jedoch beim Entzug.

Lösung 4.3.13 A: Nur 4 und 5 sind richtig.
- **Kommentar:** Pupillenverengung (2) und Atemdepression (3) sind Symptome einer Opioidintoxikation und deshalb falsch. Beim Entzug leiden die Betroffenen häufig unter Bauch- und Muskelkrämpfen (5), tränenden Augen und laufender Nase (4). Wahnhaftes Erleben (1) ist nicht typisch für einen Opioidentzug.

Lösung 4.3.14 C: Nur 4 und 5 sind richtig.
- **Zu 1:** Falsch! Bei der Behandlung opioidabhängiger schwangerer Frauen geht es in der Nutzen-Risiko-Abwägung nicht nur um das Wohl der werdenden Mutter, sondern in ganz besonderem Maße auch um das Wohl des Kindes. Der große Vorteil einer Substitutionsbehandlung besteht in den gleichmäßigeren Plasmaspiegeln, sodass Entzüge im Mutterleib – bedingt durch die kurze Halbwertszeit von Opioiden – vermieden werden können.
- **Zu 3:** Falsch! Zu beachten ist hier die Formulierung „generelles" (= ohne Ausnahme gültiges) Ausschlusskriterium, denn normalerweise darf ein Opioidabhängiger während der Substitution mit Methadon auf keinen Fall ein Fahrzeug führen. In seltenen Einzelfällen jedoch (z. B. nach 1 Jahr Substitutionsbehandlung und eingehender ärztlicher Untersuchung) kann ausnahmsweise eine Erlaubnis erteilt werden. Eine echte Falle! Warum ein HPP dies wissen muss, ist nicht nachvollziehbar.
- **Zu 4:** Richtig! Methadon ist ein vollsynthetisch hergestelltes Opioid und deshalb – wie alle anderen Opioide – suchterzeugend.

Lösung 4.3.15 Richtig ist C.
- **Zu B:** Falsch! Schätzungsweise 60–90 % der Betroffenen werden nach Abschluss der Substitutionsbehandlung rückfällig.
- **Zu C:** Richtig! Bei dauerhafter Einnahme unterdrückt Methadon mindestens 24 Stunden lang die Symptome des Opioidentzugs, die Opioidabhängigkeit bleibt durch die „Ersatzdroge" Methadon jedoch erhalten.

Lösung 4.3.16 Richtig sind A und D.
- **Kommentar:** Das „veränderte Verhalten" ist wohl auf eine Intoxikation durch Drogen zurückzuführen; Hinweise auf Entzug sind im Text nicht gegeben. Da bei Heroin und Morphium/Morphin die Pupillen verengt sind, bleiben im Ausschlussverfahren nur Kokain und Methamphetamin (Crystal Meth) übrig. Bei beiden Substanzen sind im Rausch die Pupillen stark erweitert (Mydriasis). Buprenorphin (man beachte die Endung „-orphin") ist ein starkes Schmerzmittel aus der Gruppe der Opioide, das ähnlich wie Opium, Morphium und Heroin bei der Intoxikation enge Pupillen („Stecknadelpupillen") verursacht.

Lösung 4.3.17 E: Alle Aussagen sind richtig.
- **Kommentar:** Bei Missbrauch oder Überdosierung von Halluzinogenen kommt es manchmal zu psychotischem Erleben mit panikartiger Angst („Horrortrip" → 1), mit Verworrenheit und Verfolgungswahn (→ 3). In manchen Fällen – vor allem bei Konsum von „Wunderpilzen" (Psilocybin) – kann eine schizophrene Psychose ausgelöst werden, bei der auch bizarre Leibmissempfindungen (→ 2) (Zönästhesien) vorkommen können. In anderen Fällen – z. B. nach dem Konsum von Amphetaminen oder Kokain – können maniforme Psychosen mit ekstatischen Zuständen (→ 4), Größenideen und Überaktivität („dranghafte Geschäftigkeit" → 5) auftreten. → Kommentar zu 4.3.4.

KAPITEL

5 Schizophrenie und schizophrener Formenkreis (F2)

Seit Einführung der Prüfung im Jahr 1994 gab es in jeder schriftlichen Prüfung 3, 4, manchmal sogar 5 Fragen zu schizophrenen Erkrankungen. Daran hat sich in den letzten 10 Jahren kaum etwas geändert. Am häufigsten waren Fragen zur Schizophrenie ganz allgemein, und dies breitgefächert zu verschiedensten Themen: allgemeine Diagnosekriterien, inhaltliche und formale Denkstörungen, Positiv- und Negativsymptome, typische schizophrene Ich-Störungen, therapeutische Möglichkeiten u. v. a. m. Daneben gab es des Öfteren Fragen zu den Unterformen der Schizophrenie. Vor allem die Hebephrenie und die katatone Schizophrenie tauchten in Abständen immer wieder auf, in selteneren Fällen wurden auch die Kenntnisse zum schizophrenen Residuum überprüft.

Vereinzelt fanden auch weitere Erkrankungen aus dem schizophrenen Formenkreis Eingang in die Prüfung: die wahnhafte Störung, die Wochenbettpsychose, die schizoaffektive oder die schizotype Störung oder Mischfragen zu psychotischen Erkrankungen ganz allgemein. Einen Überblick über die Verteilung der verschiedenen Themen aus dem Bereich „Schizophrener Formenkreis“ gibt ➤ Abb. 5.1.

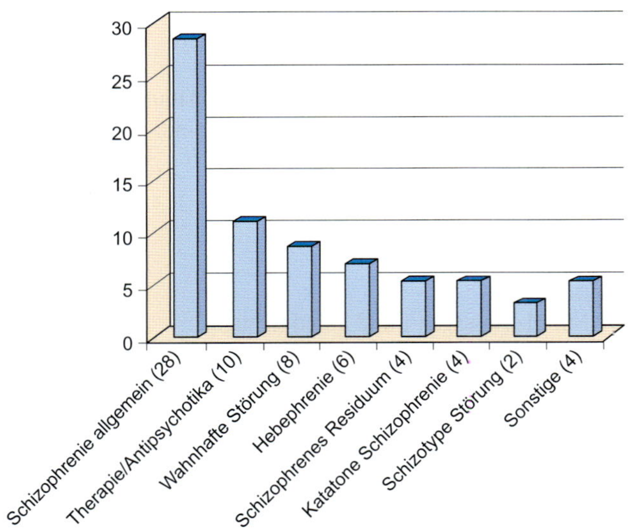

Abb. 5.1 Verteilung der Themen zum Formenkreis „Schizophrenie in der schriftlichen Prüfung (2011–2021) “

TIPP

Zusammen mit Fragen zur Psychotherapie und zu psychogenen Störungen liegt die Schizophrenie mit 12 % an erster Stelle der Themen, die in den letzten 10–20 Prüfungen ebenso wie in den Jahren zuvor im Schriftlichen im Vordergrund gestanden haben. Dies bedeutet für Ihr Lernprogramm: Störungen aus dem Bereich Schizophrenie und schizophrener Formenkreis sollten auf Ihrer Lernliste weit, weit oben stehen!

5.1 Schizophrenie allgemein

Richtig oder falsch?

➤ Tab. 5.1.

Tab. 5.1 Welche der folgenden Aussagen zur Schizophrenie sind zutreffend?

		Richtig	Falsch
1.	Die Wahrscheinlichkeit, an einer Schizophrenie zu erkranken (Lebenszeitrisiko), liegt bei 5 %.		
2.	Anlagebedingte Faktoren sind eine Teilursache der Erkrankung.		
3.	Veränderungen des Denkens und der Wahrnehmung prägen i. d. R. das Krankheitsbild.		
4.	Wahnvorstellungen sind für die Diagnose einer Schizophrenie eine notwendige Voraussetzung.		
5.	Die Bewusstseinsklarheit und die intellektuellen Fähigkeiten sind nahezu immer beeinträchtigt.		
6.	Menschen mit einer Schizophrenie haben ein hohes Suizidrisiko (Suizidrate in dieser Gruppe: ca. 10 %).		
7.	Ein weiteres Leitsymptom ist ein übertrieben gesteigerter Antrieb.		
8.	Um eine gesicherte Diagnose zu stellen, muss die Symptomatik seit mindestens 3 Monaten bestehen.		
9.	Psychotherapeutische Behandlungsmaßnahmen sind i. d. R. erst nach Abklingen der akuten psychotischen Symptomatik sinnvoll.		
10.	In vielen Fällen finden sich vor Ausbruch der Erkrankung Prodromalsymptome wie sozialer Rückzug, Leistungsabfall, Verlust von bisherigen Interessen, Stimmungsschwankungen und ungewöhnliches Verhalten.		

Typische Prüfungsfragen

Frage 5.1.1 Aussagenkombination
Mögliche Verlaufsformen einer Schizophrenie sind:
1. Vielphasischer Verlauf mit psychopathologischer Remission.
2. Schubförmiger Verlauf mit typischen schizophrenen Residualzuständen.
3. Auftreten von Rezidiven, die einer Depression ähneln.
4. Geradlinig progredienter Verlauf mit dem Ausgang typischer schizophrener Denkstörungen.
5. In der überwiegenden Zahl entstehen schwerste Residuen.

☐ A: Nur die Aussagen 1 und 3 sind richtig.
☐ B: Nur die Aussagen 2 und 4 sind richtig.
☐ C: Nur die Aussagen 1, 2 und 4 sind richtig.
☐ D: Nur die Aussagen 1, 4 und 5 sind richtig.
☐ E: Nur die Aussagen 1, 2, 3 und 4 sind richtig.

Frage 5.1.2 Mehrfachauswahl
Welche der folgenden Aussagen zur Schizophrenie treffen zu? Wählen Sie *zwei* Antworten
☐ A: Ein Hinweis auf das Bestehen einer Schizophrenie sind Beziehungsideen.
☐ B: Ein allmählicher Krankheitsbeginn ist ein prognostisch günstiges Zeichen.
☐ C: Männer erkranken in der Regel erst nach dem 30. Lebensjahr.
☐ D: In einer akuten Phase sind die Betroffenen bewusstseinsgetrübt.
☐ E: Die Erkrankung geht mit einer verminderten durchschnittlichen Lebenserwartung einher.

Frage 5.1.3 Prüfung aktuell (2021–1). Aussagenkombination
Welche der folgenden Symptome und Verhaltensweisen können zur Prodromalphase einer Schizophrenie gehören?
1. Interessenverlust gegenüber der Arbeit
2. Sozialer Rückzug
3. Vernachlässigung von Körperhygiene und Kleidung
4. Ausgestaltetes Wahnsystem
5. Depressivität

☐ A: Nur die Aussagen 3 und 5 sind richtig.
☐ B: Nur die Aussagen1, 2 und 3 sind richtig.
☐ C: Nur die Aussagen 1, 4 und 5 sind richtig.
☐ D: Nur die Aussagen 1, 2, 3 und 5 sind richtig.
☐ E: Alle Aussagen sind richtig.

Frage 5.1.4 Aussagenkombination
Welche der folgenden Aussagen zur Schizophrenie treffen zu?
1. Das Haupterkrankungsalter liegt zwischen dem 15. und dem 30. Lebensjahr.
2. Das gesicherte Erkrankungsrisiko bei eineiigen Zwillingen liegt bei über 95 %.
3. Die Erkrankung geht mit einer Zerfahrenheit des Denkens einher.
4. Suggestibilität ist ein häufiges Begleitsymptom.
5. Die sogenannte „doppelte Buchführung“ ist ein häufig vorkommendes Phänomen.

☐ A: Nur die Aussagen 1 und 5 sind richtig.
☐ B: Nur die Aussagen 2, 3 und 4 sind richtig.
☐ C: Nur die Aussagen 1, 3 und 5 sind richtig.
☐ D: Nur die Aussagen 1, 2, 3 und 4 sind richtig.
☐ E: Nur die Aussagen 1, 3, 4 und 5 sind richtig.

Frage 5.1.5 Aussagenkombination
Was sind häufig zu beobachtende Symptome einer Schizophrenie?
1. Orientierungsstörungen
2. Konkretismus
3. Neologismen
4. Störung der Affektivität
5. Wortfindungsstörungen

☐ A: Nur die Aussagen 1 und 4 sind richtig.
☐ B: Nur die Aussagen 1, 3 und 4 sind richtig.
☐ C: Nur die Aussagen 2, 3 und 4 sind richtig.
☐ D: Nur die Aussagen 1, 2, 3 und 5 sind richtig.
☐ E: Nur die Aussagen 2, 3, 4 und 5 sind richtig.

Frage 5.1.6 Vorsicht Falle! Aussagenkombination
Als kennzeichnende formale Denkstörungen der Schizophrenie werden nach klassischer Einteilung angesehen:
1. Gedankenlautwerden
2. Gedankenausbreitung
3. Gedankenentzug
4. Bizarr-wahnhaftes Denken
5. Gedankenabreißen

☐ A: Nur Aussage 4 ist richtig.
☐ B: Nur Aussage 5 ist richtig.
☐ C: Nur die Aussagen 2, 3 und 4 sind richtig.
☐ D: Nur die Aussagen 2, 3, 4 und 5 sind richtig.
☐ E: Alle Aussagen sind richtig.

Frage 5.1.7 Vorsicht Falle! Aussagenkombination
Störungen der Affektivität bei Schizophrenie sind:
1. Ambivalenz
2. Gefühl des Gemachten
3. Manierismen
4. Parathymie
5. Negativismus

☐ A: Nur die Aussagen 1 und 3 sind richtig.
☐ B: Nur die Aussagen 1 und 4 sind richtig.
☐ C: Nur die Aussagen 3, 4 und 5 sind richtig.
☐ D: Nur die Aussagen 1, 2 und 4 sind richtig.
☐ E: Nur die Aussagen 3, 4 und 5 sind richtig.

Frage 5.1.8 Prüfung aktuell (2018–1). Aussagenkombination
Zu den Störungen der Psychomotorik bei schizophrenen Erkrankungen zählen:
1. „Wächserne Biegsamkeit“ („Flexibilitas cerea“)
2. Haltungsstereotypien
3. Sinnlose motorische Aktivitäten
4. Bewegungs- und Sprachstereotypien
5. Echolalie

☐ A: Nur Aussage 5 ist richtig.
☐ B: Nur die Aussagen 1 und 2 sind richtig.
☐ C: Nur die Aussagen 3 und 4 sind richtig.
☐ D: Nur die Aussagen 1, 2 und 4 sind richtig.
☐ E: Alle Aussagen sind richtig.

Frage 5.1.9 Prüfung aktuell (2019–1). Aussagenkombination
Typische formale Denkstörungen bei einer manifesten Schizophrenie sind:
1. Katalepsie
2. Gedankenentzug
3. Gedankenabreißen
4. Inkohärenz
5. Neologismen

☐ A: Nur die Aussagen 1, 2 und 4 sind richtig.
☐ B: Nur die Aussagen 1, 2 und 5 sind richtig.
☐ C: Nur die Aussagen 1, 3 und 5 sind richtig.
☐ D: Nur die Aussagen 2, 3 und 4 sind richtig.
☐ E: Nur die Aussagen 3, 4 und 5 sind richtig.

5.1.1 Erst- und Zweitrangsymptome

Prüfungswissen kompakt

Die ICD-10 listet unter F20 diverse Symptome bzw. Syndrome auf, von denen eines (über 4 Wochen andauernd) genügt, um die Diagnose Schizophrenie stellen zu können. Sie entsprechen in großen Teilen den von Kurt Schneider als **Erstrangsymptome** bezeichneten Leitsymptomen. Daneben gibt es Symptome, die Kurt Schneider als **Zweitrangsymptome** bezeichnet, weil davon mindestens zwei Symptome über 4 Wochen vorhanden sein müssen, um die Schizophrenie-Diagnose zu rechtfertigen. Die ICD-10 vermeidet Kurt Schneiders Terminologie; als Lernhilfe haben sich die Begriffe Erst- und Zweitrangsymptome allerdings bewährt und werden deshalb in dieser Lerneinheit nach wie vor verwendet.

Als Merkhilfe für die Erstrangsymptome kann die „Eselsbrücke“ in ➤ Abb. 5.2 dienen.

NICHT VERWECHSELN
Das Gedankenabreißen ist eine formale Denkstörung und zählt nicht zu den Erstrangsymptomen!

Typische Prüfungsfragen

Frage 5.1.10 Aussagenkombination
Zu den Symptomen ersten Ranges bei Schizophrenie zählen:
1. Gedankenlautwerden
2. Dialogische und kommentierende Stimmen
3. Optische Halluzinationen
4. Geruchshalluzinationen
5. Gedankeneingebung

☐ A: Die Aussagen 3 und 4 sind richtig.
☐ B: Die Aussagen 1 und 2 sind richtig.
☐ C: Die Aussagen 1, 2 und 3 sind richtig.
☐ D: Die Aussagen 1, 2 und 5 sind richtig.
☐ E: Die Aussagen 1, 2, 3 und 5 sind richtig.

Frage 5.1.11 Aussagenkombination
Zu den Symptomen 2. Ranges für das Vorhandensein einer Schizophrenie zählt man:
1. Gedankenentzug
2. Erlebte Gefühlsverarmung
3. Wahneinfall oder flüchtige Wahngedanken
4. Katatone Symptome (z. B. Stupor, Erregung, Mutismus)
5. Gedankenausbreitung

☐ A: Nur Aussage 2 ist richtig.
☐ B: Nur die Aussagen 2 und 3 sind richtig.
☐ C: Nur die Aussagen 1, 2 und 3 sind richtig.
☐ D: Nur die Aussagen 2, 3 und 4 sind richtig.
☐ E: Nur die Aussagen 1, 3, 4 und 5 sind richtig.

Frage 5.1.12 Aussagenkombination
Bei welchen der folgenden Symptome (nach ICD-10) führt, wenn das Zeitkriterium erfüllt ist und keine Ausschlusskriterien (affektive

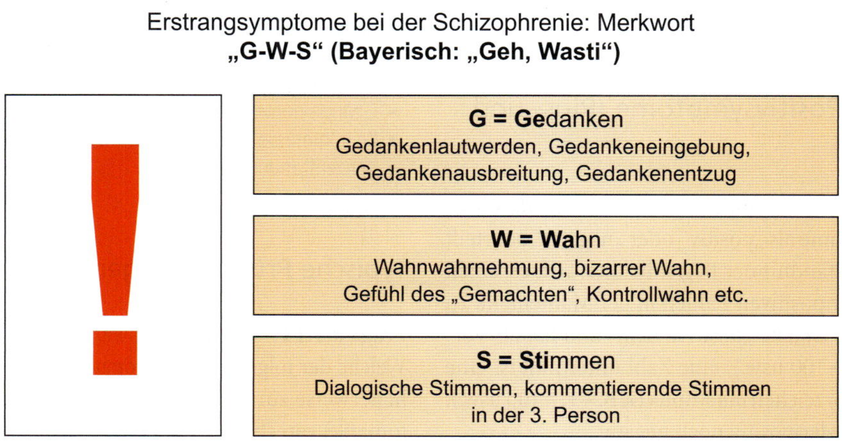

Abb. 5.2 Erstrangsymptome der Schizophrenie: Merkwort „G-W-S“ (Bayerisch: „Geh, Wasti“)

Störung oder organische Hirnerkrankung) vorliegen, das alleinige Auftreten des Symptoms zur Diagnose Schizophrenie?
1. Gedankenlautwerden
2. Sozialer Rückzug
3. Gedankenabreißen
4. Gedankenausbreitung
5. Zerfahrenheit

☐ A: Nur die Aussagen 1 und 4 sind richtig.
☐ B: Nur die Aussagen 1, 3 und 4 sind richtig.
☐ C: Nur die Aussagen 1, 4 und 5 sind richtig.
☐ D: Nur die Aussagen 2, 3 und 4 sind richtig.
☐ E: Nur die Aussagen 3, 4 und 5 sind richtig.

Frage 5.1.13 Aussagenkombination
Welche der folgenden Aussagen zum Störungsbild der Schizophrenie treffen zu?
1. Es sind immer Prodromalsymptome feststellbar.
2. Die Symptome „Wahn" und „Halluzination" sind bei Schizophrenen immer ausgebildet.
3. Die Wahnwahrnehmung zählt zu den Zweitrangsymptomen der Schizophrenie.
4. Ein typisches Symptom 1. Ranges ist das „Gefühl des Gemachten".
5. Die sechs sogenannten A-Symptome (Alogie, Affektverflachung, Apathie, Anhedonie, Asozialität, Aufmerksamkeitsstörungen) zählen zu den Zweitrangsymptomen der Schizophrenie.

☐ A: Nur die Aussagen 1 und 4 sind richtig.
☐ B: Nur die Aussagen 4 und 5 sind richtig.
☐ C: Nur die Aussagen 1, 3 und 4 sind richtig.
☐ D: Nur die Aussagen 2, 3 und 4 sind richtig.
☐ E: Nur die Aussagen 1, 3, 4 und 5 sind richtig.

MERKE
Zu den **Zweitrangsymptomen** zählen:
- Optische oder olfaktorische (= Geruchs-)Halluzinationen
- Leibhalluzinationen oder taktile Halluzinationen
- Kurz andauernde Wahngedanken (Wahneinfall)
- Formale Denkstörungen
- Katatone Symptome
- Alle Minussymptome, z. B. die sechs A-Symptome

5.1.2 Negativ- und Positivsymptome (Plus- und Minussymptomatik)

Die Begriffe Negativ- und Positivsymptome haben nichts damit zu tun, dass bestimmte Symptome als „positiv" oder „negativ" beurteilt werden. Zum besseren Verständnis der Begrifflichkeit hilft es, einen Blick auf die negativen oder positiven Zahlen in der Mathematik zu werfen. Eine Zahl über null ist eine „positive Zahl" und hat als Vorzeichen ein Plus (z. B. +1, +100 usw.); eine Zahl unter null ist eine negative Zahl und hat als Vorzeichen ein Minus (z. B. – 1, – 100 usw.). Die Zahl null ist neutral, weder positiv noch negativ.

Auf die Psychiatrie übertragen entspricht der Normalzustand „0" dem Zustand eines gesunden Menschen, von dem z. B. Personen mit einer paranoiden Schizophrenie dadurch abweichen, dass sie „Plus"-Symptome produzieren, die „mehr" sind als die Gedanken und Wahrnehmungen psychisch gesunder Personen: Aus den normalen Überzeugungen wird ein Wahn; die Gedanken im Kopf werden zu akustischen Halluzinationen; aus dem Gefühl der Unsicherheit („Wieso denke ich das jetzt?"; „Ich verstehe nicht, was ich da getan habe") werden Ich-Störungen mit dem Gefühl, beeinflusst oder abgehört zu werden. Diese **Plussymptome** heißen in der Psychiatrie auch **produktive Symptome** oder **Positivsymptome.** Für uns sind die in ➤ Abb. 5.3 dargestellten drei (bzw. vier) Plussymptome wichtig (Merkwort: W-H-I).

Positivsymptome im Überblick

1. **Wahn**
2. **Halluzinationen (und Illusionen)**
3. **Ich-Störungen**

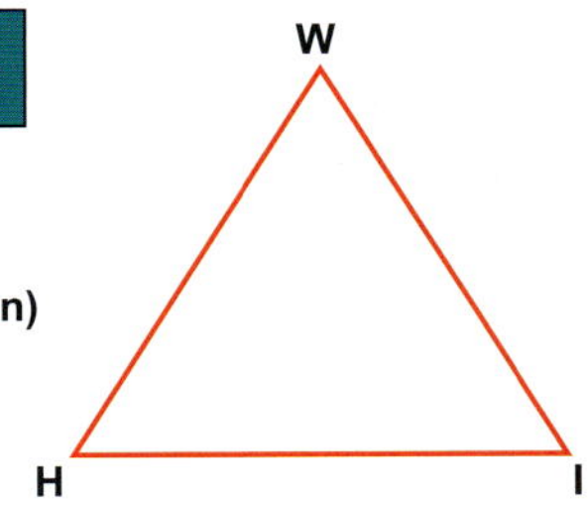

Abb. 5.3 Positivsymptome der Schizophrenie

Daneben gibt es **Minussymptome,** bei denen ursprünglich vorhandene Eigenschaften „weniger" werden: Die vorher normalen Gefühle schwinden; Sprache, Gestik und Mimik verarmen; meist sind Antrieb und Interesse massiv beeinträchtigt. In diesem Fall spricht man in der Fachterminologie häufig von einer **Negativsymptomatik** bzw. Negativsymptomen, die – wie oben erwähnt – absolut nichts mit der umgangssprachlichen Bedeutung des Wortes „negativ" = negativ auffallend/unangenehm/nicht wünschenswert zu tun haben.

MERKE
Negativsymptome im Überblick
- Verlust von Freude und Interesse
- Antriebsminderung
- Passivität und Mangel an Initiative
- Verschlechterung der allgemeinen Leistungsfähigkeit (Beruf, Schule usw.)
- Vernachlässigung der Körperpflege
- Verflachte Affekte (Gefühlsverarmung)
- Inadäquate (= nicht passende) Affekte, z. B. Parathymie
- Verarmung der Sprache
- Geringe nonverbale Kommunikation
- Kein Interesse an sozialen Kontakten (sozialer Rückzug)
- Konzentrationsstörungen

Typische Prüfungsfragen

Frage 5.1.14 Mehrfachauswahl
Welche der folgenden psychopathologischen Symptome werden üblicherweise zur schizophrenen Minussymptomatik (Negativsymptomatik) gerechnet? Wählen Sie *zwei* Antworten.
☐ A: Nihilistischer Wahn
☐ B: Sprachverarmung
☐ C: Denkzerfahrenheit

□ D: Affektverflachung
□ E: Illusionen

Frage 5.1.15 Einfachauswahl
Welche Aussage zur Negativsymptomatik (Minussymptomatik) trifft zu?
□ A: Im Verlauf von chronifizierten Schizophrenien treten häufig Negativsymptome auf.
□ B: Eine Negativsymptomatik wird oft bei dissozialen Persönlichkeitsstörungen beobachtet.
□ C: Agitiertheit ist ein typisches Negativsymptom.
□ D: Negativsymptome sind unter medikamentöser Therapie i. d. R. rasch rückläufig.
□ E: Im Gegensatz zu den Positivsymptomen sind Negativsymptome prognostisch gesehen wesentlich günstiger.

Frage 5.1.16 Aussagenkombination
Zu den Positivsymptomen einer Schizophrenie zählt/zählen:
1. Lautes Hören eigener Gedanken
2. Wahn
3. Denkzerfahrenheit
4. Anhedonie
5. Erregtheit

□ A: Nur die Aussagen 1 und 2 sind richtig.
□ B: Nur die Aussagen 1, 3 und 4 sind richtig.
□ C: Nur die Aussagen 2, 3 und 5 sind richtig.
□ D: Nur die Aussagen 1, 2, 3 und 5 sind richtig.
□ E: Alle Aussagen sind richtig.

Frage 5.1.17 Aussagenkombination
Welche der folgenden Aussagen zur Negativ- und Positivsymptomatik bei schizophrenen Erkrankungen treffen zu?
1. Die paranoide Schizophrenie ist durch ein Vorherrschen negativer Symptome gekennzeichnet.
2. Inhaltliche Denkstörungen zählen zur Positivsymptomatik.
3. Minussymptome sind vor allem typisch für chronische Schizophrenieformen mit langsam-progredientem Verlauf.
4. Eine ausgeprägte Negativsymptomatik ist hinsichtlich der langfristigen Prognose einer Schizophrenie als eher günstig anzusehen.
5. Zur Negativsymptomatik zählt auch die Hypersomnie.

□ A: Nur die Aussagen 1 und 3 sind richtig.
□ B: Nur die Aussagen 2 und 3 sind richtig.
□ C: Nur die Aussagen 1, 2 und 3 sind richtig.
□ D: Nur die Aussagen 1, 2, 3 und 5 sind richtig.
□ E: Alle Aussagen sind richtig.

5.1.3 Differenzialdiagnostische Überlegungen

Die Abgrenzung der Schizophrenie von anderen psychischen Störungen ist im Klinikalltag durchaus ein Problem, war in der schriftlichen Prüfung bisher allerdings kaum ein Thema: In den letzten Prüfungen gab es hierzu nur wenige Fragen, eine allerdings ganz aktuell in der Prüfung 2021–1. Zwei weitere Fragen aus vergangenen Prüfungen sind hier in leicht veränderter Form wiedergegeben: als Anreiz, Ihr Wissen über die verschiedenen hier aufgeführten Störungen zu vertiefen.

Typische Prüfungsfragen

Frage 5.1.18 Prüfung aktuell (2021–1). Mehrfachauswahl
Welche der folgenden Aussagen zur Differenzialdiagnose psychotischer Störungen treffen zu? Wählen Sie *zwei* Antworten!
□ A: Kernsymptome der wahnhaften Störung sind Negativsymptome und Halluzinationen.
□ B: Bei der hebephrenen Schizophrenie stehen die affektiven Veränderungen im Vordergrund.
□ C: Anhaltende Positivsymptome kennzeichnen das schizophrene Residuum.
□ D: Bei der Schizophrenie ist die Bewusstseinsklarheit i. d. R. nicht beeinträchtigt.
□ E: Die induzierte Störung (Folie à deux) wird durch Drogeneinnahme verursacht.

Frage 5.1.19 Aussagenkombination
Welche der folgenden Erkrankungen bzw. Störungen kommen bei Vorliegen eines paranoid-halluzinatorischen Syndroms differenzialdiagnostisch als Ursache infrage?
1. Enzephalitis
2. Epileptische Psychose
3. Multiple Persönlichkeitsstörung
4. Drogenkonsum
5. Manie mit psychotischen Symptomen

□ A: Nur die Aussagen 1 und 2 sind richtig.
□ B: Nur die Aussagen 2 und 3 sind richtig.
□ C: Nur die Aussagen 1, 3 und 4 sind richtig.
□ D: Nur die Aussagen 1, 4 und 5 sind richtig.
□ E: Alle Aussagen sind richtig.

Frage 5.1.20 Aussagenkombination
Die Differenzialdiagnose der Schizophrenie umfasst u. a. folgende Krankheiten:
1. Zustand nach Schädel-Hirn-Trauma
2. Schizoaffektive Störung
3. Manie
4. Depression
5. Dysthymia

□ A: Nur die Aussagen 1 und 2 sind richtig.
□ B: Nur die Aussagen 1, 2 und 5 sind richtig.
□ C: Nur die Aussagen 1, 3 und 5 sind richtig.
□ D: Nur die Aussagen 1, 2, 3 und 4 sind richtig.
□ E: Alle Aussagen sind richtig.

5.2 Unterformen der Schizophrenie

Prüfungswissen kompakt

Nach den Unterformen der Schizophrenie (> Abb. 5.4) wurde in den Anfängen der Prüfung nie gefragt. In den letzten Jahren hingegen gab es in einigen Prüfungen meist eine oder gar zwei Fragen hierzu, am

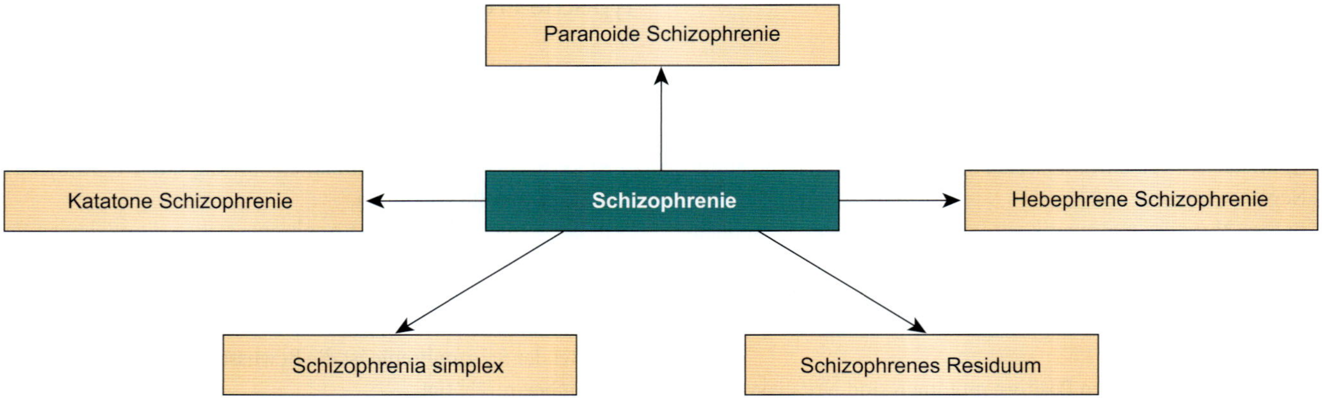

Abb. 5.4 Subformen der Schizophrenie

häufigsten zur Hebephrenie, zum schizophrenen Residuum und zur katatonen Form der Schizophrenie.

MERKE
Denken Sie daran, bei Ihrer Vorbereitung auf das Schriftliche die Unterformen der Schizophrenie einzubeziehen: Sie waren in den vergangenen Prüfungen mehrfach vertreten und werden überdies gern im Mündlichen gefragt.

Richtig oder falsch?

➤ Tab. 5.2.

Tab. 5.2 Welche der folgenden Aussagen zu den Unterformen der Schizophrenie sind zutreffend?

		Richtig	Falsch
1.	Die am häufigsten vorkommende Unterform der Schizophrenie ist die Hebephrenie.		
2.	Typische Symptome der Hebephrenie sind z. B.: Verflachung oder Inadäquatheit des Affekts, Manierismen und eine läppisch-alberne Gestimmtheit.		
3.	Die Hebephrenie setzt i. d. R. abrupt ein, bleibt aufgrund des Erkrankungsalters jedoch oft unerkannt.		
4.	Ein Leitsymptom der Hebephrenie ist der Wechsel zwischen Erregung und Erstarrung (hebephrener Stupor).		
5.	Im Rahmen der katatonen Schizophrenie findet sich oft das Symptom „Negativismus“: Dies bedeutet, dass die Patienten nicht fähig sind, positive Gefühle zu äußern.		
6.	Die Schizophrenia simplex beginnt schleichend. Sie führt oft unbemerkt zu einem Wesenswandel mit einer Verstärkung oder Veränderung ursprünglicher Wesensmerkmale.		
7.	Wegen der ausgeprägten Symptome sprechen Patienten mit katatoner Schizophrenie auf Neuroleptika kaum an.		
8.	Im Umgang mit anderen Menschen sind Menschen mit Schizophrenia simplex unauffällig.		
9.	Das Krankheitsbild des schizophrenen Residuums ist durch ein schubweises Auftreten produktiver Symptome gekennzeichnet.		
10.	Für die Diagnose eines schizophrenen Residuums müssen die allgemeinen Kriterien für eine Schizophrenie in der Vergangenheit erfüllt gewesen sein, sind aber zurzeit nicht nachweisbar.		
11.	Bei der paranoiden Schizophrenie sind akustische Halluzinationen ein häufig vorkommendes Symptom.		
12.	Der Nachweis einer bipolaren Störung ist ein Ausschlusskriterium für die Diagnose einer schizoaffektiven Störung.		

Typische Prüfungsfragen

Frage 5.2.1 Mehrfachauswahl
Welche der folgenden Aussagen zu schizophrenen Erkrankungen treffen zu? Wählen Sie *zwei* Antworten!

- ☐ A: Psychomotorische Erregungszustände sind typisch für die katatone Schizophrenie.
- ☐ B: Beim schizophrenen Residuum ist ein häufiger Wechsel zwischen Erregung und Bewegungslosigkeit zu beobachten.
- ☐ C: Die hebephrene Schizophrenie beginnt selten vor dem 25. Lebensjahr.
- ☐ D: Bewusstseinstrübung und Desorientiertheit sind typisch für die Akutphase der paranoiden Schizophrenie.
- ☐ E: Typisch für die Schizophrenia simplex ist die verminderte Fähigkeit, soziale oder berufliche Anforderungen zu erfüllen.

Frage 5.2.2 Mehrfachauswahl
Welche der folgenden Aussagen zur paranoiden Schizophrenie treffen zu? Wählen Sie *zwei* Antworten.

- ☐ A: Es handelt sich um eine seltene Verlaufsform der Schizophrenie.
- ☐ B: Störungen der Stimmung und des Antriebs sind Leitsymptome.
- ☐ C: Psychomotorische Symptome stehen im Vordergrund der Symptomatik.

□ D: Inhaltliche Denkstörungen kennzeichnen das klinische Bild.
□ E: Akustische Halluzinationen treten begleitend auf.

Frage 5.2.3 Aussagenkombination
Welche der folgenden Aussagen zur katatonen Schizophrenie treffen zu?

1. Affektstörungen mit heiter-läppischer Grundstimmung stehen im Vordergrund.
2. Sopor ist ein Leitsymptom.
3. Erregungszustände sprechen gegen eine katatone Schizophrenie.
4. Mutismus und Negativismus sind wichtige Zusatzsymptome.
5. Vorherrschend sind psychomotorische Störungen.

□ A: Nur die Aussagen 1 und 2 sind richtig.
□ B: Nur die Aussagen 4 und 5 sind richtig.
□ C: Nur die Aussagen 1, 2 und 3 sind richtig.
□ D: Nur die Aussagen 2, 4 und 5 sind richtig.
□ E: Nur die Aussagen 2, 3, 4 und 5 sind richtig.

Frage 5.2.4 Prüfung aktuell (2019–1). Mehrfachauswahl
Welche der folgenden Aussagen treffen zu? Wählen Sie *zwei* Antworten.
Bei einer katatonen Schizophrenie (nach ICD-10) …
□ A: kann autogenes Training erfolgreich eingesetzt werden.
□ B: kann es zu lebensbedrohlichen Komplikationen kommen.
□ C: treten keine Halluzinationen auf.
□ D: stehen psychomotorische Störungen im Vordergrund.
□ E: muss die Symptomatik mindestens 4 Wochen lang vorhanden sein.

Frage 5.2.5 Mehrfachauswahl
Welche der folgenden Aussagen zur hebephrenen Schizophrenie treffen zu? Wählen Sie *zwei* Antworten.
□ A: Das Denken ist i. d. R. nicht beeinträchtigt.
□ B: Erste Symptome treten meist erst nach dem 40. Lebensjahr auf.
□ C: Typisch ist eine übertriebene Befolgung von Konventionen.
□ D: Affektive Veränderungen stehen im Vordergrund.
□ E: Soziale Isolierung droht.

Frage 5.2.6 Mehrfachauswahl
Welche *zwei* der folgenden Aussagen zur Hebephrenie treffen zu?
□ A: Die Hebephrenie ist eine Erkrankung, die sich bereits vor der Pubertät – meist im Alter von 4–5 Jahren – manifestiert.
□ B: Charakteristisch für die Hebephrenie sind die akustischen Halluzinationen, die von Vorschulkindern oft als singende Chöre beschrieben werden.
□ C: Die Hebephrenie zählt zu den X-chromosomal vererbbaren Erkrankungen und wird somit vorwiegend auf weibliche Nachkommen vererbt.
□ D: Bei der Hebephrenie bleiben das Bewusstsein und die Orientierung in den allermeisten Fällen erhalten.
□ E: Veränderungen des Denkens und der Affekte stehen im Vordergrund der Symptomatik.

Frage 5.2.7 Mehrfachauswahl
Welche der folgenden Aussagen treffen zu? Wählen Sie *zwei* Antworten.
Bei Menschen, die an einer hebephrenen Schizophrenie leiden, sind nach ICD-10 folgende Symptome am ehesten typisch:
□ A: Miosis
□ B: Antriebsverlust
□ C: Anhaltende Wahnideen
□ D: Affektlabilität
□ E: Affektverflachung

Frage 5.2.8 Prüfung aktuell (2019–1). Aussagenkombination
Negativsymptom(e) eines schizophrenen Residuums ist/sind:

1. Psychomotorische Verlangsamung
2. Affektverflachung
3. Passivität und Initiativemangel
4. Akustische und optische Halluzinationen
5. Negativismus

□ A: Nur Aussage 5 ist richtig.
□ B: Nur die Aussagen 1 und 4 sind richtig.
□ C: Nur die Aussagen 1, 2 und 3 sind richtig.
□ D: Nur die Aussagen 1, 2, 3 und 5 sind richtig.
□ E: Alle Aussagen sind richtig.

5

Frage 5.2.9 Vorsicht Falle! Aussagenkombination
Welche der folgenden Aussagen zum schizophrenen Residuum (nach ICD-10) treffen zu?

1. Beim schizophrenen Residuum handelt es sich um die depressive Phase nach Abklingen der akuten Episode einer Schizophrenie.
2. Vorherrschend sind paranoid-halluzinatorische Phänomene.
3. Charakteristisch sind eine psychomotorische Verlangsamung sowie die Vernachlässigung der eigenen Körperpflege.
4. Mehrere „negative" Symptome waren während der vorangegangenen 12 Monate vorhanden.
5. Im Rahmen der Differenzialdiagnose sollte eine Demenz oder eine chronische Depression ausgeschlossen werden.

□ A: Nur die Aussagen 1 und 5 sind richtig.
□ B: Nur die Aussagen 1, 3 und 4 sind richtig.
□ C: Nur die Aussagen 2, 3 und 5 sind richtig.
□ D: Nur die Aussagen 3, 4 und 5 sind richtig.
□ E: Nur die Aussagen 1, 3, 4 und 5 sind richtig.

Frage 5.2.10 Aussagenkombination
Welche der folgenden Merkmale sind typisch für die Schizophrenia simplex?

1. Fast unmerklicher Beginn
2. Rückzug aus menschlichen Beziehungen bis hin zum Autismus
3. Auffassungs- und Konzentrationsschwäche
4. Häufiges Auftreten katatoner Symptome
5. Schubweiser Verlauf

□ A: Nur die Aussagen 1 und 2 sind richtig.
□ B: Nur die Aussagen 4 und 5 sind richtig.
□ C: Nur die Aussagen 1, 2 und 3 sind richtig.
□ D: Nur die Aussagen 2, 3 und 5 sind richtig.
□ E: Alle Aussagen sind richtig.

Frage 5.2.11 Aussagenkombination
Welche der folgenden von einem Patienten mit einer Schizophrenie berichteten Erscheinungen zählen psychopathologisch zu den Zönästhesien?

1. „Ich spüre ein Laufen innen im Körper, als ob etwas hin und her rieselt."
2. „Da ist ein starkes Ziehen in den Beinen, das kribbelt, wie wenn man eine elektrische Leitung anfasst."
3. „Wenn die Hypnose zu mir durchdringt, muss ich Dinge tun, die ich nicht will: links abbiegen oder andere Leute anspucken."
4. „Von Zeit zu Zeit höre ich ein Fauchen wie von einer Katze, oft auch ein Zischen, Pfeifen oder lautes Wiehern."
5. „Es ist eine Empfindung, als ob die Brust gefriert. Der Arm wird plötzlich steif und taub, wie gelähmt. Dann ein Brennen entlang der Wirbelsäule oder ein Gefühl, als ob sich meine Niere auf und ab bewegt."

☐ A: Nur die Aussagen 1 und 2 sind richtig.
☐ B: Nur die Aussagen 3 und 4 sind richtig.
☐ C: Nur die Aussagen 1, 2 und 5 sind richtig.
☐ D: Nur die Aussagen 1, 2, 4 und 5 sind richtig.
☐ E: Alle Aussagen sind richtig.

5.3 Weitere Erkrankungen aus dem schizophrenen Formenkreis

In den ersten 10 Jahren – also in insgesamt 20 Prüfungen – gab es sechs Fragen zur wahnhaften Störung, hingegen nur eine einzige Frage zu den übrigen Erkrankungen aus dem schizophrenen Formenkreis. Dieselbe Tendenz ist auch in den letzten Prüfungen zu beobachten: Die wahnhafte Störung wurde am häufigsten gefragt, andere Themen (Wochenbettpsychose, schizoaffektive Störung, schizotype Störung, induzierte wahnhafte Störung) waren in den letzten 20 Prüfungen nur ein- oder zweimal vertreten (➤ Abb. 5.5).

MERKE
Vergessen Sie nicht, die **wahnhafte Störung** auf ihrer Lernliste weit nach oben zu setzen! Sie ist nicht nur im Schriftlichen, sondern auch im Mündlichen ein wichtiges Thema.

Typische Prüfungsfragen

Frage 5.3.1 Mehrfachauswahl
Welche der folgenden Aussagen zur wahnhaften Störung treffen zu? Wählen Sie *zwei* Antworten.

☐ A: Besonders bei jungen Patienten sind anhaltende akustische Halluzinationen typisch.
☐ B: Die Wahninhalte können manchmal lebenslang bestehen.
☐ C: Bei den Wahninhalten handelt es sich oft um einen Verfolgungswahn oder einen Größenwahn.
☐ D: Charakteristisch sind rasch wechselnde Wahnvorstellungen ohne inhaltlichen Bezug.
☐ E: Auch in Bereichen, die sich nicht auf den Wahn beziehen, zeigen die Betroffenen massive Auffälligkeiten des Affekts, der Sprache und des Verhaltens.

Frage 5.3.2 Aussagenkombination
Die wahnhafte Störung ist nach ICD-10 charakterisiert durch:

1. Lang anhaltenden Wahn
2. Stupor
3. Antriebsstörung
4. Denkzerfahrenheit
5. Anhaltende akustische Halluzinationen

☐ A: Nur Aussage 1 ist richtig.
☐ B: Nur die Aussagen 1 und 2 sind richtig.
☐ C: Nur die Aussagen 1, und 5 sind richtig.
☐ D: Nur die Aussagen 2, und 3 sind richtig.
☐ E: Nur die Aussagen 1, 2 und 4 sind richtig.

Frage 5.3.3 Aussagenkombination
Bei einer schizoaffektiven Störung …

1. treten affektive und schizophrene Symptome in derselben Krankheitsphase auf.
2. wechselt die Stimmung ständig zwischen bedrückt und euphorisch.

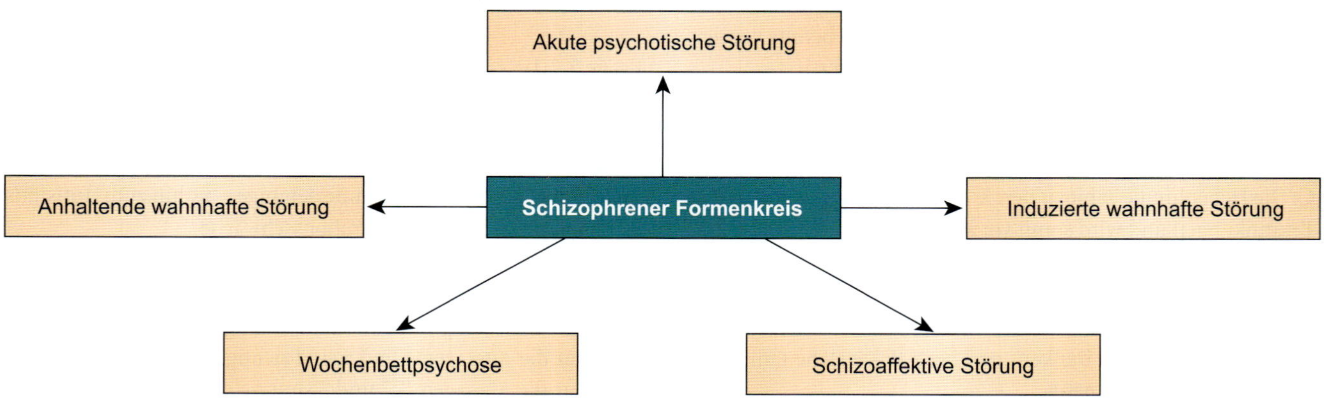

Abb. 5.5 Weitere Erkrankungen aus dem schizophrenen Formenkreis

3. sind kontinuierliche Wahnvorstellungen vorhanden.
4. werden manische Symptome nicht beobachtet.
5. sind positive Symptome der Schizophrenie nicht zu beobachten.

☐ A: Nur Aussage 1 ist richtig.
☐ B: Nur die Aussagen 1 und 2 sind richtig.
☐ C: Nur die Aussagen 1, 2 und 3 sind richtig.
☐ D: Nur die Aussagen 2, 3 und 4 sind richtig.
☐ E: Nur die Aussagen 1, 3, 4 und 5 sind richtig.

Frage 5.3.4 Aussagenkombination
Welche der folgenden Aussagen zur Wochenbettpsychose (postpartale Psychose) treffen zu?

1. Typische Symptome sind Wahn oder Halluzinationen.
2. Eine Suizidgefahr besteht nicht.
3. Bei einem Teil der Patientinnen besteht bei der nächsten Entbindung wieder eine psychische Störung.
4. Sie tritt frühestens 4 Wochen nach der Entbindung auf.
5. Bei Hausgeburten sind Wochenbettpsychosen im Vergleich zu Klinikgeburten sehr selten.

☐ A: Nur die Aussagen 1 und 3 sind richtig.
☐ B: Nur die Aussagen 2 und 5 sind richtig.
☐ C: Nur die Aussagen 1, 2 und 3 sind richtig.
☐ D: Nur die Aussagen 1, 3 und 4 sind richtig.
☐ E: Nur die Aussagen 1, 3 und 5 sind richtig.

Frage 5.3.5 Einfachauswahl
Ein kürzlich zugewanderter Bauarbeiter, der in der Bundesrepublik Deutschland ohne Angehörige und ohne Kontakt zu Landsleuten lebt, entwickelt plötzlich eine massive paranoide Symptomatik. Alarmierte Familienangehörige, welche die paranoiden Befürchtungen des Kranken teilen, nehmen den Klienten mit zurück in sein Heimatland, wo die Symptomatik innerhalb weniger Tage verschwindet. Diagnostisch handelt es sich hier am ehesten um …

☐ A: einen akuten schizophrenen Schub.
☐ B: eine akute wahnhafte psychotische Störung in sprachfremder Umgebung.
☐ C: eine akute polymorphe psychotische Störung.
☐ D: eine akute Belastungsreaktion.
☐ E: ein sogenanntes „Heimweh-Syndrom" im Rahmen einer Anpassungsstörung.

Frage 5.3.6 Prüfung aktuell (2018–2). Aussagenkombination
Sie haben bei einem Patienten den Verdacht auf eine schizotype Störung (nach ICD-10). Welche der folgenden Symptome stützen Ihren Verdacht im Rahmen der Differenzialdiagnose?

1. Der Patient erscheint kalt und unnahbar.
2. Ausgeprägte Ideenflucht.
3. Antriebsschwäche.
4. Misstrauen.
5. Denken und Sprache des Patienten sind vage, gekünstelt und umständlich.

☐ A: Nur die Aussagen 1, 2 und 5 sind richtig.
☐ B: Nur die Aussagen 1, 3 und 4 sind richtig.
☐ C: Nur die Aussagen 1, 4 und 5 sind richtig.
☐ D: Nur die Aussagen 2, 4 und 5 sind richtig.
☐ E: Nur die Aussagen 3, 4 und 5 sind richtig.

Frage 5.3.7 Aussagenkombination
Die induzierte wahnhafte Störung …

1. bezeichnet das gleichzeitige Auftreten zweier voneinander unabhängiger Wahnsysteme bei demselben Patienten.
2. kann in Form eines Verfolgungswahns auftreten.
3. ist i. d. R. eine Folge von Alkoholmissbrauch.
4. wird auch als Folie à deux bezeichnet.

☐ A: Nur Aussage 1 ist richtig.
☐ B: Nur Aussage 4 ist richtig.
☐ C: Nur die Aussagen 1 und 3 sind richtig.
☐ D: Nur die Aussagen 2 und 4 sind richtig.
☐ E: Nur die Aussagen 1, 2 und 3 sind richtig.

5.4 Therapie schizophrener Störungen

Wenn man Ihnen im Mündlichen eine Fallgeschichte zur – meist paranoiden – Schizophrenie vorlegt, lautet eine Standardfrage: „Welche Therapie schlagen Sie im vorliegenden Fall vor?" Auch im Schriftlichen gibt es in Abständen immer wieder Fragen zur Therapie der Schizophrenie (➤ Abb. 5.6).

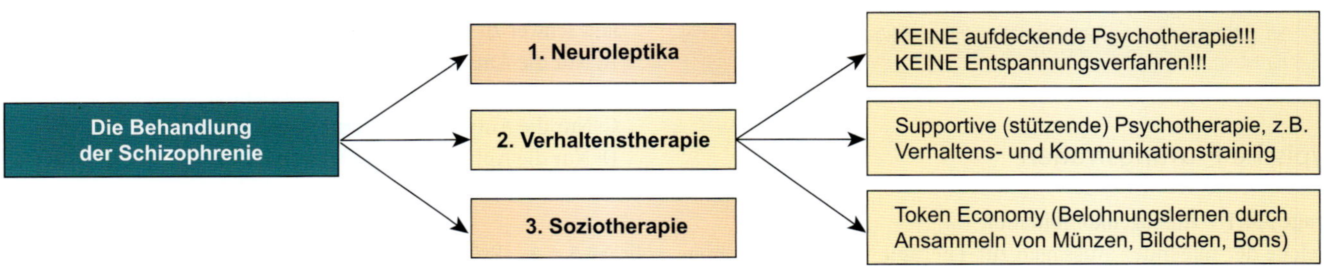

Abb. 5.6 Therapie schizophrener Patienten

Richtig oder falsch?

➢ Tab. 5.3.

Tab. 5.3 Welche der folgenden Aussagen zur Therapie schizophrener Erkrankungen sind zutreffend?

		Richtig	Falsch
1.	Wegen der guten Verträglichkeit sind Antipsychotika (Neuroleptika) problemlos in der Therapie einsetzbar.		
2.	Patienten mit Negativsymptomatik sprechen besonders schnell auf eine Behandlung mit Antipsychotika an.		
3.	Antipsychotika können zur Entwicklung extrapyramidalmotorischer Symptome führen.		
4.	Eine Nebenwirkung von Antipsychotika ist die sogenannte Akathisie.		
5.	Bei der Ersterkrankung sollte eine Behandlung mit Neuroleptika/Antipsychotika spätestens nach 4 Wochen beendet werden.		
6.	Bei der Behandlung mit Haloperidol (Haldol®) kann es zu sogenannten Spätdyskinesien kommen.		
7.	Bei Einnahme von Antipsychotika ist oft mit einer Gewichtsabnahme zu rechnen.		
8.	Bei den sogenannten „atypischen Antipsychotika (Neuroleptika)" sind die Nebenwirkungen geringer ausgeprägt als bei den „klassischen Antipsychotika".		
9.	Einige Antipsychotika werden in niedriger Dosis auch gegen Angst- und Schlafstörungen eingesetzt.		
10.	Aktivierende und stützende psychotherapeutische Maßnahmen können das Ergebnis der medikamentösen Therapie und das subjektive Befinden der Patienten erheblich verbessern.		
11.	Psychotherapeutische Behandlungsmaßnahmen sind i. d. R. erst nach Abklingen der akuten psychotischen Symptomatik sinnvoll.		
12.	Zur Reduzierung der Plussymptomatik haben sich Entspannungsverfahren als hilfreich erwiesen.		
13.	Zur Behandlung von Wahn ist die Elektrokrampftherapie (EKT) ein häufig eingesetztes Verfahren.		
14.	Bei der Rehabilitation schizophren Erkrankter ist die Förderung der verbliebenen Eigenaktivität unter Vermeidung von Überstimulation ein wichtiger Baustein.		

Typische Prüfungsfragen

Frage 5.4.1 Aussagenkombination
Welche der folgenden Aussagen zur Therapie von schizophrenen Patienten treffen zu?

1. Kognitives Training wie z. B. Training der sozialen Wahrnehmung ist sinnvoll.
2. Imaginationsübungen sollten frühzeitig durchgeführt werden.
3. Die Psychotherapie bei schizophrenen Patienten beinhaltet u. a. Problemanalyse, Psychoedukation, Kommunikationstraining und Problemlösetraining.
4. In der Anfangsphase der Erkrankung kann autogenes Training helfen, die psychotischen Symptome zu reduzieren.
5. Die medikamentöse Abschwächung der psychotischen Symptome macht die Patienten zugänglich für aktivierende und stützende Therapie.

☐ A: Nur die Aussagen 1 und 3 sind richtig.
☐ B: Nur die Aussagen 1 und 4 sind richtig.
☐ C: Nur die Aussagen 1, 3 und 5 sind richtig.
☐ D: Nur die Aussagen 2, 3 und 4 sind richtig.
☐ E: Nur die Aussagen 1, 2, 3 und 5 sind richtig.

Frage 5.4.2 Aussagenkombination
Welche der folgenden Aussagen bezüglich der Behandlung von Patienten mit Schizophrenie sind zutreffend?

1. Eine Behandlung durch Antipsychotika mindert den psychotischen Leidensdruck des Patienten.
2. Die beste Rezidivprophylaxe ist eine längerfristige medikamentöse Therapie.
3. Antipsychotika können i. d. R. so dosiert werden, dass keine Nebenwirkungen auftreten.
4. Als Nebenwirkung von Haldol® ist häufig eine irreversible Hypertonie zu beobachten.
5. Eine begleitende Psychotherapie ermöglicht eine Dosissenkung und verbessert die Befindlichkeit des Kranken.

☐ A: Nur die Aussagen 1, 2 und 3 sind richtig.
☐ B: Nur die Aussagen 1, 2 und 4 sind richtig.
☐ C: Nur die Aussagen 1, 2 und 5 sind richtig.
☐ D: Nur die Aussagen 1, 2, 4 und 5 sind richtig.
☐ E: Nur die Aussagen 1, 2, 4 und 5 sind richtig.

Frage 5.4.3 Aussagenkombination
Welche der folgenden Aussagen zur Anwendung von Antipsychotika (Neuroleptika) trifft/treffen zu?

1. Antipsychotika wirken rasch sedierend.
2. Ihre antipsychotische Wirkung tritt oft erst nach 2–3 Wochen ein.
3. Krankheitseinsicht und Behandlungsbereitschaft sind bei der Schizophrenie hoch.
4. Ein fester Zeitpunkt zur Therapiebeendigung muss eingeplant und eingehalten werden.
5. Entzugssymptome dauern i. d. R. 6 Wochen an und sind ambulant schwer zu beherrschen.

☐ A: Nur die Antworten 1 und 2 sind richtig.
☐ B: Nur die Antworten 2 und 3 sind richtig.
☐ C: Nur die Antworten 1, 2 und 3 sind richtig.
☐ D: Nur die Antworten 2, 3 und 4 sind richtig.
☐ E: Nur die Antworten 1, 2, 4 und 5 sind richtig.

Frage 5.4.4 Prüfung aktuell (2019–2). Aussagenkombination
Welche der folgenden Aussagen zu Antipsychotika (Neuroleptika) treffen zu?

1. Antipsychotika sind zur Behandlung schizophrener Störungen geeignet.

2. Antipsychotika werden auch zur Behandlung schwerer depressiver Episoden eingesetzt.
3. Antipsychotika werden nach „typischen" und „atypischen Antipsychotika unterschieden.
4. Bei der Einnahme von Antipsychotika sollten regelmäßig Kontrolluntersuchungen (z. B. Elektrokardiogramm, EKG) durchgeführt werden.
5. Bei Antipsychotika kann als Nebenwirkung ein Parkinsonoid auftreten.

☐ A: Nur die Aussagen 1, 2 und 4 sind richtig.
☐ B: Nur die Aussagen 1, 2, 3 und 5 sind richtig.
☐ C: Nur die Aussagen 1, 3, 4 und 5 sind richtig.
☐ D: Nur die Aussagen 2, 3, 4 und 5 sind richtig.
☐ E: Alle Aussagen sind richtig.

Frage 5.4.5 Prüfung aktuell (2018–2). Mehrfachauswahl
Welche der folgenden Aussagen treffen zu? Wählen Sie *zwei* Antworten.

Selektive Serotonin-Wiederaufnahmehemmer (SSRI)

☐ A: sind bei psychotherapeutisch behandelten Patienten kontraindiziert.
☐ B: können zum Serotoninsyndrom führen.
☐ C: werden zu Behandlung von Angststörungen eingesetzt.
☐ D: führen typischerweise zu einem deutlich erhöhten Speichelfluss.
☐ E: vermindern die Serotoninkonzentration im synaptischen Spalt.

Frage 5.4.6 Prüfung aktuell (2020–2). Aussagenkombination
Unerwünschte Nebenwirkungen bei Antipsychotika (Neuroleptika) sind:

1. Parkinsonoid
2. Sitzunruhe (Akathisie)
3. Herzkreislaufstörungen
4. Gewichtszunahme
5. Abhängigkeitsentwicklung

☐ A: Nur die Aussagen 2 und 3 sind richtig.
☐ B: Nur die Aussagen 1, 3 und 4 sind richtig.
☐ C: Nur die Aussagen 2, 4 und 5 sind richtig.
☐ D: Nur die Aussagen 1, 2, 3 und 4 sind richtig.
☐ E: Nur die Aussagen 1, 2, 4 und 5 sind richtig.

Frage 5.4.7 Aussagenkombination
Welche der folgenden Aussagen hinsichtlich der Sozio- und Psychotherapie schizophrener Kranker trifft/treffen zu?

1. Aufdeckende psychotherapeutische Interventionen sind supportiven Interventionen vorzuziehen.
2. Schizophrene Residualsyndrome sind durch Verhaltenstraining und Übungsprogramme i. d. R. nicht besserungsfähig.
3. Patienten mit sogenannten Plussymptomen sind i. d. R. besser zu rehabilitieren als Patienten mit Negativsymptomatik.
4. Die Gefahr der Auslösung psychotischer Rezidive wird durch soziale Überstimulation erhöht.
5. Die sogenannten Minussymptome, z. B. Affekt-, Antriebs- und Sprachverarmung, werden durch soziale Stimulation verringert.

☐ A: Nur die Aussagen 1 und 3 sind richtig.
☐ B: Nur die Aussagen 2 und 4 sind richtig.
☐ C: Nur die Aussagen 3 und 5 sind richtig.
☐ D: Nur die Aussagen 3, 4 und 5 sind richtig.
☐ E: Nur die Aussagen 1, 2, 3 und 4 sind richtig.

Frage 5.4.8 Aussagenkombination
Welche der folgenden Aussagen zur Behandlung von Schizophrenie treffen zu?

1. Bei der medikamentösen Therapie mit Antipsychotika können im Sinne unerwünschter Arzneimittelwirkungen parkinsonähnliche Symptome auftreten.
2. Die kognitive Verhaltenstherapie (KVT) hat sich als unterstützende Behandlungsmöglichkeit bewährt.
3. Arbeits- und Beschäftigungstherapie sind Bestandteile der stationären Therapie.
4. Im Gegensatz zu den Suchterkrankungen hat sich die Soziotherapie bei der Schizophrenie nicht bewährt.
5. Differenzialdiagnostisch sind u. a. organisch bedingte Psychosen zu beachten.

☐ A: Nur die Aussagen 1, 3 und 4 sind richtig.
☐ B: Nur die Aussagen 2, 3 und 5 sind richtig.
☐ C: Nur die Aussagen 1, 2, 3 und 5 sind richtig.
☐ D: Nur die Aussagen 1, 2, 4 und 5 sind richtig.
☐ E: Alle Aussagen sind richtig.

5.5 Lösungen mit Kommentaren

Lösung > Tab. 5.1 Richtig oder falsch?

- **Zu 1:** Falsch! Das Lebenszeitrisiko liegt bei 1 %.
- **Zu 2:** Richtig! Man spricht in diesem Zusammenhang von einer genetischen Disposition, die bewirkt, dass bei den Betroffenen in Belastungssituationen eine Schizophrenie ausgelöst wird, während andere vielleicht mit einer Anpassungsstörung reagieren.
- **Zu 3:** Richtig! Die Betroffenen leiden häufig an einem Wahn (= inhaltliche Denkstörung), an akustischen Halluzinationen (= Veränderung der Wahrnehmung), an Wahrnehmungsstörungen und diversen formalen Denkstörungen (Denkzerfahrenheit, Neologismen, Gedankenabreißen usw.).
- **Zu 4:** Falsch! Für die katatone und hebephrene Schizophrenie, die Schizophrenia simplex oder das schizophrene Residuum sind Wahnvorstellungen nicht typisch und kommen deshalb in den jeweiligen Diagnosekriterien nicht vor oder werden nur als seltenes Begleitsymptom erwähnt.
- **Zu 5:** Falsch! Die Betroffenen sind bewusstseinsklar, ihre kognitiven Fähigkeiten sind nicht beeinträchtigt.
- **Zu 6:** Richtig! Die Suizidrate liegt bei etwa 10 %, in manchen Büchern werden auch 10–15 % angegeben.
- **Zu 7:** Falsch! Der übersteigerte Antrieb wäre ein Leitsymptom der Manie.
- **Zu 8:** Falsch! Die Mindestdauer nach ICD-10 beträgt 4 Wochen.
- **Zu 9 und 10:** Richtig!

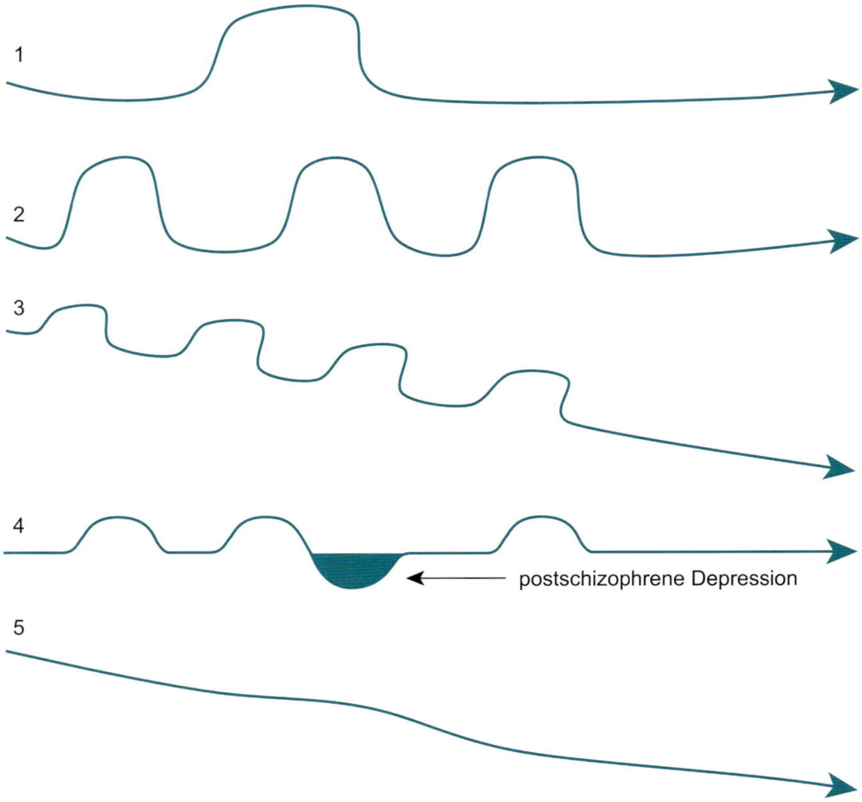

Abb. 5.7 Verlaufsformen der Schizophrenie

Lösung 5.1.1 E: Nur 1, 2, 3 und 4 sind richtig.
Hintergrund der Frage ist die sogenannte **Drittelregel**, die sich wie folgt zusammenfassen lässt (➤ Abb. 5.7):

1. Bei einem Drittel der Patienten treten die Symptome einmalig auf, anschließend kommt es zu einer vollständigen Wiedergesundung.
2. Bei einem weiteren Drittel kommt es zu wiederholten schizophrenen Episoden, dazwischen gelten die Betroffenen als gesund. Auch bei diesem Drittel kommt es nach Ausheilung der Erkrankung zu einer psychopathologischen Remission = Wiedergesundung.
3. Beim letzten Drittel kommt es nach jeder Episode zu einer fortschreitenden Verschlechterung, die schließlich in Defektzustände mündet, die als schizophrenes Residuum bezeichnet werden.

Daneben gibt es zwei Sonderfälle:

1. Die **postschizophrene Depression**, die im Anschluss an einen „schizophrenen Schub" auftreten kann. Im Gegensatz zu einer „normalen" depressiven Episode müssen noch einige (nicht im Vordergrund der Symptomatik stehende) Plus- oder Minussymptome der Schizophrenie vorhanden sein (→ Aussage 3).
2. Erkrankungen wie die **Hebephrenie** oder die **Schizophrenia simplex** mit schleichendem Beginn und einer fortschreitenden, sich langsam entwickelnden Minussymptomatik. Bei diesen eher seltenen Formen der Schizophrenie spricht man von einem *prozesshaften* oder – wie in Aussage 4 – von einem *geradlinig progredienten Verlauf* mit der Entwicklung von typischen schizophrenen Negativsymptomen.

Lösung 5.1.2 Richtig sind A und E.

- **Zu A:** Richtig! Wenn jemand Dinge im Außen auf sich bezieht und daraus irrige Schlüsse zieht, spricht man von Beziehungsideen. Beziehungsideen sind bei schizophrenen Erkrankungen häufig zu beobachten. Sie können sich zu einem Beziehungswahn entwickeln, wobei die Betroffenen alltägliche Begebenheiten im Sinne ihres Wahns (häufig: Verfolgungs- oder Beeinträchtigungswahn) umdeuten und auf sich beziehen. Dieses Phänomen wird in der Psychiatrie als Wahnwahrnehmung bezeichnet.
- **Zu B:** Falsch! Schizophrenieformen mit akutem Krankheitsbeginn (wie die paranoide oder katatone Schizophrenie) sprechen meist gut auf Antipsychotika an, im Gegensatz zu langsam progredient beginnenden schizophrenen Erkrankungen wie die Schizophrenia simplex und die Hebephrenie, deren Prognose meist ungünstig ist.
- **Zu C:** Falsch! Der Häufigkeitsgipfel für eine Erkrankung an Schizophrenie liegt zwischen dem 18. und 35. Lebensjahr. Männer erkranken oft *zwischen 18 und 25 Jahren*, Frauen zwischen dem 25. und 35. Lebensjahr. Die Zahlen dürfen allerdings nicht darüber hinwegtäuschen, dass eine Schizophrenie bei Männern und Frauen in jedem Lebensalter auftreten kann.
- **Zu D:** Falsch! Keine Bewusstseinstrübung bei schizophrenen Erkrankungen, auch nicht in der Akutphase.
- **Zu E:** Richtig! Nicht nur wegen der hohen Suizidrate (ca. 10 %), sondern auch aus anderen noch nicht völlig erforschten Gründen reduziert eine schizophrene Erkrankung die Lebenserwartung

um durchschnittlich 10–15 Jahre. Schizophrene erkranken z. B. häufiger an Krebs, an Herz-Kreislauf-Erkrankungen sowie Erkrankungen der Lunge und des Verdauungstrakts.

Lösung 5.1.3 D: Nur 1, 2, 3 und 5 sind richtig.

Lösung 5.1.4 C: Nur 1, 3 und 5 sind richtig.
- **Zu 1:** Richtig! → Kommentar zu Lösung 5.1.2 (C).
- **Zu 2:** Falsch! Das Erkrankungsrisiko bei eineiigen Zwillingen liegt bei 50 %.
- **Zu 3:** Richtig! Denkzerfahrenheit, Danebenreden und Einschiebungen in den Gedankenfluss sind bei Menschen mit einer Schizophrenie häufig zu beobachten. Das Symptom Denkzerfahrenheit zählt zu den Zweitrangsymptomen der Schizophrenie.
- **Zu 4:** Falsch! Suggestibilität findet sich beim Alkoholentzugsdelir; für die-Schizophrenie ist sie nicht typisch.
- **Zu 5:** Richtig! Der Begriff „doppelte Buchführung" stammt von Eugen Bleuler und bedeutet: Der Kranke lebt zugleich in zwei Wirklichkeiten: in der realen Welt (z. B. als Hilfsarbeiter) und in seiner Wahnwelt (z. B. als Wiedergeburt von Jesus).

Lösung 5.1.5 C: Nur 2, 3 und 4 sind richtig.
- **Zu 1:** Falsch! Menschen mit einer Schizophrenie sind bewusstseinsklar und *voll orientiert.*
- **Zu 2:** Richtig! Sprichwörter oder ironische Bemerkungen werden wörtlich verstanden. Beispiel: Was bedeutet für Sie das Sprichwort „Der Apfel fällt nicht weit vom Stamm?" – „Ganz klar: Der Apfel kann nur so weit fallen, wie die Äste breit sind."
- **Zu 3:** Richtig! Neologismen sind Wortneuschöpfungen.
- **Zu 4:** Richtig! Im Verlauf der Erkrankung kommt es zu Affektverflachung, Gefühlsverarmung usw.
- **Zu 5:** Falsch! Wortfindungsstörungen zählen zu den Aphasien und sind typisch für die Demenz, nicht für die Schizophrenie.

Lösung 5.1.6 B: Nur 5 ist richtig.
- **Zu 1–3:** Falsch! Gedankenlautwerden, Gedankenausbreitung und Gedankenentzug sind keine formalen Denkstörungen, sondern schizophrene Ich-Störungen.
- **Zu 4:** Falsch! Wahn = wahnhaftes Denken ist keine formale, sondern eine inhaltliche Denkstörung.
- **Zu 5:** Richtig! Gedankenabreißen tritt häufig im Zusammenhang mit Denkzerfahrenheit auf. Gedankenabreißen und Denkzerfahrenheit zählen zu den formalen Denkstörungen der Schizophrenie.

Lösung 5.1.7 B: Nur 1 und 4 sind richtig.
- **Zu 1:** Richtig! Unter Ambivalenz (von lat. „ambo": beide und „valere": gelten) versteht man einen Zustand der Zerrissenheit zwischen zwei widersprüchlichen Gefühlen oder Wünschen, der zu großen inneren Spannungen führt. Beispiel: Wunsch nach Nähe bei gleichzeitiger Abwehr, wenn einem jemand zu nahekommt. Der Psychiater Manfred Bleuler hat den Begriff 1910 erstmals verwendet. Für ihn war die Ambivalenz ein Grundsymptom der Schizophrenie.
- **Zu 2:** Falsch! Das „Gefühl des Gemachten" ist eine Form des Kontroll- und Beeinflussungswahns („Da wird etwas mit mir gemacht"). Der Beeinflussungswahn zählt zu den Ich-Störungen, nicht zu den Störungen der Affektivität.
- **Zu 3:** Falsch! Als Manierismen bezeichnet man bizarr anmutende, hölzerne, oft stereotype Bewegungsabläufe, häufig verbunden mit einer gekünstelten, gestelzten Ausdrucksweise. Manierismen sind *psychomotorische* Symptome, die z. B. bei der Hebephrenie auftreten.
- **Zu 4:** Richtig! Parathymie bedeutet: Sprache, Gestik, Mimik passen nicht zu den Gefühlen/Affekten, die normalerweise mit dem Inhalt des Gesagten verknüpft sind. Beispiel: Jemand erzählt, dass seine Mutter schwer verunglückt ist und lacht/lächelt dabei vielsagend.
- **Zu 5:** Falsch! Negativismus ist ein Symptom der katatonen Schizophrenie: Der Patient leistet Widerstand gegenüber allen Aufforderungen, sich zu bewegen; oder er führt stattdessen gegenteilige Bewegungen aus. Negativismus ist eine Störung der Psychomotorik.

Lösung 5.1.8 E: Alle Aussagen sind richtig.
- **Kommentar:** Die Aussagen 1–5 beschreiben Symptome einer katatonen Schizophrenie.
- **Zu 5:** Richtig! Als Echolalie (Papageiensprechen) bezeichnet man das automatische, zwanghafte Wiederholen von Gehörtem.

Lösung 5.1.9 E: Nur 3, 4 und 5 sind richtig.
- **Zu 1:** Falsch! Katalepsie bezeichnet einen Zustand des Verharrens in einer starren Körperhaltung bei extrem erhöhtem Muskeltonus. Die Katalepsie ist ein Symptom der katatonen Schizophrenie. Sie zählt zu den psychomotorischen Störungen.
- **Zu 2:** Falsch! Gedankenentzug zählt zu den Ich-Störungen, nicht zu den formalen Denkstörungen.
- **Zu 3 und 4:** Richtig! Im Zusammenhang mit der für die Schizophrenie typischen Denkzerfahrenheit kommt es u. a. zum Auftreten von Inkohärenz (Zusammenhanglosigkeit) und einem plötzlichen Abrechen des Gedankenflusses (Gedankenabreißen).
- **Zu 5:** Richtig! Neologismen sind Wortneuschöpfungen. Sie zählen zu den formalen Denkstörungen, die bei schizophrenen Erkrankungen häufig zu beobachten sind.

Lösung 5.1.10 D: Nur 1, 2 und 5 sind richtig.
- **Zu 1, 2 und 5:** Richtig! → ➤ Abb. 5.2 (Merkwort „Ge-Wa-Sti")
- **Zu 3 und 4:** Falsch! Optische und olfaktorische Halluzinationen zählen zu den Symptomen zweiten Ranges.

Lösung 5.1.11 D: Nur 2, 3 und 4 sind richtig.
- **Zu 1 und 5:** Falsch! Gedankenentzug und Gedankenausbreitung sind Ich-Störungen und zählen zu den Erstrangsymptomen.
- **Zu 2–4:** Richtig! Gefühlsverarmung und katatone Symptome gehören zu den Symptomen zweiten Ranges, genauso wie kurze, vorübergehende Wahneinfälle (→ 3) – im Gegensatz zu einem lang anhaltenden systematisierten Wahn, der zu den Erstrangsymptomen zählt.

Lösung 5.1.12 A: Nur 1 und 4 sind richtig.

- **Kommentar:** Gefragt wird hier nach den Symptomen ersten Ranges (nach Kurt Schneider), die in der ICD-10 nicht mehr so bezeichnet werden. Gedankenlautwerden und Gedankenausbreitung zählen zu den Symptomen ersten Ranges, nicht jedoch das Gedankenabreißen: Dies ist eine für die Schizophrenie typische formale Denkstörung. Die meisten formalen Denkstörungen zählen zu den Zweitrangsymptomen, ebenso auch der soziale Rückzug.

Lösung 5.1.13 B: Nur 4 und 5 sind richtig.

- **Zu 1:** Falsch! Prodromalsymptome (= Vorläufersymptome) sind zwar häufig, es gibt aber auch abrupt beginnende Schizophrenie-Erkrankungen ohne eine oft mehrere Monate oder Jahre andauernde Prodromalphase.
- **Zu 2:** Falsch! Bei der katatonen Schizophrenie oder bei der Schizophrenia simplex sind Wahn und Halluzinationen nicht oder nur in geringem Maße vorhanden.
- **Zu 3:** Falsch! Die Wahnwahrnehmung ist eine Form des Wahns und zählt zu den Erstrangsymptomen.
- **Zu 4:** Richtig! Ein anderes Wort für das „Gefühl des Gemachten" lautet Beeinflussungserlebnisse.
- **Zu 5:** Richtig! Die sechs sogenannten A-Symptome sind Negativsymptome und zählen zu den Zweitrangsymptomen.

5

Wichtig zu wissen

Die „sechs A" nach Andreasen

1. **Apathie:** Teilnahmslosigkeit, Gleichgültigkeit gegenüber der Umwelt, reduzierte Gefühlsreaktionen.
2. **Alogie:** Sprachverarmung, Wortkargheit (nicht verwechseln mit Paralogik!).
3. **Anhedonie:** verminderte Fähigkeit, Freude, Lust und Vergnügen zu empfinden.
4. **Affektverflachung:** Mangel an Empathie und emotionaler Schwingungsfähigkeit.
5. **Asozialität:** Kontaktunfähigkeit, Mangel an zwischenmenschlichem Interesse.
6. **Aufmerksamkeitsstörungen:** Den Betroffenen fällt es schwer, sich zu konzentrieren, einen Text zu lesen, einem Gespräch zu folgen usw.

Alle sechs A-Symptome zählen zu den Minus-/Negativsymptomen der Schizophrenie.

Lösung 5.1.14 Richtig sind B und D.

- **Zu A:** Falsch! Der Wahn zählt zu den Plussymptomen.
- **Zu C:** Falsch! Bei der formalen Denkstörung „Denkzerfahrenheit" wird ein „Zuviel" an Gedanken und Ideen produziert. Die Denkzerfahrenheit zählt deshalb zu den Positivsymptomen.
- **Zu E:** Falsch! Illusionäre Verkennungen zählen zu den Plussymptomen.

Lösung 5.1.15 Richtig ist A.

- **Zu B:** Falsch! Negativsymptome haben nichts mit negativen Verhaltensweisen zu tun. Bei der dissozialen Persönlichkeitsstörung gibt es keine Negativ-/Minussymptome.
- **Zu C:** Falsch! Agitiertheit ist ein Plussymptom.
- **Zu D und E:** Falsch! Negativsymptome sprechen oft kaum oder nur eingeschränkt auf Antipsychotika an. Die Symptome sind trotz medikamentöser Therapie oft lang andauernd, manchmal auch therapieresistent. Die Prognose ist deshalb wesentlich ungünstiger als bei einem Vorherrschen von Positivsymptomen.

Lösung 5.1.16 D: Nur 1, 2, 3 und 5 sind richtig.

- **Zu 1:** Richtig! Ich-Störungen wie z. B. Gedankenlautwerden zählen zur Positivsymptomatik.
- **Zu 2:** Richtig! Wahn ist ein typisches Plussymptom.
- **Zu 3:** Richtig! Bei der „Denkzerfahrenheit" wird ein „Zuviel" an Gedanken und Ideen produziert. Die Denkzerfahrenheit zählt deshalb zu den Positivsymptomen.
- **Zu 4:** Falsch! Unter Anhedonie versteht man die Unfähigkeit, Freude und Lust zu empfinden. Die Anhedonie zählt zu den Negativsymptomen.
- **Zu 5:** Richtig! Psychomotorische Erregungszustände zählen zu den Positivsymptomen der Schizophrenie.

Lösung 5.1.17 B: Nur 2 und 3 sind richtig.

- **Zu 1:** Falsch! Typisch für die paranoide Schizophrenie sind Wahn, Halluzinationen und Ich-Störungen (= Positivsymptome).
- **Zu 2:** Richtig! Zu den inhaltlichen Denkstörungen zählt z. B. der Wahn. Wahn ist ein Plus- oder Positivsymptom.
- **Zu 3:** Richtig! Minussymptome (Negativsymptome) sind typisch für chronische Schizophrenieformen, z. B. für die Schizophrenia simplex, die Hebephrenie oder das schizophrene Residuum.
- **Zu 4:** Falsch! Schizophren Erkrankte mit Positivsymptomatik sprechen meist gut und schnell auf Neuroleptika an; bei Patienten mit Negativsymptomatik ist eine medikamentöse Behandlung oft schwierig und langwierig.
- **Zu 5:** Falsch! Hypersomnie bedeutet: übergroßes Schlafbedürfnis. Das passt nicht zur Symptomatik der Schizophrenie.

Lösung 5.1.18 Richtig sind B und D.

- **Zu A:** Falsch! Typisch für die wahnhafte Störung ist die Entwicklung eines einzelnen Wahns. Wahn ist ein Positivsymptom. Negativsymptome (z. B. sozialer Rückzug oder Störungen des Antriebs) können vereinzelt auftreten, sie zählen jedoch ebenso wenig zu den Kernsymptomen wie akustische Halluzinationen. Akustische Halluzinationen sind nicht typisch für die Erkrankung, können jedoch manchmal bei älteren Patienten vorübergehend vorkommen.
- **Zu B:** Richtig! Menschen mit Hebephrenie zeigen in vielen Situationen kaum Emotionen (= Affektverflachung). Auch in Momenten, in denen sie nach außen hin heiter und fröhlich erscheinen, wirken diese Gefühle nicht echt, sondern gespielt und oberflächlich. Auffällig sind auch das läppische, manierierte Verhalten und die gestelzte Sprache, die nicht zu den zugrunde liegenden Affekten passen.
- **Zu C:** Falsch! Typisch für das schizophrene Residuum sind anhaltende Negativsymptome.

- **Zu D:** Richtig! Patienten mit Schizophrenie sind i. d. R. bewusstseinsklar.
- **Zu E:** Falsch! Die induzierte wahnhafte Störung wurde früher auch als „symbio(n)tischer Wahn" oder als Folie à deux („Verrücktheit zu zweit") bezeichnet. Es handelt sich hierbei um eine wahnhafte Störung von zwei Personen mit einer symbiotischen emotionalen Bindung, von denen eine den Wahn der anderen übernimmt. Der symbio(n)tische Wahn ist eine Sonderform der anhaltenden wahnhaften Störung. Eine wahnhafte Störung wird auf keinen Fall durch Drogen verursacht.

Lösung 5.1.19 E: Alle Aussagen sind richtig.
- **Zu 1:** Richtig! Bei einer Entzündung des Gehirns (griech. „encephalon", Gehirn) können in schweren Fällen Halluzinationen und wahnhaftes Erleben (z. B. Verfolgungswahn) auftreten.
- **Zu 2:** Richtig! Bei etwa 4–10 % der Epilepsiepatienten kommt es zu „epileptischen Psychosen", vor allem bei Patienten mit Temporallappen- oder Schläfenlappenepilepsie. Die Betroffenen leiden in Abständen immer wieder an optischen und akustischen Halluzinationen, oft in Verbindung mit wahnhaftem Erleben. Der Film „Requiem" bietet hierfür ein typisches Beispiel.
- **Zu 3:** Richtig! Bei der multiplen Persönlichkeitsstörung (dissoziativen Identitätsstörung) treten bei den Betroffenen abwechselnd Persönlichkeitsanteile hervor, die anders reden, anders denken, sich anders verhalten als im Normalzustand. Für Außenstehende könnte man dieses Verhalten mit Beeinflussungserlebnissen verwechseln. Typisch sind überdies plötzlich auftretende Flashbacks in die Kindheit, die oft bizarr und wahnhaft anmuten, wenn der Gesamtzusammenhang nicht ersichtlich ist.
- **Zu 4:** Richtig! Beim Konsum von halluzinogenen Drogen (z. B. LSD) kann es zu einem Verlust des Ich-Bewusstseins kommen, begleitet von – meist optischen – Halluzinationen.
- **Zu 5:** Richtig! Bei einer manischen Episode mit psychotischen Symptomen hören die Betroffenen Stimmen (meist in Du-Form) und/oder haben einen Wahn. Dies könnte zu Verwechslungen mit einer paranoiden Schizophrenie führen.

Lösung 5.1.20 D: Nur 1, 2, 3 und 4 sind richtig.
- **Zu 1:** Richtig! Nach einem schweren Schädel-Hirn-Trauma kann es durch eine Schädigung des Gehirns zu einer organischen wahnhaften (= schizophreniformen) Störung kommen (ICD-10: F06.2).
- **Zu 2:** Richtig! Bei der schizoaffektiven Störung sind Symptome einer Schizophrenie und Symptome einer Depression bzw. Manie gleichzeitig vorhanden. Vor der Diagnose einer Schizophrenie sollte differenzialdiagnostisch deshalb eine schizoaffektive Psychose ausgeschlossen werden.
- **Zu 3 und 4:** Richtig! Bei der Manie mit psychotischen Symptomen und bei der schweren depressiven Episode mit psychotischen Symptomen leiden die Betroffenen oft an einem Wahn und hören Stimmen – Symptome, die auch für eine Schizophrenie typisch sind. Vor allem bei der Manie mit psychotischen Symptomen ist die Abgrenzung gegenüber einer Schizophrenie oft nicht leicht.
- **Zu 5:** Falsch! Die Dysthymia (leichtere chronische depressive Störung) hat nichts mit Schizophrenie zu tun.

Lösung ➤ Tab. 5.2 Richtig oder falsch?
- **Zu 1:** Falsch! Die häufigste Unterform ist die paranoide Schizophrenie.
- **Zu 2:** Richtig!
- **Zu 3:** Falsch! Die Hebephrenie beginnt schleichend! Der zweite Teil der Aussage stimmt (die Symptome kann man leicht mit pubertärem Gehabe verwechseln).
- **Zu 4:** Falsch! Die Aussage gilt für die katatone Schizophrenie (→ katatoner Stupor).
- **Zu 5:** Falsch! Der erste Teil der Aussage ist richtig. Negativismus bedeutet jedoch: Die Patienten tun das Gegenteil von dem, was man ihnen aufträgt.
- **Zu 6:** Richtig!
- **Zu 7:** Falsch! Katatone Symptome zählen zur Plussymptomatik. Patienten mit Positivsymptomatik sprechen i. d. R. gut auf eine Behandlung mit Neuroleptika an.
- **Zu 8:** Falsch! Menschen mit einer Schizophrenia simplex zeigen oft ein bizarres, eigenbrötlerisches Verhalten.
- **Zu 9:** Falsch! Beim schizophrenen Residuum dominieren Minussymptome, die sich nach mehreren schizophrenen Episoden langsam entwickeln.
- **Zu 10:** Richtig! Steht so in der ICD-10.
- **Zu 11:** Richtig!
- **Zu 12:** Falsch! Bei der schizoaffektiven Störung finden sich oft zusammen mit der schizophrenen Symptomatik depressive oder manische Symptome, die einer bipolaren Störung zuzuordnen sind.

Lösung 5.2.1 Richtig sind A und E.
- **Zu A:** Richtig! Zu den typischen Symptomen der katatonen Schizophrenie zählen katatone (= psychomotorische) Erregungszustände im Wechsel mit katatonem Stupor.
- **Zu B:** Falsch! Beschrieben wird hier die Symptomatik der katatonen Schizophrenie. Das schizophrene Residuum ist durch ein Vorherrschen von Negativsymptomen charakterisiert.
- **Zu C:** Falsch! Die *hebephrene* Schizophrenie tritt nahezu immer vor dem 25. Lebensjahr auf. In der Fachliteratur liegen die Angaben zum Manifestationsalter zwischen 15 und 25 Jahren.
- **Zu D:** Falsch! Keine Bewusstseinstrübung, keine Orientierungsstörungen bei schizophrenen Erkrankungen, auch nicht in der Akutphase einer paranoiden Schizophrenie.
- **Zu E:** Richtig! Die Schizophrenia simplex entwickelt sich langsam-progredient. Im Verlauf der Erkrankung nimmt u. a. mehr und mehr die Fähigkeit ab, Verantwortung zu übernehmen (z. B. als Vater/Mutter von Kindern) und berufliche oder soziale Verpflichtungen einzugehen.

Lösung 5.2.2 Richtig sind D und E.
- **Zu A:** Falsch! Die paranoide Schizophrenie ist die häufigste Unterform.
- **Zu B:** Falsch! Leitsymptome sind die Erstrangsymptome Wahn, Halluzinationen und Ich-Störungen.
- **Zu C:** Falsch! Diese Aussage gilt für die katatone Schizophrenie, nicht für die paranoide Schizophrenie.

- **Zu D:** Richtig! Inhaltliche Denkstörungen = Wahn und Wahnwahrnehmung.
- **Zu E:** Richtig! Deshalb auch die (ältere) Bezeichnung „paranoid-halluzinatorische Schizophrenie."

Lösung 5.2.3 B: Nur 4 und 5 sind richtig.
- **Zu 1:** Falsch! Die Beschreibung passt auf die Hebephrenie, nicht auf die katatone Schizophrenie.
- **Zu 2:** Falsch! Nicht verwechseln mit Stupor. Sopor (lat. „tiefer Schlaf") ist eine Form der quantitativen Bewusstseinsstörung bei organischen Erkrankungen.
- **Zu 3:** Falsch! Katatone Erregungszustände im Wechsel mit katatonem Stupor sind typisch für die katatone Schizophrenie.
- **Zu 4:** Richtig! Mutismus = Verstummen. Negativismus bedeutet: Die Betroffenen tun das Gegenteil von dem, was man ihnen aufträgt. Beide Symptome sind typisch für die katatone Schizophrenie.
- **Zu 5:** Richtig! Vorherrschend sind psychomotorische Störungen der Willkürmotorik.

5

Lösung 5.2.4 Richtig sind B und D.
- **Zu A:** Falsch! Bei allen psychotischen Erkrankungen – Schizophrenien, akuten Psychosen, schweren depressiven oder manischen Episoden mit psychotischen Symptomen – sind Entspannungstechniken kontraindiziert.
- **Zu B:** Richtig! In seltenen Fällen entwickelt sich der katatone Stupor zu einer *perniziösen (malignen) Katatonie* mit hohem Fieber, Exsikkose (Austrocknung) und vegetative Entgleisungen. Die perniziöse Katatonie ist potenziell lebensbedrohlich und stellt einen psychiatrischen Notfall dar.
- **Zu C:** Falsch! ICD-10: „Die katatonen Symptome können mit einem traumähnlichen (oneiroiden) Zustand mit *lebhaften szenischen Halluzinationen* verbunden sein." Diese Form optischer Halluzinationen zählt jedoch nicht zu den Leitsymptomen einer katatonen Schizophrenie.
- **Zu D:** Richtig! Nahezu alle typischen Symptome der katatonen Schizophrenie (z. B. Stupor, Erregung, Mutismus, Haltungsstereotypien, Negativismus, wächserne Biegsamkeit, Befehlsautomatismen) zählen zu den psychomotorischen Störungen.
- **Zu E:** Falsch! Anders als bei anderen Formen der Schizophrenie müssen eines oder mehrere katatone Symptome *mindestens 2 Wochen* im Vordergrund stehen.

Lösung 5.2.5 Richtig sind D und E.
- **Zu A:** Falsch! Typisch sind formale Denkstörungen wie zerfahrene oder gekünstelte Sprache, Danebenreden, Paralogik usw.
- **Zu B:** Falsch! Erste Symptome treten im Alter zwischen 15 und 25 Jahren auf.
- **Zu C:** Falsch! Die Beschreibung passt am ehesten zur zwanghaften Persönlichkeitsstörung.
- **Zu D:** Richtig! Zu den affektiven Veränderungen gehört z. B. eine massive Affektverflachung, läppisches, manieriertes Verhalten und ein Auseinanderklaffen von äußerer Situation und emotionaler Reaktion (Parathymie).
- **Zu E:** Richtig! Das eigenartige Verhalten führt oft zu sozialer Isolation.

Lösung 5.2.6 Richtig sind D und E.
- **Zu A:** Falsch! Griech. „hebe" bedeutet Jugend. Am häufigsten liegt das Erkrankungsalter zwischen 15 und 25 Jahren.
- **Zu B:** Falsch! Flüchtige akustische Halluzinationen können vorkommen, sind jedoch nicht typisch und finden sich auf keinen Fall „als singende Chöre bei Vorschulkindern".
- **Zu C:** Falsch! Es gibt zwar eine genetische Disposition, die Krankheit wird aber nicht vererbt.
- **Zu D:** Richtig! Keine Bewusstseins- oder Orientierungsstörungen bei allen Formen der Schizophrenie.
- **Zu E:** Richtig! Typisch sind Denkstörungen, die sich als zusammenhanglose, weitschweifige, zerfahrene Sprache äußern. Zu den Veränderungen der Affekte zählt u. a. die Affektverflachung, die durch einen Mangel an emotionaler Schwingungsfähigkeit und einem Verarmen der Gefühle charakterisiert ist → Lösung 5.2.5 (D).

Lösung 5.2.7 Richtig sind B und E.
- **Zu A:** Falsch! Eine Miosis (Pupillenverengung) tritt u. a. bei einem Heroinrausch auf. Das Symptom hat nichts mit dem Krankheitsbild Hebephrenie zu tun.
- **Zu B:** Richtig! Antriebsverlust zählt neben Störungen des Denkens und der Affektivität zu den Minussymptomen der hebephrenen Schizophrenie.
- **Zu C:** Falsch! Flüchtige Wahnideen und Halluzinationen können *kurzzeitig* und bruchstückhaft auftreten, sie bestimmen jedoch nicht das klinische Bild.
- **Zu D:** Falsch! Als Folge der Affektverflachung (→ E) sind typische Merkmale von Affektlabilität (z. B. plötzliche Stimmungsschwankungen oder nicht kontrollierbares Wechselbad der Emotionen) bei Patienten mit Hebephrenie i. d. R. nicht zu beobachten.
- **Zu E:** Richtig! Unter Affektverflachung versteht man einen Verlust von emotionaler Schwingungsfähigkeit: Die Betroffenen können weder Freude noch negative Emotionen wie Hass, Trauer oder Wut empfinden.

Lösung 5.2.8 C: Nur 1, 2 und 3 sind richtig.
- **Zu 4:** Falsch! Das schizophrene Residuum ist durch lang andauernde Negativsymptome charakterisiert. Halluzinationen zählen zu den Plus-/Positivsymptomen. Sie sind nicht typisch für das schizophrene Residuum.
- **Zu 5:** Falsch! Negativismus ist ein Symptom der katatonen Schizophrenie: Der Patient leistet Widerstand gegenüber allen Aufforderungen, sich zu bewegen, oder er führt stattdessen gegenteilige Bewegungen aus. Negativismus ist eine Störung der Psychomotorik und zählt nicht zu den Symptomen eines schizophrenen Residuums.

Lösung 5.2.9 D: Nur 3, 4 und 5 sind richtig.
- **Zu 1:** Falsch! Hier wird die postschizophrene Depression beschrieben (Dauer: mindestens 2 Wochen), nicht das schizophrene Residuum (Dauer: mindestens 12 Monate)
- **Zu 2:** Falsch! Kein Wahn, keine Halluzinationen beim schizophrenen Residuum. Die allgemeinen Kriterien für eine paranoide Schizophrenie waren in der Vergangenheit zwar vorhanden, sind aber gegenwärtig nicht nachweisbar.

- **Zu 3:** Richtig! Das sind zwei von vielen weiteren typischen Negativsymptomen.
- **Zu 4:** Richtig! Mindestens vier der in der ICD-10 aufgeführten negativen Symptome müssen in den zurückliegenden 12 Monaten vorhanden gewesen sein.
- **Zu 5:** Richtig! Ähnliche Symptome können auch bei einer Demenz und einer chronischen Depression (12 Monate oder länger andauernd) vorkommen, deshalb sollten die beiden Störungen differenzialdiagnostisch ausgeschlossen werden.

Lösung 5.2.10 C: Nur 1, 2 und 3 sind richtig.
- **Zu 1:** Richtig! Die Schizophrenia simplex beginnt schleichend.
- **Zu 2 und 3:** Richtig! Im Verlauf der Erkrankung kommt es zu einer Zunahme der Minussymptome: Die Aufmerksamkeitsspanne wird immer kürzer, die Betroffenen können sich nur mehr mit Mühe konzentrieren (→ 3), haben Probleme mit dem Gedächtnis und ziehen sich aus menschlichen Beziehungen zurück (→ 2). Im Gegensatz zu einer Demenz bilden sich die Symptome zurück, wenn die Betroffenen auf Neuroleptika ansprechen.
- **Zu 4:** Falsch! Das wäre typisch für die katatone Schizophrenie.
- **Zu 5:** Falsch! Der Verlauf ist langsam-progredient, ohne ausgeprägte Episoden mit Plussymptomatik.

Lösung 5.2.11 C: Nur 1, 2 und 5 sind richtig.
- **Kommentar:** Zönästhesien sind bizarre Leibhalluzinationen, wie sie z. B. unter **1, 2** und **5** beschrieben werden. Zönästhesien können im Rahmen einer paranoiden Schizophrenie vorkommen, in seltenen Fällen jedoch haben die Betroffenen nur abstruse Leibhalluzinationen ohne weitere schizophrene Symptome: In diesem Fall spricht man von einer „zönästhetischen Schizophrenie". Die zönästhetische Schizophrenie war früher häufig Thema, seit über 20 Jahren taucht sie jedoch nicht mehr im Schriftlichen auf. Zönästhesien als Symptom werden allerdings vereinzelt sowohl in der schriftlichen als auch in der mündlichen Prüfung gefragt.
- **Zu 3:** Falsch! Hier werden Erlebnisse einer Beeinflussung des Willens beschrieben → Ich-Störung.
- **Zu 4:** Falsch! Unausgeformte akustische Halluzinationen wie Fauchen, Zischen, Flüstern, Zischen nennt man Akoasmen. Akoasmen sind akustische Halluzinationen, keine bizarren Leibhalluzinationen.

Lösung 5.3.1 Richtig sind B und C.
- **Zu A:** Falsch! ICD-10: „Bei *älteren* Patienten schließen gelegentliche und vorübergehende akustische Halluzinationen die Diagnose nicht aus, solange die Symptome nicht typisch schizophren erscheinen und nur einen kleinen Teil des klinischen Bildes ausmachen."
- **Zu D:** Falsch! Es handelt sich um einen lang andauernden einzelnen Wahn, nicht um wechselnde Wahnvorstellungen.
- **Zu E:** Falsch! Außerhalb der wahnbesetzten Lebensbereiche sind die Betroffenen unauffällig.

Lösung 5.3.2 A: Nur 1 ist richtig.
- **Zu 2:** Falsch! Stupor ist typisch für die katatone Form der Schizophrenie.
- **Zu 3:** Falsch! Antriebsstörungen zählen zu den Negativsymptomen und finden sich typischerweise beim schizophrenen Residuum, bei der Schizophrenia simplex und der Hebephrenie.
- **Zu 4:** Falsch! Denkzerfahrenheit findet sich bei verschiedenen Unterformen der Schizophrenie (z. B. paranoide Schizophrenie oder Hebephrenie), nicht bei der wahnhaften Störung.
- **Zu 5:** Falsch! In der ICD-10 heißt es: „Anhaltende akustische Halluzinationen [...] sind nicht mit der Diagnose wahnhafte Störung vereinbar."

Lösung 5.3.3 A: Nur 1 ist richtig.
- **Zu 1:** Richtig! Affektive und schizophrene Symptome treten in der Krankheitsphase gleichzeitig auf.
- **Zu 2:** Falsch! Die Stimmung ist nach ICD-10 – zusammen mit den schizophrenen Symptomen – für *längere Zeit* entweder manisch oder depressiv.
- **Zu 3:** Falsch! Wahn kann vorkommen, ist aber kein notwendiges Symptom.
- **Zu 4:** Falsch! Die schizophrenen Symptome treten gleichzeitig mit depressiven oder manischen Symptomen auf.
- **Zu 5:** Falsch! Produktive (= positive) Symptome der Schizophrenie sind typisch.

Lösung 5.3.4 A: Nur 1 und 3 sind richtig.
- **Zu 1:** Richtig! Psychotische Symptome wie Wahn oder Halluzinationen sind typisch.
- **Zu 2:** Falsch! Die Betroffenen haben oft Suizidgedanken, manchmal sogar den Gedanken, sich und ihr Baby zu töten.
- **Zu 3:** Richtig! Es geht hier um eine später auftretende *psychische* Störung (z. B. eine Angststörung oder eine Wochenbettdepression), nicht unbedingt um eine Wochenbett*psychose*. Grund hierfür ist u. a. eine genetische Disposition für affektive oder schizophreniforme Störungen.
- **Zu 4:** Falsch! Wochenbettpsychosen treten meist in den ersten Wochen nach der Geburt auf, in manchen Fällen aber auch schon kurz nach der Geburt.
- **Zu 5:** Falsch! Eine Hausgeburt hat keinen Einfluss auf die Entstehung einer Wochenbettpsychose.

Lösung 5.3.5 B: Akute wahnhafte psychotische Störung.
- **Zu A:** Falsch! Bei einem psychotischen schizophrenen Schub klingt die Symptomatik nicht innerhalb weniger Tage ab.
- **Zu B:** Richtig! Die Diagnose findet sich in der ICD-10 unter F23.3 „Akute, vorwiegend wahnhafte psychotische Störungen". Bei der Störung liegen relativ stabile Wahnideen vor, die aber nicht die Kriterien für eine Schizophrenie oder eine anhaltende wahnhafte Störung erfüllen. Früher hieß die Störung „paranoide Reaktion" oder „reaktive paranoide Psychose".
- **Zu C:** Falsch! Bei einer akuten polymorphen psychotischen Störung müssten die Symptome vielgestaltig (polymorph) sein und häufig wechseln.

- **Zu D:** Falsch! Keine psychotischen Symptome bei einer psychogenen Störung – weder bei einer akuten Belastungsreaktion (maximale Dauer: 3 Tage!) noch bei einer PTBS oder einer Anpassungsstörung.
- **Zu E:** Falsch! → Kommentar zu D.

Lösung 5.3.6 C: 1, 4 und 5 sind richtig.

- **Kommentar:** Typisch für die schizotype Störung ist ein exzentrisches Verhalten in Verbindung mit seltsamer, gekünstelter Sprache (→ 5). Misstrauen (→ 4), paranoide Vorstellungen und eingeengter Affekt (Gefühlskälte → 1) sind häufig zu beobachten. Antriebsschwäche (→ 3) zählt nicht zu den Diagnosekriterien, ebenso wenig eine „ausgeprägte Ideenflucht" (→ 2), die für eine Manie typisch wäre.

Lösung 5.3.7 D: Nur 2 und 4 sind richtig.

- **Kommentar:** Die induzierte wahnhafte Störung hieß früher symbio(n)tischer Wahn oder Folie à deux (frz., wörtlich: „Verrücktsein zu zweit") und beschreibt das Auftreten eines Wahns bei zwei Personen, die symbiotisch miteinander verbunden sind. Eine der beiden Personen hat einen echten Wahn, die zweite Person übernimmt den Wahn. Die Symptomatik bei der zweiten Person verschwindet, wenn die beiden voneinander getrennt werden.
- **Zu 1:** Falsch! Der induzierte Wahn beinhaltet das gleichzeitige Auftreten *eines* Wahnsystems bei *zwei* Personen.
- **Zu 2:** Richtig! Ein Verfolgungswahn (z. B. in sprachfremder Umgebung) ist häufig.
- **Zu 3:** Falsch! Alkoholmissbrauch spielt hier keine Rolle.
- **Zu 4:** Richtig! Die induzierte wahnhafte Störung wurde früher auch als „symbiontischer Wahn" oder als Folie à deux („Verrücktheit zu zweit") bezeichnet. Es handelt sich hierbei um eine wahnhafte Störung von zwei Personen mit einer symbiotischen emotionalen Bindung, von denen eine den Wahn der anderen übernimmt. Der symbio(n)tische Wahn ist eine Sonderform der anhaltenden wahnhaften Störung. Eine wahnhafte Störung wird auf keinen Fall durch Drogen verursacht.

Lösung ➢ Tab. 5.3 Richtig oder falsch?

- **Zu 1:** Falsch! Neuroleptika/Antipsychotika haben viele Nebenwirkungen, sind also nicht gut verträglich; trotzdem werden sie in der Therapie der Schizophrenie eingesetzt, weil es keine andere wirksame Behandlung gibt.
- **Zu 2:** Falsch! Patienten mit Negativsymptomatik brauchen länger, bis sie auf eine Behandlung mit Antipsychotika ansprechen, und oft ist die Behandlung weniger effektiv als bei der medikamentösen Therapie positiver Symptome. Die neue Generation der atypischen Antipsychotika (Neuroleptika) scheint hier erfolgreicher zu sein, die Meinungen hierüber gehen in Fachkreisen jedoch auseinander.
- **Zu 3:** Richtig! Extrapyramidalmotorische Symptome sind Bewegungsstörungen, die vom Gehirn ausgehen. Beispiele hierfür sind die Früh- und Spätdyskinesien, die Akathisie oder parkinsonähnliche Symptome (Parkinsonoid).
- **Zu 4:** Richtig! Akathisie = Unfähigkeit stillzusitzen. Die Akathisie zählt zu den Dyskinesien.
- **Zu 5:** Falsch! Zur Rezidivprophylaxe sollte nach einer einmaligen schizophrenen Episode das Medikament mindestens 1 Jahr lang eingenommen werden.
- **Zu 6:** Richtig! Bei einer längeren Einnahme von klassischen Antipsychotika wie Haldol kommt es häufig zu Spätdyskinesien wie Akathisie, Zuckungen im Gesichtsbereich, unwillkürlichen Bewegungen.
- **Zu 7:** Falsch! Bei Einnahme von Antipsychotika kommt es oft zu einer Gewichtszunahme.
- **Zu 8:** Richtig! Atypische Neuroleptika/Antipsychotika haben weniger Nebenwirkungen und scheinen bei Erkrankungen mit Negativsymptomatik besser zu wirken.
- **Zu 9:** Richtig! Niedrigpotente Antipsychotika sind sedierend und werden deshalb nicht nur bei Psychosen, sondern auch bei Angststörungen und Schlafproblemen eingesetzt.
- **Zu 10:** Richtig! Aktivierende und stützende (supportive) Therapieformen! Keine Entspannungsverfahren! Keine aufdeckende Therapie!
- **Zu 11:** Richtig!
- **Zu 12:** Falsch! Entspannungsverfahren sind bei einer akuten Psychose kontraindiziert.
- **Zu 13:** Falsch! Die EKT wird bei schweren Depressionen und therapieresistenten katatonen Zuständen eingesetzt, nicht bei Wahn.
- **Zu 14:** Richtig! Wichtig hierbei ist, dass die Betroffenen nicht überfordert, aber auch nicht unterfordert werden. Eine Überstimulation kann zu einem Rückfall führen.

Lösung 5.4.1 C: Nur 1, 3 und 5 sind richtig.

- **Zu 1 und 3:** Richtig! An Schizophrenie Erkrankte haben häufig Mühe, zwischen der Wirklichkeit und der eigenen subjektiven Wahrnehmung zu unterscheiden. Sie hören Stimmen, sind überzeugt, verfolgt oder beeinflusst zu werden, und sehen in Freunden, Geschwistern und Eltern auf einmal Feinde und Verräter. Ein Training der sozialen Wahrnehmung kann helfen, verzerrte Wahrnehmungen zu erkennen und zu verändern. Viele Betroffene ziehen sich zurück oder sind nicht mehr fähig, mit ihrem Umfeld zu kommunizieren. Kommunikationstraining, Problemlösetraining und Aufklärung über die Hintergründe und Symptome der Erkrankung können dazu beitragen, den Betroffenen mehr Lebensqualität zu ermöglichen.
- **Zu 2 und 4:** Falsch! Übungen zur Imagination (z. B. Fantasiereisen) oder zur Entspannung sind bei schizophrenen Erkrankungen kontraindiziert.
- **Zu 5:** Richtig! Eine stützende oder aktivierende Therapie ist i. d. R. erst möglich, wenn die psychotischen Symptome als Folge der Medikation zurückgegangen sind.

Lösung 5.4.2 C: Nur 1, 2 und 5 sind richtig.

- **Zu 3:** Falsch! Alle Antipsychotika haben Nebenwirkungen, auch bei niedriger Dosierung.
- **Zu 4:** Falsch! Haldol® ist ein hochpotentes Antipsychotikum mit nachgewiesener antipsychotischer Wirkung. Häufige Nebenwir-

kungen sind Dyskinesien. Aber auch Blutdruckveränderungen (Hyper- oder Hypotonie) können auftreten. Sie sind allerdings *nicht irreversibel*, sondern normalisieren sich nach Absetzen des Medikaments.

Lösung 5.4.3 A: Nur 1 und 2 sind richtig.

- **Zu 1:** Richtig! In der Anfangsphase der medikamentösen Therapie sind alle Antipsychotika/Neuroleptika zunächst sedierend (= beruhigend), allerdings je nach Wirkstoff unterschiedlich stark. Wegen ihrer sedierenden Wirkung werden Antipsychotika (vor allem niedrigpotente) deshalb auch bei Ängsten, Schlafstörungen und psychomotorischen Erregungszuständen verabreicht.
- **Zu 2:** Richtig! Die Wirkung tritt häufig erst nach 2–3 Wochen ein, oft auch später. In manchen Fällen zeigt das Antipsychotikum keine Wirkung, dann muss das Medikament gewechselt werden.
- **Zu 3:** Falsch! Da viele Betroffene an einem – unkorrigierbaren – Wahn leiden oder 100-prozentig überzeugt sind, dass die Stimmen, die sie hören, keine Einbildung sind, fühlen sie sich nicht krank und sind somit auch kaum bereit, sich behandeln zu lassen.
- **Zu 4 und 5:** Falsch! Nicht verwechseln mit Benzodiazepinen! Antipsychotika machen nicht abhängig. Beim Absetzen gibt es also keine Entzugssymptome, ein fester Zeitpunkt zur Therapiebeendigung ist dennoch sinnvoll, da sich die Antipsychotikatherapie meist über Monate bis Jahre erstreckt.

Lösung 5.4.4 E: Alle Aussagen sind richtig.

- **Zu 2:** Richtig! Bei einer schweren depressiven Episode mit psychotischen Symptomen kommen zur Behandlung von Halluzinationen und Wahnideen neben Antidepressiva auch Antipsychotika zum Einsatz.
- **Zu 4:** Richtig! Antipsychotika können Herzrhythmus- und Kreislaufstörungen verursachen, deshalb sind regelmäßige Kontrolluntersuchungen wichtig und notwendig.
- **Zu 5:** Richtig! Als Parkinsonoid bezeichnet man parkinsonähnliche Symptome, die nicht durch die Parkinson-Erkrankung, sondern als Folge einer Behandlung mit Antipsychotika auftreten. Die Symptome (z. B. Rigor, Trippelschritt, Zittern erstarrte Mimik) verschwinden nach Absetzen des Medikaments.

Lösung 5.4.5 Richtig sind B und C.

- **Zu B:** Richtig! Das *Serotoninsyndrom* ist ein lebensbedrohliches Krankheitsbild, das durch eine massive Erhöhung der Serotoninkonzentration verursacht wird. Typische Symptome hierfür u. a.: Schüttelfrost, Übelkeit, Erbrechen, Tremor, Ataxie, in schweren Fällen auch Krampfanfällen und delirante Zustände. Das Serotoninsyndrom ist häufig das Resultat einer Wechselwirkung mit Medikamenten, die zu einer Erhöhung der Serotoninaktivität führen können, z. B. einer kombinierten Anwendung von SSRI mit MAO-Hemmern. Auch die gleichzeitige Einnahme von hochdosiertem Johanniskraut *(Hypericum perforatum)* kann ein Serotoninsyndrom zur Folge haben.
- **Zu C:** Richtig! Eine Erhöhung des Botenstoffs Serotonin führt zu einer Verbesserung der Stimmungslage, reduziert Angstgefühle, Aggressivität und depressive Zustände und gibt den Betroffenen ein Gefühl von innerer Ruhe und Zufriedenheit. SSRI kommen deshalb nicht nur bei Depressionen, sondern auch bei Angststörungen zur Anwendung.
- **Zu E:** Falsch! Antidepressiva aus der Gruppe der SSRI erhöhen die Serotoninkonzentration im synaptischen Spalt.

Lösung 5.4.6 D: Nur 1, 2, 3 und 4 sind richtig.

- **Zu 1:** Richtig! → Kommentar zu 5.4.4 (5).
- **Zu 2:** Richtig! Der Begriff leitet sich her von griech. „kathisein" (sitzen) kombiniert mit der Vorsilbe „a-" (unfähig zu). Die Akathisie ist durch massiven körperlichen Bewegungsdrang gekennzeichnet, der sich u. a. darin äußert, dass die Betroffenen unfähig sind, einige Zeit sitzen zu bleiben.
- **Zu 3:** Richtig! Als Nebenwirkungen von Antipsychotika können Herz-Rhythmus-Störungen und Kreislaufregulationsstörungen auftreten. Besonders häufig: Hypotonie mit Schwindel, in selteneren Fällen auch erhöhter Puls (Tachykardie) und erhöhter Blutdruck (Hypertonie).
- **Zu 4:** Richtig! Zunahme von Appetit und Gewicht sind eine häufige Nebenwirkung von Antipsychotika. Als Folge davon kommt es bei den Betroffenen oft zu einer Erhöhung von Blutzucker, Cholesterin und Blutfetten.
- **Zu 5:** Falsch! Antipsychotika machen nicht abhängig.

Lösung 5.4.7 D: Nur 3, 4 und 5 sind richtig.

- **Zu 1:** Falsch! Keine aufdeckenden psychotherapeutischen Verfahren bei Psychosen!
- **Zu 2:** Falsch! Negativsymptome können sich durch spezielle verhaltenstherapeutische Maßnahmen bessern → Kommentare zu 4 und 5.
- **Zu 3:** Richtig! Patienten mit sog. Plussymptomen sprechen besser auf Neuroleptika an als Patienten mit Minussymptomatik.
- **Zu 4:** Richtig! Ein wichtiger Grundsatz bei der Soziotherapie: Die Kranken nicht überfordern (= soziale Überstimulation), weil dies einen psychotischen Rückfall auslösen kann, die Betroffenen aber auch nicht unterfordern.
- **Zu 5:** Richtig! Durch eine behutsame „soziale Stimulation" können Minussymptome gebessert (= verringert) werden.

Lösung 5.4.8 C: Nur 1, 2, 3 und 5 sind richtig.

- **Zu 1–3:** Richtig!
- **Zu 4:** Falsch! Auch die Soziotherapie ist ein wichtiger Teil der Therapie.
- **Zu 5:** Richtig! Durch eine Erkrankung oder Verletzung des Gehirns kann es zu Symptomen kommen, die an eine Schizophrenie erinnern. Sie finden sich in der ICD-10 unter F06.2: organische wahnhafte/schizophreniforme Störung.

KAPITEL

6 Affektive Störungen (F3)

In den letzten 20 Prüfungen waren die affektiven Störungen mit 46 Fragen vertreten, in jeder Prüfung also durchschnittlich zweimal. Interessanterweise haben sich die Schwerpunkte der Themen aus diesem Bereich seit etwa 5 Jahren auffallend verändert. Von 2011–2015 gab es z. B. 9 Fragen zur Manie und nur 5 Fragen zu depressiven Episoden. In den letzten zehn Prüfungen hingegen findet sich nur eine einzige Frage zur Manie, 10 Fragen jedoch zu den Merkmalen einer depressiven Episode, ergänzt durch einzelne Fragen zu Sonderformen der Depression (Dysthymia, larvierte Depression, Wochenbettdepression) und zur Therapie depressiver Störungen. Auch Mischfragen, in denen in einer einzigen Frage das Wissen zu verschiedensten Themen überprüft werden kann, waren in den letzten Jahren mehrmals vertreten.

TIPP

In älteren Prüfungen finden sich noch Fachbegriffe wie endogene Psychose, endogene Depression, Zyklothymie oder zyklothyme Depression. Diese Bezeichnungen gehören zum sogenannten triadischen System, das in der ICD-10 durch eine andere Terminologie abgelöst wurde. In den letzten 25 Jahren gab es keine Fragen mehr zum triadischen System. Sie brauchen es also weder für die mündliche noch für die schriftliche Prüfung zu lernen.

6.1 Affektive Störungen allgemein

Die für uns wichtigsten affektiven Störungen sind in ➤ Abb. 6.1 dargestellt. Ein Großteil der Fragen drehte sich um die Symptome der Depression und die Therapie depressiver Störungen durch Antidepressiva oder kognitive Verhaltenstherapie (KVT). Einige wenige Fragen hatten die Manie, die bipolare Störung und die Dysthymia zum Thema.

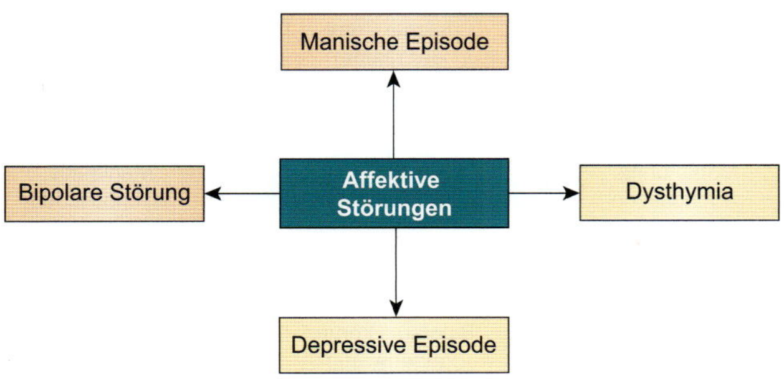

Abb. 6.1 Affektive Störungen im Überblick

TIPP

Die affektiven Störungen gehören mit 1–2 Fragen pro Prüfung zu den wichtigsten Themen im Schriftlichen. Sie spielen auch in der mündlichen Prüfung, vor allem aber auch in Ihrer späteren Praxis eine wichtige Rolle. Sie sollten deshalb auf Ihrer Lernliste weit oben stehen.

Typische Prüfungsfragen

Frage 6.1.1 Mehrfachauswahl: Wählen Sie *drei* Antworten.
Zu den affektiven Störungen werden nach ICD-10 folgende Störungen gerechnet:

- □ A: Organische depressive Störung
- □ B: Dysthymia
- □ C: Hypomanie
- □ D: Rezidivierende depressive Störung
- □ E: Anpassungsstörung mit depressiver Reaktion

Frage 6.1.2 Aussagenkombination
Welche der folgenden Aussagen zu den affektiven Störungen treffen zu?

1. Bei der Entwicklung affektiver Störungen können frühere Umwelteinflüsse eine Rolle spielen.
2. Eine familiäre Häufung konnte bisher nicht nachgewiesen werden.
3. Depressive Patienten entwickeln nach einer Depression i. d. R. eine Manie.
4. Zu den affektiven Störungen zählt nach ICD-10 auch die depressive Reaktion im Rahmen einer abnormen Verlustreaktion.
5. Bei affektiven Störungen im späteren Lebensalter kommt es häufig zu einem sich langsam entwickelnden demenziellen Abbau.

- □ A: Nur Aussage 1 ist richtig.
- □ B: Nur die Aussagen 1 und 2 sind richtig.
- □ C: Nur die Aussagen 1, 2 und 3 sind richtig.
- □ D: Nur die Aussage 4 und 5 sind richtig.
- □ E: Nur die Aussagen 1, 3 und 4 sind richtig.

Frage 6.1.3 Prüfung aktuell (2018–1). Mehrfachauswahl
Welche der folgenden Aussagen zu affektiven Störungen treffen zu? Wählen Sie *zwei* Antworten.

- □ A: Bei den affektiven Störungen kommen bipolare Verläufe wesentlich häufiger vor als unipolare depressive Verläufe.

□ B: Vor Beginn der Behandlung einer neu aufgetretenen affektiven Störung muss eine organische Ursache abgeklärt werden.
□ C: Wahnideen im Rahmen einer manischen Episode sind dadurch gekennzeichnet, dass diese i. d. R. mit der Gemütslage des Patienten nicht übereinstimmen.
□ D: Die sogenannte Wochenbettdepression darf von einem Heilpraktiker nicht behandelt werden.
□ E: Im Rahmen der Behandlung einer Depression kann auch die zusätzliche Gabe eines Neuroleptikums zu einem Antidepressivum erforderlich sein.

6.2 Bipolare affektive Störung

Typische Prüfungsfragen

Frage 6.2.1 Aussagenkombination
Welche der folgenden Aussagen zur bipolaren Störung (nach ICD-10) treffen zu?

1. Es handelt sich um eine Störung, die durch wenigstens zwei Episoden charakterisiert ist, in denen Stimmung und Aktivitätsniveau des Betroffenen deutlich gestört sind.
2. Charakteristisch ist eine weitgehende bis vollständige Besserung zwischen den Episoden.
3. Von der bipolaren Störung sind fast nur Männer betroffen.
4. Größenwahn kann auftreten.
5. Beim sogenannten Phasenumschwung ist die Suizidgefährdung besonders hoch.

□ A: Nur Aussage 1 ist richtig.
□ B: Nur Aussage 5 ist richtig.
□ C: Nur die Aussagen 1, 2 und 5 sind richtig.
□ D: Nur die Aussagen 1, 3 und 4 sind richtig.
□ E: Nur die Aussagen 1, 2, 4 und 5 sind richtig.

Frage 6.2.2 Aussagenkombination
Welche der folgenden Aussagen trifft/treffen für die bipolare affektive Störung nach ICD-10 zu?

1. Bei der Entstehung der bipolaren Störung ist eine genetische Disposition ein mitverursachender Faktor.
2. Manische Episoden beginnen i. d. R. abrupt (rasch, innerhalb weniger Tage) und dauern zwischen 2 Wochen und 4–5 Monaten an.
3. Depressive Phasen der bipolaren Störung tendieren zu längerer Dauer, selten allerdings länger als 1 Jahr.
4. Zur Vorbeugung manisch-depressiver Krankheitsepisoden wurde das autogene Training entwickelt.
5. Bei Personen, die an einer bipolaren Störung erkrankt sind, kann eine Zwangsunterbringung notwendig sein.

□ A: Nur Aussage 1 ist richtig.
□ B: Nur die Aussagen 1, 2 und 3 sind richtig.
□ C: Nur die Aussagen 1, 2, 3 und 5 sind richtig.
□ D: Nur die Aussagen 1, 2, 4 und 5 sind richtig.
□ E: Alle Aussagen sind richtig.

Frage 6.2.3 Mehrfachauswahl
Welche der folgenden Aussagen zur bipolaren affektiven Störung nach ICD-10 treffen zu? Wählen Sie *zwei* Antworten.
□ A: Es gibt Verlaufsformen mit psychotischen Symptomen.
□ B: Frauen sind weitaus häufiger betroffen als Männer.
□ C: Depressive Episoden dauern i. d. R. länger als die manischen Episoden.
□ D: Manische Episoden beginnen i. d. R. schleichend.
□ E: Die Erkrankung tritt fast ausschließlich innerhalb der ersten zwei Lebensdekaden auf.

Frage 6.2.4 Prüfung aktuell (2019–2). Einfachauswahl
Welche Aussage über die bipolare affektive Störung (nach ICD-10) trifft zu?
□ A: Akustische Halluzinationen sind mit der Diagnose einer manischen Episode im Rahmen einer bipolaren affektiven Störung nicht vereinbar.
□ B: Unter Rapid Cycling versteht man das ständige Umherlaufen manischer Patienten.
□ C: Die depressive Episode im Rahmen einer bipolaren affektiven Störung unterscheidet sich von der unipolaren Störung durch das Vorliegen parathymer Gedankeninhalte.
□ D: Eine manische Episode ist von einer Schizophrenie gelegentlich nur im Verlauf unterscheidbar.
□ E: Die Diagnose einer Dysthymia schließt eine bipolare affektive Störung aus.

6.3 Manische Erkrankungen

Prüfungswissen kompakt

Eine Übersicht über die verschiedenen Formen der Manie gibt ➤ Abb. 6.2.

Richtig oder falsch?

Allgemeine Aspekte zur Manie finden sich in ➤ Tab. 6.1.

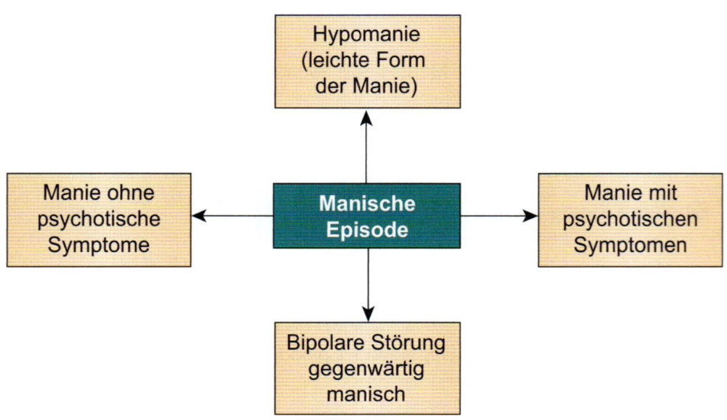

Abb. 6.2 Formen der Manie

Tab. 6.1 Welche der folgenden Aussagen zur Manie sind zutreffend?

		Richtig	Falsch
1.	Unmotivierte gehobene oder gereizte Verstimmungen in Verbindung mit unkontrollierbarer Erregung und überhöhter Selbsteinschätzung haben einen hohen Aussagewert bei der Diagnosestellung einer Manie.		
2.	Es kommt zu einer Steigerung der kognitiven Leistungsfähigkeit.		
3.	Die Betroffenen halten sich für deutlich qualifizierter und intelligenter, als sie es tatsächlich sind.		
4.	Wahrnehmungsstörungen wie Hyperakusis oder übersteigerte Wahrnehmung von Licht und Farben können begleitend auftreten.		
5.	In einer manischen Phase leiden die Betroffenen i. d. R. an Orientierungsstörungen.		
6.	Distanzlosigkeit und Logorrhö sind typische Begleitsymptome.		
7.	Neologismen sind eine häufig vorkommende formale Denkstörung bei der Manie.		
8.	Phänomene wie Depersonalisation und Derealisation stützen die Diagnose.		
9.	Die erhöhte Libido kann sich bis zu sexuellen Exzessen steigern.		
10.	In schweren Fällen können paranoid-halluzinatorische Symptome auftreten.		
11.	Im Gegensatz zur Manie muss die Hypomanie mindestens 14 Tage andauern, um als solche diagnostiziert werden zu können.		
12.	Allmachtsfantasien und das Gefühl, andere Menschen mit den eigenen Gedanken beeinflussen zu können, sind oft Begleitsymptome einer manischen Episode mit psychotischen Symptomen.		
13.	Beim Umschwung von einer manischen in eine depressive Phase (Phasenumschwung) sind die Betroffenen oft akut suizidgefährdet.		

Typische Prüfungsfragen

Frage 6.3.1 Aussagenkombination
Hinweise für eine manische Episode sind:
1. Hypersomnie
2. Perseveration
3. Überwertige Ideen
4. Unermüdliche Betriebsamkeit
5. Konzentrationsschwierigkeiten

□ A: Nur die Aussagen 1 und 3 sind richtig.
□ B: Nur die Aussagen 2 und 4 sind richtig.
□ C: Nur die Aussagen 3 und 5 sind richtig.
□ D: Nur die Aussagen 1, 3 und 5 sind richtig.
□ E: Nur die Aussagen 3, 4 und 5 sind richtig.

Frage 6.3.2 Aussagenkombination
Manische Syndrome können gekennzeichnet sein durch:
1. Gereiztheit
2. Euphorische Stimmungslage
3. Konzentrationsstörungen
4. Assoziationslockerung
5. Fremdaggressives Verhalten

□ A: Nur die Aussagen 1 und 2 sind richtig.
□ B: Nur die Aussagen 1, 3 und 4 sind richtig.
□ C: Nur die Aussagen 2, 3 und 4 sind richtig.
□ D: Nur die Aussagen 1, 2, 3 und 4 sind richtig.
□ E: Alle Aussagen sind richtig.

Frage 6.3.3 Vorsicht Falle! Mehrfachauswahl
Welche *zwei* Aussagen zur Manie treffen zu?
□ A: Psychotherapie steht im Vordergrund der Behandlung.
□ B: Die Betroffenen leiden unter einer deliranten Unruhe.
□ C: Typisch ist eine Störung des Antriebs.
□ D: Akustische Halluzinationen sind mit der Diagnose einer Manie nicht vereinbar.
□ E: Typisch ist eine gesteigerte Libido.

Frage 6.3.4 Mehrfachauswahl: Wählen Sie *zwei* Antworten.
Ein 50-jähriger Mann kommt in Begleitung seiner Ehefrau in Ihre Praxis. Vom psychopathologischen Befund ist ein maniformes Zustandsbild auffällig. Um eine mögliche somatische Ursache auszuschließen, empfehlen Sie eine hausärztliche Untersuchung. Als Ursachen kommen bei der Differenzialdiagnose am ehesten infrage:
□ A: Schilddrüsenüberfunktion
□ B: Amphetaminkonsum
□ C: Hypotonie
□ D: Schilddrüsenunterfunktion
□ E: Herzinfarkt

6.4 Depressive Störungen

In den letzten 10 Jahren gab es mehr als 20 Fragen zu den unter F3 gelisteten depressiven Störungen, dazu noch diverse Fragen zur Therapie von Depressionen. Die für uns wichtigsten (prüfungsrelevanten) Krankheitsbilder gibt ➤ Abb. 6.3 im Überblick wieder.

Depressive Störungen unterscheiden lernen: fünf Fallgeschichten im Vergleich

Frage 6.4.1 Fallgeschichte 1
Eine 32-jährige Lehrerin kommt in die Praxis, weil sie sich seit 3 Monaten extrem müde und erschöpft fühle. Sie müsse sich zwingen, in die Schule zu gehen, könne sich beim Unterrichten nicht konzentrieren und klagt darüber, dass sich die zu korrigierenden Schülerarbeiten bei ihr stapeln würden. Zum Einkaufen gehe sie nur noch, wenn sie nichts mehr zum Essen im Kühlschrank habe. „Nichts macht mehr Freude", meint sie. „Meine Gefühle sind wie abgeschnitten. Die Beziehung zu meinem langjährigen Freund ist in die Brüche gegangen. Ich weiß nicht, wie es weitergehen soll."

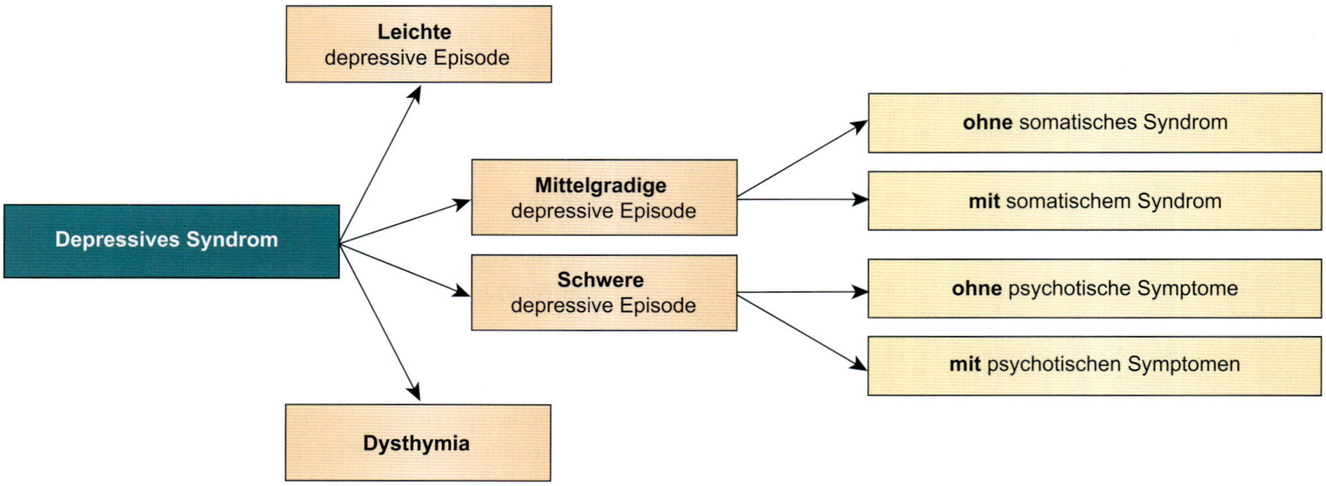

Abb. 6.3 Depressive Störungen im Überblick

Welche der folgenden Diagnosen ist in Fallgeschichte 1 am wahrscheinlichsten?

☐ A: Bipolare Störung
☐ B: Mittelgradige oder schwere depressive Episode
☐ C: Schwere depressive Episode mit psychotischen Symptomen
☐ D: Dysthymia
☐ E: Rezidivierende depressive Störung

Frage 6.4.2 Fallgeschichte 2

Eine 32-jährige Lehrerin kommt in die Praxis, weil sie sich seit 3 Monaten extrem müde und erschöpft fühle. Sie müsse sich zwingen, in die Schule zu gehen, könne sich beim Unterrichten nur schwer konzentrieren und klagt darüber, dass sich die zu korrigierenden Schülerarbeiten bei ihr stapeln würden. Zum Einkaufen gehe sie nur noch, wenn sie nichts mehr zum Essen im Kühlschrank habe. „Nichts macht mehr Freude", meint sie. „Meine Gefühle sind wie abgeschnitten. Ähnlich ging es mir schon vor 4 und vor 7 Jahren."
Welche der folgenden Diagnosen ist in Fallgeschichte 2 am wahrscheinlichsten?

☐ A: Bipolare Störung
☐ B: Mittelgradige oder schwere depressive Episode
☐ C: Schwere depressive Episode mit psychotischen Symptomen
☐ D: Dysthymia
☐ E: Rezidivierende depressive Störung

Frage 6.4.3 Fallgeschichte 3

Eine 32-jährige Lehrerin kommt in die Praxis, weil sie sich seit 4 Monaten extrem müde und erschöpft fühle. Seit Wochen müsse sie sich zwingen, in die Schule zu gehen, doch seit einigen Tagen habe sie sich zu Hause eingeschlossen, mit der Begründung, sie leide an einer ansteckenden tödlichen Krankheit und dürfe deshalb nicht in die Schule. Nachts habe sie mehrmals die Stimme ihres Direktors gehört, der ihr befohlen habe, zu Hause zu bleiben.
Welche der folgenden Diagnosen ist in Fallgeschichte 3 am wahrscheinlichsten?

☐ A: Bipolare Störung
☐ B: Mittelgradige oder schwere depressive Episode
☐ C: Schwere depressive Episode mit psychotischen Symptomen
☐ D: Dysthymia
☐ E: Rezidivierende depressive Störung

Frage 6.4.4 Fallgeschichte 4

Eine 32-jährige Lehrerin kommt in die Praxis, weil es in ihrer Partnerschaft krisele. „Mein Freund beklagt sich darüber, dass ich so wenig Interesse an Sex habe." Auf Nachfragen berichtet sie, dass sie seit mindestens 10 Jahren an Schlafstörungen und leichteren depressiven Verstimmungen leide. Sie gehe jeden Tag zur Schule, meistere auch die Probleme des Alltags, sei jedoch unzufrieden mit ihren Leistungen. „Vor meinem 20. Lebensjahr war ich optimistisch und lebenslustig, dann kam mein damaliger Freund bei einem Autounfall ums Leben. Seitdem habe ich mich so verändert", meint sie.
Welche der folgenden Diagnosen ist in Fallgeschichte 4 am wahrscheinlichsten?

☐ A: Bipolare Störung
☐ B: Mittelgradige oder schwere depressive Episode
☐ C: Schwere depressive Episode mit psychotischen Symptomen
☐ D: Dysthymia
☐ E: Rezidivierende depressive Störung

Frage 6.4.5 Fallgeschichte 5

Eine 32-jährige Lehrerin kommt in die Praxis, weil es in ihrer Partnerschaft krisele. „Mein Freund beklagt sich darüber, dass ich so wenig Interesse an Sex habe. Dabei war es vor einem Jahr ganz anders: Da war ich wie aufgedreht, voll Energie und hatte ständig Lust auf Sex." Zu dieser Zeit habe sie sich wie in einem Einkaufsrausch teure Klamotten gekauft, sei viel ausgegangen und habe dabei auch ihren jetzigen Freund kennengelernt. Inzwischen sei alles anders: Sie habe keine Lust mehr auszugehen, müsse sich zwingen, in die Schule zu gehen, schaffe es nicht, ihre Korrekturarbeiten zu erledigen, und liege nachts – vor allem gegen Morgen – oft wach.

Welche der folgenden Diagnosen ist in Fallgeschichte 5 am wahrscheinlichsten?

☐ A: Bipolare Störung
☐ B: Mittelgradige oder schwere depressive Episode
☐ C: Schwere depressive Episode mit psychotischen Symptomen
☐ D: Dysthymia
☐ E: Rezidivierende depressive Störung

Wichtig zu wissen

Schwere depressive Episoden gehen in den meisten Fällen mit einem somatischen Syndrom einher. In der ICD-10 wird das Vorliegen eines somatischen Syndroms bei einer schweren depressiven Episode deshalb nicht extra verschlüsselt.

Nicht verwechseln: Depressive Syndrome im Zusammenhang mit einer Anpassungsstörung (ICD-10: F4), einer organischen psychischen Störung (F0) oder einer Folgeerscheinung von psychotropen Substanzen (F1) zählen nicht zu den hier aufgeführten depressiven Störungen.

Richtig oder falsch?

➤ Tab. 6.2.

Tab. 6.2 Welche der folgenden Aussagen zu depressiven Störungen sind zutreffend?

		Richtig	Falsch
1.	Die Erkrankung muss mindestens 4 Wochen andauern, um als depressive Episode diagnostiziert zu werden.		
2.	Schuldgefühle bis hin zum Schuldwahn sind typisch.		
3.	Zeitliche Orientierungsstörungen und eine Störung des Langzeitgedächtnisses stützen die Diagnose.		
4.	Die meisten Betroffenen haben ein vermindertes Schlafbedürfnis.		
5.	Die häufig auftretenden Ängste können sich bis zu Panikattacken steigern.		
6.	Wahnideen und akustische Halluzinationen sind Ausschlusskriterien für eine depressive Episode.		
7.	Eine typische formale Denkstörung depressiver Patienten ist die Denkhemmung.		
8.	Motorische Unruhe schließt eine depressive Episode aus.		
9.	Depressive Störungen können in jedem Lebensalter – auch in der Kindheit – auftreten.		
10.	Depressive Syndrome im Kindes- und Jugendalter äußern sich nicht selten in einer unspezifischen Symptomatik (z. B. Lernschwierigkeiten oder Störung des Sozialverhaltens).		
11.	Um die Diagnose „rezidivierende depressive Störung" zu stellen, müssen innerhalb von 2 Jahren mindestens zwei depressive Episoden aufgetreten sein.		
12.	Bei der rezidivierenden depressiven Störung können als Folgeerscheinung irreversible kognitive Einbußen auftreten.		
13.	Bei älteren Menschen ist die Unterscheidung zwischen „depressiver Pseudodemenz" und einer „echten" demenziellen Erkrankung wie eine Alzheimer-Erkrankung auf den ersten Blick oft schwierig.		
14.	Etwa 15 % der Menschen mit schweren Depressionen nehmen sich das Leben.		
15.	Wegen ihrer Antriebsstörung und ihres Initiativmangels muss man depressive Patienten ständig antreiben, alle Kräfte zusammenzunehmen.		

Typische Prüfungsfragen

Frage 6.4.6 Vorsicht Falle! Aussagenkombination
Welche der folgenden Aussagen treffen für eine depressive Episode zu?

1. Innere Erregung ist ein häufiges Symptom.
2. Ein Häufigkeitsgipfel für die Erstmanifestation der Erkrankung ist nach dem 65. Lebensjahr.
3. Es kommt zu tageszeitlichen Schwankungen der Beschwerden.
4. In schweren Fällen treten Orientierungsstörungen auf.
5. Ein gestörter Schlaf und späteres morgendliches Erwachen sind typisch.

☐ A: Nur Aussage 1 ist richtig sind richtig.
☐ B: Nur die Aussagen 1 und 3 sind richtig.
☐ C: Nur die Aussagen 1, 2 und 5 sind richtig.
☐ D: Nur die Aussagen 2, 3 und 4 sind richtig.
☐ E: Nur die Aussagen 1, 3, 4 und 5 sind richtig.

Frage 6.4.7 Prüfung aktuell (2021–1). Aussagenkombination
Im Rahmen einer depressiven Episode kann es zum Auftreten folgender Symptome kommen:

1. Agitiertheit
2. Halluzinationen
3. Wahnvorstellungen
4. Autoaggressive Handlungen
5. Hypochondrische Grübeleien

☐ A: Nur die Aussagen 1 und 4 sind richtig.
☐ B: Nur die Aussagen 1, 4 und 5 sind richtig.
☐ C: Nur die Aussagen 2, 3 und 5 sind richtig.
☐ D: Nur die Aussagen 1, 3, 4 und 5 sind richtig.
☐ E: Alle Aussagen sind richtig.

Frage 6.4.8 Aussagenkombination
Welche der folgenden Symptome sind bei einer schweren depressiven Episode häufig zu beobachten?

1. Störungen von Konzentration und Gedächtnis
2. Sendungswahn
3. Optische Halluzinationen
4. Stupor
5. Obstipation

☐ A: Nur Aussage 1 ist richtig.
☐ B: Nur die Aussagen 2 und 3 sind richtig.
☐ C: Nur die Aussagen 4 und 5 sind richtig.

☐ D: Nur die Aussagen 1, 4 und 5 sind richtig.
☐ E: Nur die Aussagen 3, 4 und 5 sind richtig.

Frage 6.4.9 Prüfung aktuell (2019–1). Aussagenkombination
Ein 49-jähriger Mann kommt in Ihre Praxis, da er sich seit mehreren Wochen und ohne erkennbaren Anlass traurig und weniger leistungsfähig als früher fühlt. Sie vermuten eine leichte depressive Episode (nach ICD-10). Welche der folgenden Symptome passen am besten zu dieser Verdachtsdiagnose?
1. Kreisende Gedanken
2. Verarmungswahn
3. Antriebsstörung
4. Schlafstörungen
5. Störungen des Ich-Erlebens
☐ A: Nur die Aussagen 1, 3 und 4 sind richtig.
☐ B: Nur die Aussagen 1, 3 und 5 sind richtig.
☐ C: Nur die Aussagen 1, 4 und 5 sind richtig.
☐ D: Nur die Aussagen 2, 3 und 4 sind richtig.
☐ E: Nur die Aussagen 1, 3, 4 und 4 sind richtig.

Frage 6.4.10 Prüfung aktuell (2019–1). Aussagenkombination
Zu den typischen Differenzialdiagnosen bei einer depressiven Episode (nach ICD-10) zählen:
1. Organisch bedingte depressive Symptomatik
2. Paranoide Persönlichkeitsstörung
3. Anpassungsstörung
4. Hypothyreose
5. Dysthymia
☐ A: Nur die Aussagen 1, 2 und 4 sind richtig.
☐ B: Nur die Aussagen 1, 3 und 4 sind richtig.
☐ C: Nur die Aussagen 1, 3 und 5 sind richtig.
☐ D: Nur die Aussagen 2, 3 und 4 sind richtig.
☐ E: Nur die Aussagen 1, 3, 4 und 5 sind richtig.

Frage 6.4.11 Aussagenkombination
Charakteristische Symptome einer schweren depressiven Episode sind:
1. Interessenverlust
2. Gefühl der Gefühllosigkeit
3. Frühmorgendliches Erwachen
4. Leibliche Beeinflussungserlebnisse
5. Appetitverlust
☐ A: Nur die Aussagen 1 und 5 sind richtig.
☐ B: Nur die Aussagen 1, 2 und 3 sind richtig.
☐ C: Nur die Aussagen 1, 2, 3 und 5 sind richtig.
☐ D: Nur die Aussagen 2, 3, 4 und 5 sind richtig.
☐ E: Alle Aussagen sind richtig.

Frage 6.4.12 Aussagenkombination
Zu den vegetativen Symptomen und Vitalstörungen (leiblichen Missempfindungen) einer depressiven Episode zählen:
1. Gelenk- und Muskelschmerzen
2. Vermehrte Tränen- und Speichelbildung
3. Druckgefühl auf Brust- und Bauchraum
4. Potenzverlust bei Männern
5. Diarrhö
☐ A: Nur die Aussagen 1, 2 und 3 sind richtig.
☐ B: Nur die Aussagen 1, 4 und 5 sind richtig.
☐ C: Nur die Aussagen 1, 3 und 4 sind richtig.
☐ D: Nur die Aussagen 1, 3, 4 und 5 sind richtig.
☐ E: Alle Aussagen sind richtig.

Frage 6.4.13 Vorsicht Falle! Aussagenkombination
Typische Merkmale des somatischen Syndroms bei einer depressiven Episode (nach ICD-10) sind:
1. Appetitverlust
2. Frühmorgendliches Erwachen
3. Schuldgefühle, Gefühl von Wertlosigkeit
4. Libidoverlust
5. Suizidgedanken
☐ A: Nur die Aussagen 1 und 2 sind richtig.
☐ B: Nur die Aussagen 3 und 5 sind richtig.
☐ C: Nur die Aussagen 1, 2 und 4 sind richtig.
☐ D: Nur die Aussagen 1, 3, 4 und 5 sind richtig.
☐ E: Alle Aussagen sind richtig.

Frage 6.4.14 Mehrfachauswahl: Wählen Sie *zwei* Antworten.
Typische Wahninhalte bei einer schweren depressiven Episode mit psychotischen Symptomen sind am ehesten:
☐ A: Verarmungswahn
☐ B: Vergiftungswahn
☐ C: Sendungswahn
☐ D: Versündigungswahn
☐ E: Dermatozoenwahn

Frage 6.4.15 Aussagenkombination
Welche der folgenden Aussagen zur larvierten Depression trifft/treffen zu?
1. Es handelt sich nach ICD-10 um eine bipolare affektive Störung.
2. Statt Verstimmung liegt ein depressiver Wahn vor.
3. Die Patienten dissimulieren ihre Vitalstörungen.
4. Ursächlich ist ein Missbrauch psychotroper Substanzen.
5. Körperliche Symptome fehlen.
☐ A: Keine der vorstehenden Aussagen ist richtig.
☐ B: Nur Aussage 4 ist richtig.
☐ C: Nur die Aussagen 1, 3 und 5 sind richtig.
☐ D: Nur die Aussagen 2, 3 und 5 sind richtig.
☐ E: Alle Aussagen sind richtig.

Frage 6.4.16 Einfachauswahl
Eine 38-jährige Büroangestellte berichtet Ihnen, seit etwa 5 Jahren sehr häufig unter einer trüben und traurigen Stimmung zu leiden. Sie fühle sich erschöpft und könne nachts schlecht einschlafen. Sie würde vermehrt grübeln. Sie gehe stets zur Arbeit, aber ungern. Welche Erkrankung oder Störung liegt hier wahrscheinlich vor?
☐ A: Multiple Persönlichkeitsstörung
☐ B: Dysthymia
☐ C: Zyklothymia
☐ D: Somatisierungsstörung
☐ E: Schwere depressive Episode

Frage 6.4.17 Prüfung aktuell (2019–2). Aussagenkombination
Welche der Aussagen zu psychischen Störungen im Wochenbett treffen zu?

1. Die postpartale Depression hat meist eine günstige Prognose.
2. Bei einer schweren postpartalen Depression empfiehlt sich eine Behandlung mit einem Antidepressivum.
3. Bei ersten Anzeichen einer postpartalen Depression sollte die Mutter vom Kind getrennt werden.
4. Im Wochenbett treten psychische Erkrankungen gehäuft auf.
5. Eine postpartale Depression kann sich innerhalb von Stunden nach der Entbindung entwickeln.

□ A: Nur die Aussagen 2 und 3 sind richtig.
□ B: Nur die Aussagen 4 und 5 sind richtig.
□ C: Nur die Aussagen 1, 2 und 5 sind richtig.
□ D: Nur die Aussagen 1, 2, 4 und 5 sind richtig.
□ E: Alle Aussagen sind richtig.

6.4.1 Depressive Episoden des höheren Lebensalters

Neben den verschiedenen Formen der unter F3 aufgelisteten „depressiven Episode“ tauchen in den schriftlichen Prüfungen in Abständen immer wieder spezielle Fragen zu Depressionen im höheren Lebensalter auf, die in der ICD-10 nicht explizit beschrieben werden. Man geht heute davon aus, dass 10–15 % der älteren Menschen (> 65 Jahre) an Depressionen leiden, die diagnostisch ganz verschieden einzuordnen sind: Neben dem Krankheitsbild der „depressiven Episode“ (F3) finden sich als Folge der sich verändernden Lebensumstände häufig auch Anpassungsstörungen (F4) oder organisch bedingte affektive Störungen, z. B. als Begleiterscheinung einer Demenz, als Folge eines Schlaganfalls, einer Schilddrüsenunterfunktion oder der Parkinson-Krankheit. Auch einige Medikamente wie Blutdrucksenker, Antirheumatika, Betablocker oder Schmerzmittel können depressive Verstimmungen verursachen und finden sich deshalb in einigen Prüfungsfragen wieder.

Die meisten Fragen über Depressionen im höheren Lebensalter beziehen sich nicht speziell auf die unter F3 aufgeführten Krankheitsbilder (depressive Episode; rezidivierende depressive Störung), sondern sind allgemein gehalten, sodass in den Antworten auch andere Arten von Depressionen anzukreuzen sind. Besonders wichtig war den Prüfern allerdings die Unterscheidung zwischen den kognitiven Einbußen im Zusammenhang mit einer echten Demenz (irreversibel) und den Störungen von Gedächtnis und Konzentration bei einer „depressiven Pseudodemenz“ als Begleitsymptom einer (reversiblen) depressiven Erkrankung (➤ Abb. 6.4).

Typische Prüfungsfragen

Frage 6.4.18 Aussagenkombination
Welche der folgenden Aussagen über depressive Syndrome im Alter treffen zu?

1. Depressive Syndrome im Alter treten eher selten auf.
2. Auffällige Merkmale können Reizbarkeit, Hypochondrie und Misstrauen sein.
3. Die Differenzierung zwischen depressiver Somatisierung und echter somatischer Krankheit ist im Alter schwierig.
4. Depressionen im Alter führen oft zu einer Demenz.
5. Die Symptome haben i. d. R. eine geringere Intensität, dauern aber länger an.

□ A: Nur die Aussagen 1 und 2 sind richtig.
□ B: Nur die Aussagen 2 und 5 sind richtig.
□ C: Nur die Aussagen 3 und 5 sind richtig.
□ D: Nur die Aussagen 2, 3 und 5 sind richtig.
□ E: Nur die Aussagen 2, 3, 4 und 5 sind richtig.

Frage 6.4.19 Aussagenkombination
Welche der folgenden Aussagen zu Depressionen im Alter treffen zu?

1. Die Einnahme bestimmter Medikamente kann ein Risikofaktor für eine Depression im Alter sein.
2. Im höheren Lebensalter gehören Depressionen zu den häufigsten psychischen Erkrankungen.
3. Depressive Syndrome im Alter können aufgrund einer hirnorganischen Erkrankung entstehen.

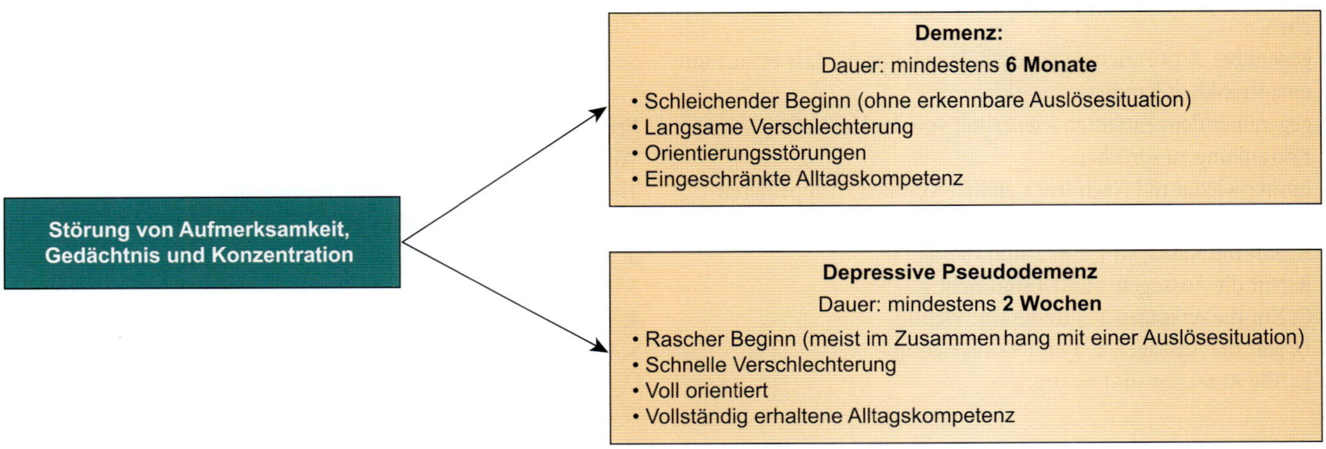

Abb. 6.4 Demenz oder depressive Pseudodemenz?

4. Wegen des abzusehenden schwierigen Verlaufs ist bei schweren Depressionen im höheren Lebensalter die antidepressive Medikation höher zu dosieren als bei jüngeren Patienten.
5. Die Auftretenshäufigkeit depressiver Episoden bei den Bewohnern von Alten- und Pflegeheimen ist um ein Vielfaches höher als bei alten Menschen, die in Privathaushalten leben.

☐ A: Nur die Aussagen 1, 2 und 3 sind richtig.
☐ B: Nur die Aussagen 2, 3 und 4 sind richtig.
☐ C: Nur die Aussagen 1, 4 und 5 sind richtig.
☐ D: Nur die Aussagen 3, 4 und 5 sind richtig.
☐ E: Nur die Aussagen 1, 2, 3 und 5 sind richtig.

6.5 Therapie affektiver Störungen

In den letzten schriftlichen Prüfungen gab es in Abständen wiederholt Fragen zur Therapie depressiver Störungen. Dabei ging es vorwiegend um den Einsatz bzw. die Wirkung von Antidepressiva, manchmal auch um Methoden der kognitiven Verhaltenstherapie (KVT). Auch Fragen zur Elektrokrampftherapie (EKT) und zu Nebenwirkungen von Lithium tauchten hin und wieder auf. Details zur Akutbehandlung der Manie waren den Prüfern offensichtlich nicht wichtig genug, um Eingang in die schriftliche Prüfung zu finden. Auch Fragen zur Behandlung mit MAO-Hemmern, Antipsychotika, Benzodiazepinen und zur Schlafentzugs- oder Lichttherapie tauchten nur sporadisch in der Prüfung auf.

Richtig oder falsch?

➢ Tab. 6.3.

Tab. 6.3 Welche Aussagen zur Therapie depressiver Störungen sind zutreffend?

		Richtig	Falsch
1.	Alle Antidepressiva nehmen Einfluss auf die Neurotransmittersysteme im zentralen Nervensystem.		
2.	Die meisten Antidepressiva sind antriebssteigernd und stimmungsaufhellend.		
3.	Die Einnahme sollte nicht länger als 3–4 Monate erfolgen.		
4.	Die stimmungsaufhellende Wirkung eines antidepressiven Medikaments tritt kurz nach der Einnahme ein.		
5.	Zu Beginn der Behandlung mit trizyklischen Antidepressiva kann es zu Koordinationsstörungen, Mundtrockenheit und Sehstörungen kommen.		
6.	Weitere im Verlauf der Behandlung auftretende Nebenwirkungen trizyklischer Antidepressiva sind Durchfall, Hypertonie und Gewichtsverlust.		
7.	Zu Beginn einer Behandlung mit Antidepressiva ist die Suizidgefährdung besonders hoch.		
8.	Bei höherer Dosierung besteht die Gefahr der Medikamentenabhängigkeit.		
9.	Im Gegensatz zu den trizyklischen Antidepressiva haben selektive Serotonin-Wiederaufnahmehemmer (SSRI; engl. „selective serotonin reuptake inhibitors") keine oder nur geringe Nebenwirkungen.		
10.	Bei schweren therapieresistenten depressiven Störungen kann die Elektrokrampftherapie Mittel der ersten Wahl sein.		
11.	Bei leichteren depressiven Störungen wird oft begleitend kognitive Verhaltenstherapie eingesetzt.		
12.	Antidepressiva werden häufig auch zur Therapie von Angst-, Zwangs- und Schlafstörungen angewendet.		
13.	Zur Phasenprophylaxe bei wiederholt auftretenden unipolaren Depressionen werden oft jahrelang Lithiumsalze gegeben.		
14.	Um einer Lithiumintoxikation vorzubeugen, muss der Lithiumspiegel regelmäßig kontrolliert und in einen Lithiumpass eingetragen werden.		

Typische Prüfungsfragen

Frage 6.5.1 Aussagenkombination
Bei schweren depressiven Erkrankungen empfiehlt es sich,

1. den Kranken auf etwa bestehende Suizidgedanken anzusprechen.
2. gegenüber dem Patienten wiederholt zu betonen, dass es sich um eine Krankheit handelt.
3. gegenüber dem Patienten wiederholt von der Heilbarkeit seiner Erkrankung zu sprechen.
4. immer wieder mit Nachdruck an den Kranken zu appellieren und darauf zu drängen, mehr Willen und Energie zu zeigen.

☐ A: Nur die Aussagen 1 und 2 sind richtig.
☐ B: Nur die Aussagen 1 und 4 sind richtig.
☐ C: Nur die Aussagen 1, 2 und 3 sind richtig.
☐ D: Nur die Aussagen 2, 3 und 4 sind richtig.
☐ E: Alle Aussagen sind richtig.

Frage 6.5.2 Aussagenkombination
Welche der nachstehend aufgeführten Therapieformen werden zur Therapie depressiver Episoden angewandt?

1. Kognitive Verhaltenstherapie
2. Antipsychotika
3. Lichttherapie
4. Elektrokrampftherapie
5. Schlafentzug

☐ A: Nur Aussage 1 ist richtig.
☐ B: Nur die Aussagen 1 und 2 sind richtig.
☐ C: Nur die Aussagen 1 und 5 sind richtig.
☐ D: Nur die Aussagen 1, 2, 3 und 4 sind richtig.
☐ E: Alle Aussagen sind richtig.

Frage 6.5.3 Aussagenkombination
Bei schweren Depressionen können zur Behandlung Medikamente eingesetzt werden, die als Antidepressiva bezeichnet werden. Welche der folgenden Aussagen zu dieser Medikamentengruppe treffen zu?
1. Die meisten Antidepressiva wirken anfangs mehr oder weniger stark sedierend.
2. Zu Beginn der Behandlung kann es zu Koordinationsstörungen, Mundtrockenheit und Sehstörungen kommen.
3. Alle Antidepressiva wirken antriebssteigernd.
4. Während der Behandlung mit trizyklischen Antidepressiva können maniforme Zustände entstehen.
5. Weitere Anwendungsgebiete von Antidepressiva sind z. B. Schlafstörungen und chronische Schmerzsyndrome.

☐ A: Nur die Aussagen 2 und 4 sind richtig.
☐ B: Nur die Aussagen 1, 2 und 4 sind richtig.
☐ C: Nur die Aussagen 2, 3 und 5 sind richtig.
☐ D: Nur die Aussagen 1, 2, 4 und 5 sind richtig.
☐ E: Alle Aussagen sind richtig.

Frage 6.5.4 Einfachauswahl
Eine Ihrer Patientinnen nimmt wegen einer Depression einen selektiven Serotonin-Wiederaufnahmehemmer (SSRI, z. B. Citalopram, Paroxetin, Sertralin) ein. Bei welcher zusätzlichen Selbstmedikation muss vor allem mit einem erhöhten Auftreten von Nebenwirkungen gerechnet werden?
☐ A: Jod
☐ B: Lavendel
☐ C: Baldrian
☐ D: Johanniskraut
☐ E: Hopfen

Frage 6.5.5 Aussagenkombination
Eine Ihrer Patientinnen ist vom Psychiater mit Antidepressiva eingestellt worden. Der Psychiater ist zurzeit im Urlaub, und sie möchte nicht zu dessen Vertreter gehen. – Mit welchen der folgenden Nebenwirkungen von (trizyklischen) Antidepressiva ist am ehesten zu rechnen?
1. Mundtrockenheit
2. Schwitzen
3. Durchfall
4. Hypotonie
5. Gewichtszunahme

☐ A: Nur die Aussagen 1, 2, 3 und 4 sind richtig.
☐ B: Nur die Aussagen 1, 2, 3 und 5 sind richtig.
☐ C: Nur die Aussagen 1, 2, 4 und 5 sind richtig.
☐ D: Nur die Aussagen 1, 3, 4 und 5 sind richtig.
☐ E: Nur die Aussagen 2, 3, 4 und 5 sind richtig.

Frage 6.5.6 Aussagenkombination
Welche der folgenden Aussagen über die antidepressive Medikation treffen zu?
1. Alle trizyklischen Antidepressiva sind psychomotorisch aktivierend.
2. Bei den SSRI können u. a. folgende Nebenwirkungen auftreten: Übelkeit, Erbrechen und innere Unruhe.
3. Johanniskraut hat als pflanzliches Mittel keinen Einfluss auf die Wirkung anderer Medikamente.
4. Zu Beginn der antidepressiven Medikation stehen häufig Nebenwirkungen im Vordergrund.
5. Antidepressiva können auch bei Angst- oder Zwangsstörungen indiziert sein.

☐ A: Nur die Aussagen 1, 2 und 3 sind richtig.
☐ B: Nur die Aussagen 1, 4 und 5 sind richtig.
☐ C: Nur die Aussagen 2, 4 und 5 sind richtig.
☐ D: Nur die Aussagen 3, 4 und 5 sind richtig.
☐ E: Alle Aussagen sind richtig.

Frage 6.5.7 Mehrfachauswahl: Kreuzen Sie *zwei* Aussagen an.
Lithiumsalze werden bevorzugt eingesetzt bei:
☐ A: Rezidivierender depressiver Störung
☐ B: Zyklothymia
☐ C: Dysthymia
☐ D: Organischer affektiver Störung
☐ E: Bipolarer affektiver Störung

Frage 6.5.8 Aussagenkombination
Die Lithiumintoxikation ist gekennzeichnet durch Schläfrigkeit, Tremor, Muskelschwäche, Durchfall, Erbrechen, Koordinationsstörungen, schließlich generalisierte Krampfanfälle und Bewusstseinsverlust. – Als auslösende Ursache dieses Krankheitsbildes bei Patienten, die mit Lithium behandelt werden, kommen in Betracht:
1. Sehr kochsalzreiche Ernährung
2. Behandlung mit Diuretika
3. Nachlassen der Ausscheidungskapazität der Niere für Lithium
4. Starkes Schwitzen

☐ A: Nur die Aussagen 1 und 3 sind richtig.
☐ B: Nur die Aussagen 2 und 4 sind richtig.
☐ C: Nur die Aussagen 1, 2 und 3 sind richtig.
☐ D: Nur die Aussagen 2, 3 und 4 sind richtig.
☐ E: Alle Aussagen sind richtig.

Frage 6.5.9 Aussagenkombination
Welche der folgenden Symptome können bei einem Patienten mit Lithiumtherapie ein Hinweis auf eine Lithiumintoxikation sein?
1. Übelkeit
2. Tremor
3. Anfallsweise Heißhungerattacken
4. Dysarthrie (Störung der Sprachartikulation)
5. Zerebrale Krampfanfälle

☐ A: Nur die Aussagen 1 und 4 sind richtig.
☐ B: Nur die Aussagen 2 und 5 sind richtig.
☐ C: Nur die Aussagen 1, 2, 3 und 4 sind richtig.
☐ D: Nur die Aussagen 1, 2, 4 und 5 sind richtig.
☐ E: Alle Aussagen sind richtig.

Frage 6.5.10 Prüfung aktuell (2019–1). Aussagenkombination
Neben der Pharmakotherapie und Psychotherapie sind nachgewiesen wirksame Methoden der Behandlung der depressiven Episode:
1. Wachtherapie
2. Elektrokonvulsive Therapie (EKT)

3. Hyperbare Oxygenierung
4. Lichttherapie
5. Aderlass

☐ A: Nur die Aussagen 1 und 2 sind richtig.
☐ B: Nur die Aussagen2 und 4 sind richtig.
☐ C: Nur die Aussagen 1, 2 und 4 sind richtig.
☐ D: Nur die Aussagen 1, 3 und 4 sind richtig.
☐ E: Alle Aussagen sind richtig.

Frage 6.5.11 Mehrfachauswahl
Welche *zwei* der folgenden Aussagen zur Elektrokrampftherapie (EKT) sind zutreffend?

☐ A: Die EKT hat sich bei therapieresistenten Depressionen als sehr erfolgreich erwiesen.
☐ B: In der Regel genügen ein bis zwei Behandlungen, um eine nachhaltige Verbesserung der Symptomatik zu erreichen.
☐ C: Die EKT ist nur wirksam, wenn der Patient bei vollem Bewusstsein ist.
☐ D: Wegen der ausgeprägten Langzeitfolgen wird die EKT heute nur noch in Notfällen eingesetzt.
☐ E: Zur Durchführung einer EKT ist eine schriftliche Einverständniserklärung des Patienten notwendig.

6

Frage 6.5.12 Aussagenkombination
Welche der folgenden Aussagen zu Neurotransmittern treffen zu?

1. Störungen im Neurotransmittersystem wirken entscheidend bei der Entstehung affektiver Erkrankungen mit.
2. Wichtige Transmitter heißen Adrenalin, Noradrenalin und Serotonin.
3. Synapse nennt man den Bereich, in dem ein Reiz mittels Neurotransmittern von einer Nervenzelle auf eine andere übertragen wird.
4. Johanniskraut hat als pflanzliches Medikament keine Wirkung auf das Neurotransmittersystem.
5. Ein Überangebot von Neurotransmittern führt häufig zu vaskulärer Demenz.

☐ A: Nur die Aussagen 1, 2 und 3 sind richtig.
☐ B: Nur die Aussagen 2, 3 und 4 sind richtig.
☐ C: Nur die Aussagen 3, 4 und 5 sind richtig.
☐ D: Nur die Aussagen 1, 2, 3 und 5 sind richtig.
☐ E: Nur die Aussagen 1, 2, 4 und 5 sind richtig.

Frage 6.5.13 Prüfung aktuell (2021–1). Einfachauswahl
Bei einem depressiven Patienten beabsichtigt der Therapeut die Methode der kognitiven Umstrukturierung einzusetzen. Welche Aussage zur kognitiven Umstrukturierung trifft zu?

☐ A: Der Therapeut nimmt an, dass sich Kognitionen nur indirekt über eine Verhaltensänderung beeinflussen lassen.
☐ B: Im sokratischen Dialog versucht der Therapeut seinen Patienten von der objektiven Wahrheit zu überzeugen.
☐ C: Im sokratischen Dialog stellt der Therapeut seine Frage zurückhaltend und geduldig und erfragt Widersprüche.
☐ D: Beim Entkatastrophisieren soll sich der Patient in die Perspektive eines anderen versetzen.
☐ E: Der Therapeut verzichtet auf Verhaltensexperimente, um den Patienten auf dessen automatische Gedanken zu fokussieren.

Frage 6.5.14 Prüfung aktuell (2018–2). Aussagenkombination
Sogenannte „Denkfehler" im Rahmen der kognitiven Therapie der Depression (nach Beck) sind:

1. Generalisierung
2. Wahngedanken
3. Katastrophisierung
4. Schwarz-Weiß-Denken
5. Vermeidungsverhalten

☐ A: Nur die Aussagen 1 und 3 sind richtig.
☐ B: Nur die Aussagen 1, 2 und 4 sind richtig.
☐ C: Nur die Aussagen 1, 3 und 4 sind richtig.
☐ D: Nur die Aussagen 2, 4 und 5 sind richtig.
☐ E: Alle Aussagen sind richtig.

Frage 6.5.15 Prüfung aktuell (2020–2). Mehrfachauswahl
Ein Patient kommt in Ihre Praxis, weil der Hausarzt ihm eine psychotherapeutische Behandlung seiner Depression empfohlen habe. Der Patient klagt über innere Leere, Antriebslosigkeit. Nichts freue ihn mehr, auf nichts habe er mehr Lust, ständig grüble er. Alles mache er falsch. Er meide andere Menschen. Er komme noch nicht einmal von seinem Sofa hoch.
Welche der folgenden Aussagen zum verhaltenstherapeutischen Vorgehen treffen am ehesten zu? Wählen Sie *zwei* Antworten.

☐ A: Der Therapeut sollte mit ihm das sogenannte Teufelskreismodell der Angst erarbeiten.
☐ B: Der Therapeut sollte ihn vor allem in Planung und Aufbau von herausfordernden, großen und besonderen Aktivitäten (z. B. Marathon laufen) unterstützen.
☐ C: Der Therapeut sollte ihm gezielt Gegenargumente nennen, die beweisen, dass sein automatischer Gedanke („Ich mache alles falsch") falsch ist.
☐ D: Der Therapeut sollte mit ihm Techniken einüben, um seine Grübelgedanken und -inhalte zu unterbrechen und umzustrukturieren.
☐ E: Der Therapeut sollte im Verlauf auch soziale Fertigkeiten trainieren und Ressourcen aktivieren.

6.6 Lösungen mit Kommentaren

Lösung 6.1.1 Richtig sind B, C und D.

- **Zu A:** Falsch! Die organische depressive Störung wird durch eine organische Schädigung des Gehirns verursacht. Sie steht in der ICD-10 unter F0, nicht unter den affektiven Störungen (F3), die nach psychiatrischer Lehrmeinung durch eine Störung von Botenstoffen im Gehirn verursacht wird.
- **Zu B–D:** Richtig! Die Dysthymia zählt zu den anhaltenden affektiven Störungen, die Hypomanie wird in der ICD-10 als leichte manische Episode beschrieben, die rezidivierende depressive Störung ist durch wiederholt auftretende depressive Episoden charakterisiert.
- **Zu E:** Falsch! Die Anpassungsstörung mit längerer oder kürzerer depressiver Reaktion (früher: reaktive Depression) gehört zu den

psychisch bedingten Belastungsstörungen und steht in der ICD-10 unter F4, nicht F3.

Lösung 6.1.2 A: Nur 1 ist richtig.

- **Zu 1:** Richtig! Bei der Entwicklung affektiver Störungen kommt es meist zu einem Zusammenspiel von genetischer Disposition und belastenden „Life-Events“ aus Vergangenheit und Gegenwart (→ Vulnerabilitäts-Stress-Modell).
- **Zu 2:** Falsch! Als Folge der genetischen Disposition wächst das Erkrankungsrisiko mit dem Verwandtschaftsgrad; infolgedessen kommt es in den betroffenen Familien zu einer familiären Häufung.
- **Zu 3:** Falsch! Das gilt nur für Patienten, die an einer bipolaren Störung erkrankt sind.
- **Zu 4:** Falsch! Die abnorme Verlustreaktion zählt nach ICD-10 zu den Anpassungsstörungen und findet sich unter F4, nicht unter F3.
- **Zu 5:** Falsch! Die für eine depressive Episode typischen Gedächtnis- und Konzentrationsstörungen verschwinden, wenn der Hirnstoffwechsel sich wieder normalisiert. Auf keinen Fall kommt es zu (hirnorganisch bedingten) demenziellen Syndromen.

Lösung 6.1.3 Richtig sind B und E.

- **Zu A:** Falsch! Von Patienten mit einer affektiven Störung haben Schätzungen zufolge etwa 65 % eine unipolare Depression, etwas über 30 % eine bipolare Störung. Einmalig auftretende oder sich wiederholende unipolare Manien sind sehr selten.
- **Zu B:** Richtig! Depressive oder manische Symptome können auch bei diversen körperlichen Erkrankungen auftreten, z. B. bei einer Hypo- oder Hyperthyreose, einem Hirntumor, Erkrankungen oder Verletzungen des Gehirns u. a. m.
- **Zu C:** Falsch! Bei einer manischen Episode sind die Wahnvorstellungen in der Regel *synthym*, d. h., sie passen zur gehobenen Stimmungslage mit überhöhter Selbsteinschätzung. Typische Beispiele: Größenwahn, Sendungswahn oder Liebeswahn.
- **Zu D:** Falsch! Zu psychischen Störungen im Wochenbett heißt es in der ICD-10 unter F53: *„Psychische Störungen im Wochenbett sollten entsprechend der bestehenden psychiatrischen Störung klassifiziert werden“*, in unserem Falle unter F32: Depressive Episode. Wie bei depressiven Episoden im Allgemeinen darf selbstverständlich auch ein Heilpraktiker bei leichteren Verlaufsformen die Patientin – evtl. ergänzend zu einer medikamentösen Therapie – psychotherapeutisch behandeln, wenn er eine entsprechende Therapie (z. B. Verhaltenstherapie, Achtsamkeitstraining usw.) erlernt hat.
- **Zu E:** Richtig! Bei der Therapie einer schweren depressiven Episode mit psychotischen Symptomen (Wahn, akustische Halluzinationen) werden ergänzend zur Behandlung mit Antidepressiva auch Antipsychotika (Neuroleptika) eingesetzt, um die psychotischen Symptome zu reduzieren.

Lösung 6.2.1 E: Nur 1, 2, 4 und 5 sind richtig.

- **Zu 1:** Richtig! Mindestens eine manische und eine depressive Episode.
- **Zu 2:** Richtig! Nach Ausheilung einer Episode sind die Betroffenen gesund, niemand kann zu diesem Zeitpunkt sagen, ob in der Zukunft wieder eine manische oder eine depressive Phase auftreten wird.
- **Zu 3:** Falsch! Im DSM-5 werden zwei Formen von bipolaren Störungen unterschieden: die Bipolar-I-Störung mit stark manischen Phasen, die sich mit leichteren oder schweren depressiven Episoden abwechseln, und die Bipolar-II-Störung mit meist schweren depressiven Episoden im Wechsel mit leichten hypomanischen Phasen. Bei der Bipolar-I-Störung ist der Anteil von Männern und Frauen etwa gleich. Von der Bipolar-II-Störung sind mehr Frauen betroffen als Männer. Die Aussage ist also in jedem Fall falsch.
- **Zu 4:** Richtig! Bei einer bipolaren Störung kann eine Manie mit psychotischen Symptomen (z. B. Größenwahn) auftreten.
- **Zu 5:** Richtig! Als Phasenumschwung bezeichnet man den Übergang von einer manischen in eine depressive Phase und umgekehrt. In beiden Fällen kommt es zu einer Antriebssteigerung bei gleichzeitig (noch oder schon) vorhandenen depressiven Gedanken und Gefühlen, sodass die Patienten nun die Kraft haben, ihre Suizidgedanken in die Tat umzusetzen.

Lösung 6.2.2 C: Nur 1, 2, 3 und 5 sind richtig.

- **Zu 1:** Richtig! Man geht heute davon aus, dass es für die Störung des Hirnstoffwechsels, die der Erkrankung zugrunde liegt, eine genetische Disposition gibt, die im Zusammenhang mit belastenden Lebensereignissen dann zum Ausbruch der Erkrankung führt.
- **Zu 2:** Richtig! Leider hielten sich die Prüfer nicht an die ICD-10 (Mindestdauer: 1 Woche!), der Rest der Aussage stimmt. War keine Falle und musste als „richtig“ angekreuzt werden.
- **Zu 3:** Richtig! Depressive Phasen der bipolaren Störung dauern meist länger als manische Phasen.
- **Zu 4:** Falsch! Die Ursache der Erkrankung ist eine Störung des Hirnstoffwechsels, nicht eine Übererregung des vegetativen Nervensystems. Entspannungsverfahren wie das autogene Training sind hier kontraindiziert.
- **Zu 5:** Richtig! Bei manischen Erregungszuständen mit Selbst- oder Fremdgefährdung oder bei depressiven Phasen mit akuter Suizidalität können die Betroffenen auch gegen den eigenen Willen in eine psychiatrische Klinik eingeliefert werden. Grundlage hierfür ist das Psychisch-Kranken-(Hilfe-)Gesetz des jeweiligen Bundeslandes.

Lösung 6.2.3 Richtig sind A und C.

- **Kommentar zu A:** Bei einer bipolaren Störung können manische oder depressive Episoden mit psychotischen Symptomen auftreten. Die Diagnose ist dann z. B.: bipolare affektive Störung, aktuell schwere depressive/manische Episode mit psychotischen Symptomen.

Lösung 6.2.4 Richtig ist D.

- **Zu A:** Falsch! Bei einer Manie mit psychotischen Symptomen haben die Betroffenen oft akustische Halluzinationen in Du-Form.
- **Zu B:** Falsch! Beim Rapid Cycling treten innerhalb von 12 Monaten mindestens vier (oder mehr) sich abwechselnde Episoden von Manie/Hypomanie und Depression auf.

- **Zu C:** Falsch! Sowohl bei depressiven als auch bei manischen Episoden sind die Gedankeninhalte i. d. R. synthym, d. h., manische Patienten haben z. B. Größenideen oder Allmachtsgedanken; depressive Patienten leiden u. a. an einem Verlust des Selbstwertgefühls, an Schuldgefühlen und unbegründeten Selbstvorwürfen.
- **Zu D:** Richtig! Eine manische Episode mit psychotischen Symptomen wie Wahn und/oder akustischen Halluzinationen lässt sich in manchen Fällen nur schwer von einer schizophrenen Episode unterscheiden. Ein Hinweis ist der Krankheitsverlauf: Eine manische Episode (Mindestdauer: 1 Woche) dauert meist weniger lange an als eine schizophrene Episode (Mindestdauer: 4 Wochen und mehr). Außerdem tritt die Manie fast immer im Wechsel mit Depressionen auf.
- **Zu E:** Falsch! Nach den Diagnosekriterien des DSM-5 wäre E ebenfalls richtig. Dort heißt es unter 330.4: „*Zu keinem Zeitpunkt ist eine manische oder hypomanische Episode aufgetreten.*" Da bei einer bipolaren Störung mindestens eine Phase von Manie oder Hypomanie vorhanden sein muss, ist Aussage E ebenfalls richtig. Wurde in der Prüfung leider als falsch gewertet.

Lösung ➢ Tab. 6.1 Richtig oder falsch?
- **Zu 1:** Richtig! Findet sich etwa so in der ICD-10.
- **Zu 2:** Falsch! Die subjektiv empfundenen Größenideen und der Rededrang sollten nicht darüber hinwegtäuschen, dass die Betroffenen an Aufmerksamkeits- und Konzentrationsstörungen leiden und im Denken von einem Gedanken zum anderen springen (Ideenflucht).
- **Zu 3:** Richtig!
- **Zu 4:** Richtig! Auch bei der Manie ohne psychotische Symptome sprechen die Betroffenen oft von übersteigerten akustischen oder optischen Wahrnehmungen, z. B. der Wahrnehmung von Licht und Farben als besonders leuchtend.
- **Zu 5:** Falsch! Keine Orientierungsstörungen bei einer manischen Episode.
- **Zu 6:** Richtig! Distanzlosigkeit und gesteigerter Rededrang (Logorrhö) sind typische Symptome einer Manie.
- **Zu 7:** Falsch! Neologismen (Wortneuschöpfungen) finden sich bei der Schizophrenie, nicht bei einer manischen Episode.
- **Zu 8:** Falsch! Depersonalisation und Derealisation sind keine typischen Symptome einer Manie.
- **Zu 9:** Richtig!
- **Zu 10:** Richtig! Bei der Manie mit psychotischen Symptomen finden sich akustische Halluzinationen (meist in Du-Form) und Wahnideen wie z. B. Größen-, Liebes- oder Beziehungswahn.
- **Zu 11:** Falsch! Die Mindestdauer einer Hypomanie ist 4 Tage.
- **Zu 12:** Richtig!
- **Zu 13:** Richtig! Die Gedanken und Gefühle der Betroffenen gehen schon in Richtung Depression, der Antrieb ist jedoch noch so gesteigert, dass die Patienten die Kraft haben, ihre Suizidgedanken in die Tat umzusetzen.

Lösung 6.3.1 E: Nur 3, 4 und 5 sind richtig.
- **Zu 1:** Falsch! Hypersomnie bedeutet: übergroßes Schlafbedürfnis. Maniker haben ein verringertes Bedürfnis nach Schlaf.
- **Zu 2:** Falsch! Eine Perseveration ist das beharrliche, oft mechanische Wiederholen bzw. Haftenbleiben an zuvor verwendeten Worten und Denkinhalten. Bei der Manie sind Assoziationslockerungen und Gedankensprünge typisch – das Gegenteil von Perseveration.
- **Zu 3:** Richtig! Überwertige (= fixe Ideen), z. B. Größenideen, sind für die Manie typisch. Sie sind eine Vorstufe zum Größenwahn.
- **Zu 4:** Richtig! Die vielen neuen Ideen und die Antriebssteigerung führen dazu, dass die Betroffenen nicht zur Ruhe kommen.
- **Zu 5:** Richtig! Die Betroffenen springen von einem Gedanken zum anderen und können sich nur schwer auf eine Sache konzentrieren.

Lösung 6.3.2 E: Alle Aussagen sind richtig.
- **Kommentar:** Alle hier aufgeführten Symptome finden sich so oder ähnlich in der ICD-10. Die Assoziationslockerungen zählen zur Ideenflucht, das fremdaggressive Verhalten kann aus dem „Verlust normaler sozialer Hemmungen" resultieren.

Lösung 6.3.3 Richtig sind C und E.
- **Zu A:** Falsch! Im Vordergrund steht eine medikamentöse Behandlung.
- **Zu B:** Falsch! Die Betroffenen sind zwar überaktiv und motorisch unruhig, haben jedoch keine Symptome eines hyperaktiven Delirs (= delirante Unruhe).
- **Zu C:** Richtig! Auch eine „krankhafte Antriebssteigerung" ist eine Störung des Antriebs.
- **Zu D:** Falsch! Bei einer Manie mit psychotischen Symptomen haben die Betroffenen z. B. oft akustische Halluzinationen in Du-Form („Du bist der Retter der Welt" – „Du bist hochbegabt" – „Du hast übermenschliche Kräfte" usw.)
- **Zu E:** Richtig! Viele Maniker haben ein gesteigertes sexuelles Verlangen.

Lösung 6.3.4 Richtig sind A und B.
- **Kommentar zu C, D, E:** Bei niedrigem Blutdruck (Hypotonie), Schilddrüsenunterfunktion (Hypothyreose) und Herzinfarkt kommt es nicht zu maniformen Symptomen.

Lösung 6.4.1 Richtig (am wahrscheinlichsten) ist B.
- **Kommentar:** Die Symptome sind typisch für eine mittelgradige oder schwere depressive Episode. Da die Lehrerin noch fähig ist, in die Schule zu gehen, ist eher an eine mittelgradige depressive Episode zu denken.

Lösung 6.4.2 Richtig (am wahrscheinlichsten) ist E.
- **Kommentar:** Die Symptomatik ist dieselbe, allerdings hatte die Lehrerin schon vor 4 und vor 7 Jahren eine depressive Episode. Die Diagnose nach ICD-10 lautet deshalb: rezidivierende depressive Störung (F33).

Lösung 6.4.3 Richtig (am wahrscheinlichsten) ist C.
- **Kommentar:** Die Symptomatik ähnelt der von Fall 1 und 2, allerdings hat die Lehrerin nun einen hypochondrischen Wahn

entwickelt und hört Stimmen. Die Diagnose: schwere depressive Episode mit psychotischen Symptomen.

Lösung 6.4.4 Richtig (am wahrscheinlichsten) ist D.

- **Kommentar:** Die Lehrerin leidet seit 10 Jahren an einer leichteren depressiven Symptomatik, die nicht schwer genug ist, um die Diagnose „rezidivierende depressive Störung" zu rechtfertigen. Da die Störung zum ersten Mal mit 20 Jahren, also im frühen Erwachsenenalter, auftrat, lautet die Diagnose nach ICD-10: Dysthymia, früher Beginn (ein später Beginn wäre zwischen 30 und 50 Jahren).

Lösung 6.4.5 Richtig (am wahrscheinlichsten) ist A.

- **Kommentar:** Die augenblickliche Symptomatik ähnelt der von Fall 1 bis 3, allerdings hatte die Lehrerin vor 1 Jahr eine manische Episode mit allen dafür typischen Symptomen. Diagnose nach ICD-10: Affektive bipolare Störung, augenblicklich mittelgradige depressive Episode.

Lösung ➢ Tab. 6.2 Richtig oder falsch?

- **Zu 1:** Falsch! Die Mindestdauer beträgt 14 Tage = 2 Wochen.
- **Zu 2:** Richtig! Schuldgefühle treten schon bei leichten depressiven Störungen auf und können sich bei einer schweren depressiven Episode zu einem Schuldwahn entwickeln.
- **Zu 3:** Falsch! Keine Orientierungsstörungen bei depressiven Störungen! Und: Die Betroffenen haben zwar Konzentrations- und Gedächtnisprobleme, sie betreffen jedoch nicht das Langzeitgedächtnis.
- **Zu 4:** Falsch! Die Betroffenen können nicht schlafen und sind deshalb ständig müde. Ein vermindertes Schlafbedürfnis findet sich bei Manikern.
- **Zu 5:** Richtig! Depressive Episoden sind nahezu immer mit Ängsten gekoppelt. Oft haben die Betroffenen Panikattacken (häufig nachts, manchmal auch tagsüber), die in der ICD-10 leider nicht als Begleitsymptome erwähnt werden.
- **Zu 6:** Falsch! Wahnideen und akustische Halluzinationen sind typisch für eine depressive Episode mit psychotischen Symptomen.
- **Zu 7:** Richtig! Eine Verlangsamung oder Hemmung des Denkens ist typisch.
- **Zu 8:** Falsch! Ein Symptom des somatischen Syndroms ist entweder eine ausgeprägte psychomotorische Hemmung oder eine ausgeprägte Agitiertheit, die sich in motorischer Unruhe äußert.
- **Zu 9:** Richtig! Allerdings ist bei Kindern die Symptomatik anders als im Erwachsenenalter (→ Aussage 10).
- **Zu 10:** Richtig! Aggressives Verhalten, schulische Probleme, Konzentrationsstörungen, das Gefühl, von anderen ausgegrenzt zu werden – das sind nur einige von vielen Möglichkeiten, wie sich eine Depression in der Kindheit ausdrücken kann.
- **Zu 11:** Falsch! Es müssen *insgesamt* mindestens zwei depressive Episoden aufgetreten sein. Eine Beschränkung auf einen bestimmten Zeitraum gibt es in der ICD-10 nicht.
- **Zu 12:** Falsch! Die Betroffenen haben zwar während der Krankheitsphase kognitive Beeinträchtigungen. Diese verschwinden jedoch wieder nach Ausheilung der Depression.
- **Zu 13:** Richtig! Hier ist eine genaue Diagnose wichtig. Zur Unterscheidung zwischen einer „Altersdepression" und einer echten Demenz: ➢ Abb. 6.4.
- **Zu 14:** Richtig!
- **Zu 15:** Falsch! Bei schweren depressiven Störungen sind die Betroffenen unfähig, Willensentscheidungen zu treffen – dies ist eine Folge der Erkrankung und hat nichts mit „Sich-Zusammenreißen" zu tun.

Lösung 6.4.6 B: Nur 1 und 3 sind richtig.

- **Zu 1:** Richtig! Viele Betroffene empfinden eine innere Unruhe, obwohl sie äußerlich wie erstarrt wirken; bei anderen wiederum zeigt sich die innere Erregung in äußerlich sichtbarer Agitiertheit und ziellosem Handeln.
- **Zu 2:** Falsch! Für die Erstmanifestation (= erstes Auftreten) einer depressiven Episode gibt es zwei Häufigkeitsgipfel: zwischen dem 20. und 29. und zwischen dem 50. und 59. Lebensjahr. Ab dem 60. Lebensjahr ist ein erstes Auftreten einer depressiven Episode eher selten.
- **Zu 3:** Richtig! Die Antriebsstörung und die depressive Stimmung sind bei vielen Patienten am Morgen besonders ausgeprägt und bessern sich im Tagesverlauf.
- **Zu 4:** Falsch! Keine Orientierungsstörungen bei affektiven Störungen jedweder Art.
- **Zu 5:** Falsch! Depressionen sind von Schlafstörungen verschiedenster Art begleitet. Besonders typisch ist das *morgendliche Früherwachen,* nicht ein *späteres* morgendliches Erwachen.

Lösung 6.4.7 E: Alle Aussagen sind richtig.

- **Zu 1:** Richtig! Zu den typischen Symptomen einer depressiven Episode zählt u. a. eine psychomotorische Hemmung oder Agitiertheit. Wenn die Agitiertheit vorherrscht, wurde das Krankheitsbild früher als agitierte Depression bezeichnet.
- **Zu 2 und 3:** Richtig! Bei schweren depressiven Episoden hören die Betroffenen oft Stimmen in Du-Form oder entwickeln z. B. einen Schuld- oder Versündigungswahn.
- **Zu 4:** Richtig! Für depressive Menschen ist es oft nicht möglich, ihre Aggressionen gegen andere zu richten. Stattdessen richtet sich die Aggression gegen die eigene Person. Selbstverletzendes Verhalten bis hin zu suizidalen Handlungen sind oft die Folge.
- **Zu 5:** Richtig! Viele Menschen mit Depressionen haben übertriebene Ängste und Befürchtungen in Bezug auf ihre Gesundheit. Anhaltende „hypochondrische Grübeleien" sind deshalb ein häufiges Begleitsymptom.

Lösung 6.4.8 D: Nur 1, 4 und 5 sind richtig.

- **Zu 1:** Richtig! Bei einer Depression kommt es i. d. R. zu einer Verlangsamung von Sprache, Bewegung und Denken, als Folge davon zu Störungen von Konzentration und Gedächtnis.
- **Zu 2:** Falsch! Typisch sind Schuld-, Verarmungs- oder Versündigungswahn. Den Sendungswahn findet man bei der Manie.
- **Zu 3:** Falsch! Typisch sind akustische Halluzinationen in Du-Form.
- **Zu 4:** Richtig! In schweren Fällen kommt es zu einem Zustand der Erstarrung, dem sogenannten depressiven Stupor.
- **Zu 5:** Richtig! Obstipation = Verstopfung.

Lösung 6.4.9 A: Nur 1, 3 und 4 sind richtig.

- **Zu 1:** Richtig! Kreisende Gedanken und ständiges Grübeln sind typisch für Depressionen aller Art, auch für eine leichte depressive Episode.
- **Zu 2:** Falsch! Es handelt sich um eine leichte depressive Episode. Wahn gibt es nur bei schweren depressiven Episoden mit psychotischen Symptomen.
- **Zu 3:** Richtig! Auch bei leichten depressiven Episoden sind Antriebsstörungen ein typisches Merkmal.
- **Zu 4:** Richtig! Schlafstörungen verschiedenster Art sind für alle Arten von Depressionen typisch.
- **Zu 5:** Falsch! Ich-Störungen (= Störungen des Ich-Erlebens) sind typisch für schizophrene Erkrankungen, nicht für eine depressive Episode.

Lösung 6.4.10 E: Nur 1, 3, 4 und 5 sind richtig.

- **Zu 1:** Richtig! Eine organische Depression kann z. B. durch einen Schlaganfall („post-stroke depression"), eine Schilddrüsenunterfunktion oder als Folge einer neurologischen Erkrankung (z. B. Parkinson-Krankheit, Epilepsie, multiple Sklerose) auftreten.
- **Zu 2:** Falsch! Die paranoide PS ist u. a. durch extremes Misstrauen, streitsüchtiges Verhalten und ein situationsunangemessenes Bestehen auf eigenen Rechten charakterisiert. Differenzialdiagnostisch gibt es hier kaum Schnittpunkte mit den Symptomen einer depressiven Episode.
- **Zu 3:** Richtig! Bei einer Anpassungsstörung mit depressiver Reaktion finden sich verschiedenste depressive Symptome, die jedoch nicht die Diagnosekriterien einer depressiven Episode erfüllen.
- **Zu 4:** Richtig! Bei einer Hypothyreose (Schilddrüsenunterfunktion) sind Antrieb und Denken verlangsamt, die Betroffenen sind ständig müde und haben Gedächtnis- und Konzentrationsstörungen. Im Gegensatz zu einer depressiven Episode haben die Kranken ein übergroßes Schlafbedürfnis und meist keine Schlafstörungen von Krankheitswert.
- **Zu 5:** Richtig! Die Dysthymia ist eine chronische, mehrere Jahre andauernde depressive Verstimmung, die man mit einer leichten depressiven Episode verwechseln könnte.

6

Lösung 6.4.11 C: Nur 1, 2, 3 und 5 sind richtig.

- **Zu 2:** Richtig! Viele Betroffene sind nicht traurig; sie sind vielmehr gefühllos, wie versteinert. Die ICD-10 spricht hier von *„Freudeverlust an Aktivitäten, die normalerweise angenehm waren"*.
- **Zu 4:** Falsch! Leibliche Beeinflussungserlebnisse zählen zu den typisch schizophrenen Ich-Störungen.

Lösung 6.4.12 C: Nur 1, 3 und 4 sind richtig.

- **Zu 1:** Richtig! Viele Betroffene klagen über Gelenk- und Muskelschmerzen, für die es keinen organischen Befund gibt.
- **Zu 2:** Falsch! *Keine* vermehrte Tränen- und Speichelbildung. Das wäre typisch für den Entzug von Opioiden.
- **Zu 3:** Richtig!
- **Zu 4:** Richtig! Potenzverlust bei Männern, dazu auch Libidoverlust bei Männern *und* Frauen.
- **Zu 5:** Falsch! Diarrhö = Durchfall! Viele Betroffene leiden unter Verstopfung (Obstipation).

Lösung 6.4.13 C: Nur 1, 2 und 4 sind richtig.

- **Vorsicht Falle!** Schuldgefühle, das Gefühl von Wertlosigkeit und Suizidgedanken sind zwar typisch für eine mittelgradige oder schwere depressive Episode, zum somatischen Syndrom gehören jedoch nur die Merkmale (1), (2) und (4).

Lösung 6.4.14 Richtig sind A und D.

- **Zu B, C und E:** Falsch! Ein Vergiftungswahn wäre typisch für eine Demenz, ein Sendungswahn findet sich oft bei Manikern, der seltene Dermatozoenwahn (chronische taktile Halluzinose) ist eine Sonderform der organischen Halluzinose.
- **Zu A und D:** Richtig! Typisch für eine wahnhafte Depression sind Schuld-, Verarmungs-, Versündigungs-, Nichtigkeits- oder hypochondrischer Wahn.

Lösung 6.4.15 A: Keine der vorstehenden Aussagen ist richtig.

- **Zu 1, 2, 4 und 5:** Falsch! Bei der larvierten = somatisierten Depression bestimmen anhaltende körperliche Symptome das Krankheitsbild. 1, 2, 4 und 5 sind also falsch.
- **Zu 3:** Falsch! Dissimulieren (das Gegenteil von „simulieren") bedeutet: absichtlich Krankheitssymptome verbergen, um als gesund zu gelten. Das ist hier in jedem Fall falsch.

Lösung 6.4.16 B: Dysthymia

- **Kommentar:** Die trübe und traurige Stimmung dauert 5 Jahre an, die Erkrankung verläuft also nicht in Phasen. Überdies sind die Symptome nicht stark genug ausgeprägt, um die Diagnose „depressive Episode" zu rechtfertigen.

Lösung 6.4.17 D: Nur 1, 2, 4 und 5 sind richtig.

- **Zu 1:** Richtig! Die postpartale Depression ist gut behandelbar und hat deshalb eine günstige Prognose.
- **Zu 2:** Richtig! Bei schweren postpartalen Depressionen führt eine medikamentöse Behandlung am schnellsten zu einer Besserung der Beschwerden. Gemeinsam mit dem behandelnden Arzt werden mögliche Medikamente und etwaige Nebenwirkungen für Mutter und Kind besprochen. Stillen ist dabei mit einer medikamentösen Behandlung vereinbar.
- **Zu 3:** Falsch! Auf keinen Fall wird die Mutter in irgendeiner Phase der Erkrankung vom Kind getrennt.
- **Zu 4:** Richtig! Neben Depressionen treten im Wochenbett auch andere psychische Erkrankungen auf. Besonders häufig sind Angststörungen, in seltenen Fällen entwickeln die Mütter eine postpartale Psychose.
- **Zu 5:** Richtig! Bei den meisten Frauen setzen die depressiven Symptome im Verlauf der ersten 4 Wochen nach der Geburt ein. In manchen Fällen entwickelt sich die depressive Symptomatik allerdings bereits innerhalb von Stunden nach der Entbindung.

Lösung 6.4.18 D: Nur 2, 3 und 5 sind richtig.

- **Zu 1:** Falsch! Depressive Syndrome im Alter sind sehr häufig.
- **Zu 2:** Richtig! Reizbarkeit, ständige Beschäftigung mit Krankheit und Misstrauen sind bei Depressionen im Alter häufig.
- **Zu 3:** Richtig! Viele altersbedingte körperliche Symptome ähneln den Vitalstörungen einer Depression.

- **Zu 4:** Falsch! Eine depressive Episode ist eine psychische Erkrankung, die durch eine Störung des Hirnstoffwechsels verursacht wird. Sie kann sich nicht zu einer neurologisch-organischen Erkrankung wie der Demenz entwickeln.
- **Zu 5:** Richtig! Depressionen im höheren Lebensalter haben oft eine geringere Intensität, aber längere Dauer. Trotz der altersbedingten körperlichen Symptome ist die Prognose bei entsprechender Behandlung gut.

Lösung 6.4.19 E: Nur 1, 2, 3 und 5 sind richtig.

- **Zu 1:** Richtig! Medikamente wie Betablocker, Antibiotika, Antirheumatika, Schmerzmittel, Blutdrucksenker usw. können eine pharmakogene Depression zur Folge haben. Da im Alter mehr Medikamente genommen werden als in früheren Lebensjahren, ist das Depressionsrisiko besonders hoch.
- **Zu 2:** Richtig! Aufgrund der oft schwierigen Lebensumstände gehören im höheren Lebensalter Depressionen zu den häufigsten psychischen Erkrankungen.
- **Zu 3:** Richtig! Depressive Syndrome im Alter können als Folge einer hirnorganischen Erkrankung entstehen. Depressive Syndrome sind z. B. oft im Zusammenhang mit einer Demenz vorhanden. Auch Depressionen als Folge von anderen Schädigungen des Gehirns (z. B. nach einem Schlaganfall, nach einem Sturz oder Unfall, als Folge von Arteriosklerose oder Diabetes mellitus) sind im Alter häufiger als in früheren Jahren.
- **Zu 4:** Falsch! Wegen der meist zusätzlich vorhandenen körperlichen Probleme sollte die Dosierung von Antidepressiva niedriger sein und besonders vorsichtig erfolgen.
- **Zu 5:** Richtig!

Lösung ➤ Tab. 6.3 Richtig oder falsch?

- **Zu 1:** Richtig! In den meisten Fällen geht es um die Neurotransmitter Serotonin, Noradrenalin und Dopamin.
- **Zu 2:** Richtig! Es gibt allerdings einige vorwiegend sedierend wirkende Antidepressiva (z. B. Amitriptylin). Sie werden bevorzugt bei Angst- und Schlafstörungen eingesetzt.
- **Zu 3:** Falsch! Empfohlen wird bei einer einmaligen depressiven Episode eine Einnahmedauer von ½ Jahr nach Besserung der Symptome. Bei mehreren depressiven Episoden wird i. d. R. eine Dauermedikation empfohlen.
- **Zu 4:** Falsch! Kurz nach der Einnahme eines Antidepressivums tritt abhängig vom Medikament – eine Antriebssteigerung ein, die stimmungsaufhellende Wirkung folgt meist erst 2–6 Wochen später.
- **Zu 5:** Richtig! Zu Beginn der Behandlung treten häufig Nebenwirkungen wie die hier genannten auf, die sich i. d. R. nach einigen Wochen deutlich vermindern oder ganz verschwinden.
- **Zu 6:** Falsch! Das Gegenteil ist der Fall: Verstopfung, Senkung des Blutdrucks und Gewichtszunahme sind typische Nebenwirkungen trizyklischer Antidepressiva.
- **Zu 7:** Richtig! Zu Beginn der Behandlung kommt es zu einer Antriebssteigerung bei gleichzeitiger depressiver Stimmungslage mit Suizidgedanken. Der gesteigerte Antrieb bewirkt, dass die Suizidgedanken nun evtl. in die Tat umgesetzt werden können.
- **Zu 8:** Falsch! Antidepressiva machen nicht abhängig.
- **Zu 9:** Falsch! Die selektiven Wiederaufnahmehemmer sind zwar wesentlich besser verträglich als die trizyklischen Antidepressiva (keine Gewichtszunahme, keine Verstopfung, keine Koordinationsstörungen usw.), dafür kann es vor allem zu Beginn der Behandlung zu anderen Nebenwirkungen kommen, z. B. zu Übelkeit, Erbrechen, Durchfall, Kopfschmerzen, sexuellen Funktionsstörungen.
- **Zu 10:** Richtig! Die Heilungserfolge der EKT sind nach psychiatrischer Lehrmeinung sehr hoch. Die EKT erfolgt in Vollnarkose bei gleichzeitiger Gabe von muskelentspannenden Medikamenten. Meist sind 8–12 Behandlungen notwendig, um die depressive Symptomatik zu reduzieren.
- **Zu 11:** Richtig! Die kognitive Therapie nach Aaron T. Beck wurde ursprünglich für die Behandlung von depressiven Störungen entwickelt. Ziel der Therapie ist die Veränderung negativer Gedankenmuster („Kognitionen"), wie sie bei depressiven Menschen häufig vorkommen.
- **Zu 12:** Richtig! Vor allem bestimmte selektive Wiederaufnahmehemmer haben sich bei der Behandlung von Angst- und Zwangsstörungen als erfolgreich erwiesen.
- **Zu 13:** Richtig!
- **Zu 14:** Richtig! Lithium ist ein Spurenelement, das im Körper nur in geringen Mengen vorkommt; der Grat zwischen richtiger Dosierung und Überdosierung (Intoxikation) ist sehr schmal, deshalb ist eine regelmäßige Kontrolle des Lithiumspiegels notwendig. Eine Lithiumvergiftung kann bei den Betroffenen Übelkeit, Zittern, Erbrechen, Sehstörungen und Krämpfe, in schweren Fällen sogar komatöse Zustände verursachen.

Wichtig zu wissen

Lithium wird nicht nur bei manischen und bipolaren Störungen eingesetzt, sondern hat sich auch zur Phasenprophylaxe bei unipolaren Depressionen bewährt.

Lösung 6.5.1 C: Nur 1, 2 und 3 sind richtig.

- **Zu 1:** Richtig! Bei schweren Depressionen haben nahezu alle Betroffenen Suizidgedanken. Im Rahmen der Krisenintervention sollte der Therapeut oder Arzt die Patienten bewusst auf das Vorhandensein von Suizidgedanken ansprechen.
- **Zu 2 und 3:** Richtig! Wenn die Betroffenen einsehen, dass sie nicht „verrückt" oder „anormal" sind, sondern unter einer schweren Erkrankung leiden, können sie einsehen, dass die Erkrankung somit auch behandelt bzw. geheilt werden kann.
- **Zu 4:** Falsch! Bei schweren depressiven Störungen sind die Betroffenen unfähig, Willensentscheidungen zu treffen – dies ist eine Folge der Erkrankung, nicht eine Folge von zu wenig Disziplin.

Lösung 6.5.2 E: Alle Aussagen sind richtig.

- **Zu 1:** Richtig! Die kognitive Therapie wurde von A. T. Beck speziell zur Therapie von Depressionen entwickelt.
- **Zu 2:** Richtig! *Niedrigpotente* Antipsychotika wirken sedierend und können bei agitierten Formen der Depression wie auch bei

Schlafstörungen eingesetzt werden. *Hochpotente* Antipsychotika finden bei Depressionen mit psychotischen Symptomen (Wahn, Halluzinationen) Anwendung – begleitend zur normalen Medikation mit Antidepressiva.

- **Zu 3:** Richtig! Manche Menschen reagieren auf den Lichtmangel in den Herbst- und Wintermonaten so stark, dass sie eine sogenannte saisonal abhängige Depression (SAD) entwickeln, die auch Winterdepression genannt wird. Eine spezielle Lichttherapie versucht, dem Mangel an Sonnenlicht entgegenzuwirken.
- **Zu 4:** Richtig! Bei manchen Formen einer schweren Depression zeigen Antidepressiva kaum Wirkung. Bei therapieresistenten Depressionen dieser Art kann oft eine Elektrokrampftherapie erfolgreich eingesetzt werden. Meist sind hierbei 8–12 Behandlungen mit EKT notwendig.
- **Zu 5:** Richtig! Schlafentzug (= Wachtherapie) bedeutet, dass man eine ganze Nacht nicht schläft und auch den folgenden Tag bis zur gewohnten Zeit wach bleibt. Daneben gibt es den partiellen Schlafentzug, bei dem die Betroffenen in den frühen Morgenstunden geweckt werden und bis zum Abend wachbleiben müssen. Schlafentzug führt kurzzeitig zu einem Rückgang der depressiven Symptomatik, hält jedoch leider nur kurze Zeit (meist 1–2 Tage) an.

6

Lösung 6.5.3 D: Nur 1, 2, 4 und 5 sind richtig.

- **Zu 1:** Richtig! Auch antriebssteigernde Medikamente und SSRI haben zu Beginn der Behandlung eine sedierende = beruhigende Wirkung.
- **Zu 2:** Richtig! Die hier aufgeführten Symptome (z. B. Seh- und Koordinationsstörungen) gehen im Verlauf der Behandlung zurück.
- **Zu 3:** Falsch! Eine Gruppe von Antidepressiva (Wirkstoff: Amitriptylin, Doxepin) wirkt nur sedierend und wird z. B. bei Schlaf- und Angststörungen eingesetzt.
- **Zu 4:** Richtig! Während der Behandlung mit trizyklischen Antidepressiva können in seltenen Fällen innere getriebenheitsähnliche Zustände auftreten. Die Literatur hierzu ist spärlich, die Aussage (4) war jedoch wörtlich in einer Prüfungsfrage von 1997 enthalten.
- **Zu 5:** Richtig! Bestimmte trizyklische Antidepressiva sind nicht nur schlafanstoßend, sondern werden auch erfolgreich bei chronischen Schmerzsyndromen (z. B. chronischen Nervenschmerzen) eingesetzt. Die schmerzstillende Wirkung der Antidepressiva entsteht vermutlich durch eine Verringerung der Übertragung von Schmerzimpulsen im Rückenmark. Gleichzeitig werden Beschwerden gelindert, die mit den Schmerzen gekoppelt sind, z. B. Schlafstörungen, innere Unruhe, Antriebslosigkeit oder Verstimmungszustände

Lösung 6.5.4 D: Johanniskraut.

- **Kommentar:** Bei Medikamenten wie Citalopram, Paroxetin, Sertralin wird durch Wechselwirkung mit Johanniskraut die Serotoninkonzentration im ZNS erhöht, was bei höherer Dosierung zu einem lebensbedrohlichen Serotoninsyndrom führen kann, mit Symptomen einer schweren Grippe, Übelkeit, Erbrechen, Ataxie, manchmal auch deliranten Zuständen und Krampfanfällen. Unabhängig von der Wechselwirkung mit bestimmten Antidepressiva erhöht Johanniskraut überdies die Aktivität eines bestimmten Leberenzyms, das für den Abbau verschiedener Medikamente verantwortlich ist. Durch die Einnahme von Johanniskraut kommt es deshalb zu einem vermehrten Abbau (und somit verminderter Wirkung) von bestimmten Medikamenten, z. B. solchen, die zur Behandlung von Krebs- und Herzleiden oder Autoimmunerkrankungen verschrieben werden. Auch die empfängnisverhütende Wirkung der „Pille" wird durch Einnahme von Johanniskraut reduziert.

Lösung 6.5.5 C: Nur 1, 2, 4 und 5 sind richtig.

- **Kommentar:** Mundtrockenheit, Schwitzen, Blutdrucksenkung und Gewichtszunahme sind einige der anfangs auftretenden Nebenwirkungen von trizyklischen Antidepressiva. Durchfall ist nicht typisch (nicht verwechseln mit den Serotonin-Wiederaufnahmehemmern: Da zählen zu den anfänglich auftretenden Nebenwirkungen auch Übelkeit, Erbrechen und Durchfall).

Lösung 6.5.6 C: Nur 2, 4 und 5 sind richtig.

- **Zu 1:** Falsch! Eine Gruppe von trizyklischen Antidepressiva (Wirkstoff: Amitriptylin, Doxepin) wirkt vorwiegend sedierend und wird z. B. erfolgreich bei Schlaf- und Angststörungen eingesetzt.
- **Zu 2:** Richtig! Die selektiven Wiederaufnahmehemmer sind zwar wesentlich besser verträglich als die trizyklischen Antidepressiva, trotzdem kann es vor allem zu Beginn der Behandlung zu diversen Nebenwirkungen kommen, z. B. zu Übelkeit, Erbrechen, Durchfall, Kopfschmerzen, sexuellen Funktionsstörungen (z. B. verzögerter Samenerguss).
- **Zu 3:** Falsch! → Kommentar zu 6.5.4
- **Zu 4:** Richtig! Die Nebenwirkungen reduzieren sich bei länger andauernder Medikation.
- **Zu 5:** Richtig! Antidepressiva reduzieren die Angst und werden deshalb oft bei Angst- und Zwangsstörungen sowie bei Schlafstörungen eingesetzt.

Lösung 6.5.7 Richtig sind A und E.

- **Kommentar:** Lithiumsalze werden nicht nur zur Phasenprophylaxe bei bipolaren Störungen gegeben, sondern auch, um gesunde Phasen zwischen mehreren unipolaren depressiven Episoden zu verlängern. – Zyklothymia und Dysthymia sind leichter ausgeprägte affektive Störungen, für die Lithiumsalze ebenso wenig geeignet sind wie bei organischen affektiven Störungen.

Lösung 6.5.8 D: Nur 2, 3 und 4 sind richtig.

- **Zu 1:** Falsch! Salz bindet Wasser, damit erhöht sich der Wassergehalt im Körper, die Lithiumkonzentration nimmt ab. Anders wäre es bei kochsalzarmer Ernährung: Da wird Wasser ausgeschieden, die Lithiumkonzentration erhöht sich, es besteht die Gefahr einer Intoxikation.
- **Zu 2:** Richtig! Diuretika erhöhen die Ausscheidung von Wasser, dadurch erhöht sich die Konzentration von Lithium.
- **Zu 3:** Richtig! Wenn die Niere das Lithium nicht mehr genügend ausscheidet, ist bei der nächsten Gabe von Lithium mehr Lithi-

um im Körper als angenommen – die zusätzliche Einnahme von Lithium führt so zu einer Überdosierung.

- **Zu 4:** Richtig! Starkes Schwitzen reduziert den Wasserhaushalt des Körpers, dadurch erhöht sich die Konzentration von Lithium.

Lösung 6.5.9 D: Nur 1, 2, 4 und 5 sind richtig.

- **Kommentar:** Eine Lithiumvergiftung kann bei den Betroffenen Übelkeit, Durchfall, Zittern (= grobschlägiger Tremor), Sehstörungen, Dysarthrie (Sprechstörungen), Verwirrtheit und Orientierungsstörungen verursachen. In schweren Fällen kommt es zu Muskelzuckungen, Krampfanfällen, Nierenfunktionsstörungen und lebensbedrohlichen komatösen Zuständen. Auf keinen Fall kommt es zu Heißhungerattacken, (3) ist also falsch.

Lösung 6.5.10 C: Nur 1, 2 und 4 sind richtig.

- **Zu 1:** Richtig! Wachtherapie bedeutet: Der Patient wird angehalten, eine ganze Nacht hindurch nicht zu schlafen und auch am folgenden Tag bis zur gewohnten Zeit wach zu bleiben. Schlafentzug führt kurzzeitig zu einem Rückgang der depressiven Symptomatik, hält jedoch leider nur kurze Zeit (meist 1–2 Tage) an.
- **Zu 2:** Richtig! Das Prinzip der EKT besteht in der Auslösung eines epileptischen Anfalls (eines „Heilkrampfs") im Gehirn unter kontrollierten Bedingungen. Dies führt zu einer Veränderung von Hormonen und Botenstoffen im Gehirn, die in vielen Fällen eine Besserung der depressiven Symptomatik zur Folge hat. Die EKT wird als Serie von 8–12 Behandlungen durchgeführt, meist im Abstand von 2–3 Tagen.
- **Zu 3:** Falsch! Die „hyperbare Oxygenierung" (hyperbare Sauerstofftherapie) kommt u. a. bei Kohlenmonoxid- und Rauchgasvergiftungen zum Einsatz. Bei Depressionen ist sie nicht indiziert.
- **Zu 4:** Richtig! Die Lichttherapie wird bei der sogenannten Winterdepression („saisonal abhängige Depression", SAD) eingesetzt, um den dem Mangel an Sonnenlicht entgegenzuwirken.
- **Zu 5:** Falsch! Aderlass wird in der Naturheilkunde u. a. bei Bluthochdruck, Gicht, hohen Blutfettwerten u. a. m. angewandt. Bei Depressionen zeigt das Verfahren keine heilende Wirkung.

Lösung 6.5.11 Richtig sind A und E.

- **Zu A:** Richtig! Die EKT wird u. a. bei schweren depressiven Episoden eingesetzt, wenn die Betroffenen auf eine Therapie mit Antidepressiva nicht ansprechen. Eine weitere Anwendung (hier nicht gefragt) sind katatone Zustände, wie sie bei der katatonen Schizophrenie auftreten können. – Das Prinzip der EKT besteht in der Auslösung eines epileptischen Anfalls (eines „Heilkrampfs") im Gehirn zu therapeutischen Zwecken und unter kontrollierten Bedingungen. Dies führt zu einer Veränderung von Hormonen und Botenstoffen im Gehirn, die in vielen Fällen eine Besserung der depressiven Symptomatik zur Folge hat.
- **Zu B:** Falsch! Die EKT wird als Serie von 8–12 Behandlungen, meist im Abstand von 2–3 Tagen, durchgeführt. Die Erfolgsrate der EKT liegt in diesen Fällen zwischen 50 und 75 %.
- **Zu C:** Falsch! Die EKT wird heute in Narkose und unter medikamentöser Muskelentspannung durchgeführt, sodass es nicht zu starken Krämpfen mit möglichen Knochenbrüchen kommen kann. Sie führt – entgegen der immer noch weitverbreiteten Meinung – nicht zu einer Hirnschädigung mit Veränderungen der Persönlichkeit. Eine häufige Folge der EKT ist allerdings eine leichte Gedächtnisstörung, die sich jedoch innerhalb einiger Wochen zurückbildet.
- **Zu D:** Falsch! Es gibt keine ausgeprägten Langzeitfolgen. Allerdings wird die EKT nur bei schweren Krankheitsfällen angeboten, und auch nur dann, wenn andere Behandlungsmethoden keine Besserung der Symptome gebracht haben. In jedem Fall muss der Patient damit einverstanden sein (→ E).
- **Zu E:** Richtig! Zur Durchführung einer EKT ist eine schriftliche Einverständniserklärung des Patienten notwendig.

Lösung 6.5.12 A: Nur 1, 2 und 3 sind richtig.

- **Zu 1:** Richtig! Vor allem Störungen der Botenstoffe Serotonin, Noradrenalin und Kortisol sind an der Entstehung von Depressionen beteiligt.
- **Zu 4:** Falsch! Johanniskraut erhöht die Serotoninkonzentration im zentralen Nervensystem, was zu einem lebensbedrohlichen Serotoninsyndrom führen kann (→ Kommentar zu Lösung 6.5.4).

Lösung 6.5.13 Richtig ist C.

- **Zu A:** Falsch! Eine Grundannahme der KVT ist: Kognitionen beeinflussen unser Handeln und Verhalten, nicht umgekehrt!
- **Zu B und C:** Beim sogenannten sokratischen Dialog soll der Klient durch kluge, offene Fragen negative Kognitionen als nicht passend erkennen und durch realistischere Gedankenmuster ersetzen (C ist richtig). Der Klient soll auf diese Weise glauben, er selbst habe dies alles erkannt. Dies ist das Gegenteil von B, wo der Therapeut den Klienten von der „objektiven Wahrheit" überzeugen will.
- **Zu D:** Falsch! Beim Katastrophisieren malen sich die Betroffenen i. d. R. den schlimmstmöglichen Ausgang einer Situation aus („Wenn ich die Prüfung nicht bestehe, ist mein Leben vorbei"). Mit der Technik des Entkatastrophisierens setzt man sich mit den Folgen einer antizipierten Katastrophe auseinander, damit wird ein „Zu-Ende-Denken" gefördert („Was würde im schlimmsten Fall passieren, wenn Sie die Prüfung nicht bestehen?" – „In welcher Hinsicht ist Ihr Leben dann vorbei?"). Dies kann helfen, die Katastrophengedanken zu relativieren und kognitiv zu verändern.
- **Zu E:** Falsch! Durch Verhaltensexperimente können Therapeut und Klient überprüfen, ob die Umstrukturierung alter Glaubensmuster dazu geführt hat, dass sich auch im Verhalten etwas verändert. Der Vergleich des Ergebnisses dieser Überprüfung mit der ursprünglichen Vorhersage dient als Grundlage, um die Überzeugungen neu zu bewerten und ggf. zu verändern.

Lösung 6.5.14 C: Nur 1, 3 und 4 sind richtig.

- **Zu 1:** Richtig! Beispiel für Generalisierung: Ein Mitarbeiter kritisiert mich → Ich verallgemeinere: Alle im Betrieb haben etwas gegen mich/finden mich unfähig.
- **Zu 2:** Falsch! Wahn ist eine unkorrigierbare Überzeugung, kein korrigierbarer verzerrter Gedanke.

- **Zu 3:** Richtig! Depressive Menschen tendieren dazu, die Folgen von kleineren Missgeschicken als Katastrophe zu sehen, obwohl andere Menschen die Folgen desselben Ereignisses völlig anders einschätzen.
- **Zu 4:** Richtig! Schwarz-Weiß-Denken wird auch als „Entweder-oder-Denken“ bezeichnet. Beispiele: ALLE Männer sind gleich – NIEMAND mag mich – JEDER denkt, ich hab‘ zwei linke Hände – NIE kann ich‘s anderen recht machen usw.
- **Zu 5:** Falsch! Vermeidungsverhalten ist die Folge negativer Kognitionen. Wie der Name schon sagt, ist es eine Form des Verhaltens, nicht des Denkens.

Lösung 6.5.15 Richtig sind D und E.

- **Zu A:** Falsch! Das Teufelskreismodell der Angst kann bei Angststörungen und Phobien als Erklärungsmodell dienen, bei Depressionen wäre psychoedukativ hier eher das Vulnerabilitäts-Stress-Modell denkbar.
- **Zu B:** Falsch! Maßvolle sportliche Betätigungen mit realistischer Zielsetzung (Radfahren, Wandern, Jogging, Schwimmen) haben erwiesenermaßen einen positiven Effekt bei leichten und mittelgradigen Depressionen. Herausfordernde Aktivitäten wie Marathonlaufen sind hingegen kontraindiziert: Nichts wäre für depressive Menschen schlimmer als das Gefühl des Versagens, wenn z. B. während eines geplanten Zehn-Kilometer-Laufs die Puste ausgeht.
- **Zu C:** Falsch! Der gezielte Einsatz von Gegenargumenten ist das Gegenteil der „sokratischen Methode“, bei der das Gespräch so gelenkt wird, dass die Betroffenen das Gefühl haben, sie selbst hätten die Lösung für ihr Problem gefunden.
- **Zu D:** Richtig! Zu denken wäre hier z. B. an die Technik des Gedankenstopps oder Übungen zum Training der Achtsamkeit.
- **Zu E:** Richtig! Auch ein Training sozialer Fertigkeiten (z. B. soziales Kompetenztraining) und eine Aktivierung von Ressourcen können dazu beitragen, dass Menschen mit ihren Symptomen besser umgehen lernen.

KAPITEL

7 Psychogene Störungen (F4)

Die unter Ziffer F4 der ICD-10 aufgeführten psychisch bedingten Störungen waren in den letzten 20 Prüfungen mit mehr als 70 Fragen vertreten. Mit 17 Fragen kamen Zwangsstörungen besonders häufig vor, gefolgt von Phobien (15), Belastungsstörungen (14), somatoformen Störungen (12), dissoziativen Störungen (7) und Mischfragen (8) nach dem Motto: „Welche der folgenden Aussagen zu Angst-, somatoformen, neurotischen und Belastungsstörungen treffen zu?" Bei Mischfragen dieser Art können die Prüfer zusammengefasst Ihr Wissen über die verschiedensten psychogenen Störungen überprüfen. Einen Überblick über die Verteilung der Themenbereiche aus dem Kapitel F4 finden Sie in ➢ Abb. 7.1.

Da Angststörungen in der Vergangenheit mindestens ein- bis zweimal in der Prüfung gefragt wurden und auch fürs Mündliche extrem wichtig sind, stehen sie am Anfang dieser Lerneinheit.

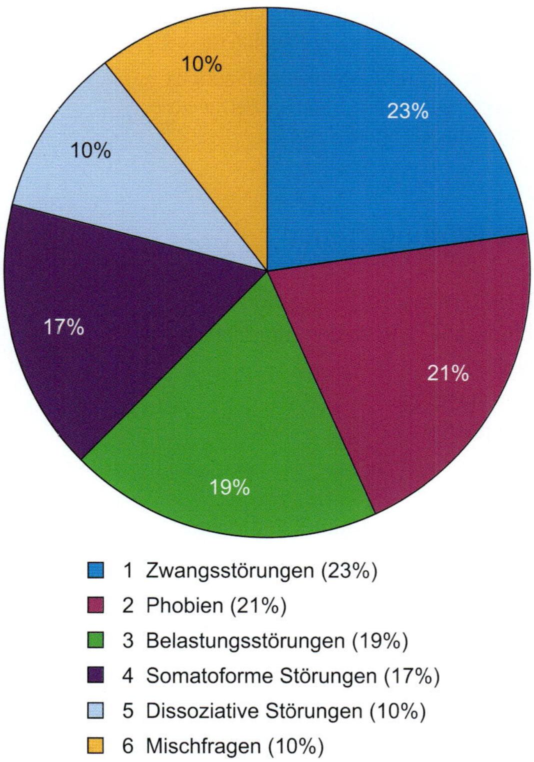

Abb. 7.1 Kap. F4: Neurotische-, Belastungs- und somatoforme Störungen: prüfungsrelevante Themen (2011–2021)

7.1 Angststörungen und Phobien

Angststörungen unterscheiden lernen: fünf Fallgeschichten im Vergleich

Frage 7.1.1 Fallgeschichte 1

Eine 23-jährige Studentin berichtet, dass sie seit etwa 1 Jahr anfallsartig an Schwindelzuständen leide, die mit Herzrasen, Schwitzen, Atembeschwerden, Zittern und Todesangst einhergingen. Meist habe sie dabei das Gefühl, alles um sie herum sei unwirklich und weit weggerückt. Der erste Anfall habe sich in einem Schuhgeschäft, einen Tag später beim Spazierengehen im Park, kurz darauf beim Zusammensein mit ihrem Freund ereignet. Auch zu Hause überfalle sie die Angst ganz plötzlich, wie aus heiterem Himmel: z. B. in der Küche oder im Bad, häufig auch nachts im Bett. Eine umfangreiche neurologische, internistische und HNO-ärztliche Untersuchung erbrachte keinen pathologischen Befund.

Welche der folgenden Diagnosen ist am wahrscheinlichsten?

☐ A: Generalisierte Angststörung
☐ B: Panikstörung
☐ C: Soziale Phobie
☐ D: Agoraphobie ohne Panikstörung
☐ E: Agoraphobie mit Panikstörung

Frage 7.1.2 Fallgeschichte 2

Eine 23-jährige Studentin berichtet, dass sie seit etwa 1 Jahr anfallsartig an Schwindelzuständen leide, die mit Herzrasen, Schwitzen, Atembeschwerden, Zittern und Todesangst einhergingen. Meist habe sie dabei das Gefühl, alles um sie herum sei unwirklich und weit weggerückt. Die Anfälle träten im Zusammenhang mit Menschenansammlungen auf: beim Anstellen im Supermarkt, im Kaufhaus, beim Einsteigen in einen überfüllten Bus. Inzwischen gehe sie nur noch in Begleitung ihres Freundes aus dem Haus, der sie jeden Morgen zur Arbeit führe: Allein bekomme sie beim Autofahren panikartige Angst. Eine umfangreiche neurologische, internistische und HNO-ärztliche Untersuchung erbrachte keinen pathologischen Befund.

Welche der folgenden Diagnosen ist am wahrscheinlichsten?

☐ A: Generalisierte Angststörung
☐ B: Panikstörung
☐ C: Soziale Phobie
☐ D: Agoraphobie ohne Panikstörung
☐ E: Agoraphobie mit Panikstörung

Frage 7.1.3 Fallgeschichte 3
Eine 23-jährige Studentin berichtet, dass sie seit etwa 1 Jahr anfallsartig an Schwindelzuständen leide, die mit Herzrasen, Schwitzen, Atembeschwerden, Zittern und Todesangst einhergingen. Meist habe sie dabei das Gefühl, alles um sie herum sei unwirklich und weit weggerückt. Die Anfälle seien anfangs ohne ersichtlichen Grund – wie aus heiterem Himmel – aufgetreten; inzwischen habe sie die Symptome vor allem in Menschenansammlungen, z. B. mittags beim Anstehen in der Kantine oder beim Warten auf die U-Bahn. Manchmal träten die Angstanfälle jedoch auch ohne erkennbaren Auslöser auf, z. B. beim Besuch der Eltern, beim Spazierengehen im Park oder beim Besuch einer Vorlesung. Eine umfangreiche neurologische, internistische und HNO-ärztliche Untersuchung erbrachte keinen pathologischen Befund. Welche der folgenden Diagnosen ist am wahrscheinlichsten?

- ☐ A: Generalisierte Angststörung
- ☐ B: Panikstörung
- ☐ C: Soziale Phobie
- ☐ D: Agoraphobie ohne Panikstörung
- ☐ E: Agoraphobie mit Panikstörung

Frage 7.1.4 Fallgeschichte 4
Eine 23-jährige Studentin berichtet, dass sie seit etwa 1 Jahr unter Sorgen, Ängsten und Befürchtungen leide, die ihren Schlaf beeinträchtigen würden und dazu geführt hätten, dass sie sich selbst am Wochenende nicht mehr entspannen könne. Sie werde z. B. von Ängsten in Bezug auf ihr Studium und ihren späteren Beruf geplagt; überdies sorge sie sich um die Gesundheit ihres Bruders und denke oft sorgenvoll an ihre Mutter – wie die wohl allein mit dem oft alkoholisierten Vater zurechtkommen würde, jetzt wo sie – die Tochter – in einer anderen Stadt studiert. – Diverse Untersuchungen beim Hausarzt und beim Internisten erbrachten keinen pathologischen Befund. Welche der folgenden Diagnosen ist am wahrscheinlichsten?

- ☐ A: Generalisierte Angststörung
- ☐ B: Panikstörung
- ☐ C: Soziale Phobie
- ☐ D: Agoraphobie ohne Panikstörung
- ☐ E: Agoraphobie mit Panikstörung

Frage 7.1.5 Fallgeschichte 5
Eine 23-jährige Studentin berichtet, dass sie seit etwa 1 Jahr große Ängste bekäme, wenn sie in einem Seminar aufgerufen werde oder einen Kurzvortrag halten solle. Einladungen zu Partys nehme sie inzwischen kaum mehr wahr – Stunden vorher leide sie an Übelkeit, Durchfall und diffusen Ängsten, die sich von Stunde zu Stunde steigerten. Sie habe noch nie einen Freund gehabt, obwohl sie sich sehnlichst eine Beziehung wünsche. „Wenn mich ein junger Mann anspricht, erröte ich und habe das Gefühl, mich unmöglich zu benehmen. Meist gehe ich dann unter einem Vorwand weg, sodass es bis jetzt nie zu einer engeren Freundschaft gekommen ist."
Welche der folgenden Diagnosen ist am wahrscheinlichsten?

- ☐ A: Generalisierte Angststörung
- ☐ B: Panikstörung
- ☐ C: Soziale Phobie
- ☐ D: Agoraphobie ohne Panikstörung
- ☐ E: Agoraphobie mit Panikstörung

Richtig oder falsch?

➢ Tab. 7.1.

Tab. 7.1 Welche Aussagen zu Angststörungen sind zutreffend?

		Richtig	Falsch
1.	Mehr als 10 % der Bevölkerung leiden im Laufe ihres Lebens an einer behandlungsbedürftigen Angststörung.		
2.	Angststörungen zeigen häufig eine Tendenz zur Somatisierung.		
3.	Angststörungen gehen überzufällig häufig mit depressiven Verstimmungen einher.		
4.	Bei allen Angststörungen sind Panikattacken ein charakteristisches Merkmal.		
5.	Eine Panikattacke beginnt oft schleichend und dauert typischerweise 30–60 Minuten an.		
6.	Die Begriffe „Panikattacke" und „Panikstörung" werden in der Psychiatrie nahezu gleichbedeutend verwendet.		
7.	Wenn jemand unter Panikattacken leidet, sollte differenzialdiagnostisch das Vorhandensein einer depressiven Episode abgeklärt werden.		
8.	Das wesentliche Symptom einer phobischen Störung ist eine allgemeine und anhaltende Angst, die nicht auf bestimmte Situationen in der Umgebung beschränkt ist.		
9.	Bei einer Phobie erkennt der Patient, dass seine Angst übertrieben oder unvernünftig ist.		
10.	Zu den phobischen Störungen zählt auch die Kardiophobie, die man früher als Herzneurose oder Herzphobie bezeichnet hat.		

Typische Prüfungsfragen

Frage 7.1.6 Aussagenkombination
Was zählt nach ICD-10 zu den Angststörungen?

1. Agoraphobie
2. Dysmorphophobie
3. Klaustrophobie
4. Herzphobie
5. Hypochondrie

- ☐ A: Nur die Aussagen 1 und 3 sind richtig.
- ☐ B: Nur die Aussagen 1, 2 und 3 sind richtig.
- ☐ C: Nur die Aussagen 1, 3 und 4 sind richtig.
- ☐ D: Nur die Aussagen 1, 3, 4 und 5 sind richtig.
- ☐ E: Alle Aussagen sind richtig.

Frage 7.1.7 Aussagenkombination
Welche der folgenden Aussagen zu Angststörungen treffen zu?

1. Frei flottierende Angst ist das Leitsymptom der generalisierten Angststörung.
2. Das Hauptmerkmal der sozialen Phobie ist ein Verhalten, das den geltenden sozialen Normen krass widerspricht.

3. Bei der generalisierten Angststörung erlebt der Patient typischerweise Panikattacken, die durch verschiedene, häufig wechselnde Auslöser verursacht werden.
4. Bei einer generalisierten Angststörung ist u. a. die „Sorgenkonfrontation in sensu" eine effektive Behandlungsart.
5. Bei der Behandlung von Phobien und Angststörungen können begleitend Antidepressiva eingesetzt werden.

□ A: Nur die Aussagen 1 und 2 sind richtig.
□ B: Nur die Aussagen 1, 4 und 5 sind richtig.
□ C: Nur die Aussagen 2, 3 und 5 sind richtig.
□ D: Nur die Aussagen 1, 3, 4 und 5 sind richtig.
□ Alle Aussagen sind richtig.

Frage 7.1.8 Vorsicht Falle! Aussagenkombination
Welche der folgenden Aussagen zu Angststörungen treffen zu?

1. Körperliche Reaktionen und Empfindungen der pathologischen Angst unterscheiden sich in der Qualität erheblich von denen der „normalen" Angst.
2. Vermeidung von Menschenmengen und Angst vor Reisen mit weiter Entfernung von daheim sind typische Symptome einer sozialen Phobie.
3. Eine Panikattacke ist eine abrupt beginnende Episode von intensiver Angst oder Unbehagen, die nicht auf eine spezifische Situation oder ein spezifisches Objekt bezogen ist.
4. Die bei Angststörungen häufig eingenommenen Benzodiazepine (z. B. Lorazepam) haben ein erhöhtes Potenzial für die Entwicklung einer Abhängigkeit und sollten deshalb nach langfristiger Einnahme sofort abgesetzt werden.
5. Eine primäre Angststörung liegt vor, wenn ein Angstsyndrom nicht auf eine körperliche oder psychische Grunderkrankung zurückzuführen ist.

□ A: Nur Aussage 5 ist richtig.
□ B: Nur die Aussagen 1 und 3 sind richtig.
□ C: Nur die Aussagen 2, 3 und 4 sind richtig.
□ D: Nur die Aussagen 1, 2, 4 und 5 sind richtig.
□ E: Nur die Aussagen 1, 3, 4 und 5 sind richtig.

7.1.1 Panikstörung und generalisierte Angststörung

Richtig oder falsch?

➤ Tab. 7.2.

Tab. 7.2 Welche der folgenden Aussagen zu Panikstörung und generalisierter Angststörung sind zutreffend (➤ Abb. 7.2)?

		Richtig	Falsch
1.	Die Panikstörung wird oft auch als „episodisch paroxysmale Angst" bezeichnet.		
2.	Bei der Panikstörung kommt es häufig zu sogenannten Drop Attacks.		
3.	Panikattacken ohne erkennbaren äußeren Anlass können sekundäre Folge einer Depression sein. Bei der Diagnosestellung sollte deshalb eine depressive Störung ausgeschlossen werden.		
4.	Die wesentlichen Symptome der generalisierten Angststörung (GAS) sind variabel. Beschwerden wie ständige Nervosität, Zittern, Schwitzen oder Oberbauchbeschwerden gehören zu diesem Bild.		
5.	Bei der GAS gibt es für die Angst keine typischen Auslösesituationen.		
6.	Bei der Diagnosestellung einer GAS sollte das Vorhandensein einer Hyperthyreose ausgeschlossen werden.		

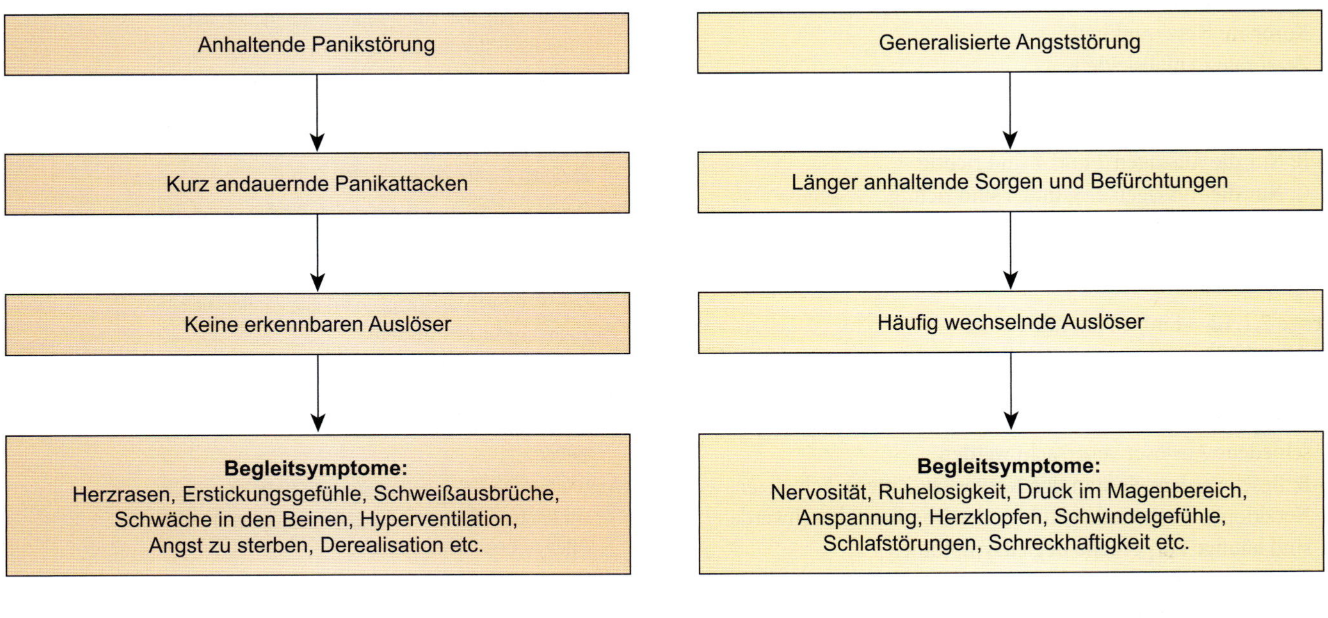

Abb. 7.2 Panikstörung und generalisierte Angststörung im Vergleich

Typische Prüfungsfragen

Frage 7.1.9 Aussagenkombination
Was ist für die Panikstörung (nach ICD-10) charakteristisch?
1. Anfallsartige Angst ohne sichtbaren Anlass
2. Teilamnesie für die Zeit des Anfalls
3. Fehlen von vegetativen Symptomen
4. Derealisation und Depersonalisation
5. Kurzzeitige Wahnideen

- ☐ A: Nur die Aussagen 1 und 4 sind richtig.
- ☐ B: Nur die Aussagen 1, 2 und 3 sind richtig.
- ☐ C: Nur die Aussagen 1, 3 und 4 sind richtig.
- ☐ D: Nur die Aussagen 1, 4 und 5 sind richtig.
- ☐ E: Nur die Aussagen 2, 3, 4 und 5 sind richtig.

Frage 7.1.10 Einfachauswahl
Ein Patient berichtet Ihnen, dass er Panikattacken erleide. Anhand welchen Merkmals bzw. Kriteriums können Sie differenzialdiagnostisch feststellen, ob bei dem Patienten eine Panikstörung vorliegt?

- ☐ A: Der Patient erlebt anhaltend Sorgen, Angst und Grübeleien.
- ☐ B: Die Panikattacken treten in unterschiedlichen Situationen und unter unterschiedlichen Umständen auf (nicht vorhersehbar).
- ☐ C: Die Panikattacken sind vorhersehbar, da sie im Zusammenhang mit spezifischen Auslösern auftreten, z. B. beim Autofahren oder in öffentlichen Verkehrsmitteln.
- ☐ D: Die Anfälle dauern maximal 15–20 Minuten an.
- ☐ E: Der Patient hat Panikattacken, die stark herzbezogen erlebt werden. Sie treten vor allem bei Gedanken an Tod, Verlust oder Trennung auf.

7

Frage 7.1.11 Aussagenkombination
Verschiedene körperliche Erkrankungen können mit Symptomen einer Panikattacke einhergehen. Hierzu zählen:
1. Hyperthyreose
2. Hypoglykämie
3. Koronare Herzkrankheit
4. Zerebrales Anfallsleiden
5. Asthma bronchiale

- A: Nur die Aussagen 1 und 5 sind richtig.
- B: Nur die Aussagen 2 und 4 sind richtig.
- C: Nur die Aussagen 2, 3, und 4 sind richtig.
- D: Nur die Aussagen 1, 2, 3 und 4 sind richtig.
- E: Alle Aussagen sind richtig.

Frage 7.1.12 Einfachauswahl
Welche der Aussagen zur generalisierten Angststörung (nach ICD-10) trifft *nicht* zu?

- ☐ A: Typisch für die Störung sind Panikattacken, die durch verschiedene Auslöser verursacht werden.
- ☐ B: Beschwerden wie ständige Nervosität, Zittern, Schwitzen, Herzklopfen, Schwindelgefühle oder Oberbauchbeschwerden sind häufige körperliche Begleitsymptome.
- ☐ C: Häufig wird die Befürchtung geäußert, der Patient selbst oder ein Angehöriger könnten demnächst erkranken oder einen Unfall haben.
- ☐ D: Die Ängste und Befürchtungen sind nicht situations- oder objektgebunden wie bei der Phobie.
- ☐ E: Differenzialdiagnostisch sollte eine depressive Episode oder eine Anpassungsstörung mit längerer depressiver Reaktion ausgeschlossen werden.

NICHT VERWECHSELN

Eine Panikstörung ist nicht dasselbe wie eine Panikattacke.
Eine **Panikattacke** (= massiver Angstanfall) ist ein **Symptom** und kann z. B. auch im Zusammenhang mit einer Phobie, Depression oder Zwangsstörung auftreten.
Eine (anhaltende) **Panikstörung** hingegen ist eine **psychische Erkrankung** mit dem Hauptmerkmal „immer wieder auftretende nicht vorhersehbare Panikattacken".

7.1.2 Agoraphobie, soziale Phobie, spezifische Phobie

Richtig oder falsch?

➢ Tab. 7.3.

Tab. 7.3 Welche der folgenden Aussagen zu Agoraphobie und sozialer Phobie sozialer Phobie sind zutreffend?

		Richtig	Falsch
1.	Bei den phobischen Störungen sind Agoraphobien und soziale Phobien am häufigsten.		
2.	Bei der Agoraphobie handelt es sich um eine Gruppe von Phobien mit Befürchtungen, das Haus zu verlassen, Geschäfte zu betreten, in Menschenmengen und auf öffentlichen Plätzen zu sein.		
3.	Statistisch gesehen leiden überwiegend Frauen an einer Agoraphobie.		
4.	Die Agoraphobie kommt häufig kombiniert mit einer Panikstörung vor.		
5.	Bei der Agoraphobie flottiert die Angst frei.		
6.	Bei Menschen mit einer Agoraphobie können depressive und zwanghafte Symptome sowie soziale Phobien zusätzlich vorhanden sein.		
7.	Das Hauptmerkmal der sozialen Phobie ist ein Verhalten, das den geltenden sozialen Normen krass widerspricht.		
8.	Die Symptome der sozialen Phobie können sich bis zu Panikattacken steigern.		
9.	Bei der Diagnosestellung einer sozialen Phobie ist differenzialdiagnostisch eine ängstliche (vermeidende) Persönlichkeitsstörung in Betracht zu ziehen.		
10.	Wie bei allen Angsterkrankungen ist bei der sozialen Phobie i. d. R. eine Zunahme der Symptome im Alter zu beobachten.		

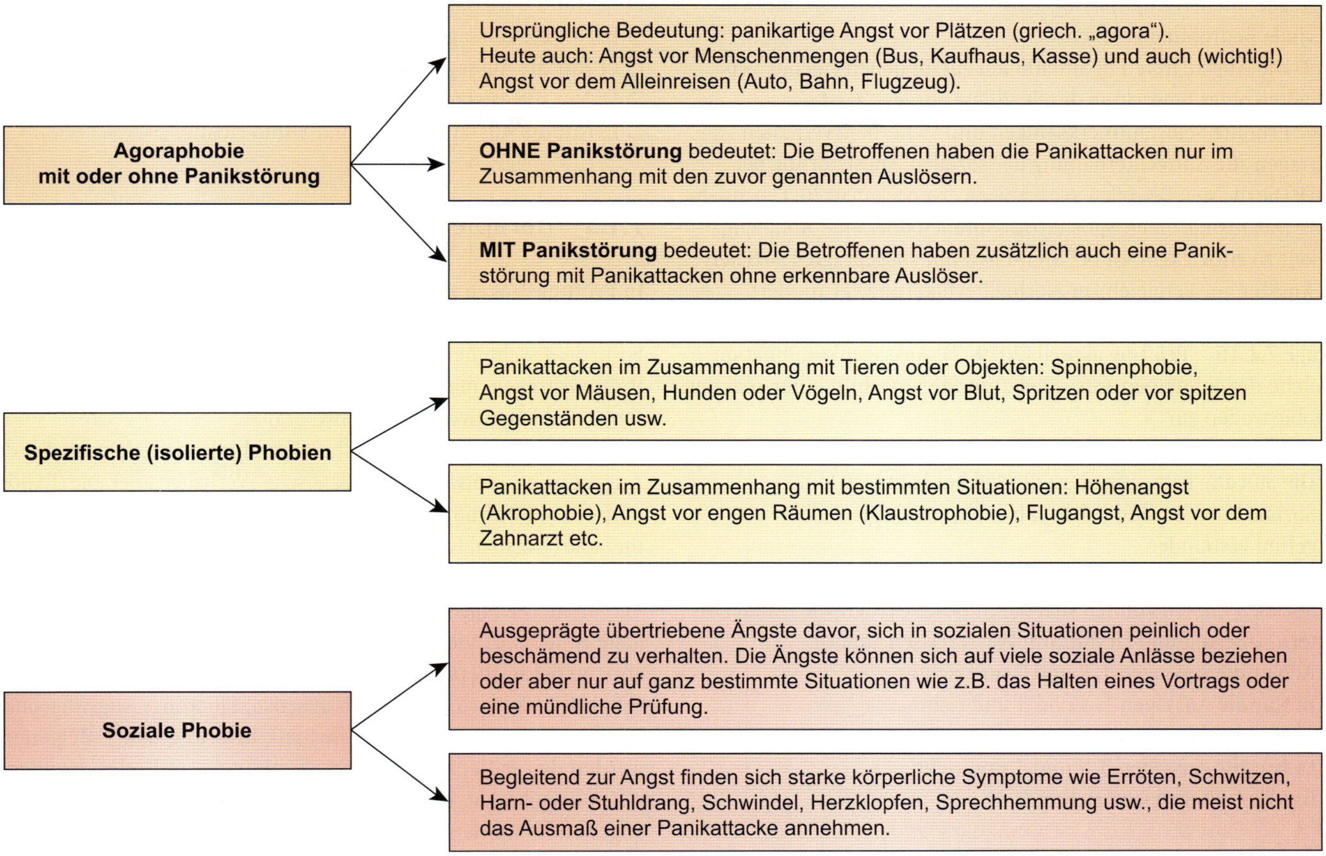

Abb. 7.3 Verschiedene Phobien im Vergleich

Verschiedene Phobien im Vergleich

Das Wort Phobie kommt von griech. „phobos": Angst, Furcht; die Phobien zählen also zu den Angststörungen. Nach heutigem Sprachgebrauch ist das Leitsymptom einer Phobie – gleich welcher Art – eine übertriebene Angst vor ganz bestimmten Dingen oder Situationen. Bei den meisten Arten von Phobien (Agoraphobie, Klaustrophobie, Spinnenangst usw.) haben die Betroffenen Panikattacken und zeigen Vermeidungsverhalten. Für die Prüfung wichtig sind die in ➤ Abb. 7.3 aufgeführten Formen der Phobie, vor allem die soziale Phobie, die in den letzten Jahren in jeder zweiten Prüfung durch eine Frage vertreten war.

Typische Prüfungsfragen

Frage 7.1.13 Einfachauswahl
Welche der folgenden Aussagen zur Agoraphobie ist *nicht* zutreffend?

- □ A: Aufenthalt auf großen Plätzen oder in Menschenmengen sind typische angstauslösende Momente.
- □ B: Vermeidung der phobischen Situation ist ein typisches Symptom.
- □ C: Die Erkrankungshäufigkeit ist bei Männern und Frauen etwa gleich.
- □ D: Depressive und zwanghafte Symptome sowie eine soziale Phobie können zusätzlich vorhanden sein.
- □ E: Ohne effektive Behandlung wird die Agoraphobie häufig chronisch.

Frage 7.1.14 Vorsicht Falle! Aussagenkombination
Welche der folgenden Aussagen zum Störungsbild der sozialen Phobie treffen zu?

1. Die Symptome treten in (fast) allen Lebensbereichen auf.
2. Dissoziative Phänomene sind ein häufiges Begleitsymptom.
3. In sozialen Situationen erleben die Betroffenen ihre Denkmuster, körperlichen Symptome und Verhaltensweisen als ichsynton.
4. Die soziale Phobie zählt neben Depressionen und Alkoholerkrankungen zu den häufigsten psychischen Störungen.
5. Viele Betroffene bleiben unverheiratet.

- □ A: Nur die Aussagen 1 und 2 sind richtig.
- □ B: Nur die Aussagen 4 und 5 sind richtig.
- □ C: Nur die Aussagen 1, 3 und 5 sind richtig.
- □ D: Nur die Aussagen 3, 4 und 5 sind richtig.
- □ E: Nur die Aussagen 2, 3, 4 und 5 sind richtig.

Frage 7.1.15 Prüfung aktuell (2018–2). Mehrfachauswahl
Welche der folgenden Aussagen zur sozialen Angststörung (sozialen Phobie) treffen zu? Wählen Sie *zwei* Antworten

☐ A: Die intensiven physiologischen Symptome werden meist als vitale Bedrohung gesehen.
☐ B: Die Ängste treten in Situationen auf, in denen eigenes Verhalten einer Bewertung durch andere ausgesetzt ist.
☐ C: Erhöhte Selbstaufmerksamkeit und Sicherheitsverhalten tragen zur Aufrechterhaltung der sozialen Angststörung bei.
☐ D: Die meisten Betroffenen erkranken erst nach dem 30. Lebensjahr.
☐ E: Das Risiko, einen Substanzmissbrauch oder eine Abhängigkeit zu entwickeln, ist bei Menschen mit ausgeprägten sozialen Ängsten im Vergleich zur Normalbevölkerung vermindert.

Frage 7.1.16 Prüfung aktuell (2019–2). Aussagenkombination
Welche der folgenden Aussagen zum Störungsbild einer sozialen Phobie treffen zu?
1. Die Ängste treten vorwiegend in größeren Menschenmengen auf.
2. Die Störung tritt ganz überwiegend bei Männern auf.
3. Soziale Phobien sind i. d. R. mit einem niedrigen Selbstwertgefühl verbunden.
4. Die Symptome können sich bis hin zu Panikattacken verstärken.
5. Soziale Phobien können sich durch Beschwerden wie Händezittern, Übelkeit und Drang zum Wasserlassen äußern.

☐ A: Nur die Aussagen 1, 2 und 3 sind richtig.
☐ B: Nur die Aussagen 1, 4 und 5 sind richtig.
☐ C: Nur die Aussagen 2, 3 und 5 sind richtig.
☐ D: Nur die Aussagen 3, 4 und 5 sind richtig.
☐ E: Alle Aussagen sind richtig.

Frage 7.1.17 Aussagenkombination
Zu den spezifischen (isolierten) Phobien nach ICD-10 gehören:
1. Klaustrophobie
2. Akrophobie
3. Generalisierte Angststörung
4. Kardiophobie (Herzphobie)
5. Examensangst

☐ A: Nur die Aussagen 1 und 4 sind richtig.
☐ B: Nur die Aussagen 2 und 5 sind richtig.
☐ C: Nur die Aussagen 1, 2 und 5 sind richtig.
☐ D: Nur die Aussagen 1, 2, 3 und 5 sind richtig.
☐ E: Nur die Aussagen 1, 2, 4 und 5 sind richtig.

7.1.3 Therapie von Angststörungen und Phobien

In Prüfungsfragen zur Therapie von Phobien und sonstigen Angststörungen gilt augenblicklich die Verhaltenstherapie als wichtigste Form der Psychotherapie. In den letzten Jahren gab es hierzu mehrere Prüfungsfragen, meist ergänzt durch allgemeine Fragen zur klassischen und kognitiven Verhaltenstherapie.

Von den psychotherapeutischen Verfahren wird – je nach Art der Angststörung – entweder die „klassische" Verhaltenstherapie (Expositions- bzw. Konfrontationstechnik) oder die „kognitive" Verhaltenstherapie (Umstrukturierung negativer Gedankenmuster) eingesetzt. Häufig verwenden Verhaltenstherapeuten eine Mischung aus beiden Verfahren. Die Frage „Was sind wichtige Elemente der kognitiven Verhaltenstherapie (oder kognitiv-behavioralen Therapie)?" bezieht sich also auf beide Therapieformen mit allen dazu gehörigen Techniken (Exposition in vivo, Exposition in sensu, Flooding, Angsttagebuch, Psychoedukation, kognitive Umstrukturierung usw.). Begleitend werden den Patienten meist Entspannungs- und/oder Atemtechniken beigebracht, die vor und während der belastenden Situation angewendet werden können. ➢ Abb. 7.4 stellt die wichtigsten Therapieverfahren im Überblick dar.

In schweren Fällen können bei den meisten Angststörungen begleitend Antidepressiva und – kurzfristig – auch Anxiolytika oder Sedativa (meist Benzodiazepine) eingesetzt werden. Eine Ausnahme hiervon bilden die *spezifischen Phobien*, bei denen Experten zufolge die Wirksamkeit von Medikamenten nicht nachgewiesen werden konnte.

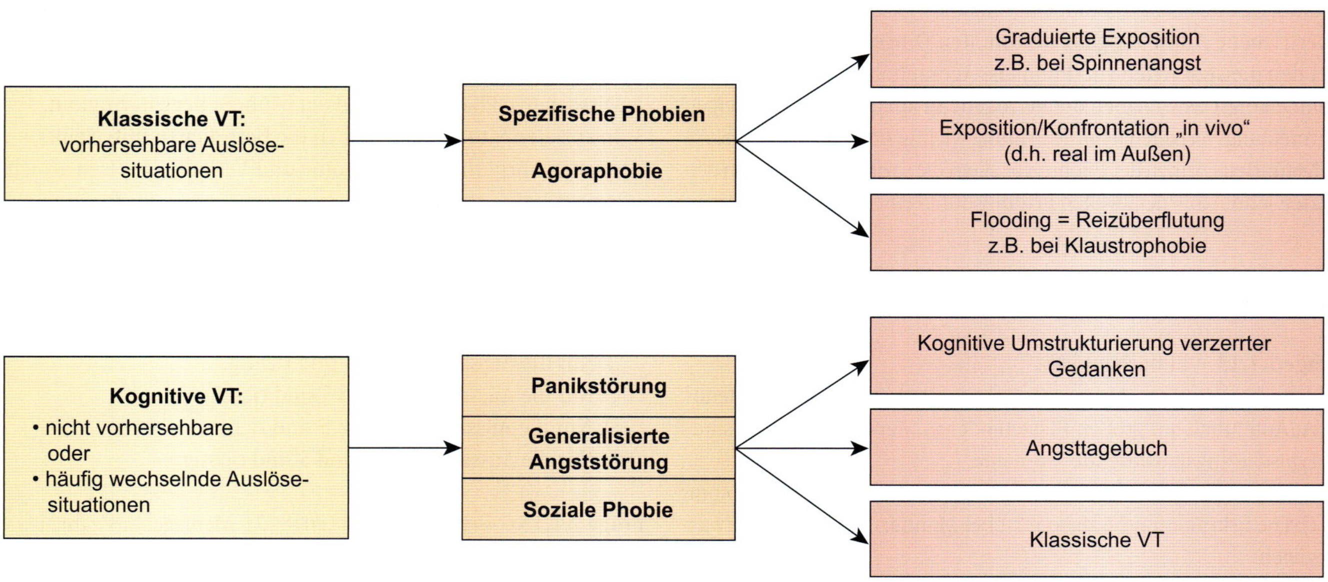

Abb. 7.4 Verhaltenstherapie bei Angststörungen und Phobien

Richtig oder falsch?

➢ Tab. 7.4.

Tab. 7.4 Welche der folgenden Aussagen zur Therapie von Angststörungen und Phobien sind zutreffend?

		Richtig	Falsch
1.	Bei der medikamentösen Behandlung von Angststörungen hat sich der Einsatz von Antidepressiva bewährt.		
2.	Bei extremen Ängsten können kurzzeitig Benzodiazepine eingesetzt werden.		
3.	Die im Moment effektivste, in ihrer Wirksamkeit wissenschaftlich belegte Psychotherapie zur Behandlung der generalisierten Angststörung (GAS) ist die kognitive Verhaltenstherapie.		
4.	Eine Sonderform der klassischen Verhaltenstherapie ist die sogenannte Konfrontation mit dem Widerstand.		
5.	Bei der Behandlung der Agoraphobie ist die Reizkonfrontation in vivo eine wirksame Intervention.		
6.	Bei der Therapie der Panikstörung ist das sogenannte Flooding eine effektive Methode.		
7.	Die systematische Desensibilisierung nach Wolpe basiert auf der Erkenntnis, dass Angst und Entspannung nicht gleichzeitig existieren können.		
8.	Da soziale Phobien oft auf Kindheitserlebnisse zurückgehen, haben sich aufdeckende Therapieverfahren hier besonders bewährt.		

Typische Prüfungsfragen

Frage 7.1.18 Aussagenkombination
Was gehört zu den typischen Bestandteilen einer kognitiven Verhaltenstherapie bei einer Panikstörung?
1. Aufdecken frühkindlicher Traumata
2. Informationsvermittlung über die Angstentstehung
3. Infragestellung von Fehlinterpretationen körperlicher Empfindungen
4. Verhaltensexperimente wie z. B. Hyperventilation
5. Führen eines Angsttagebuchs

□ A: Nur die Aussagen 1, 2 und 5 sind richtig.
□ B: Nur die Aussagen 2 und 4 sind richtig.
□ C: Nur die Aussagen 2, 4 und 5 sind richtig.
□ D: Nur die Aussagen 1, 2, 3 und 5 sind richtig.
□ E: Nur die Aussagen 2, 3, 4 und 5 sind richtig.

Frage 7.1.19 Aussagenkombination
Was sind wichtige Elemente der kognitiven Verhaltenstherapie einer Angststörung, wenn identifizierbare Angstauslöser vorhanden sind und der Patient Vermeidungsverhalten zeigt?
1. Reizkonfrontation
2. Vermittlung eines Erklärungsmodells
3. Vermeidung der Angstauslöser
4. Psychoedukation
5. Ermutigung des Patienten, sich in der angstauslösenden Situation durch Aktivitäten abzulenken

□ A: Nur Aussage 1 ist richtig.
□ B: Nur die Aussagen 3 und 5 sind richtig.
□ C: Nur die Aussagen 1, 2 und 3 sind richtig.
□ D: Nur die Aussagen 1, 2 und 4 sind richtig.
□ E: Alle Aussagen sind richtig.

Frage 7.1.20 Aussagenkombination
Welche der folgenden Aussagen zur verhaltenstherapeutischen Behandlung von Phobien treffen zu?
1. Bei isolierten Phobien – etwa einer Spinnenangst – verwenden Therapeuten häufig die Technik der graduierten Exposition.
2. Bei der Agoraphobie hat sich die systematische Desensibilisierung als besonders erfolgreich erwiesen.
3. Bei der kognitiv-behavioralen Therapie von sozialen Phobien wird neben der kognitiven Umstrukturierung verzerrter Denkmuster auch die Technik der gedanklichen Konfrontation mit angstmachenden sozialen Situationen eingesetzt.
4. Bei sozialen Phobien finden ergänzend oft Techniken des Selbstsicherheitstrainings Anwendung.
5. Bei Expositionsbehandlungen (in vivo) sollte eine Zunahme der Angst in der Übungssituation i. d. R. zu einem sofortigen Abbruch der Übung führen.

□ A: Nur die Aussagen 1, 2 und 3 sind richtig.
□ B: Nur die Aussagen 1, 3 und 4 sind richtig.
□ C: Nur die Aussagen 3, 4 und 5 sind richtig.
□ D: Nur die Aussagen 1, 3, 4 und 5 sind richtig.
□ E: Alle Aussagen sind richtig.

Frage 7.1.21 Aussagenkombination
Für die Therapie von Phobien wird u. a. auch die systematische Desensibilisierung nach Wolpe verwendet. Welche der folgenden Aussagen trifft für diese Therapieform zu?
1. Die systematische Desensibilisierung basiert auf dem Prinzip der reziproken Hemmung.
2. Lerntheoretisch basiert sie auf dem Prinzip der Gegenkonditionierung.
3. Ein wichtiger Punkt der Behandlung ist das Erarbeiten einer Angsthierarchie.
4. Besonders bewährt hat sich diese Methode bei der Behandlung von sozialen Phobien.
5. Die systematische Desensibilisierung wird fast ausschließlich bei Kindern und Jugendlichen angewandt.

□ A: Nur die Aussagen 1 und 2 sind richtig.
□ B: Nur die Aussagen 1, 2 und 3 sind richtig.
□ C: Nur die Aussagen 2, 3 und 4 sind richtig.
□ D: Nur die Aussagen 1, 2, 3 und 4 sind richtig.
□ E: Nur die Aussagen 2, 3, 4 und 5 sind richtig.

Frage 7.1.22 Vorsicht Falle! (Prüfung 2019–1). Mehrfachauswahl
Welche der folgenden Therapiemethoden sollten bei der Behandlung einer spezifischen Phobie im Vordergrund stehen? Wählen Sie *zwei* Antworten.

7

☐ A: Entspannungsverfahren
☐ B: Medikamentöse Behandlung mit Antidepressiva
☐ C: Medikamentöse Behandlung mit Anxiolytika
☐ D: Expositionstherapie
☐ E: Psychodynamische Therapie

7.2 Zwangsstörungen

In den letzten 20 Prüfungen waren Zwangsstörungen in fast jeder Prüfung einmal vertreten – häufiger als Angst-, Belastungs- oder somatoforme Störungen (➤ Abb. 7.1). Überprüft wurden die wichtigsten Merkmale einer Zwangserkrankung, aber auch das therapeutische Vorgehen (Verhaltenstherapie; Antidepressiva) und die Abgrenzung einer Zwangserkrankung von den zwanghaften Begleitsymptomen bei depressiven oder schizophrenen Erkrankungen.

Richtig oder falsch?

➤ Tab. 7.5.

Tab. 7.5 Welche der folgenden Aussagen zu Zwangsstörungen sind zutreffend?

		Richtig	Falsch
1.	Der Krankheitsbeginn von Zwangsstörungen liegt meist in der Kindheit oder im frühen Erwachsenenalter.		
2.	Das männliche Geschlecht ist von der Zwangsstörung deutlich häufiger betroffen als das weibliche.		
3.	Typisch ist der Versuch der Betroffenen, gegen die Zwangsgedanken oder Zwangshandlungen Widerstand zu leisten.		
4.	Die Ausübung der Zwangshandlung verstärkt die Ängste des Patienten.		
5.	Ein häufiger Wechsel zwischen Zwangshandlungen und Zwangsgedanken ist typisch.		
6.	Bei schweren Zwangserkrankungen kann es zu wahnhaftem Erleben kommen.		
7.	Im Kindesalter werden Zwangsgedanken oder -handlungen nicht unbedingt als sinnlos oder unsinnig erlebt.		
8.	Therapeutisch sinnvoll ist der Einsatz von Antidepressiva.		
9.	Zwangsgedanken können auch im Zusammenhang mit Depressionen oder schizophrenen Erkrankungen auftreten.		
10.	Lerntheoretisch wird die Entstehung von Zwangshandlungen als eine Form der Angstbewältigung gesehen.		

Prüfungswissen kompakt: Zwangsgedanken

Typische Merkmale von Zwangsgedanken sind in ➤ Abb. 7.5 zusammengefasst.

Typische Prüfungsfragen

Frage 7.2.1 Aussagenkombination
Welche der folgenden Aussagen zu Zwangsstörungen treffen zu?
1. Zwangsgedanken haben manchmal bedrohliche oder aggressive Inhalte.
2. Die Lebenszeitprävalenz für das Auftreten einer Zwangsstörung liegt bei etwa 15 %.
3. Von einer Zwangsstörung spricht man auch dann, wenn die Symptomatik in einem Zusammenhang mit einer anderen psychischen Störung, z. B. Schizophrenie, steht.
4. Zwangsstörungen zeigen häufig eine Tendenz zur Chronifizierung.
5. Zwangsgedanken werden vom Patienten als eigene Gedanken erkannt.

☐ A: Nur die Aussagen 1, 2 und 3 sind richtig.
☐ B: Nur die Aussagen 1, 2 und 4 sind richtig.

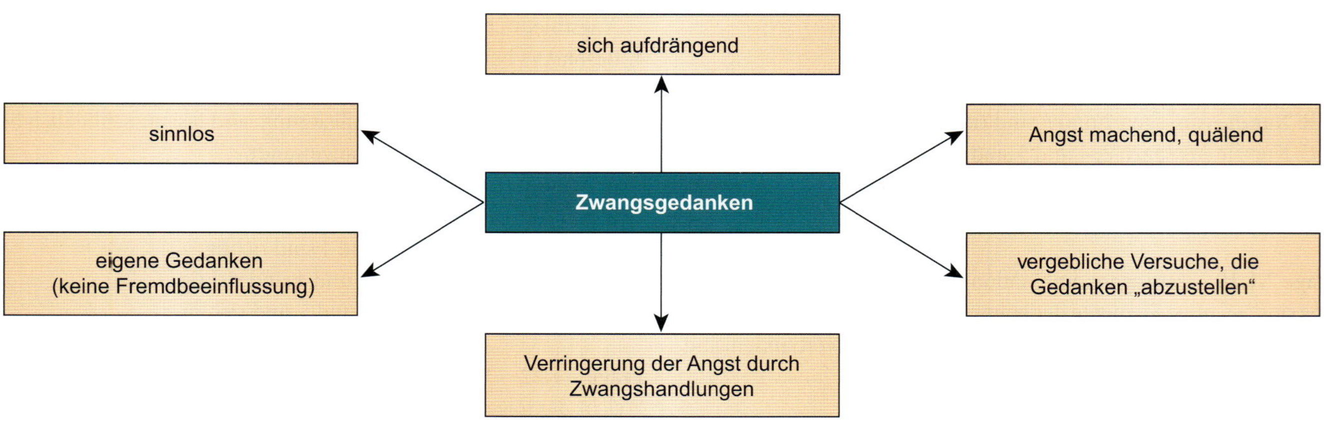

Abb. 7.5 Was ist typisch für Zwangsgedanken?

7

□ C: Nur die Aussagen 1, 4 und 5 sind richtig.
□ D: Nur die Aussagen 2, 4 und 5 sind richtig.
□ E: Nur die Aussagen 3, 4 und 5 sind richtig.

Frage 7.2.2 Aussagenkombination
Welche der folgenden Aussagen zu Zwangsstörungen treffen zu?
1. Zwangsgedanken werden von den Betroffenen meist als sinnlos empfunden.
2. Die Zwangsgedanken können sich bis zum Wahn steigern.
3. Patienten mit einer gesicherten Zwangsstörung haben ein deutlich höheres Risiko, an einer Schizophrenie zu erkranken, als die Allgemeinbevölkerung.
4. Zwangshandlungen dienen dazu, Unwohlsein und Angst zu reduzieren oder gefürchteten Ereignissen und Situationen vorzubeugen.
5. Viele Zwangskranke berichten, die Zwangsgedanken würden ihnen von anderen Personen eingegeben oder aufgezwungen.

□ A: Nur die Aussagen 1 und 4 sind richtig.
□ B: Nur die Aussagen 2, 3 und 5 sind richtig.
□ C: Nur die Aussagen1, 2 und 4 sind richtig.
□ D: Nur die Aussagen 1, 2, 3 und 4 sind richtig.
□ E: Nur die Aussagen 1, 2, 4 und 5 sind richtig.

Frage 7.2.3 Mehrfachauswahl
Welche Aussagen zur Zwangsstörung treffen zu? Wählen Sie *zwei* Antworten.
□ A: Werden Zwangshandlungen unterdrückt, kommt es zu intensiven Gefühlen von Trauer oder Minderwertigkeit.
□ B: Zwangsstörungen treten nahezu immer isoliert auf.
□ C: Typischerweise fehlt den Patienten jegliche Einsicht hinsichtlich der Unsinnigkeit ihres zwanghaften Denkens oder Handelns.
□ D: Zwangsgedanken und Zwangshandlungen können auch im Zusammenhang mit einer postpartalen Depression und/oder postpartalen Psychose auftreten.
□ E: Zwangsgedanken werden üblicherweise zu den inhaltlichen Denkstörungen gerechnet.

Frage 7.2.4 Vorsicht Falle! Aufgabenkombination
Welche der folgenden Aussagen treffen zu?
1. Zwangsimpulse beinhalten ein hohes Fremdgefährdungspotenzial.
2. Die Ausführung einer Zwangshandlung wird von den Betroffenen als nachhaltige Erleichterung erlebt.
3. Zwangsstörungen ohne deutlich depressive Komponente verlaufen meist chronisch.
4. Zwänge im Rahmen depressiver Episoden sind im Therapieansatz in erster Linie der Haupterkrankung zuzuordnen.
5. Zwangsgedanken werden von den Betroffenen meistens als ichsynton erlebt.

□ A: Nur die Aussagen 1 und 5 ist richtig.
□ B: Nur die Aussagen 3 und 4 sind richtig.
□ C: Nur die Aussagen 1, 2 und 5 sind richtig.
□ D: Nur die Aussagen 2, 3 und 4 sind richtig.
□ E: Nur die Aussagen 1, 3, 4 und 5 sind richtig.

Frage 7.2.5 Mehrfachauswahl. Wählen Sie *zwei* Antworten.
Die häufigsten komorbiden Störungen bei Patienten mit Zwangsstörung sind …
□ A: Schizoide Persönlichkeitsstörung
□ B: Dissoziale Persönlichkeitsstörung
□ C: Depressive Störung
□ D: Borderline-Persönlichkeitsstörung
□ E: Angststörung

Frage 7.2.6 Prüfung aktuell (2020–2). Einfachauswahl
Welche Aussage zur verhaltenstherapeutischen Behandlung von Zwangsstörungen trifft am ehesten zu?
□ A: Der Therapeut versucht, die Veränderung aufzuheben und den Patienten zu ermutigen, sich dem zu stellen, was er wirklich fürchtet.
□ B: Besonders wirksam ist die Rekonstruktion des auslösenden Ereignisses der Zwangsrituale.
□ C: Bei einem Expositionstraining mit Reaktionsmanagement soll der Patient die Erfahrung machen, dass sich der Spannungszustand auch abbaut, wenn er seine Rituale nicht ausführt.
□ D: Für die Wirkung einer Konfrontation ist es besser, wenn sich der Patient gedanklich ablenkt.
□ E: Begleitend zur verhaltenstherapeutischen Behandlung sollte eine Dauertherapie mit Benzodiazepinen erfolgen.

Frage 7.2.7 Mehrfachauswahl
Wie lassen sich Waschzwänge mithilfe der Verhaltenstherapie behandeln? Wählen Sie *zwei* Antworten.
□ A: Exposition mit Reaktionsverhinderung
□ B: Rückversicherung durch den Therapeuten, dass keine Gefahr besteht
□ C: Vermehrtes Händewaschen, um eine Extinktion (Löschung des Verhaltens) zu erzielen
□ D: Vermeidung von Reizen, die das Waschverhalten auslösen
□ E: Analyse von Gedankenmustern und Befürchtungen

Frage 7.2.8 Prüfung aktuell (2020–2). Aussagenkombination
Zwangssymptome können auftreten bei:
1. Angststörungen
2. Depressiver Episode
3. Schizophrenie
4. Aufmerksamkeitsdefizit-/Hyperaktivitätsstörung (ADHS)
5. Hirntumor

□ A: Nur die Aussagen 1, 2 und 3 sind richtig.
□ B: Nur die Aussagen 1, 3 und 5 sind richtig.
□ C: Nur die Aussagen 1, 2, 4 und 5 sind richtig.
□ D: Nur die Aussagen 2, 3, 4 und 5 sind richtig.
□ E: Alle Aussagen sind richtig.

7.3 Belastungsstörungen: posttraumatische Belastungsstörung, Anpassungsstörung, akute Belastungsreaktion

In den letzten 10 Jahren waren Fragen zu Belastungsstörungen im Vergleich zu Angst- und Zwangsstörungen eher selten vertreten. Von 2011 bis 2021 gab es insgesamt 12 Fragen zu Belastungsstörungen, davon 7 zur posttraumatischen Belastungsstörung (PTBS), 3 zu Anpassungsstörungen und zwei zur akuten Belastungsreaktion. Trotz des weniger häufigen Vorkommens im Schriftlichen sollten Sie den Themenkreis „Belastungsstörungen" nicht vernachlässigen: In einigen wenigen Prüfungen gab es sogar zwei Fragen hierzu; außerdem ist das Thema extrem wichtig für die mündliche Prüfung.

Typische Prüfungsfragen

Frage 7.3.1 Vorsicht Falle! Aussagenkombination
Welche der folgenden Symptome sind einer posttraumatischen Belastungsstörung zuzuordnen?
1. Dissoziation
2. Intrusion
3. Wiedererleben des Traumas in Form optischer Halluzinationen
4. Vermeidungsverhalten
5. Orientierungsstörungen

☐ A: Nur die Aussagen 1 und 2 sind richtig.
☐ B: Nur die Aussagen 2 und 3 sind richtig.
☐ C: Nur die Aussagen 2, 3 und 4 sind richtig.
☐ D: Nur die Aussagen 1, 2 und 4 sind richtig.
☐ E: Nur die Aussagen 1, 2, 4 und 5 sind richtig.

7

Frage 7.3.2 Einfachauswahl
Welche der Aussagen zur posttraumatischen Belastungsstörung (nach ICD-10) trifft *nicht* zu?
☐ A: In der Regel treten die ersten Symptome frühestens 6 Monate nach dem Trauma auf.
☐ B: Ein typisches Symptom ist das Gefühl des „Betäubtseins".
☐ C: Hypervigilanz ist ein weiteres Leitsymptom.
☐ D: In vielen Fällen finden sich mnestische Störungen in Bezug auf das belastende Ereignis.
☐ E: Eine chronische PTBS kann sich zu einer andauernden Persönlichkeitsänderung entwickeln.

Frage 7.3.3 Aussagenkombination
Welche der folgenden Aussagen zur posttraumatischen Belastungsstörung (PTBS) treffen zu?
1. Die Symptome klingen innerhalb von 3 Tagen nach einem belastenden Ereignis ab.
2. Häufig bestehen komorbide psychische Störungen.
3. Traumafokussierte Psychotherapieverfahren sind grundsätzlich kontraindiziert.
4. Nach Traumata entwickeln die meisten Betroffenen eine PTBS.
5. Typisch ist das wiederholte Erleben des Traumas in sich aufdrängenden Erinnerungen oder Träumen.

☐ A: Nur die Aussagen 1 und 3 sind richtig.
☐ B: Nur die Aussagen 2 und 5 sind richtig.
☐ C: Nur die Aussagen 4 und 5 sind richtig.
☐ D: Nur die Aussagen 2, 4 und 5 sind richtig.
☐ E: Nur die Aussagen 2, 3, 4 und 5 sind richtig.

Frage 7.3.4 Aussagenkombination
Welche der folgenden Aussagen stützen im Rahmen der Differenzialdiagnose die Verdachtsdiagnose einer posttraumatischen Belastungsstörung nach ICD-10?
1. Die Symptomatik wird spontan und ausführlich berichtet.
2. Der Betroffene berichtet über erhöhte Schreckhaftigkeit und Vigilanzsteigerung.
3. Der Betroffene vermeidet die Konfrontation mit traumabezogenen Inhalten.
4. Der Betroffene hat keine Erinnerungen oder Träume, in denen das belastende Ereignis wieder auftritt.
5. Beim Bericht über Flashbacks bestehen vegetative Erregung und emotionale Anspannung.

☐ A: Nur die Aussagen 1 und 4 sind richtig.
☐ B: Nur die Aussagen 2 und 5 sind richtig.
☐ C: Nur die Aussagen 2, 3 und 5 sind richtig.
☐ D: Nur die Aussagen 3, 4 und 5 sind richtig.
☐ E: Alle Aussagen 2, 3, 4 und 5 sind richtig.

Frage 7.3.5 Mehrfachauswahl. Wählen Sie *zwei* Antworten.
Risikofaktoren für die Entwicklung einer PTBS sind:
☐ A: Männliches Geschlecht
☐ B: Psychische Vorerkrankung
☐ C: Stabile soziale Verhältnisse
☐ D: Typ-II-Trauma (mehrmalige oder lang anhaltende Traumatisierung)
☐ E: Hohe Resilienz

Frage 7.3.6 Aussagenkombination
Welche der folgenden Aussagen zur Anpassungsstörung (nach ICD-10) treffen zu?
1. Bei Jugendlichen können Störungen des Sozialverhaltens zu dieser Störung gehören.
2. Die Störung beginnt im Allgemeinen innerhalb von 1 Monat nach dem belastenden Ereignis.
3. Die individuelle Disposition und Vulnerabilität spielen bei der Entwicklung einer Anpassungsstörung keine größere Rolle.
4. Bei Kindern gehören regressive Phänomene häufig zu diesem Syndrom.
5. Der Störung geht stets eine massive Traumatisierung, z. B. Gewalterfahrung, schwere Unfälle, Naturkatastrophen usw. voraus.

☐ A: Nur die Aussagen 1, 2 und 4 sind richtig.
☐ B: Nur die Aussagen 1, 2 und 5 sind richtig.
☐ C: Nur die Aussagen 1, 3 und 4 sind richtig.
☐ D: Nur die Aussagen 2, 4 und 5 sind richtig.
☐ E: Alle Aussagen sind richtig.

Frage 7.3.7 Aussagenkombination
Welche der Aussagen über die abnorme Trauerreaktion trifft/treffen zu?

1. Die abnorme Verlustreaktion zeichnet sich durch Symptome wie Versteinerung, Selbstvorwürfe und Vitalstörungen aus.
2. Eine Diagnose von Krankheitswert kann erst nach Ablauf des Trauerjahrs diagnostiziert werden.
3. Eine abnorme Trauerreaktion kann nur diagnostiziert werden, wenn sie länger als 6 Monate andauert.
4. Die abnorme Trauerreaktion zählt nach ICD-10 zu den Anpassungsstörungen.
5. Die individuelle Prädisposition oder Vulnerabilität spielt bei der Symptomatik und der Schwere der Störung eine bedeutsame Rolle.

☐ A: Nur Aussage 1 ist richtig.
☐ B: Nur die Aussagen 1 und 3 sind richtig.
☐ C: Nur die Aussagen 1 und 4 sind richtig.
☐ D: Nur die Aussagen 1, 4 und 5 sind richtig.
☐ E: Nur die Aussagen 1, 2, 4 und 5 sind richtig.

Frage 7.3.8 Vorsicht Falle! Aussagenkombination
Welche der folgenden Aussagen zur Anpassungsstörung treffen zu?

1. Es besteht immer eine psychosoziale Belastung von katastrophalem Ausmaß.
2. Beginn und Remission einer Störung erfolgen innerhalb von 4 Wochen nach einem belastenden Ereignis oder einer Lebensveränderung.
3. Es treten häufig zwanghafte Symptome auf.
4. Bei Jugendlichen kann aggressives und dissoziales Verhalten auftreten.
5. Insbesondere bei älteren Patienten kann eine Wahnsymptomatik auftreten.

☐ A: Nur Aussage 4 ist richtig.
☐ B: Nur die Aussagen 1 und 2 sind richtig.
☐ C: Nur die Aussagen 1, 2 und 3 sind richtig.
☐ D: Nur die Aussagen 2, 4 und 5 sind richtig.
☐ E: Nur die Aussagen 2, 3, 4 und 5 sind richtig.

Frage 7.3.9 Vorsicht Falle! Aussagenkombination
Für die Diagnose einer akuten Belastungsreaktion wird nach den Kriterien der ICD-10 gefordert:

1. Auftreten einer heftigen psychischen Reaktion, die bis zu 12 Monate anhalten kann.
2. Gemischtes und wechselndes Symptombild mit einem anfänglichen Zustand von Betäubung.
3. Symptome von Angst und depressiver Reaktion, die bis zu 2 Jahre nach einem Erlebnis anhalten.
4. Die Symptome sind innerhalb von 4 Wochen nach einem belastenden Ereignis aufgetreten.
5. Die Störung folgt dem Ereignis mit einer Latenz, die Wochen bis Monate dauern kann.

☐ A: Nur Aussage 2 ist richtig.
☐ B: Nur die Aussagen 1 und 2 sind richtig.
☐ C: Nur die Aussagen 3 und 4 sind richtig.
☐ D: Nur die Aussagen 2 und 4 sind richtig.
☐ E: Nur die Aussagen 1, 2 und 4 sind richtig.

7.4 Dissoziative Störungen

Seit Beginn der Prüfung tauchen in Abständen immer wieder Fragen zu den dissoziativen Störungen auf. Im Schnitt gab es in jeder dritten Prüfung eine Frage zu diesem Themenbereich. In der mündlichen Prüfung – hin und wieder auch im Schriftlichen – wird des Öfteren nach den verschiedenen Formen von dissoziativen Störungen gefragt, deshalb sind die für uns wichtigsten Unterformen in ➤ Abb. 7.6 im Überblick dargestellt.

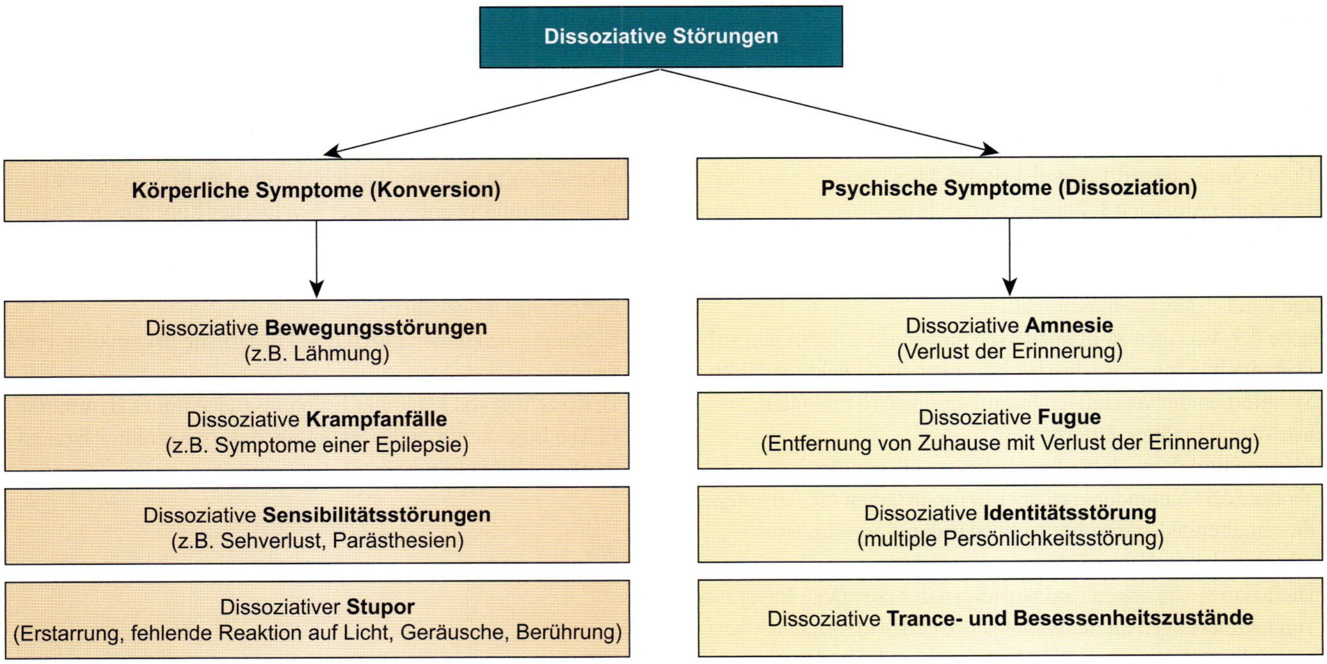

Abb. 7.6 Dissoziative Störungen im Überblick

MERKE

Selten gefragte Sonderformen

- **Ganser-Syndrom:** „Dissoziative Pseudodemenz", „Scheinblödsinn". Vorbeiantworten in einer psychisch belastenden Situation, begleitet von weiteren dissoziativen Phänomenen
- **Psychogener Dämmerzustand:** psychisch bedingter Dämmerzustand, ausgelöst durch einen Schock oder ein traumatisches Erlebnis

Typische Prüfungsfragen

Frage 7.4.1 Aussagenkombination

Welche der folgenden Störungen kommen nach ICD-10 als Formen einer dissoziativen Störung in Betracht?

1. Tetanischer Anfall (Hyperventilationssyndrom)
2. Dissoziales Verhalten
3. Stupor
4. Sprachverlust (Aphonie)
5. Pseudodemenz bei Ganser-Syndrom

☐ A: Nur die Aussagen 3 und 5 sind richtig.
☐ B: Nur die Aussagen 3, 4 und 5 sind richtig.
☐ C: Nur die Aussagen 1, 2, 3 und 4 sind richtig.
☐ D: Nur die Aussagen 2, 3, 4 und 5 sind richtig.
☐ E: Alle Aussagen sind richtig.

Frage 7.4.2 Aussagenkombination

Welche der folgenden Aussagen zur dissoziativen Amnesie treffen zu?

1. Charakteristisch ist eine partielle oder vollständige Amnesie für kürzliche traumatisierende oder belastende Ereignisse.
2. Charakteristisch ist das Fehlen von hirnorganischen Störungen, Intoxikation oder extremer Erschöpfung.
3. Die dissoziative Amnesie ist ein typisches Symptom der Alzheimer-Krankheit.
4. Es ist schwierig, eine bewusste Simulation der Amnesie auszuschließen.
5. Eine dissoziative Amnesie ist grundsätzlich nicht reversibel

☐ A: Nur die Aussagen 1 und 4 sind richtig.
☐ B: Nur die Aussagen 2 und 4 sind richtig.
☐ C: Nur die Aussagen 1, 2 und 4 sind richtig.
☐ D: Nur die Aussagen 1, 2 und 5 sind richtig.
☐ E: Nur die Aussagen 1, 3, 4 und 5 sind richtig.

Frage 7.4.3 Aussagenkombination

Welche der Aussagen zu dissoziativen Störungen trifft/treffen zu?

1. Es handelt sich um psychische Störungen mit objektivierbaren Symptomen der vegetativen Stimulation wie Herzklopfen, Schwitzen, Erröten, Zittern.
2. Männer sind deutlich häufiger betroffen als Frauen.
3. Trotz anders lautender ärztlicher Befunde haben die Betroffenen die anhaltende Überzeugung und ständige Sorge, an einer schweren körperlichen Erkrankung zu leiden.
4. Dissoziative Störungen sind Störungen der normalen Integration von Erinnerungen an die Vergangenheit, des Identitätsbewusstseins, der unmittelbaren Empfindungen sowie der Kontrolle von Körperbewegungen.
5. Bei der Konversionsstörung werden körperliche Beschwerden vom Patienten als abnorm und belastend interpretiert; die Aufmerksamkeit wird meist auf ein oder zwei Organe fokussiert.

☐ A: Nur Aussage 4 ist richtig.
☐ B: Nur die Aussagen 1 und 4 sind richtig.
☐ C: Nur die Aussagen 1, 2 und 3 sind richtig.
☐ D: Nur die Aussagen 3, 4 und 5 sind richtig.
☐ E: Nur die Aussagen 2, 3, 4 und 5 sind richtig.

Frage 7.4.4 Prüfung aktuell (2021–1). Mehrfachauswahl

Welche der folgenden Aussagen zu dissoziativen Störungen (nach ICD-10) treffen zu? Wählen Sie *zwei* Antworten!

☐ A: Frauen sind häufiger betroffen als Männer.
☐ B: Dissoziative Krampfanfälle gehen mit einem Bewusstseinsverlust einher.
☐ C: Chronische Zustände treten nicht auf.
☐ D: Es besteht kein Zusammenhang zwischen den dissoziativen Symptomen und belastenden Ereignissen, Problemen oder Bedürfnissen.
☐ E: Eine körperliche Erkrankung, welche die Symptome erklären könnte, ist nicht nachweisbar.

Frage 7.4.5 Aussagenkombination

Was zeichnet Menschen mit einer dissoziativen Identitätsstörung (multiple Persönlichkeitsstörung) aus?

1. Sie sind vermehrt suizidgefährdet.
2. Sie neigen zu anderen psychischen Erkrankungen, z. B. Angststörungen.
3. Sie besitzen mehrere sich abwechselnde Persönlichkeiten.
4. Wahnhaftes Denken ist typisch.

☐ A: Nur die Aussagen 1 und 3 sind richtig.
☐ B: Nur die Aussagen 1, 2 und 3 sind richtig.
☐ C: Nur die Aussagen 1, 3 und 4 sind richtig.
☐ D: Nur die Aussagen 1, 2 und 4 sind richtig.
☐ E: Alle Aussagen sind richtig.

Frage 7.4.6 Einfachauswahl

Welche Aussage zur dissoziativen Störung der Bewegung trifft zu?

☐ A: Umwandlung unbewusster psychischer Konflikte in somatische Symptome.
☐ B: Zustand, der beim Übergang von einer Depression zur Manie auftritt und umgekehrt.
☐ C: Symptome können durch eine körperliche Erkrankung erklärt werden.
☐ D: Umschlag von katatoner Erregung zu katatoner Hemmung.
☐ E: Neu hinzukommendes Symptom, das im Krankheitsverlauf das Grundsymptom ersetzt.

7.5 Somatoforme Störungen

Die für uns wichtigsten somatoformen Störungen im Überblick

➤ Abb. 7.7.

Typische Prüfungsfragen

Frage 7.5.1 Prüfung aktuell (2019–1). Aussagenkombination
Welche der folgenden Aussagen zu den somatoformen Störungen (nach ICD-10) treffen zu?
1. Depressive Störungen können begleitend auftreten.
2. In den meisten Fällen geht einer somatoformen Schmerzstörung eine nachweisbare organische Ursache (z. B. Verletzung) voraus.
3. Eine Chronifizierung tritt nur in sehr seltenen Fällen auf.
4. Beim Vorliegen einer somatoformen Schmerzstörung ist ein Antipsychotikum Mittel der Wahl.
5. Patienten mit einer somatoformen Störung suchen häufig primär ihren Hausarzt oder einen Internisten auf.

☐ A: Nur die Aussagen 1 und 2 sind richtig.
☐ B: Nur die Aussagen 1 und 5 sind richtig.
☐ C: Nur die Aussagen 4 und 5 sind richtig.
☐ D: Nur die Aussagen 1, 2 und 5 sind richtig.
☐ E: Nur die Aussagen 1, 3 und 5 sind richtig.

Frage 7.5.2 Aussagenkombination
Was ist bei der Behandlung von Patienten mit somatoformen Störungen unerlässlich?
1. Die Patienten darin zu bestärken, regelmäßig zu verschiedenen Fachärzten zu gehen
2. Den Patienten unmissverständlich klar zu machen, dass die Störung eine psychische Ursache hat
3. Die Beschwerden des Patienten ernst zu nehmen
4. Abzuklären, ob der Patient regelmäßig Schmerz- oder Schlafmittel einnimmt
5. Psychoedukation (z. B. durch typische Beispiele für den Zusammenhang von Psyche und Körper)

☐ A: Nur die Aussagen 1, 2 und 3 sind richtig.
☐ B: Nur die Aussagen 3, 4 und 5 sind richtig.
☐ C: Nur die Aussagen 1, 3, 4 und 5 sind richtig.
☐ D: Nur die Aussagen 2, 3, 4 und 5 sind richtig.
☐ E: Alle Aussagen sind richtig.

Frage 7.5.3 Prüfung aktuell (2019–1). Mehrfachauswahl
Welche der folgenden Aussagen zur Somatisierungsstörung (nach ICD-10) treffen zu? Wählen Sie *zwei* Antworten.
☐ A: Die Betroffenen sind aufgrund ihres hohen Leidensdrucks meist rasch zu einer Psychotherapie motivierbar.
☐ B: Im Störungsverlauf kann es zu einer Abhängigkeit oder zu einem Missbrauch von Medikamenten kommen.
☐ C: Die Diagnose kann nach 3 Monaten bei entsprechender Symptomatik gestellt werden.
☐ D: Die Störung tritt bei beiden Geschlechtern gleich häufig auf.
☐ E: Die Störung beginnt meist im frühen Erwachsenalter.

Frage 7.5.4 Prüfung aktuell (2020–2). Mehrfachauswahl
Welche *zwei* folgenden Aussagen treffen zu?
Bei somatoformen Störungen (nach ICD-10) …
☐ A: findet sich bei der Abklärung keine ausreichende organische Erklärung für die beschriebenen Körperbeschwerden.
☐ B: sollten Patienten wiederholt die komplette somatische Diagnostik inklusive apparativer Verfahren und Bildgebung durchlaufen.
☐ C: besteht häufig eine Komorbidität mit depressiven Störungen.
☐ D: spielen soziale Faktoren keine Rolle.
☐ E: steht die medikamentöse Therapie im Vordergrund.

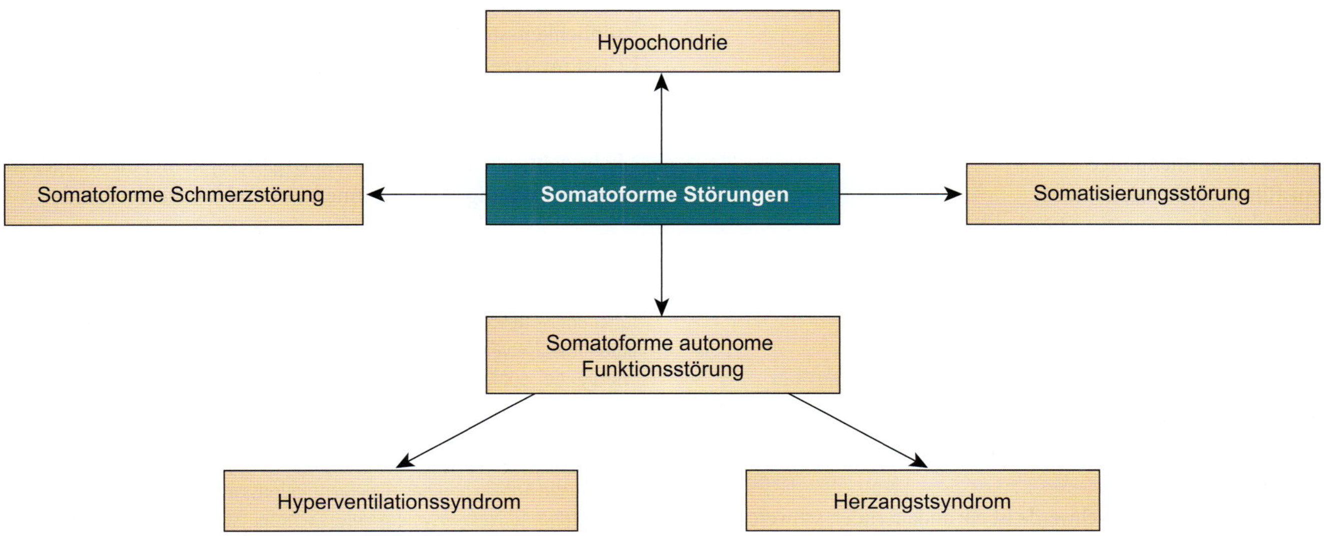

Abb. 7.7 Somatoforme Störungen

Frage 7.5.5 Einfachauswahl
Hinsichtlich der hypochondrischen Störung (nach ICD-10) trifft *nicht* zu:

- ☐ A: Vorherrschendes Kennzeichen ist die anhaltende Sorge, an einer oder zwei schweren körperlichen Erkrankungen zu leiden.
- ☐ B: Ein bekanntes Phänomen hierbei ist die Interpretation normaler Empfindungen als abnorm und belastend.
- ☐ C: Ein charakteristisches Phänomen ist die Weigerung zu akzeptieren, dass den Symptomen keine körperliche Erkrankung zugrunde liegt.
- ☐ D: Bei einem Teil der Patienten besteht ein depressives Syndrom.
- ☐ E: Innerhalb der Mindestdauer von 6 Monaten kommt es zu einem häufigen Wechsel der Symptomatik und der dafür typischen Erkrankungen.

Frage 7.5.6 Aussagenkombination
Welche der folgenden Aussagen über Somatisierungsstörungen treffen zu?

1. Eine Somatisierungsstörung ist als eine spezifische Form der depressiven Störung definiert.
2. Die Symptome sind definitionsgemäß nur auf einen Körperteil bezogen.
3. Die psychophysische Konstitution begünstigt die Entstehung der Störung.
4. Medikamentenmissbrauch bis zur Abhängigkeit ist häufig zu beobachten.
5. Die Beschwerden bestehen seit maximal 6 Monaten.

- ☐ A: Nur Aussage 1 ist richtig.
- ☐ B: Nur die Aussagen 2 und 3 sind richtig.
- ☐ C: Nur die Aussagen 3 und 4 sind richtig.
- ☐ D: Nur die Aussagen 2, 3 und 5 sind richtig.
- ☐ E: Nur die Aussagen 1, 2, 3 und 4 sind richtig.

Frage 7.5.7 Prüfung aktuell (2018–1). Aussagenkombination
Welche der folgenden Maßnahmen sollten u. a. im Rahmen der Behandlung einer Somatisierungsstörung erfolgen?

1. Regelmäßige Vorstellung in der Sprechstunde mit Festlegen eines gemeinsamen Therapieplans
2. Wiederholte somatische Diagnostik
3. Ausschluss von Familienangehörigen
4. Ausführliche Erklärung des Therapeuten über die psychosomatischen Zusammenhänge
5. Ausführliche Sozialanamnese

- ☐ A: Nur die Aussagen 1 und 2 sind richtig.
- ☐ B: Nur die Aussagen 1 und 4 sind richtig.
- ☐ C: Nur die Aussagen 1, 4 und 5 sind richtig.
- ☐ D: Nur die Aussagen2, 3 und 5 sind richtig.
- ☐ E: Nur die Aussagen 1, 2, 4 und 5 sind richtig.

Frage 7.5.8 Prüfung aktuell (2018–2). Aussagenkombination
Welche der Aussagen zur somatoformen Schmerzstörung (nach ICD 10) treffen zu?

1. Die vorherrschende Beschwerde ist ein andauernder, schwerer und quälender Schmerz, der durch einen physiologischen Prozess oder eine körperliche Störung nicht vollständig abgeklärt werden kann.
2. Die Störung tritt in Verbindung mit emotionalen Konflikten oder psychosozialen Problemen auf.
3. Betroffen sind i. d. R. Funktionen der Willkürmotorik oder der Sinneswahrnehmung.
4. Die Symptome sind meist vorübergehend oder stark fluktuierend.
5. Oft weigern die Patienten sich hartnäckig zu akzeptieren, dass den Beschwerden keine körperlichen Ursachen zugrunde liegen.

- ☐ A: Nur die Aussagen 1, 2 und 5 sind richtig.
- ☐ B: Nur die Aussagen 2, 3 und 4 sind richtig.
- ☐ C: Nur die Aussagen 3, 4 und 5 sind richtig.
- ☐ D: Nur die Aussagen 1, 2, 3 und 5 sind richtig.
- ☐ E: Alle Aussagen sind richtig.

NICHT VERWECHSELN

- Die **Somatisierungsstörung** ist gekennzeichnet durch viele (multiple) wechselnde Beschwerden – die Betonung liegt auf Beschwerden (nicht Schmerzen!) und auf „wechselnd". Dauer: **2 Jahre** und mehr.
- **Konversionsstörungen (dissoziative Störungen)** lassen sich häufig mit einer belastenden Auslösesituation in Verbindung bringen. Sie haben meist „symbolischen Ausdruckscharakter" und dauern i. d. R. nur wenige Tage oder Wochen an. Die Symptome spiegeln oft die subjektiven Vorstellungen der Betroffenen wider, wie diese oder jene Krankheit aussehen müsste (z. B. Lähmungen; epilepsieähnliche Anfälle usw.).
- Davon zu unterscheiden ist die **somatisierte = larvierte Depression.** Die typischen Symptome der Depression werden bei dieser Störung von den Betroffenen nicht wahrgenommen, stattdessen klagen sie über körperliche Symptome, die denen der Somatisierungsstörung ähneln. Auf Nachfragen finden sich oft einige depressive Symptome, z. B. Schlafstörungen, Früherwachen, sozialer Rückzug, Mangel an Emotionen. Häufig gibt es auch eine Auslösesituation (Überlastung, Trennung, Verlust des Arbeitsplatzes). Menschen mit einer larvierten Depression sprechen meist gut auf Antidepressiva an (im Gegensatz zur Somatisierungsstörung).

Frage 7.5.9 Einfachauswahl
Die somatoforme autonome Funktionsstörung (nach ICD-10) …

- ☐ A: betrifft praktisch ausschließlich den Verdauungstrakt.
- ☐ B: ist definitionsgemäß auf Patienten mit histrionischer Persönlichkeitsstörung begrenzt.
- ☐ C: ist im Regelfall durch eine vorbestehende körperliche Erkrankung verursacht.
- ☐ D: chronifiziert i. d. R. nicht.
- ☐ E: bezieht sich insbesondere auf Organe/Systeme, die weitgehend oder vollständig vegetativ innerviert und kontrolliert sind.

MERKE

Bei den **somatoformen autonomen Funktionsstörungen** (früher: funktionelle Beschwerden) werden die Symptome durch das vegetative (= autonome) Nervensystem verursacht. Sie sind meist nicht so schmerzintensiv wie bei der somatoformen Schmerzstörung und vor allen Dingen: Ihre Ursache liegt im autonomen Nervensystem. Beim Herzangstsyndrom z. B. ist der Schmerz zwar kaum zu ertragen, dauert aber nur wenige Minuten. Auch Magen- und Darmprobleme, Blähbauch, psychogener Husten, asthmaähnliche Anfälle und das Hyperventilationssyndrom zählen zu den durch das autonome Nervensystem verursachten „somatoformen autonomen Funktionsstörungen".

Frage 7.5.10 Einfachauswahl
Eine 25-jährige Frau bekommt plötzlich Angstgefühle, „pfötchenartige“ Verkrampfungen der Hände und atmet schnell und flach. – Es handelt sich am ehesten um:
☐ A: Klaustrophobie
☐ B: Soziophobie
☐ C: Hyperventilationstetanie
☐ D: Panikattacke
☐ E: Konversionssyndrom

Frage 7.5.11 Aussagenkombination
Welche der folgenden Aussagen zum Herzangstsyndrom treffen zu?
1. Aus statistischer Sicht besteht für Herzangstneurotiker gegenüber der Durchschnittsbevölkerung ein signifikant erhöhtes Risiko, einen Herzinfarkt zu bekommen.
2. Patienten mit Herzangstsyndrom neigen zu häufigerem Arztwechsel.
3. Patienten mit Herzangst beschäftigen sich nahezu ständig – oft ernsthaft, oft weniger konkret – mit Suizidgedanken.
4. Der prozentuale Anteil der Männer an der Zahl der Fälle ist bei der Herzangstneurose höher als bei den allgemeinen Phobien (z. B. Klaustrophobie, Agoraphobie usw.).
5. Symptomauslösend sind in einem Teil der Fälle Erlebnisse von Herzerkrankung oder Herztod im Bekanntenkreis oder im öffentlichen Leben.

☐ A: Nur die Aussagen 1 und 2 sind richtig.
☐ B: Nur die Aussagen 2, 3 und 4 sind richtig.
☐ C: Nur die Aussagen 2, 4 und 5 sind richtig.
☐ D: Nur die Aussagen 3, 4 und 5 sind richtig.
☐ E: Alle Aussagen sind richtig.

7.6 Lösungen mit Kommentaren

Lösung 7.1.1 B: Panikstörung.

Lösung 7.1.2 D: Agoraphobie ohne Panikstörung.

Lösung 7.1.3 E: Agoraphobie mit Panikstörung.

Lösung 7.1.4 A: Generalisierte Angststörung.

Lösung 7.1.5 C: Soziale Phobie.

Lösung ➢ Tab. 7.1 Richtig oder falsch?
- **Zu 1:** Richtig! Angststörungen gehören neben den Depressionen zu den häufigsten psychischen Störungen. In Deutschland leiden nach einer Studie der Bundesregierung etwa 10 % der Bevölkerung an behandlungsbedürftigen Angststörungen, neuere Statistiken sprechen sogar von 14 %.
- **Zu 2:** Richtig! Vegetative Begleitsymptome von Angst sind z. B. Herzrasen, Atemnot, Zittern, Übelkeit, Magen-Darm-Beschwerden, Schlafstörungen u. a. m. Etwa 60 % der Angstpatienten leiden überdies an Schmerzen verschiedenster Art: Kopf- und Muskelschmerzen, Stechen im Brustbereich, Magenbeschwerden, Bauchschmerzen, Rückenschmerzen u. a. m.
- **Zu 3:** Richtig! Bei Menschen mit Angststörungen finden sich häufig depressive Verstimmungen. Umgekehrt haben Patienten mit Depressionen häufig Ängste, die sich bis zu Panikattacken steigern können.
- **Zu 4:** Falsch! Bei der generalisierten Angststörung und einigen Formen der sozialen Phobie haben die Betroffenen keine Panikattacken.
- **Zu 5:** Falsch! Typisch für eine Panikattacke ist der abrupte Beginn und eine Dauer von 10–20 Minuten.
- **Zu 6:** Falsch! Eine Panikattacke (= schwerer Angstanfall) ist ein Symptom, eine Panikstörung eine Erkrankung.
- **Zu 7:** Richtig! Personen mit einer depressiven Episode haben oft Ängste, manchmal auch Panikattacken (z. B. nachts), obwohl Angst- und Panikzustände nicht unter den typischen Symptomen einer Depression aufgeführt werden. Allerdings sollte nach der ICD-10 bei der Diagnose einer Panikstörung differenzialdiagnostisch eine affektive Störung, z. B. eine depressive Episode, ausgeschlossen werden (ICD-10: F41, C: Ausschlussvorbehalt: „Die Panikattacken sind nicht Folge einer körperlichen Störung, einer organischen psychischen Störung […] oder einer *affektiven Störung*“.
- **Zu 8:** Falsch! Die Beschreibung „allgemeine und anhaltende Angst, die nicht durch bestimmte Situationen“ ausgelöst wird, trifft auf die generalisierte Angststörung zu und passt nicht zur Phobie.
- **Zu 9:** Richtig! Steht so in der ICD-10.
- **Zu 10:** Falsch! Die Kardiophobie (früher: Herzphobie) zählt in der ICD-10 zu den somatoformen autonomen Funktionsstörungen.

Lösung 7.1.6 A: Nur 1 und 3 sind richtig.
- **Zu 2:** Falsch! Trotz der irreführenden Endung „-phobie“ zählt die Dysmorphophobie zu den somatoformen Störungen, genauer: zur Hypochondrie.
- **Zu 4:** Falsch! Trotz des irreführenden Namens zählt die „Herzphobie“ (heute: Herzangstsyndrom) zu den somatoformen autonomen Funktionsstörungen des Herzens.
- **Zu 5:** Falsch! Wie die Dysmorphophobie gehört auch die Hypochondrie zu den somatoformen Störungen.

Lösung 7.1.7 B: Nur 1, 4 und 5 sind richtig.
- **Zu 1:** Richtig! Das Wort „flottieren“ stammt aus dem Französischen (frz. „flotter“: in einer Flüssigkeit schweben, im Wasser umhertreiben). Auf das Symptom Angst übertragen bedeutet dies: Die Betroffenen leiden an einer häufig wechselnden Grundstimmung von Angst und Besorgnis, die nicht an spezifische Auslösesituationen gebunden ist.
- **Zu 2:** Falsch! Ein Verhalten, „das den geltenden sozialen Normen krass widerspricht“, findet sich bei einer dissozialen Persönlichkeitsstörung, nicht bei einer sozialen Phobie.
- **Zu 3:** Falsch! Der erste Teil der Aussage ist richtig: Die Betroffenen leiden unter anhaltenden Sorgen und Befürchtungen, die durch verschiedene Auslöser verursacht sein können. Der zweite Teil der Aussage ist falsch: Panikattacken können vorkommen, sind aber eher selten und nicht typisch für die Erkrankung.

- **Zu 4:** Richtig! Sorgenkonfrontation in sensu (= in der Vorstellung) bedeutet: Die Betroffenen stellen sich Situationen vor, die ihnen Sorgen bereiten. Dabei malen sie sich die Konsequenzen bis zum schlimmstmöglichen Ausgang bildhaft aus und halten die dabei auftretenden Angstgefühle so lange aus, bis sie im Zuge der Gewöhnung absinken. Die Gewöhnung (Habituation) führt nach Ansicht von Verhaltenstherapeuten langfristig zu einer Verringerung von Sorgen und unangenehmen Begleitsymptomen.
- **Zu 5:** Richtig! Antidepressiva regulieren die aus dem Gleichgewicht geratenen Botenstoffe, z. B. den Serotoninhaushalt.

Lösung 7.1.8 A: Nur 5 ist richtig.
Einige der Aussagen waren in der Prüfung 2021–1 in einer Frage zu Angststörungen enthalten.

- **Zu 1:** Falsch! Es geht hier *nur* um die körperlichen Reaktionen und *nur* um die *Art* (= Qualität), nicht um die Stärke (= Quantität) oder das Andauern der *körperlichen* Angstsymptome wie Zittern, Atemnot, Schwächegefühl, Übelkeit, Schwindel usw.
- **Zu 2:** Falsch! Hier werden Symptome einer Agoraphobie beschrieben.
- **Zu 3:** Falsch! Nicht verwechseln mit einer Panikstörung! Panikattacken (= intensive Angstanfälle) kommen bei ganz verschiedenen Angststörungen vor, u. a. bei isolierten Phobien, wo der Angstanfall durch eine spezifische Situation (z. B. Enge, Höhe, viele Menschen) oder ein spezifisches Objekt (Spinne, Blut, Spritze, Mäuse) ausgelöst wird.
- **Zu 4:** Falsch! Der erste Teil der Aussage ist zwar richtig, Benzodiazepine sollten allerdings schon nach kurzfristiger Einnahme (4–6 Wochen) abgesetzt werden, aber *keinesfalls sofort*, sondern fraktioniert/ausschleichend.
- **Zu 5:** Richtig! Bei einer *primären* Angststörung ist die Angst nicht Begleitsymptom einer anderen Erkrankung. Zu den primären Angststörungen zählen u. a. die verschiedenen Arten von Phobien, die Panikstörung und die generalisierte Angststörung. Im Gegensatz dazu ist eine *sekundäre* Angststörung die Folge einer körperlichen oder psychischen Grunderkrankung. Bei körperlichen Erkrankungen (z. B. Schlaganfall, Herzerkrankung, Hyperthyreose) treten „sekundär" häufig Ängste auf. Eine sekundäre Angststörung liegt auch bei Ängsten vor, die als Begleitsymptom einer umfassenderen psychischen Erkrankung auftreten, z. B. bei einer depressiven oder schizophrenen Erkrankung, bei Drogenmissbrauch oder einem Delir.

Lösung ➢ Tab. 7.2 Richtig oder falsch?

- **Zu 1:** Richtig! Paroxysmal kommt aus dem Griechischen und bedeutet „anfallsartig".
- **Zu 2:** Falsch! Bei sogenannten Drop Attacks stürzen die Betroffenen (meist ältere Patienten) bei klarem Bewusstsein plötzlich zu Boden. Als Verursachung werden Probleme mit dem Herzen, dem Blutdruck oder den das Gehirn versorgenden Blutgefäßen diskutiert. Drop Attacks haben nichts mit (psychisch bedingten) Panikattacken zu tun.
- **Zu 3:** Richtig! → ICD-10, F41.0 (Einleitung).
- **Zu 4:** Richtig! Findet sich in etwa so in der ICD-10.
- **Zu 5:** Richtig! Typisch sind viele häufig wechselnde Sorgen und Befürchtungen, die oft ohne konkrete Auslösesituationen auftreten.
- **Zu 6:** Richtig! Bei einer Schilddrüsenüberfunktion (Hyperthyreose) kann es zu unkontrollierbaren Ängsten kommen, für die es im Außen keine nachvollziehbaren Auslöser gibt.

Lösung 7.1.9 A: Nur 1 und 4 sind richtig.

- **Zu 1:** Richtig! Anfallsartige Angst = Angstanfälle = Panikattacken!
- **Zu 2:** Falsch! Die Betroffenen wissen genau, was sie während der Panikattacke gedacht oder getan haben. Eine Teilamnesie wäre typisch für eine dissoziative Störung.
- **Zu 3:** Falsch! Viele vegetative Symptome als körperliche Reaktion auf die Angst!
- **Zu 4:** Richtig! → F41.0/B10: „Gefühl, die Objekte sind unwirklich (Derealisation) oder man selbst ist weit entfernt oder nicht richtig hier".
- **Zu 5:** Falsch! Wahn ist ein psychotisches Symptom und kann deshalb bei einer psychogenen (neurotischen) Störung nicht vorkommen.

Lösung 7.1.10 Richtig ist B.

- **Zu A:** Falsch! Das wäre eine generalisierte Angststörung.
- **Zu B:** Richtig! Steht in anderen Worten so in der ICD-10.
- **Zu C:** Falsch! Das wäre eine spezifische Phobie.
- **Zu D:** Falsch! Es stimmt zwar, dass eine Panikattacke meist nur 15–20 Minuten andauert – das gilt aber auch für Panikattacken bei einer Phobie oder einer depressiven Episode.
- **Zu E:** Falsch! Diese Beschreibung passt auf das Herzangstsyndrom (= somatoforme autonome Funktionsstörung des Herzens), nicht auf eine Panikattacke.

Lösung 7.1.11 E: Alle Aussagen sind richtig.

- **Zu 1:** Richtig! Bei einer Schilddrüsenüberfunktion (Hyperthyreose) können Panikattacken auftreten.
- **Zu 2:** Richtig! Bei Unterzuckerung (Hypoglykämie) kommt es u. a. zu Herzklopfen, Herzrasen, Ohnmachtsgefühlen, Schweißausbrüchen, Übelkeit, Angstzuständen und Panikattacken.
  In schweren Fällen können Bewusstseinsstörungen bis hin zu komatösen Zuständen die Folge sein.
- **Zu 3:** Richtig! Koronare Herzkrankheit = Erkrankung der Herzkranzgefäße (z. B. Angina pectoris). Erkrankungen des Herzens und der Herzkranzgefäße gehen nahezu immer mit Angstzuständen einher, häufig mit Symptomen, die einer Panikattacke ähneln.
- **Zu 4:** Richtig! Zerebrales Anfallsleiden = Epilepsie
- **Zu 5:** Richtig! Bei einem Asthmaanfall mit Atemnot bekommen die Betroffenen große Angst, oft Todesangst mit Symptomen, die auch bei einer Panikattacke auftreten.

Lösung 7.1.12 *Nicht* zutreffend ist A.

- **Zu A:** Bei der GAS können in seltenen Fällen Panikattacken auftreten, sie sind aber nicht typisch für die Störung.

Lösung ➢ Tab. 7.3 Richtig oder falsch?

- **Zu 1–4:** Richtig!
- **Zu 5:** Falsch! Bei der Agoraphobie wird die Angst durch die unter (2) beschriebenen Situationen ausgelöst, die Angst ist also nicht „frei flottierend"(= häufig wechselnd).
- **Zu 6:** Richtig!

- **Zu 7:** Falsch! Das wäre typisch für die dissoziale Persönlichkeitsstörung.
- **Zu 8:** Richtig!
- **Zu 9:** Richtig! Angst in sozialen Situationen und entsprechendes Vermeidungsverhalten sind auch bei der ängstlichen (vermeidenden) Persönlichkeitsstörung typisch; die Symptome sind bei der sozialen Phobie jedoch stärker ausgeprägt.
- **Zu 10:** Falsch! Meist schwächen sich die Symptome mit zunehmendem Alter ab.

Lösung 7.1.13 *Nicht* richtig ist C.
- **Zu C:** Falsch! Frauen erkranken um ein Vielfaches häufiger als Männer.

Lösung 7.1.14 B: Nur 4 und 5 sind richtig.
- **Zu 1:** Falsch! Die Symptome treten nur in Situationen auf, die bei den Betroffenen Angst auslösen. Bei der sozialen Phobie sind dies nur Situationen aus dem sozialen Bereich.
- **Zu 2:** Falsch! Dissoziative Symptome wie Amnesie, Stupor, Seh- oder Hörverlust, Lähmungserscheinungen usw. sind nicht typisch für die soziale Phobie.
- **Zu 3:** Falsch! Die Betroffenen erkennen, „dass die Symptome oder das Vermeidungsverhalten übertrieben und unvernünftig sind" (ICD-10, Punkt C), sie erleben also ihr Denken und Verhalten als *ich-dyston* (nicht im Einklang mit ihrem sonstigen Denken und Tun). In nichtsozialen Situationen ist ihr Verhalten hingegen ich-synton, d. h., es passt zu ihrem normalen Denken, Handeln und Reagieren.
- **Zu 4:** Richtig! Die soziale Phobie zählt zu den häufigsten psychischen Störungen. Nach neueren Erhebungen liegt die soziale Phobie nach Alkoholabhängigkeit und Depressionen an dritter Stelle.
- **Zu 5:** Richtig! Als Folge der Angst, sich zu blamieren oder auf Ablehnung zu stoßen, werden Kontakte mit dem anderen Geschlecht gemieden, obwohl die Betroffenen sich eigentlich eine Beziehung wünschen. Viele bleiben deshalb unverheiratet.

Lösung 7.1.15 Richtig sind B und C.
- **Zu A:** Falsch! Die physiologischen Symptome wie Erröten, Zittern, Übelkeit, Harndrang usw. werden nicht als lebensbedrohlich erlebt.
- **Zu D:** Falsch! Soziale Phobien beginnen meist in der Adoleszenz und im jungen Erwachsenenalter.
- **Zu E:** Falsch! Viele Menschen mit einer Sozialphobie trinken sich vor sozialen Anlässen Mut an, nehmen Beruhigungsmittel oder Drogen ein (z. B. Speed, Crystal, evtl. auch Kokain). Das Risiko von Substanzmissbrauch oder Abhängigkeit ist deshalb bei Menschen mit sozialer Phobie deutlich erhöht.

Lösung 7.1.16 D: Nur 3, 4 und 5 sind richtig.
- **Zu 1:** Falsch! Hier wird die Agoraphobie beschrieben.
- **Zu 2:** Falsch! Frauen sind wesentlich häufiger betroffen als Männer.
- **Zu 3–5:** Richtig! Steht unfähr so in der Einleitung zu F40.1.

Lösung 7.1.17 C: Nur 1, 2 und 5 sind richtig.
- **Zu 1 und 2:** Richtig! Klaustrophobie (Angst vor engen und/oder geschlossenen Räumen) und Akrophobie (Höhenangst) zählen zu den spezifischen/isolierten Phobien.
- **Zu 3:** Falsch! Die GAS findet sich in der ICD-10 unter „andere Angststörungen", sie zählt nicht zu den phobischen Störungen.
- **Zu 4:** Falsch! Das Herzangstsyndrom (= Herzphobie, Kardiophobie) zählt – trotz des irreführenden Namens – nicht zu den Phobien, sondern zu den somatoformen autonomen Funktionsstörungen des Herzens.
- **Zu 5:** Richtig! Examensangst ganz allgemein zählt zu den spezifischen Phobien. Wenn jemand allerdings vorwiegend Angst hat, bei einer mündlichen Prüfung „im Zentrum der Aufmerksamkeit zu stehen" und sich peinlich zu verhalten, zählt diese Sonderform der „Prüfungsangst" zu den sozialen Phobien.

Lösung ➢ Tab. 7.4 Richtig oder falsch?
- **Zu 1–3:** Richtig!
- **Zu 4:** Falsch! Die „Konfrontation mit dem Widerstand" gehört zur Psychoanalyse nach Freud. Nicht zu verwechseln mit der „Konfrontation mit der angstauslösenden Situation" der klassischen Verhaltenstherapie.
- **Zu 5:** Richtig! Reizkonfrontation in vivo = Konfrontation mit dem angstauslösenden Reiz in der Realität, nicht in der Vorstellung.
- **Zu 6:** Falsch! Die Reizüberflutung (= Flooding) funktioniert nur, wenn man den angstauslösenden Reiz kennt, z. B. bei Höhenangst, Angst vor Plätzen, Menschenmengen, Aufzügen oder engen Räumen.
- **Zu 7:** Richtig! Daher die Bezeichnung „reziproke Hemmung".
- **Zu 8:** Falsch! Bei sozialen Phobien werden meist Techniken der KVT eingesetzt.

Lösung 7.1.18 E: Nur 2, 3, 4 und 5 sind richtig.
- **Kommentar zu 4:** In der KVT sollen die Betroffenen lernen, die Signale ihres Körpers wieder angemessen zu bewerten. Sie lernen z. B., dass Herzrasen nicht einen nahenden Herzinfarkt ankündigt, dass Schwindel und Atemnot nicht zu einer Ohnmacht oder zum Ersticken führen. Verhaltensexperimente wie z. B. bewusste Hyperventilation oder ein bewusstes Hervorrufen von Herzrasen oder Schwindel helfen den Patienten, ihre körperlichen Reaktionen besser zu verstehen und auf diese Weise ihre verzerrten Gedanken zu verändern.

Lösung 7.1.19 D: Nur 1, 2 und 4 sind richtig.
- **Kommentar:** → Kasten.

Wichtig zu wissen

Die Begriffe „kognitiv-verhaltenstherapeutisch" bzw. (in anderen Prüfungen) „kognitiv-behavioral" werden in der schriftlichen Prüfung leider sehr „unscharf" verwendet. Während in den USA die *Cognitive Behavioral Therapy* (CBT) streng von der klassischen Verhaltenstherapie unterschieden wird, beinhaltet für die Prüfer die kognitiv-behaviorale Therapie sowohl Methoden der kognitiven als auch der klassischen Verhaltenstherapie. Deshalb war bei Frage 7.1.19 auch die „Reizkonfrontation" anzukreuzen. – Die Aussagen 3 und 5 („Vermeidung" oder „Ablenkung") sind das Gegenteil von dem, was sich sowohl die klassische als auch die kognitive Verhaltenstherapie zum Ziel setzt.

Lösung 7.1.20 B: Nur 1, 3 und 4 sind richtig.
- **Zu 1:** Richtig! „Graduiert" bedeutet: sich langsam steigernd.
- **Zu 2:** Falsch! Die systematische Desensibilisierung in vivo wird vorwiegend bei isolierten Phobien eingesetzt. Bei der Agoraphobie ist die Kopplung von Entspannung und Angstreiz i. d. R. kaum möglich.
- **Zu 3:** Richtig! Gedankliche Konfrontation = Exposition in sensu.
- **Zu 4:** Richtig! Das Selbstsicherheitstraining (oder auch das Training sozialer Kompetenz) findet meist in Gruppen statt, mit Rollenspiel, z. T. unterstützt durch Aufzeichnung per Video.
- **Zu 5:** Falsch! Ziel der Verhaltenstherapie ist es zu erfahren, dass die Angst wellenförmig ansteigt und irgendwann wieder abebbt: Der Klient soll also die Angst „aushalten" und ihr nicht ausweichen.

Lösung 7.1.21 B: Nur 1, 2 und 3 sind richtig.
- **Zu 1:** Richtig! Reziproke = gegenseitige Hemmung bedeutet: Entspannung und Angst sind gleichzeitig nicht möglich.
- **Zu 2:** Richtig! Gegenkonditionierung bedeutet: Der furchtauslösende Reiz (z. B. ein Hund oder eine Feder) wird so lange mit einem positiv besetzten Reiz gekoppelt (hier: Entspannung), bis der vorher angstauslösende Reiz zu einem (konditionierten) positiven Reiz wird. Auch andere Entspannungsverfahren (z. B. autogenes Training, Meditation usw.) können hierzu verwendet werden.
- **Zu 3:** Richtig! Angsthierarchie = Stufenleiter der Angst. Begonnen wird mit den Auslösern, die am wenigsten Angst machen.
- **Zu 4:** Falsch! Bei häufig wechselnden sozialen Auslösern kann man keine Angsthierarchie erstellen; bewährt hat sich hier eher die KVT.
- **Zu 5:** Falsch!

Lösung 7.1.22 Richtig sind A und D.
- **Kommentar:** Die meisten Angststörungen werden mit einer Kombination von Psychotherapie und Medikamenten behandelt. Eine Ausnahme bilden spezifische Phobien, für deren Behandlung nur psychotherapeutische Verfahren empfohlen werden, da die Wirksamkeit einer medikamentösen Therapie in diversen Studien nicht nachgewiesen werden konnte. In schweren Fällen können zwar Medikamente eingesetzt werden, psychotherapeutische Verfahren sollten – laut Fragestellung – jedoch *im Vordergrund* stehen.
  Zu den psychotherapeutischen Verfahren (meist Expositionstherapie) zählt in diesem Fall auch das begleitende Einüben von Entspannungs- und Atemtechniken (→ A), die zur Selbsthilfe vor oder während einer angstauslösenden Situation eingesetzt werden können.

Lösung ➤ **Tab. 7.5** Richtig oder falsch?
- **Zu 1:** Richtig!
- **Zu 2:** Falsch! Männer und Frauen erkranken in etwa gleich häufig.
- **Zu 3:** Richtig!
- **Zu 4:** Falsch! Die Zwangshandlung dient dazu, kurzzeitig die Angst zu reduzieren.
- **Zu 5:** Falsch! Zwangsgedanken und Zwangshandlungen treten gleichzeitig auf.
- **Zu 6:** Falsch! Wahn ist ein psychotisches Symptom, kann also nie bei einer psychisch bedingten Zwangsstörung auftreten.
  Bei einer schweren Depression mit psychotischen Symptomen kann es neben Zwangssymptomen auch zu wahnhaftem Erleben kommen; das ist dann allerdings eine affektive Störung, keine Zwangserkrankung.
- **Zu 7:** Richtig! Passagere (= vorübergehende) Zwangssymptome sind im Kindesalter häufig. Sie werden von den Kindern nicht als sinnlos erlebt.
- **Zu 8–10:** Richtig!

Lösung 7.2.1 C: Nur 1, 4 und 5 sind richtig.
- **Zu 1:** Richtig! Beispiel: Die sich wiederholenden zwanghaften Gedanken, andere mit einem Messer zu verletzen oder das eigene Kind umzubringen. Zwangsimpulse dieser Art rufen große Angst hervor und werden deshalb nahezu nie in die Tat umgesetzt.
- **Zu 2:** Falsch! Die Lebenszeitprävalenz (= Krankheitshäufigkeit) liegt bei 2–3 %.
- **Zu 3:** Falsch! Zwangssyndrome im Zusammenhang mit einer Schizophrenie oder einer Depression werden diagnostisch der primären Erkrankung zugeordnet und verschwinden, wenn beispielsweise die Schizophrenie oder die Depression erfolgreich behandelt wird.
- **Zu 4:** Richtig! Zwangsstörungen gelten als „heimliche Krankheit", da Patienten aus Scham und Stigmatisierungsangst versuchen, sie so lange wie möglich geheim zu halten und allein zu bewältigen. Ohne frühzeitige Therapie wird eine Zwangsstörung deshalb oft chronisch.
- **Zu 5:** Richtig! Die Betroffenen erkennen, dass die unsinnigen Gedanken ihre eigenen Gedanken sind (anders als bei der Schizophrenie, wo die Betroffenen das Gefühl haben, die Gedanken würden ihnen eingegeben oder aufgezwungen).

Lösung 7.2.2 A: Nur 1 und 4 sind richtig.
- **Zu 2:** Falsch! Wahn ist ein psychotisches Symptom, kann also nie bei einer unter F4 aufgeführten psychischen Störung auftreten.
- **Zu 5:** Falsch! Gedankeneingebung ist eine vorwiegend zur Schizophrenie gehörige Ich-Störung.

Lösung 7.2.3 Richtig sind D und E.
- **Zu A:** Falsch! Werden Zwangshandlungen unterdrückt, kommt es zu intensiver, manchmal panikartiger Angst, nicht zu Gefühlen von Trauer oder Minderwertigkeit.
- **Zu B:** Falsch! Bei Zwangsstörungen finden sich begleitend oft Angststörungen, depressive Syndrome, Ticstörungen u. a. m. Häufig treten Zwangsstörungen auch zusammen mit neurologischen Erkrankungen auf (Schädel-Hirn-Trauma, Schlaganfall,

Morbus Parkinson, Chorea Huntington) oder als Begleitsymptome bei Schizophrenie, Depressionen, Essstörungen u. a. m.

- **Zu C:** Falsch! Die Betroffenen erkennen die Unsinnigkeit ihrer Gedanken und Handlungen, sie leiden darunter und können sie trotzdem nicht unterdrücken.
- **Zu D:** Richtig! Bei depressiven Episoden und schizophrenen Erkrankungen können begleitend Zwänge aller Art auftreten, folglich auch bei postpartalen Depressionen und/oder postpartalen Psychosen (postpartal = nach der Niederkunft/im Wochenbett).
- **Zu E:** Richtig! Wahnhaftes und zwanghaftes Denken zählen zu den inhaltlichen Denkstörungen.

Lösung 7.2.4 B: Nur 3 und 4 sind richtig.

- **Zu 1:** Falsch! Zwangsimpulse (z. B. das Kind vor ein Auto zu werfen) verursachen große Angst und werden deshalb normalerweise nicht in die Tat umgesetzt.
- **Zu 2:** Falsch! Die Erleichterung ist nur kurzzeitig, nicht nachhaltig = länger andauernd.
- **Zu 3 und 4:** Richtig! Zwangsstörungen im Zusammenhang mit einer depressiven Episode verschwinden nach erfolgreicher Therapie mit Antidepressiva. Zwangsstörungen „ohne depressive Komponente" hingegen verlaufen meist chronisch.
- **Zu 5:** Falsch! Die Zwangsgedanken werden zwar als *eigene* Gedanken erlebt. Die Patienten erkennen allerdings, dass ihre zwanghaften Gedanken (und die daraus entstehenden Handlungen) unsinnig sind: Sie erleben sie deshalb NICHT als „ich-synton" (zum normalen Denken und Handeln passend), sondern als *ich-dyston* = unsinnig, ich-fremd, nicht übereinstimmend mit den sonstigen Wesensmerkmalen der eigenen Person.

Lösung 7.2.5 Richtig sind C und E.

- **Kommentar:** Patienten mit Zwangsstörungen leiden häufig auch an Depressionen und Angststörungen. Die schizoide, dissoziale oder Borderline-Persönlichkeitsstörung kommt als komorbide Störung nicht oder nur sehr selten vor.

Lösung 7.2.6 Richtig ist C.

- **Zu A:** Falsch! Die Aussage ist leider unverständlich! Welche „Veränderung" der Therapeut hier „aufzuheben" versucht, ist nicht erkennbar. Offensichtlich denkt der Fragesteller an aufdeckende Verfahren mit dem Ziel herauszufinden, was der Patient wirklich fürchtet. Diese Vorgehensweise zählt nicht zur Verhaltenstherapie.
- **Zu B:** Falsch! Das hier beschriebene Verfahren geht davon aus, dass es *ein* auslösendes Ereignis für Zwangsrituale gibt. Diese Theorie ist mehr als umstritten und in keinem Fall Ziel einer verhaltenstherapeutischen Behandlung.
- **Zu D:** Falsch! Gedankliche Ablenkung ist das Gegenteil von Exposition/Konfrontation: Wenn der Patient sich gedanklich ablenkt, kann er die auftauchenden Zwangsgedanken nicht bewusst wahrnehmen, sie nicht konfrontieren und so lange aushalten, bis die angstbesetzten zwanghaften Gedanken und Impulse weniger werden.
- **Zu E:** Falsch! In schweren Fällen werden – begleitend zur Psychotherapie –auch Medikamente eingesetzt, meist Antidepressiva (SSRI). Bei massiven Ängsten und Schlafstörungen können auch Benzodiazepine verordnet werden, allerdings auf keinen Fall als „Dauertherapie", denn sie machen in kurzer Zeit abhängig und sollten deshalb allerhöchstens für 4–6 Wochen eingesetzt werden.

Lösung 7.2.7 Richtig sind A und E.

- **Kommentar:** Die Expositionstechnik zählt zur klassischen Verhaltenstherapie, die Analyse von verzerrten Gedankenmustern ist typisch für die KVT. Ein *Beispiel für A:* Ein Klient mit Angst vor Bakterien und Keimen berührt z. B. die Türklinke oder den Abfalleimer (= Exposition). Die normale Reaktion wäre, sich sofort die Hände zu waschen. Dies wird verhindert, stattdessen soll er die aufkommende Angst aushalten.

Lösung 7.2.8 E: Alle Aussagen sind richtig.

Lösung 7.3.1 D: Nur 1, 2 und 4 sind richtig.

- **Zu 1:** Richtig! Typisch ist z. B. eine dissoziative (Teil-)Amnesie für das Trauma, manchmal auch eine dissoziative Fugue. Auch Depersonalisation, Derealisation oder ein Abspalten der Gefühle sind Phänomene der Dissoziation.
- **Zu 2:** Richtig! „Intrusion" (engl., wörtlich „Eindringen") = sich aufdrängende Bilder, Gedanken, Emotionen und Körperempfindungen, gegen die man sich nicht wehren kann. In der Traumaforschung spricht man oft auch von visuellen, kognitiven, emotionalen und körperlichen Flashbacks.
- **Zu 3:** Falsch! Die sich aufdrängenden Nachhallerinnerungen an das Trauma sind keine optischen Halluzinationen, sondern innere Bilder.
- **Zu 4:** Richtig! Die Betroffenen meiden Situationen, die an das Trauma erinnern, aber auch soziale Kontakte ganz allgemein.
- **Zu 5:** Falsch! Keine Orientierungsstörungen bei einer PTBS.

Lösung 7.3.2 *Nicht* zutreffend ist Aussage A.

- **Zu A:** Falsch! Die Symptome müssen nach ICD-10 *spätestens* 6 Monate nach dem Trauma auftreten. Es gibt allerdings auch Ausnahmefälle (hier nicht gefragt!), in denen die Symptome erst viele Jahre nach dem Trauma zutage treten.
- **Zu B:** Richtig! Gefühls- und Interessenverlust und ein Gefühl des Betäubtseins sind typisch.
- **Zu C:** Richtig! Hypervigilanz = übermäßige Wachheit, engl. „hyperarousal": Übererregung.
- **Zu D:** Richtig! griech. „mnesis", Erinnerung → Amnesie = fehlende Erinnerungen in Bezug auf das Trauma.
- **Zu E:** Richtig! In der demnächst erscheinenden ICD-11 wird die Störung als *komplexe posttraumatische Belastungsstörung* (kPTBS) aufgeführt, mit folgender Beschreibung: Aussage A. Die komplexe PTBS ist eine Störung, die durch ein Ereignis oder Ereignisse von extremer Bedrohung ausgelöst wird. Meist handelt es sich um lang anhaltende oder sich häufig wiederholende Ereignisse, bei denen eine Flucht schwierig oder unmöglich ist, z. B. Folter, Sklaverei, Völkermord (Genozid), lang anhaltende häusliche Gewalt, wiederholter körperlicher oder sexueller Missbrauch.

Lösung 7.3.3 B: Nur 2 und 5 sind richtig.
- **Zu 1:** Falsch! Die Symptome dauern oft jahrelang an. Beschrieben wird hier die akute Belastungsreaktion.
- **Zu 2:** Richtig! Besonders häufig sind Depressionen, Angststörungen, Suchterkrankungen.
- **Zu 3:** Falsch! Traumafokussierte Therapieverfahren wie z. B. EMDR werden bei der Behandlung der PTBS mit Erfolg eingesetzt.
- **Zu 4:** Falsch! Je nach Schwere des Traumas entwickeln nur 20–50 % der Betroffenen eine PTBS.
- **Zu 5:** Richtig! Fachausdruck: Flashbacks.

Lösung 7.3.4 C: Nur 2, 3 und 5 sind richtig.
- **Kommentar:** Vigilanzsteigerung (2), Vermeidungsverhalten (3) und vegetative Symptome (5) sind typisch für die PTBS. Typisch sind überdies Albträume (4 ist falsch) und eine eingeschränkte Fähigkeit, über das Trauma und die damit zusammenhängende Symptome zu berichten (1 ist falsch).

Lösung 7.3.5 Richtig sind B und D.
- **Kommentar:** Risikofaktoren für die Entwicklung einer PTBS sind u. a. psychische Vorerkrankungen (→ B), niedriges Bildungsniveau, niedriger sozialer Status, mangelnde soziale Einbindung, erhöhte – evtl. genetisch bedingte – Vulnerabilität, mangelnde psychische Widerstandsfähigkeit/Resilienz (→ E ist falsch), weibliches Geschlecht (Frauen sind doppelt so häufig betroffen wie Männer → A ist falsch!).
- **Zu D:** Richtig! Eine chronische Traumatisierung in der Kindheit ist ein wichtiger Risikofaktor für die Entwicklung einer PTBS. In der älteren Fachliteratur wird eine Vielfachtraumatisierung dieser Art als häufig als Typ-II-Trauma eingeordnet. In der demnächst erscheinenden ICD-11 findet sich stattdessen die Bezeichnung *komplexe posttraumatische Belastungsstörung* (kPTBS). Die kPTBS wird dort als eine Folge von sich wiederholenden oder lang andauernden traumatischen Ereignissen beschrieben.

Lösung 7.3.6 A: Nur 1, 2 und 4 sind richtig.
- **Zu 1:** Richtig! Die Aussage findet sich in der ICD-10 unter „Anpassungsstörung mit vorwiegender Störung des Sozialverhaltens". So kann sich z. B. eine Trauerreaktion in der Adoleszenz „*in aggressivem oder dissozialem Verhalten äußern*" (ICD-10: F43.24).
- **Zu 2:** Richtig! ICD-10: „*Beginn der Symptome innerhalb eines Monats*".
- **Zu 3:** Falsch! ICD-10: „*Die individuelle Prädisposition oder Vulnerabilität spielt bei dem möglichen Auftreten und bei der Form der Anpassungsstörung eine bedeutsame Rolle.*"
- **Zu 4:** Richtig! Beispiele: erneutes Einnässen, Daumenlutschen, Babysprache usw.
- **Zu 5:** Falsch! Der Störung geht i. d. R. eine psychosoziale Belastung voraus, die nicht als katastrophal oder extrem belastend einzustufen ist.

Lösung 7.3.7 D: Nur 1, 4 und 5 sind richtig.
- **Zu 2 und 3:** Falsch! Eine abnorme Trauerreaktion liegt auch vor, wenn die Störung nur kurz andauert, die Symptome sich aber ganz wesentlich von einer normalen Trauerreaktion unterscheiden.
- **Zu 5:** Richtig! Die individuelle psychische Konstitution oder entsprechende Vorerfahrungen (z. B. eine schwierige Kindheit) können bei der Ausprägung der Symptomatik eine wichtige Rolle spielen.

Lösung 7.3.8 A: Nur 4 ist richtig.
- **Zu 1:** Falsch! Der erste Teil der Aussage ist zwar zutreffend, nicht richtig ist „von katastrophalem Ausmaß" – das wäre eine PTBS.
- **Zu 2:** Falsch! Die Remission (= Wiedergesundung) erfolgt spätestens nach 6 Monaten oder – bei der Anpassungsstörung mit depressiver Reaktion – nach maximal 2 Jahren.
- **Zu 3:** Falsch!
- **Zu 4:** Richtig! Die ICD-10 spricht hier von einer „Anpassungsstörung mit Störung des Sozialverhaltens".
- **Zu 5:** Falsch! Kein Wahn bei Belastungsstörungen aller Art.

Lösung 7.3.9 A: Nur 2 ist richtig.
- **Zu 1:** Falsch! Typisch ist zwar eine heftige psychische Reaktion, die gemäß ICD-10 jedoch spätestens nach 48 Stunden abklingt.
- **Zu 2:** Richtig! Die Formulierung steht so wörtlich in der ICD-10.
- **Zu 3:** Falsch! Hier wird die „Anpassungsstörung, Angst und depressive Reaktion gemischt" beschrieben.
- **Zu 4:** Falsch! Dieses Zeitkriterium gilt für die Anpassungsstörung, nicht für die akute Belastungsreaktion.
- **Zu 5:** Falsch! Das unter 5 beschriebene Zeitkriterium würde für eine PTBS zutreffen.

Lösung 7.4.1 B: Nur 3, 4 und 5 sind richtig.
- **Zu 1:** Falsch! Das Hyperventilationssyndrom zählt zu den somatoformen autonomen Funktionsstörungen der Atemwege („des respiratorischen Systems"), nicht zu den dissoziativen Störungen.
- **Zu 2:** Falsch! Nicht verwechseln: „Dissozial" (z. B. „dissoziale Persönlichkeitsstörung") ist nicht „dissoziativ" (= abgespalten).
- **Zu 3:** Richtig! Der dissoziative Stupor (Stupor = Erstarrung) zählt zu den dissoziativen Störungen.
- **Zu 4:** Richtig! Die psychogene Aphonie (Unfähigkeit zu sprechen) zählt zu den dissoziativen Störungen der Bewegung, hier: der Muskeln der Sprechwerkzeuge.
- **Zu 5:** Richtig! Das Ganser-Syndrom (benannt nach dem deutschen Psychiater S. J. M. Ganser, 1897) zählt nach ICD-10 zu den „anderen dissoziativen Störungen" und wird dort beschrieben als „Vorbeiantworten, gewöhnlich begleitet von mehreren anderen dissoziativen Symptomen". Auf die Frage „Wie viel ist 3 + 5?" antworten die Betroffenen z. B. „7" oder „Haben Sie eine Nase?", „Weiß nicht". – Nach außen hin ähnelt die Störung einer Demenz oder auch einer geistigen Behinderung (deshalb auch die Bezeichnung „Pseudodebilität"), es liegt jedoch keine organische Erkrankung vor, sondern eher ein Phänomen, das man früher mit dem Begriff „hysterisch" in Verbindung brachte.

Lösung 7.4.2 C: Nur 1, 2 und 4 sind richtig.
- **Zu 2:** Richtig! ICD-10: „*Die Diagnose sollte nicht bei hirnorganischen Störungen, Intoxikationen oder extremer Erschöpfung gestellt werden*" (Einleitung zu F.44.0).

7

- **Zu 3:** Falsch! Nicht verwechseln! Bei einer Demenz sind die Gedächtnisstörungen hirnorganisch bedingt (→ 2), die dissoziative Amnesie ist psychisch verursacht.
- **Zu 5:** Falsch! Eine dissoziative Amnesie verschwindet i. d. R., wenn die belastende Situation nicht mehr besteht; der Erinnerungsverlust ist also in den meisten Fällen reversibel.

Lösung 7.4.3 A: Nur 4 ist richtig.
- **Zu 1:** Falsch! Das ist typisch für die somatoforme autonome Funktionsstörung.
- **Zu 2:** Falsch! Frauen sind wesentlich häufiger betroffen als Männer.
- **Zu 3:** Falsch! Beschrieben wird hier die hypochondrische Störung.
- **Zu 4:** Richtig! Beschrieben werden hier die Krankheitsbilder „dissoziative Amnesie" (F44.0), „multiple Persönlichkeitsstörung" (F44.81), „dissoziative Sensibilitäts- und Empfindungsstörungen" (F44.6) und „dissoziative Bewegungsstörungen" (F.44.4).
- **Zu 5:** Falsch! Die Beschreibung ist typisch für die hypochondrische Störung.

Lösung 7.4.4 Richtig sind A und E.
- **Zu B:** Falsch! Dissoziative Krampfanfälle können „echten" epileptischen Anfällen bezüglich der Bewegungen stark ähneln, es fehlen i. d. R. jedoch Merkmale wie Zungenbiss, Urininkontinenz, lichtstarre Pupillen oder Sturzverletzungen. In der ICD-10 heißt es ergänzend: *„Ein Bewusstseinsverlust fehlt."* Stattdessen findet sich oft ein stupor- oder tranceähnlicher Zustand.

Lösung 7.4.5 B: Nur 1, 2 und 3 sind richtig.
- **Zu 4:** Falsch! Kein Wahn bei psychogenen Störungen.

Lösung 7.4.6 Richtig ist A.
- **Kommentar:** Eine dissoziative Störung der Bewegung wird auch als Konversionsstörung bezeichnet. Typisch für die Konversionsstörung ist – nach Freud – die *„Umwandlung unbewusster psychischer Konflikte in somatische Symptome"*.

Lösung 7.5.1 B: Nur 1 und 5 sind richtig.

Lösung 7.5.2 B: Nur 3, 4 und 5 sind richtig.
- **Zu 1:** Falsch! Fachärztliche Abklärung ja, aber kein „Doctor Shopping"; das haben die meisten Klienten schon hinter sich.
- **Zu 2:** Falsch! Da die Patienten an eine körperliche Verursachung ihrer Beschwerden glauben, würde Aussage (2) sie abschrecken. Bewährt haben sich stattdessen psychoedukative Verfahren (→ Kommentar zu Aussage 3, 4 und 5).
- **Zu 3–5:** Richtig! Es geht darum, das Vertrauen des Klienten zu gewinnen, indem man seine Beschwerden ernst nimmt und ihm durch Psychoedukation vorsichtig den Zusammenhang zwischen Körper und Psyche bewusst macht. Da viele Betroffene zur Selbstmedikation Beruhigungs- oder Schmerzmittel nehmen, ist es wichtig, dies abzuklären.

Lösung 7.5.3 Richtig sind B und E.
- **Zu A:** Falsch! Die Betroffenen weigern sich hartnäckig, eine psychologische Ursache für ihre Beschwerden zu akzeptieren und sind deshalb meist nicht für eine Psychotherapie motivierbar. Stattdessen konsultieren sie wiederholt verschiedenste Spezialisten, deren Diagnosen sie nicht akzeptieren.
- **Zu B:** Richtig! ICD-10: *„Wenn aus finanziellen oder geografischen Gründen medizinische Einrichtungen nicht erreichbar sind, kommt es zu andauernder Selbstmedikation."* Missbrauch oder Abhängigkeit von Schmerz- und/oder Beruhigungsmitteln ist oft die Folge.
- **Zu C:** Falsch! Die Mindestdauer beträgt 2 Jahre.
- **Zu D:** Falsch! Frauen sind etwa 5- bis 10-mal häufiger betroffen als Männer.
- **Zu E:** Richtig! Die Somatisierungsstörung tritt meist zwischen dem 18. und 30. Lebensjahr auf und dauert dann oft jahrelang an.

Lösung 7.5.4 Richtig sind A und C.
- **Zu D:** Falsch! Als Ursache für somatoforme Störungen wird ein Wechselspiel verschiedener biologischer, psychischer und sozialer Faktoren angenommen. Insbesondere psychosoziale Faktoren (Stress, familiäre Belastungssituationen oder soziale Konflikte, berufliche oder private Dauerbelastung usw.) sind für die Entstehung und den Verlauf somatoformer Störungen oft mitverantwortlich.

Lösung 7.5.5 *Nicht* zutreffend ist E.
- **Zu E:** Falsch! Die Mindestdauer von 6 Monaten ist zwar richtig, nicht jedoch der häufige Wechsel der Symptomatik. Die Betroffenen haben eine *anhaltende* Überzeugung, an einer schweren Erkrankung zu leiden.

Lösung 7.5.6 C: Nur 3 und 4 sind richtig.
- **Zu 1:** Falsch! Nicht verwechseln mit dem somatischen Syndrom bei einer depressiven Episode!
- **Zu 2:** Falsch! Typisch sind multiple, häufig wechselnde Beschwerden. Die Beschreibung unter (2) passt auf die somatoforme Schmerzstörung.
- **Zu 3:** Richtig! Menschen mit einer angeborenen „robusten" Psyche sind weniger anfällig als Personen, die zu körperlichen Erkrankungen neigen oder anlagebedingt psychisch wenig belastbar sind.
- **Zu 4:** Richtig! Da die Ärzte keine Ursache der Beschwerden finden, greifen die Betroffenen zur Selbstmedikation. Die Erkrankung dauert meist viele Jahre lang an, deshalb kann es langfristig zur Abhängigkeit von Schlaf- oder Schmerzmitteln kommen.
- **Zu 5:** Falsch! Die Mindestdauer beträgt 2 Jahre.

Lösung 7.5.7 C: Nur 1, 4 und 5 sind richtig.
- **Zu 1:** Richtig! Die Behandlung einer Somatisierungsstörung ist meist langwierig. Bewährt hat sich eine Kombination verschiedener Therapieverfahren (z. B. Gesprächstherapie, KVT, körpertherapeutische Ansätze, Achtsamkeits- und Entspannungsverfahren), die in einem gemeinsamen Therapiekonzept geplant und in regelmäßigen Sitzungen umgesetzt werden.

- **Zu 2:** Falsch! Eine wiederholte somatische Diagnostik würde den Patienten in der Annahme bestärken, es müsse eine körperliche Ursache für seine Beschwerden geben. Eine Ermunterung zu weiterem „Doctor Hopping“ bei Fachärzten wäre überdies kontraindiziert.
- **Zu 3:** Falsch! Laut ICD-10 ist die Erkrankung *„häufig mit einer lang andauernden Störung des sozialen, interpersonalen und familiären Verhaltens verbunden“*. Deshalb ist es manchmal hilfreich, Familienangehörige in die Behandlung einzubeziehen (falls diese dazu bereit sind!).
- **Zu 4:** Richtig! Viele Betroffene sind davon überzeugt, dass ihre Beschwerden eine rein körperliche Ursache haben. Eine zentrale Aufgabe des Therapeuten besteht darin, dem Klienten vorsichtig – evtl. durch Beispiele aus dem Alltag – den Zusammenhang zwischen Körper und Psyche bewusst zu machen.
- **Zu 5:** Richtig! Eine ausführliche Sozialanamnese (familiärer Hintergrund, Arbeitssituation, familiäre Situation usw.) kann helfen, die psychischen Ursachen besser zu verstehen.

Lösung 7.5.8 A: Nur 1, 2 und 5 sind richtig.

- **Zu 1 und 2:** Richtig! Beide Aussagen finden sich fast wörtlich so in der Einleitung zu F45.4.
- **Zu 3:** Falsch! Hier wird eine dissoziative Störung der Bewegung bzw. der Wahrnehmung beschrieben.
- **Zu 4:** Falsch! Die Schmerzsymptome sind nicht fluktuierend (= häufig wechselnd), sie sind auf ein Organ oder einen Körperteil fokussiert. Sie sind auch nicht vorübergehend, sondern müssen laut ICD-10 mindestens 6 Monate andauern.
- **Zu 5:** Richtig! Da die Betroffenen nicht akzeptieren, dass es für die oft quälenden Schmerzen keine körperliche Ursache gibt, konsultieren sie weitere Ärzte und Spezialisten, die meist die Diagnose des Vorgängers bestätigen. Dieses Verhalten wird umgangssprachlich oft als „Doctor Hopping/Shopping“ bezeichnet.

Lösung 7.5.9 Richtig ist E.

Lösung 7.5.10 C: Hyperventilationstetanie (= somatoforme autonome Funktionsstörung des Atmungssystems).

Lösung 7.5.11 C: Nur 2, 4 und 5 sind richtig.

- **Zu 1:** Falsch! Die Symptome sind rein psychisch bedingt; es besteht kein erhöhtes Herzinfarktrisiko.
- **Zu 2:** Richtig! Da die konsultierten Ärzte „nichts“ finden, suchen die Betroffenen weitere Spezialisten auf.
- **Zu 3:** Falsch! Die Patienten haben Angst vor dem Tod durch Herzinfarkt, keine Suizidgedanken.
- **Zu 4 und 5:** Richtig!

KAPITEL

8 Essstörungen (F50)

In den letzten 20 Prüfungen gab es insgesamt 20 Fragen zu Essstörungen, statistisch gesehen also durchschnittlich eine Frage pro Prüfung. In einigen Prüfungen (z. B. 2016/1+2) gab es je zwei Fragen zu Essstörungen, in anderen Jahren (z. B. 2018–1+2) wurde das Thema Essstörungen ausgespart. Die Magersucht war insgesamt etwa doppelt so häufig vertreten wie die Bulimie. Auch die Binge-Eating-Störung tauchte in den letzten Prüfungen mehrmals auf. Einen Überblick über die verschiedenen Formen von Essstörungen finden Sie in ➤ Abb. 8.1.

8.1 Essstörungen allgemein

Wichtig zu wissen

1. Binge-Eating-Störung (BES)

Obwohl die Diagnosekriterien für die Binge-Eating-Störung (BES) in den USA schon in den 1990er-Jahren erstellt wurden und diese Essstörung in das DSM-5 als eigenständiges Krankheitsbild aufgenommen wurde, findet sich in der ICD-10 die BES bisher nicht mit eigenen diagnostischen Kriterien. Um eine BES zu diagnostizieren, muss man auf die Ziffern F50.9 „Nicht näher bezeichnete Essstörungen“ oder F50.4 „Essattacken bei sonstigen psychischen Störungen“ zurückgreifen. Dies mag der Grund dafür sein, dass die BES in der Vergangenheit nie gefragt wurde. Da die BES in der zukünftigen ICD-11 unter „Ess- und Fütterstörungen“ eine eigene Kodierung erhalten wird, gibt es inzwischen vermehrt Fragen zur BES, entweder in Form eigenständiger Fragen oder im Zusammenhang mit allgemeinen Fragen zu Essstörungen.

2. Anorexia nervosa

Die ICD-10 unterscheidet **zwei Formen** der Anorexia nervosa:
- die *passive (= asketische)* Form der Anorexie (ohne aktive Maßnahmen zur Gewichtsabnahme wie Erbrechen, Laxanzien, Klistiere usw.) und
- den *aktiven (= bulimischen) Typ* der Anorexie mit gelegentlichen Essanfällen und anschließendem Erbrechen.

Für einige Prüfungsfragen zur Magersucht ist es wichtig, die „aktive Form“ der Anorexie (mit gelegentlichem Erbrechen) nicht mit der Bulimia nervosa (mit häufigem Erbrechen) zu verwechseln.

Richtig oder falsch?

➤ Tab. 8.1.

Typische Prüfungsfragen

Frage 8.1.1 Prüfung aktuell (2020–2). Aussagenkombination
Welche der folgenden Aussagen zu Essstörungen treffen zu?
1. Patienten mit Anorexia nervosa klagen meist über Kraftlosigkeit und körperliche Erschöpfung.
2. Bei einem Body-Mass-Index (BMI) kleiner als 18,5 kg/m^2 bei Erwachsenen spricht man von Untergewicht.
3. Charakteristisch für die Binge-Eating-Störung (BES) sind gewichtsregulierende Maßnahmen wie z. B. Erbrechen.

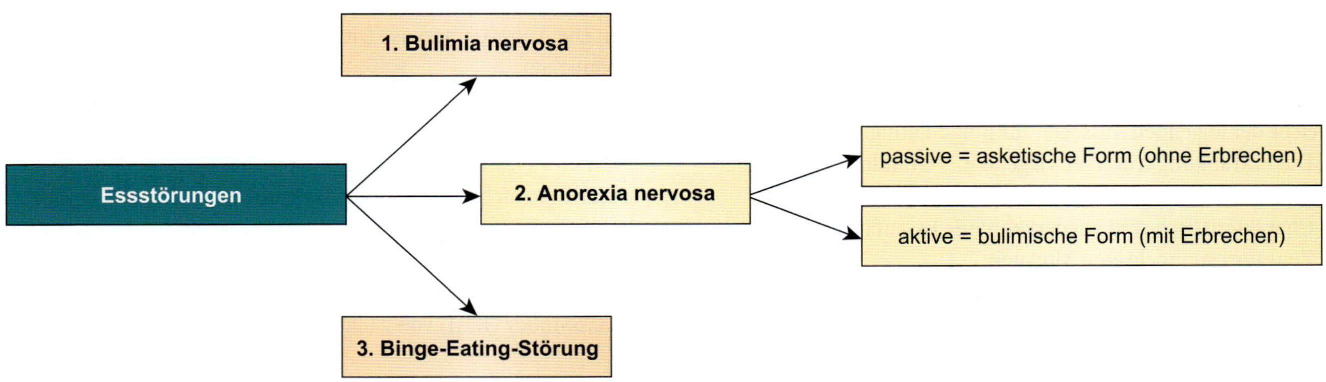

Abb. 8.1 Essstörungen im Überblick

Tab. 8.1 Welche der folgenden Aussagen zu Essstörungen sind zutreffend?

		Richtig	Falsch
1.	Als Grenzwert für die Diagnose Anorexia nervosa gilt ein Wert von mindestens 50 % unter dem Normalgewicht.		
2.	Die Bulimie hat eine ungünstigere Prognose als die Magersucht.		
3.	Normal- oder Übergewicht schließen eine Bulimie aus.		
4.	Typisch für beide Erkrankungen ist der Missbrauch von Laxanzien oder Diuretika.		
5.	Als Folge des Gewichtsverlusts weisen Anorektikerinnen eine deutlich verminderte körperliche Aktivität auf.		
6.	Beide Essstörungen gehen überzufällig häufig mit depressiven Störungen einher.		
7.	Langfristig gesehen verläuft die Anorexia nervosa in etwa 10–15 % der Fälle tödlich.		
8.	Im Gegensatz zur Bulimie kommt es bei der Anorexie nicht zu Essanfällen mit anschließendem Erbrechen.		
9.	Bei beiden Erkrankungen kann es zu gravierenden Störungen des Elektrolythaushalts kommen.		
10.	Das Suizidrisiko von Anorektikerinnen ist um ein Vielfaches höher als das der Allgemeinbevölkerung.		
11.	Patienten mit einer Binge-Eating-Störung (BES) sind als Folge der Erkrankung nahezu immer stark übergewichtig (adipös).		
12.	Das Ersterkrankungsalter für Menschen mit einer BES ist deutlich höher als bei der Bulimia und der Anorexia nervosa.		

4. Patienten mit Anorexia nervosa haben einen hohen Leidensdruck und erleben sich als zu dünn.
5. Zu den Symptomen der Anorexia nervosa gehören übertriebene körperliche Aktivitäten wie z. B. häufiges Joggen und Schwimmen.

☐ A: Nur die Aussagen 1 und 5 sind richtig.
☐ B: Nur die Aussagen 2 und 5 sind richtig.
☐ C: Nur die Aussagen 1, 2 und 4 sind richtig.
☐ D: Nur die Aussagen 2, 3 und 5 sind richtig.
☐ E: Alle Aussagen sind richtig.

Frage 8.1.2 Mehrfachauswahl
Welche der folgenden Aussagen zu Essstörungen treffen zu? Wählen Sie *zwei* Antworten.

☐ A: Bei der Anorexia nervosa ist das Suizidrisiko erhöht.
☐ B: Die Binge-Eating-Störung (BES) tritt bei Männern häufiger auf als bei Frauen.
☐ C: Der Übergang von einer Anorexia nervosa in eine Bulimia nervosa oder eine BES ist nicht möglich.
☐ D: Ein relevantes Untergewicht wird bei einem Body-Mass-Index (BMI) von 20 kg/m^2 bei Erwachsenen angenommen.
☐ E: Bei Beginn einer Anorexia nervosa vor der Pubertät kann eine primäre Amenorrhö auftreten.

Frage 8.1.3 Aussagenkombination
Welche der folgenden Aussagen zur Binge-Eating-Störung treffen zu?

1. Die Erkrankung tritt überwiegend in Verbindung mit einer psychotischen Erkrankung auf.
2. Charakteristisch sind wiederkehrende Essanfälle über einen Zeitraum von mehreren Monaten.
3. Die Erkrankung wird typischerweise von Scham- und Schuldgefühlen begleitet.
4. Psychische Faktoren spielen bei einer Entstehung der Erkrankung eine wichtige Rolle.
5. Durch gegensteuerndes Verhalten (Erbrechen, Hungerperioden) besteht meist ein deutliches Untergewicht.

☐ A: Nur die Aussagen 2 und 4 sind richtig.
☐ B: Nur die Aussagen 3 und 4 sind richtig.
☐ C: Nur die Aussagen 2, 3 und 4 sind richtig.
☐ D: Nur die Aussagen 2, 3 und 5 sind richtig.
☐ E: Alle Aussagen sind richtig.

Frage 8.1.4 Mehrfachauswahl
Welche der folgenden Aussagen zur sogenannten Binge-Eating-Störung treffen zu? Wählen Sie *zwei* Antworten.

☐ A: Das Körpergewicht liegt bei einem Body-Mass-Index (BMI) von unter 17,5 kg/m^2.
☐ B: Typisch ist sofortiges Erbrechen nach dem Essen.
☐ C: Häufig besteht Normal- oder leichtes Untergewicht.
☐ D: Die Impulskontrolle ist gestört.
☐ E: Die Binge-Eating-Störung tritt häufiger auf als die Bulimia nervosa.

Frage 8.1.5 Prüfung aktuell (2021–1). Mehrfachauswahl
Welche der folgenden Aussagen zu Essstörungen treffen zu? Wählen Sie *zwei* Antworten.

☐ A: Die Anorexia nervosa tritt bei Frauen und Männer etwa gleich häufig auf.
☐ B: Bei der Bulimia nervosa hat sich die kognitive Verhaltenstherapie (KVT) als wirksam erwiesen.
☐ C: Beim Pica-Syndrom (von lat. „pica“: Elster) werden ungenießbare bzw. nicht essbare Substanzen verzehrt.
☐ D: Für die Binge-Eating-Störung (BES) ist der häufige Verzehr sehr kleiner Mahlzeiten charakteristisch.
☐ E: Von Adipositas spricht man bei Männern ab einem Body-Mass-Index (BMI) von 24 kg/m^2.

8.2 Anorexia nervosa

Typische Prüfungsfragen

Frage 8.2.1 Aussagenkombination
Welche der folgenden Aussagen treffen zu? Mögliche Symptome der Anorexia nervosa sind:
1. Sekundäre Amenorrhö
2. Body-Mass-Index (BMI) von 20 kg/m^2
3. Karies
4. Gebrauch von Diuretika
5. Selbstinduziertes Erbrechen

☐ A: Nur die Aussagen 2, 3 und 5 sind richtig.
☐ B: Nur die Aussagen 2, 4 und 5 sind richtig.
☐ C: Nur die Aussagen 3, 4 und 5 sind richtig.
☐ D: Nur die Aussagen 1, 2, 3 und 4 sind richtig.
☐ E: Nur die Aussagen 1, 3, 4 und 5 sind richtig.

Frage 8.2.2 Aussagenkombination
Welche der folgenden Aussagen treffen zu?
Zu den Kriterien der Anorexia nervosa (nach ICD-10) zählen:
1. Körperschemastörung
2. Erhöhter Blutdruck
3. Amenorrhö
4. Body-Mass-Index (BMI) unter 17,5 kg/m^2
5. Angeborene Hormonstörung

☐ A: Nur die Aussagen 1 und 2 sind richtig.
☐ B: Nur die Aussagen 1, 3 und 4 sind richtig.
☐ C: Nur die Aussagen 2, 3 und 4 sind richtig.
☐ D: Nur die Aussagen 1, 2, 3 und 4 sind richtig.
☐ E: Alle Aussagen sind richtig.

Frage 8.2.3 Einfachauswahl
Bei der Anorexia nervosa findet sich am wenigsten wahrscheinlich:
☐ A: Hyperthyreose
☐ B: Körperschemastörung
☐ C: Veränderung der LH-Ausschüttung (luteinisierendes Hormon)
☐ D: Trockene Haut
☐ E: Veränderung der Kortisolsekretion

Frage 8.2.4 Vorsicht Falle! Aussagenkombination
Für die Anorexia nervosa ist typisch:
1. Sie geht mit einer verstärkten Regelblutung einher.
2. Verminderte körperliche Aktivität ist ein typisches Merkmal.
3. Bei vielen Patientinnen findet sich eine primäre Amenorrhö.
4. Die Erkrankung geht mit hohem Leidensdruck einher.
5. Selbstinduziertes Erbrechen ist häufig.

☐ A: Nur Aussage 5 ist richtig.
☐ B: Nur die Aussagen 1 und 3 sind richtig.
☐ C: Nur die Aussagen 2, 3 und 4 sind richtig.
☐ D: Nur die Aussagen 1, 3 und 5 sind richtig.
☐ E: Nur die Aussagen 2, 3 und 4 sind richtig.

Frage 8.2.5 Aussagenkombination
Welche Komplikationen bzw. Symptome können bei einer Anorexia nervosa auftreten?
1. Pathologische Erhöhung des Grundumsatzes
2. Libidostörung bei männlichen Anorektikern
3. Osteoporose
4. Ödeme
5. Plötzlicher Herztod

☐ A: Nur die Aussagen 1, 2 und 3 sind richtig.
☐ B: Nur die Aussagen 2, 4 und 5 sind richtig.
☐ C: Nur die Aussagen 1, 2, 3 und 4 sind richtig.
☐ D: Nur die Aussagen 2, 3, 4 und 5 sind richtig.
☐ E: Alle Aussagen sind richtig.

Frage 8.2.6 Aussagenkombination
Bei der Anorexia nervosa können folgende Komplikationen auftreten:
1. Natrium- und Kaliummangel.
2. Lanugobehaarung an Armen und Rücken.
3. Bluthochdruck.
4. Fehlende Körperschemastörung.
5. Beginnt die Krankheit vor der Pubertät, ist die Abfolge der Pubertätsentwicklung verzögert oder gehemmt und es kann zu einem Wachstumsstopp kommen.

☐ A: Nur die Aussagen 1 und 3 sind richtig.
☐ B: Nur die Aussagen 1, 2 und 4 sind richtig.
☐ C: Nur die Aussagen 1, 2 und 5 sind richtig.
☐ D: Nur die Aussagen 1, 2, 3 und 4 sind richtig.
☐ E: Alle Aussagen sind richtig.

Frage 8.2.7 Vorsicht Falle! Aussagenkombination
Welche der folgenden Aussagen zur Prognose der Anorexia nervosa treffen zu?
1. Viele Patientinnen mit Pubertätsmagersucht bleiben später unverheiratet.
2. Viele Patientinnen bleiben auch nach der Phase der Magersucht psychisch auffällig.
3. Einige Patientinnen entwickeln nach Ausheilung depressive Störungen.
4. Einige Patientinnen entwickeln nach Ausheilung ein schizophrenes Krankheitsbild.
5. Die Lebenszeiterwartung ist normal.

☐ A: Nur die Aussagen 1, 2 und 4 sind richtig.
☐ B: Nur die Aussagen 1, 3 und 5 sind richtig.
☐ C: Nur die Aussagen 1, 2, 3 und 4 sind richtig.
☐ D: Nur die Aussagen 1, 2, 3 und 5 sind richtig.
☐ E: Alle Aussagen sind richtig.

8.3 Bulimia nervosa

Typische Prüfungsfragen

Frage 8.3.1 Aussagenkombination
Welche der folgenden Aussagen zur Bulimia nervosa treffen zu?
1. Als Folge der Erkrankung kommt es häufig zu einem gestörten Elektrolythaushalt.
2. Ein Body-Mass-Index > 30 ist ein Leitsymptom für eine Bulimie.
3. Bulimischen Frauen kann man i. d. R. nicht ansehen, dass sie an dieser Erkrankung leiden.
4. Haarausfall ist ein mögliches Begleitsymptom.
5. Eine mögliche Komplikation der Bulimie ist der plötzliche Herztod.

☐ A: Nur die Aussagen 1 und 3 sind richtig.
☐ B: Nur die Aussagen 1, 2 und 3 sind richtig.
☐ C: Nur die Aussagen 1, 3 und 4 sind richtig.
☐ D: Nur die Aussagen 1, 3, 4 und 5 sind richtig.
☐ E: Alle Aussagen sind richtig.

Frage 8.3.2 Einfachauswahl
Welche Aussage zur Bulimie (Bulimia nervosa) trifft zu?
☐ A: Bei jungen Frauen in der Adoleszenz und im jungen Erwachsenenalter liegt die Prävalenz bei etwa 20 %.
☐ B: Bulimie-Betroffene sind meist übergewichtig.
☐ C: Bei lang anhaltender Symptomatik kommt es häufig zu einer Schädigung der Zähne.
☐ D: Im Vordergrund der Therapie stehen medikamentöse Maßnahmen (Antidepressiva).
☐ E: Die Bulimie hat eine ungünstigere Prognose als die Anorexia nervosa.

Frage 8.3.3 Vorsicht Falle! Aussagenkombination
Welche der folgenden Aussagen zur Bulimie ist/sind zutreffend?
1. Patientinnen mit Bulimie setzen sich keine scharf definierte Gewichtsgrenze.
2. Es treten zeitweilig Hungerperioden auf.
3. Die Betroffenen leiden an einer Körperschemastörung.
4. Im Gegensatz zur Anorexia nervosa ist bei der Bulimie das Körperbefinden nicht eingeschränkt.
5. Bulimia nervosa und Alkoholabhängigkeit schließen sich aus.

☐ A: Nur Aussage 1 ist richtig.
☐ B: Nur Aussage 2 ist richtig.
☐ C: Nur die Aussagen 2 und 4 sind richtig.
☐ D: Nur die Aussagen 2, 3 und 4 sind richtig.
☐ E: Nur die Aussagen 1, 2, 4 und 5 sind richtig.

Frage 8.3.4 Aussagenkombination
Welche der folgenden Aussagen zur Bulimie ist/sind ist richtig?
1. Der Besuch von Selbsthilfegruppen ist sinnvoll.
2. Viele Bulimikerinnen leiden an Depressionen.
3. Viele Betroffene sind suizidgefährdet.
4. Eine gezielte Ernährungsberatung ist kontraindiziert, weil hierdurch die Symptome noch verstärkt werden.
5. Die Erkrankung heilt meist nach Wochen bis Monaten spontan aus.

☐ A: Nur die Aussagen 1, 2 und 3 sind richtig.
☐ B: Nur die Aussagen 2, 3 und 4 treffen zu.
☐ C: Nur die Aussagen 1, 2, 3 und 4 sind richtig.
☐ D: Nur die Aussagen 1, 3, 4 und 5 sind richtig.
☐ E: Alle Aussagen sind richtig.

Frage 8.3.5 Aussagenkombination
Welche der folgenden körperlichen Erkrankungen sind bei Bulimikerinnen häufig?
1. Ödeme
2. Osteoporose
3. Vergrößerung der Speicheldrüsen („Hamsterbäckchen")
4. Entzündung der Schilddrüse
5. Schwere Herzrhythmusstörungen

☐ A: Nur die Aussagen 2, 3 und 4 sind richtig.
☐ B: Nur die Aussagen 1, 4 und 5 sind richtig.
☐ C: Nur die Aussagen 1, 2, 3 und 5 sind richtig.
☐ D: Nur die Aussagen 2, 3, 4 und 5 sind richtig.
☐ E: Alle Aussagen sind richtig.

Frage 8.3.6 Aussagenkombination
Die Bulimia nervosa zeigt beim Vergleich mit der Anorexia nervosa einige Unterschiede. Welche Aussagen hierzu sind richtig?
1. Bei der Bulimia nervosa finden sich prozentual häufiger Leidensdruck und Krankheitseinsicht als bei der Magersucht.
2. Das Manifestationsalter der Bulimia nervosa ist – statistisch gesehen – erheblich höher als das der Anorexia nervosa.
3. Eine stationäre Behandlung ist eher bei der Bulimia nervosa notwendig, während der Verlauf der Anorexia nervosa i. d. R. nur eine ambulante Behandlung erforderlich macht.
4. Im Gegensatz zur Bulimia nervosa setzen sich magersüchtige Patienten eine klar definierte Gewichtsgrenze.
5. Selbstinduziertes Erbrechen – das Leitsymptom der Bulimia nervosa – kommt bei der Anorexia nervosa nicht vor.

☐ A: Nur Aussage 1 ist richtig.
☐ B: Nur die Aussagen 1 und 4 sind richtig.
☐ C: Nur die Aussagen 2 und 3 sind richtig.
☐ D: Nur die Aussagen 4 und 5 sind richtig.
☐ E: Nur die Aussagen 1, 4 und 5 sind richtig.

Frage 8.3.7 Prüfung aktuell (2019–2). Mehrfachauswahl: Wählen Sie *zwei* Antworten.
Bei einer 26-jährigen Frau, die wegen depressiver Verstimmungen in Ihre psychotherapeutische Praxis kommt, vermuten Sie eine Bulimia nervosa mit selbstinduziertem Erbrechen. – Welche der folgenden Befunde stützen im Rahmen der Differenzialdiagnose am ehesten Ihren Verdacht?
☐ A: Adipositas Grad 3 (Body-Mass-Index > 40 kg/m^2)
☐ B: Speicheldrüsenschwellung
☐ C: Zahnschäden
☐ D: Chloasma (Pigmentflecken im Gesicht)
☐ E: Akne

8.4 Therapie von Essstörungen

Typische Prüfungsfragen

Frage 8.4.1 Aussagenkombination
Welche der folgenden Aussagen zur Behandlung von Essstörungen sind zutreffend?

1. Zur Therapie von Essstörungen haben sich vor allem psychoanalytisch orientierte Verfahren bewährt.
2. Bei der verhaltenstherapeutischen Behandlung von Essstörungen werden meist Techniken des klassischen Konditionierens eingesetzt.
3. Bei der Therapie der Binge-Eating-Störung kann es hilfreich sein, die zugrunde liegende Belastungs- oder Konfliktsituation aufzudecken und im Rahmen der Therapie alternative Bewältigungsstrategien zu entwickeln.
4. Bei einer stationären Therapie von Essstörungen ist die Gruppentherapie ein wichtiger Baustein.
5. Die sogenannte Stimuluskontrolle findet vorzugsweise bei der Anorexia nervosa Anwendung.

☐ A: Nur die Aussagen 1 und 3 sind richtig.
☐ B: Nur die Aussagen 3 und 4 sind richtig.
☐ C: Nur die Aussagen 1, 2 und 4 sind richtig.
☐ D: Nur die Aussagen 3, 4 und 5 sind richtig.
☐ E: Alle Aussagen sind richtig.

Frage 8.4.2 Aussagenkombination
Welche Behandlungselemente setzt man vorzugsweise in der Therapie der Anorexia nervosa ein?

1. Kognitive Verhaltenstherapie
2. Flooding
3. Analytische Psychotherapie
4. Schließung eines Behandlungsvertrags, in dem die Patienten sich zu einer bestimmten Mindestgewichtszunahme pro Woche verpflichten
5. Im Bedarfsfall: Gabe von Antidepressiva

☐ A: Nur die Aussagen 1, 2 und 4 sind richtig.
☐ B: Nur die Aussagen 1, 4 und 5 sind richtig.
☐ C: Nur die Aussagen 2, 3 und 4 sind richtig.
☐ D: Nur die Aussagen 1, 2, 4 und 5 sind richtig.
☐ E: Alle Aussagen sind richtig.

8.5 Lösungen mit Kommentaren

Lösung ➤ Tab. 8.1 Richtig oder falsch?

- **Zu 1:** Falsch! Der Grenzwert liegt (nach DSM-5) bei unter 85 % des Normalgewichts. Heute verwenden Ärzte stattdessen den BMI: Da liegt der Grenzwert bei 17,5.
- **Zu 2:** Falsch! Bulimikerinnen sind meistens normalgewichtig, damit sind auch die körperlichen Folgeerscheinungen weniger gefährlich als bei der Anorexia nervosa: Die Sterblichkeitsrate bei der Bulimie liegt bei etwa 1 %, bei der Magersucht zwischen 5 und 15 %.
- **Zu 3:** Falsch! Die meisten Bulimikerinnen sind normalgewichtig, manchmal auch ein wenig übergewichtig. Meist kann man ihnen ihre Erkrankung nicht ansehen.
- **Zu 4:** Richtig! Die Betroffenen nehmen Abführmittel (Laxanzien) oder Entwässerungstabletten (Diuretika), um nicht an Gewicht zuzunehmen.
- **Zu 5:** Falsch! Um Kalorien zu verbrennen, sind die meisten Magersüchtigen überaktiv: Sie joggen, treiben Sport, gehen ins Fitnessstudio usw.
- **Zu 6:** Richtig! Viele Betroffene berichten überdies, dass die depressiven Symptome durch Hungern oder durch den Verzehr großer Nahrungsmengen zurückgehen.
- **Zu 7:** Richtig! Nach 5 Jahren liegt die Letalität bei 5 %, nach 20 Jahren bei 15 %. An erster Stelle der Todesursache stehen Herz-, Lungen- oder Nierenversagen als Folge der Mangelernährung („Verhungern"), gefolgt von Tod durch Suizid.
- **Zu 8:** Falsch! Viele Anorektiker(innen) halten ihr Hungern nicht durch! Wenn der Hunger übermächtig wird, können sie *kurzzeitig* ihr Hungern nicht mehr kontrollieren und verzehren dann auf einen Schlag große Nahrungsmengen, um sie anschließend wieder zu erbrechen. In erster Linie davon betroffen ist der aktive (bulimische) Typ der Anorexie (➤ Abb. 8.1). Wichtig! Die Essattacken mit anschließendem Erbrechen erfüllen von der Häufigkeit her nicht die Diagnosekriterien für eine Bulimie (mindestens zweimal pro Woche).
- **Zu 9:** Richtig!
- **Zu 10:** Richtig! Der WHO zufolge versuchen 16 % der magersüchtigen Patienten, sich das Leben zu nehmen. Etwa jede 10. Magersüchtige scheidet durch Suizid aus dem Leben.
- **Zu 11:** Falsch! Nicht alle an BES-Erkrankten sind fettleibig (BMI > 30); und nicht alle Patienten mit Adipositas leiden an einer Binge-Eating-Störung. Statistisch gesehen sind etwa 30–40 % der BES-Patienten adipös. Umgekehrt leiden nur etwa 20–30 % der adipösen Menschen auch an einer Binge-Eating-Störung.
- **Zu 12:** Richtig! Die Binge-Eating-Störung tritt am häufigsten ab einem Alter von 30 Jahren auf, kann aber auch 50-Jährige betreffen. Die Erkrankten sind also deutlich älter als bei der Bulimie und der Magersucht.

Lösung 8.1.1 B: Nur 2 und 5 sind richtig.

- **Zu 1:** Falsch! Magersüchtige sind meist körperlich überaktiv → Antwort 5.
- **Zu 2:** Richtig! Nicht verwechseln! Bei einem BMI unter 18,5 spricht man von Untergewicht, nicht jedoch von einer Gefährdung durch Magersucht. Der Verdacht auf eine Anorexia nervosa beginnt ab einem BMI unter 17,5.
- **Zu 3:** Falsch! Gewichtsregulierende Maßnahmen wären für eine Bulimie typisch.
- **Zu 4:** Falsch! Die Betroffenen haben keinen oder nur einen geringen Leidensdruck, denn als Folge ihrer Körperschemastörung erleben sie sich trotz massiven Untergewichts nicht als zu dünn.
- **Zu 5:** Richtig! Um Kalorien zu verbrauchen sind die Betroffenen oft körperlich überaktiv, z. B. durch Joggen, Schwimmen, Mountainbiking, häufige Besuche im Fitnessstudio oder regelmäßige Übungen an hauseigenen Fitnessgeräten.

Lösung 8.1.2 Richtig sind A und E.

- **Zu A:** Richtig! Schätzungsweise 10–15 % der Betroffenen beenden ihr Leben durch Suizid.
- **Zu B:** Falsch! Männer und Frauen sind in etwa gleich häufig betroffen, einige Statistiken legen ein etwas erhöhtes Vorkommen bei Frauen nahe (Männer 40 %, Frauen 60 %).
- **Zu C:** Falsch! Übergänge von einer Anorexia nervosa in eine Bulimie oder BES sind häufig.
- **Zu D:** Falsch! Ein BMI von 20 ist ein Hinweis auf Normalgewicht (BMI 18,5–25). Untergewicht beginnt bei einem BMI < 18,5. Bei einem BMI < 17,5 besteht der Verdacht auf Magersucht. Ein BMI < 16 ist ein Hinweis auf starkes, evtl. lebensbedrohliches Untergewicht.
- **Zu E:** Richtig! Primäre Amenorrhö bedeutet: Die betroffenen Mädchen hatten vor dem Auftreten der Magersucht noch keine Menstruationsblutung.

Lösung 8.1.3 C: Nur 2, 3 und 4 sind richtig.

- **Kommentar:** Die Aussagen 2, 3 und 4 entsprechen den Kriterien für die BES, die in den 1990er-Jahren von der Psychiatrischen Vereinigung in den USA (American Psychiatric Association, APA) aufgestellt wurden. Weitere typische Symptome (nach DSM-5): Kontrollverlust während der Nahrungsaufnahme mit Verlust des Sättigungsgefühls; der Essanfall wird nicht durch starken Hunger ausgelöst; die Betroffenen leiden unter den Essanfällen; keine gegensteuernden Maßnahmen, dadurch häufig Übergewicht. Zeitkriterium im DSM-5: mindestens ein Essanfall pro Woche über einen Zeitraum von 3 Monaten.
- **Zu 1:** Falsch! Viele Betroffene leiden an psychischen Störungen (Angststörungen, Depressionen), sie sind jedoch auf keinen Fall psychotisch mit Symptomen wie Wahn, Halluzinationen oder Ich-Störungen.
- **Zu 5:** Falsch! Typisch sind Essattacken, die nicht durch Hungerperioden, Erbrechen, Abführmittel oder übertriebenen Sport kompensiert werden. Deshalb sind die Betroffenen meist übergewichtig, jedoch nicht automatisch auch adipös (BMI 30, 35 oder 40!) ➤ Tab. 8.1 (11).

8

Lösung 8.1.4 Richtig sind D und E.

- **Zu A:** Falsch! Die Betroffenen sind meist übergewichtig, d. h., der BMI liegt bei 25–30, häufig auch darüber. Ein BMI < 17,5 wäre ein Indiz für eine etwaige Magersucht.
- **Zu B:** Falsch! Das wäre typisch für die Bulimie.
- **Zu C:** Falsch! → Kommentar zu A.
- **Zu D:** Richtig! Die Betroffenen können die Gier nach Essen nicht kontrollieren.
- **Zu E:** Richtig! Die Binge-Eating-Störung betrifft etwa 2–5 % der Bevölkerung und zählt damit zu den häufigsten Essstörungen. Zum Vergleich: Die Prävalenz der Bulimie liegt bei etwa 1–1,5 %, die der Anorexia nervosa bei ca. 0,5–1 %.

Lösung 8.1.5 Richtig sind B und C.

- **Zu C:** Richtig! „Pica" ist der lateinische Name der Elster, die als gieriger und nicht besonders wählerischer Vogel gilt. Typisch für die Kranken ist der häufige Verzehr von nicht essbaren, teilweise ekelerregenden Substanzen wie Erde, Sand, Farbe, Kot, Papierschnitzel u. a. m. Das Phänomen tritt häufig bei Kindern mit Intelligenzminderung auf. Das Pica-Syndrom zählt eigentlich zu den Störungen mit Beginn in der Kindheit und Jugend (F98.3), nur in Ausnahmefällen zu den „Sonstigen Essstörungen" im Erwachsenenalter (F50.8)".
- **Zu E:** Falsch! Eine Person mit einem BMI von 24 ist normalgewichtig (Normalgewicht: BMI 18,5–24,9). Personen mit einem BMI zwischen 25 und 29,9 sind übergewichtig. Adipositas (Fettleibigkeit) beginnt ab einem BMI von 30.

Lösung 8.2.1 E: Nur 1, 3, 4 und 5 sind richtig.

- **Zu 1:** Richtig! Durch die Störung des Hormonhaushalts kommt es zu einem Ausbleiben der (vorher vorhandenen) Regelblutung.
- **Zu 2:** Falsch! Ein Hinweis auf eine Anorexia nervosa ist ein BMI < 17,5.
- **Zu 3:** Richtig! Betrifft den aktiven (bulimischen) Typ der Magersucht! Durch die beim Erbrechen hochkommende Magensäure kann es zu Zahnschmelzschäden kommen.
- **Zu 4:** Richtig! Diuretika sind Medikamente, die eine vermehrte Ausscheidung von Wasser bewirken und damit zu einem kurzzeitigen Gewichtsverlust führen.
- **Zu 5:** Richtig! „Selbstinduziert" bedeutet: selbst herbeigeführt, im Gegensatz zu einem Gewichtsverlust als Folge einer körperlichen Erkrankung.

Lösung 8.2.2 B: Nur 1, 3 und 4 sind richtig.

- **Zu 2:** Falsch! Blutdruck und Körpertemperatur sind bei der Magersucht erniedrigt.

Lösung 8.2.3 Richtig (= am wenigsten wahrscheinlich) ist A (➤ Abb. 8.2).

- **Zu A:** Richtig! Durch die Mangelernährung fährt der Körper auf „Sparflamme". Eine häufige Folge ist eine Unterfunktion der Schilddrüse (Hypothyreose).
- **Zu B:** Falsch! Eine Körperschemastörung (= verzerrte Wahrnehmung des eigenen Körpers) ist *typisch* für die Magersucht.
- **Zu C:** Falsch! Das luteinisierende Hormon (abgekürzt: LH) wird in der Hypophyse (= Hirnanhangdrüse) hergestellt und im Verlauf des weiblichen Zyklus ins Blut abgegeben. Zusammen mit dem follikelstimulierenden Hormon (FSH) reguliert LH den weiblichen Zyklus, der bei der Magersucht gestört ist (→ Ausbleiben der Regelblutung!).
- **Zu D:** Falsch! Durch die mangelhafte Versorgung der Haut mit Nährstoffen bekommen Magersüchtige eine sehr trockene und schuppige Haut, die an Elastizität verliert. Dadurch wirkt die Haut betroffener junger Mädchen oft greisenhaft.
- **Zu E:** Falsch! Typisch für die Magersucht ist ein erhöhter Kortisolspiegel. Ein dauerhaft erhöhter Kortisolspiegel kann zu Haarausfall und Osteoporose führen. Da auch Menschen mit Depressionen einen erhöhten Kortisolspiegel aufweisen, könnte dies erklären, warum viele Magersüchtige gleichzeitig an schweren Depressionen leiden.

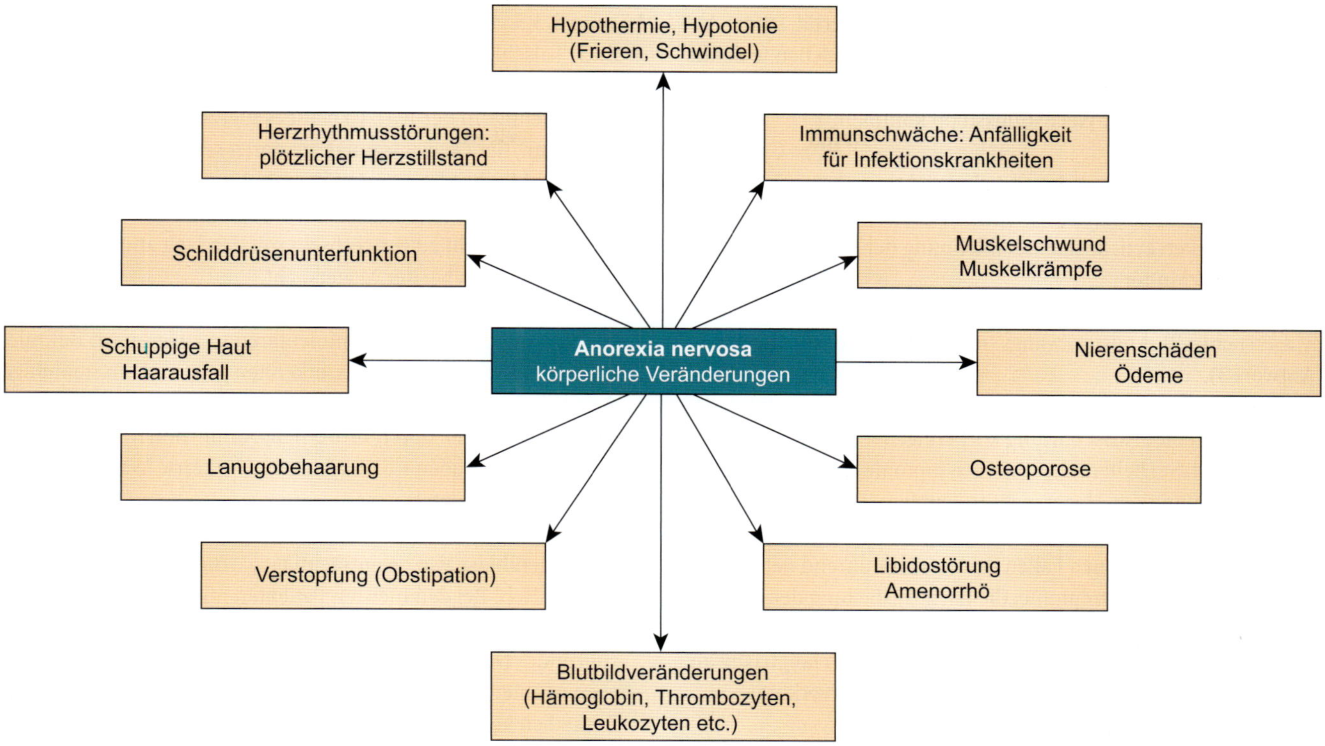

Abb. 8.2 Körperliche Langzeitfolgen bei Magersucht

Lösung 8.2.4 A: Nur 5 ist richtig.
- **Zu 1:** Falsch! Typisch ist ein Ausbleiben der Regelblutung (Amenorrhö).
- **Zu 2:** Falsch! Typisch ist eine vermehrte, meist übersteigerte körperliche Aktivität.
- **Zu 3:** Falsch! Typisch ist eine sekundäre Amenorrhö (Ausbleiben der Regelblutung bei vorher vorhandener Menstruation). Von einer primären Amenorrhö spricht man, wenn bei jungen Mädchen die bisher noch nicht vorhandene Menstruationsblutung bei Beginn der Pubertät ausbleibt. Dies kann der Fall sein, wenn Mädchen schon vor der Pubertät magersüchtig waren, ist aber eher selten und deshalb kein Diagnosekriterium.
- **Zu 4:** Falsch! Die Betroffenen haben kein Krankheitsgefühl, damit auch keinen Leidensdruck.
- **Zu 5:** Richtig! Selbstinduziertes Erbrechen ist beim aktiven („bulimischen") Typ der Anorexie häufig, allerdings ist das Zeitkriterium nicht mindestens zweimal pro Woche wie bei der Bulimie.

Lösung 8.2.5 D: Nur 2, 3, 4 und 5 sind richtig.
- **Zu 1:** Falsch! Als Folge der Unterernährung reagiert der Körper mit Maßnahmen zur Energieeinsparung: Es kommt zu einer Unterfunktion der Schilddrüse, die u. a. auch den Grundumsatz steuert. Da der Körper „auf Sparflamme läuft", ist bei der Anorexia nervosa der Grundumsatz (= Energieverbrauch im Ruhezustand) auf ein Minimum reduziert.
- **Zu 2:** Richtig! Bei männlichen Anorektikern (aber auch bei Frauen) kommt es zu einem Nachlassen des sexuellen Verlangens (= Libidostörung), bei Männern häufig auch zu Potenzstörungen.
- **Zu 3:** Richtig! Durch die Unterernährung kommt es zu einem Kalziummangel, der das Knochenwachstum und die Knochendichte beeinträchtigt.
- **Zu 4:** Richtig! Ein Viertel aller Magersüchtigen hat Wassereinlagerungen im Unterhautgewebe. Dies hängt u. a. mit dem durch die Mangelernährung verursachten Eiweißmangel zusammen.
- **Zu 5:** Richtig! Durch die Mangelernährung kommt es zu massiven Störungen des Elektrolythaushalts. Kaliummangel ist in diesem Zusammenhang besonders problematisch, denn er löst gefährliche Herzrhythmusstörungen aus; in manchen Fällen kommt es zum plötzlichen Herztod.

Lösung 8.2.6 C: Nur 1, 2 und 5 sind richtig.
- **Zu 1:** Richtig! *Natriummangel* führt zu Herzrhythmusstörungen; langjähriger *Kaliummangel* kann die Nierenfunktion dauerhaft schädigen.
- **Zu 2:** Richtig! Bei manchen Magersüchtigen entwickelt sich an einigen Körperstellen eine feine, flaumartige Behaarung (Lanugobehaarung), z. B. im Gesicht, an den Armen oder am Rücken. Der Grund: Wenn der Grundumsatz sinkt, legt sich der Körper quasi ein „wärmendes Fell" zu, um ein weiteres Absinken der Körpertemperatur zu vermeiden und den Körper vor Kälte zu schützen.
- **Zu 3:** Falsch! Wenn der Körper „auf Sparflamme läuft", sinkt der Blutdruck.
- **Zu 4:** Falsch! Magersüchtige haben eine verzerrte Wahrnehmung des eigenen Körpers (= Körperschemastörung).

8

- **Zu 5:** Richtig! Beginnt die Krankheit vor der Pubertät, ist die Abfolge der Pubertätsentwicklung verzögert (bei Mädchen fehlende Brustentwicklung, bei Jungen bleiben die Genitalien kindlich); und es kann zu einem Wachstumsstopp kommen.

Lösung 8.2.7 C: Nur 1, 2, 3 und 4 sind richtig.

- **Zu 1:** Richtig! Ursache hierfür dürfte der Libidoverlust sein, in manchen Fällen evtl. auch eine Ablehnung der weiblichen Rolle als Frau und Mutter.
- **Zu 2:** Richtig! Viele Patientinnen entwickeln nach der Phase der Magersucht z. B. Angst-, Zwangs- oder depressive Störungen (→ Antwort 3).
- **Zu 3:** Richtig! Bei manchen Magersüchtigen kommt es durch das Hungern zu einer Ausschüttung körpereigener „Drogen" (Endorphine), die dabei helfen, depressive Symptome zu reduzieren. Nach Ausheilung der Magersucht treten dann jedoch die depressiven Syndrome (oft verbunden mit Angst) in den Vordergrund.
- **Zu 4:** Richtig! In seltenen Fällen finden sich während der Magersucht schizophrene Symptome, die nach Ausheilung der Erkrankung deutlicher zutage treten.
- **Zu 5:** Falsch! 10–15 % der Magersüchtigen sterben langfristig an der Erkrankung, die Lebenszeiterwartung ist also verkürzt.

Lösung 8.3.1 D: Nur 1, 3, 4 und 5 sind richtig.

- **Zu 1:** Richtig! Durch das Erbrechen und die Verwendung von Laxanzien (Abführmitteln) kommt es langfristig oft zu einem gestörten Elektrolythaushalt.
- **Zu 2:** Falsch! Ein BMI > 30 ist Leitsymptom für eine Adipositas (= extremes Übergewicht). Bulimikerinnen sind meist normal- oder nur geringfügig übergewichtig.
- **Zu 3:** Richtig! Bulimikerinnen sind vom Gewicht her unauffällig, zudem erfolgt der Essanfall heimlich. So kann es vorkommen, dass zu Beginn niemand im sozialen Umfeld die Erkrankung erkennt.
- **Zu 4:** Richtig! Haarausfall ist ein mögliches Begleitsymptom.
- **Zu 5:** Richtig! Herzrhythmusstörungen bis hin zum Herzstillstand sind eine klassische Folge der Bulimie. Ursache ist ein Mangel an Kalium und Natrium.

8

Lösung 8.3.2 Richtig ist C.

- **Zu A:** Falsch! Die Prävalenz (Erkrankungshäufigkeit) liegt bei 1–2 %, ist also zwei- bis dreimal so hoch wie bei der Magersucht (geschätzte Prävalenz dort: etwa 0,7 %).
- **Zu B:** Falsch! Bulimie-Betroffene sind meist normalgewichtig. Die Aussage wäre für Patienten mit einer BES zutreffend.
- **Zu C:** Richtig! Durch das Erbrechen gelangt vermehrt Magensäure in den Mund. Das führt häufig zu einer Schädigung der Zähne.
- **Zu D:** Falsch! Im Vordergrund der Therapie stehen verhaltenstherapeutische Maßnahmen (meist KVT).
- **Zu E:** Falsch! Da die Bulimie nicht zu einer lebensbedrohlichen Mangelernährung führt und die Betroffenen durch den Leidensdruck eher therapeutische Hilfe in Anspruch nehmen, ist die Prognose günstiger als bei der Anorexia nervosa.

Lösung 8.3.3 B: Nur 2 ist richtig.

- **Zu 1:** Falsch! Patientinnen mit Bulimie setzen sich eine klare Gewichtsgrenze: das Idealgewicht.
- **Zu 2:** Richtig! In der ICD-10 heißt es hierzu: „Die Patienten versuchen, der Gewichtszunahme durch selbstinduziertes Erbrechen, Missbrauch von Abführmitteln oder *zeitweilige Hungerperioden* entgegenzuwirken." Die Hungerperioden dauern nur kurz an, nicht zu verwechseln mit den lang andauernden Hungerperioden bei der Magersucht.
- **Zu 3:** Falsch! Auch wenn dies in vielen psychiatrischen Lehrbüchern und in Internet-Kommentaren so zu lesen ist: Bulimiekranke leiden an Essattacken, erkennen genau, wenn sie infolge des übermäßigen Essens zugenommen haben und versuchen, die Gewichtszunahme durch Erbrechen, Abführmittel usw. zu neutralisieren. Sie haben i. d. R. also keine verzerrte Wahrnehmung des eigenen Körpers!
- **Zu 4:** Falsch! Bulimikerinnen leiden unter ihrer Erkrankung, das Körpergefühl ist also beeinträchtigt = „eingeschränkt".
- **Zu 5:** Falsch! Bei den meisten Patienten mit Bulimie liegen der Essstörung psychische Störungen oder Belastungssituationen zugrunde (Depression, Ängste usw.), die durch die Essattacken in einer Art Selbstmedikation kompensiert werden sollen. Zusätzlich können auch Alkohol und Beruhigungsmittel dazu dienen, Ängste, Depressionen, aktuelle Konflikte zu reduzieren. Dies erklärt, warum bei etwa einem Drittel der Bulimiekranken auch eine Abhängigkeit von Alkohol- oder Beruhigungsmitteln zu beobachten ist.

Lösung 8.3.4 A: Nur 1, 2 und 3 sind richtig.

- **Zu 1:** Richtig! Viele Organisationen bieten Selbsthilfegruppen an, die es den Betroffenen ermöglichen, Erfahrungen auszutauschen und Möglichkeiten einer weitergehenden Therapie kennenzulernen.
- **Zu 2:** Richtig! Depressionen zählen zu den häufigsten Folge- und Begleiterkrankungen der Bulimie (wie auch von Essstörungen allgemein). Bei einem Teil der Erkrankten waren die Depressionen bereits vor der Erkrankung vorhanden; andere entwickeln im Verlauf oder nach Ausheilung der Erkrankung depressive Episoden, die so schwer sein können, dass die Betroffenen an Suizid denken.
- **Zu 3:** Richtig! Etwa 10 % der Bulimiekranken sind suizidgefährdet (→ Kommentar zu Aussage 2).
- **Zu 4:** Falsch! Im Rahmen eines „Esstrainings" zur Normalisierung des Essverhaltens ist eine gezielte Ernährungsberatung ein wichtiger Baustein der Therapie.
- **Zu 5:** Falsch! Der Krankheitsverlauf von Bulimikerinnen erstreckt sich meist über mehrere Jahre. Bei etwa einem Drittel der Bulimikerinnen nimmt die Erkrankung einen chronischen Verlauf.

Lösung 8.3.5 C: Nur 1, 2, 3 und 5 sind richtig.

- **Kommentar:** Bis auf Aussage 4 sind alle Aussagen richtig.
- **Zu 3:** Richtig! Durch die häufigen Essattacken und das Erbrechen werden die Ohrspeicheldrüsen übermäßig zur Speichelproduktion angeregt, sodass sie sich vergrößern.

- **Zu 4:** Falsch! Bei der Bulimie kommt es häufig zu einer Unterfunktion der Schilddrüse (Hypothyreose). Eine Hypothyreose kann zwar durch eine Schilddrüsenentzündung verursacht werden, im Zusammenhang mit einer Bulimie ist sie jedoch sehr selten. Die Hypothyreose ist in diesem Fall dann eine Folge der Fehlernährung.

Lösung 8.3.6 A: Nur 1 ist richtig.
- **Zu 2:** Falsch! In vielen Fällen entwickelt sich aus einer Anorexia nervosa eine Bulimie, trotzdem ist das Manifestationsalter der Bulimia nervosa nicht *erheblich* höher als das der Anorexia nervosa.
- **Zu 3:** Falsch! Die Anorexia nervosa ist eine lebensgefährliche Erkrankung, die meist eine stationäre Behandlung notwendig macht. Bei leichteren Fällen der Bulimie hingegen kann der Besuch einer Selbsthilfegruppe oder eine ambulante psychotherapeutische Behandlung zu einer Besserung führen.
- **Zu 4:** Falsch! Die „klar definierte Gewichtsgrenze" gilt für Bulimikerinnen. Magersüchtige setzen sich keine Gewichtsgrenze „nach unten", sie nehmen immer weiter ab, bis der Körper völlig ausgezehrt ist.
- **Zu 5:** Falsch! Wenn der Hunger übermächtig wird, kommt es auch bei Magersüchtigen zu Essattacken mit darauffolgendem selbst herbeigeführtem Erbrechen. Dies trifft vor allem auf den „aktiven" (= bulimischen) Typ der Anorexia nervosa zu. Laut ICD-10 erfüllen die Ess-Brech-Attacken jedoch nicht die Kriterien einer Bulimie (zweimal pro Woche, mindestens 3 Monate lang).

Lösung 8.3.7 Richtig sind B und C.
- **Zu A:** Falsch! Keine extreme Fettleibigkeit (Adipositas Grad 3) bei Bulimikerinnen. Die meisten Bulimikerinnen sind normalgewichtig oder leicht über-, in seltenen Fällen auch leicht untergewichtig.
- **Zu B:** Richtig! Durch die häufigen Essattacken mit darauffolgendem Erbrechen werden die Ohrspeicheldrüsen übermäßig zur Speichelproduktion angeregt, sodass sie sich vergrößern.
- **Zu C:** Richtig! Durch das Erbrechen gelangt vermehrt Magensäure in den Mund. Das führt häufig zu einer Schädigung der Zähne.
- **Zu D:** Falsch! Pigmentflecken werden u. a. durch hormonelle Veränderungen („Pille", Schwangerschaft, Menopause) oder durch zu starke UV-Belastung verursacht.
- **Zu E:** Falsch! Akne im Jugendalter wird oft durch die Hormonumstellung verursacht. Im späteren Alter werden auch genetische Einflüsse, Ernährungsfaktoren und die im Alter trockenere Haut als mögliche Ursachen angesehen.

Zur Wiederholung sind die Symptome der Anorexia und Bulimia nervosa in ➤ Tab. 8.2 im Vergleich aufgeführt.

Tab. 8.2 Anorexia und Bulimia nervosa im Vergleich nervosa

Anorexia nervosa	Bulimia nervosa
Leitsymptom: Hungern	Leitsymptom: Essattacken und Erbrechen
Lang andauernde Hungerperioden	Zeitweilig kürzere Hungerperioden
Vereinzelt Essattacken mit Kontrollverlust, daran anschließend selbstinduziertes Erbrechen	Regelmäßige Essattacken mit Kontrollverlust, daran anschließend selbstinduziertes Erbrechen!
Keine Gewichtsgrenze nach unten	Klare Gewichtsgrenze (Idealgewicht)
Körperschemastörung	Keine Körperschemastörung
Kein Krankheitsgefühl! Kein Leidensdruck!	Krankheitsgefühl! Leidensdruck!
Ausbleiben der Menstruation (sekundäre Amenorrhö)	Störungen des Menstruationszyklus
Missbrauch von Laxanzien und Diuretika	Missbrauch von Laxanzien und Diuretika
Elektrolytstörungen, Herzrhythmusstörungen, Osteoporose, Haarausfall, Nierenschäden	Elektrolytstörungen, Herzrhythmusstörungen, Osteoporose, Haarausfall, Nierenschäden

Lösung 8.4.1 B: Nur 3 und 4 sind richtig.
- **Zu 1:** Falsch! In Anwendung kommen vorzugsweise Methoden der Verhaltenstherapie.
- **Zu 2:** Falsch! Beim klassischen Konditionieren kommt es – wie bei Pawlows Hunden – zu einer zufälligen oder bewusst herbeigeführten Kopplung zweier Reize. Wie sollte das bei Essstörungen funktionieren? Bewährt haben sich stattdessen Techniken der KVT, manchmal auch des operanten Konditionierens (Belohnungs-/Bestrafungsprinzip).
- **Zu 3:** Richtig! Die BES findet sich in der ICD-10 unter F50.4: „Essattacken bei anderen psychischen Störungen … Übermäßiges Essen als Reaktion auf *belastende Ereignisse* wie Trauerfälle, Unfälle, Geburt." Hier kann es hilfreich sein, neben den bekannten Methoden der KVT die zugrunde liegende Belastungs- oder Konfliktsituation aufzudecken und im Rahmen der Therapie alternative Bewältigungsstrategien zu entwickeln.
- **Zu 4:** Richtig! Gruppentherapie ist ein wichtiger Teil der stationären Therapie.
- **Zu 5:** Falsch! „Stimuluskontrolle" bedeutet: Der Auslösereiz für eine Ess- oder Brechattacke wird bewusst kontrolliert bzw. ausgeschaltet. Beispiel: Im Kühlschrank werden nur wenige Nahrungsmittel aufbewahrt; jeder Bissen wird fünf- bis zehnmal gekaut; Nahrungsmittel sind (in der Klinik) nur zu Essenszeiten zugänglich; die Toilette ist nach dem Essen versperrt; bei Hunger nach Süßem werden keine Süßigkeiten gekauft usw. – Das alles ist sinnvoll bei der Bulimie und der BES, nicht jedoch bei der Magersucht, bei der die Betroffenen ohnehin nichts essen.

Lösung 8.4.2 B: Nur 1, 4 und 5 sind richtig.
- **Zu 1:** Richtig! In der KVT wird versucht, verzerrte Gedankenmuster („Ich bin zu dick", „Ich muss hungern") zu verändern. Das ist bei der Persönlichkeitsstruktur von Anorektikerinnen kein leichtes Unterfangen.
- **Zu 2:** Falsch! Flooding = Reizüberflutung. Es gibt keine angstauslösenden Reize, mit denen man Magersüchtige konfrontieren könnte.

- **Zu 3:** Falsch! Die analytische Psychotherapie (= Psychoanalyse nach Freud) hat sich bei Essstörungen als wenig erfolgreich erwiesen.
- **Zu 4:** Richtig! Ein Behandlungsvertrag dieser Art ist ein wichtiger Teil der verhaltenstherapeutischen Behandlung von Magersucht.
- **Zu 5:** Richtig! Da im Verlauf der Erkrankung oft schwere Depressionen auftreten, kann die Gabe von Antidepressiva sinnvoll sein. Auch bei Panikattacken oder ausgeprägten Angststörungen werden oft Antidepressiva eingesetzt.

KAPITEL

9 Persönlichkeitsstörungen (F60)

Fragen zu den verschiedenen Persönlichkeitsstörungen (PS) haben erst in den letzten 20 Jahren Eingang in die schriftliche Prüfung gefunden. In den Jahren 2011–2021 tauchten in den insgesamt 20 Prüfungen 34 Fragen zu Persönlichkeitsstörungen auf: Meist gab es pro Prüfung eine, in selteneren Fällen auch zwei Fragen zu diesem Themenbereich, u. a. auch zu den allgemeinen Diagnosekriterien einer Persönlichkeitsstörung nach ICD-10.

Interessanterweise fanden sich in den ersten Jahren vorwiegend Fragen zur Borderline-Persönlichkeitsstörung, dann war lange Zeit Pause. Von den weiteren Persönlichkeitsstörungen verteilten sich die Themenbereiche in etwa gleich auf die paranoide, die histrionische, die anankastische, die narzisstische und die schizoide PS. Auch Fragen zur Borderline-PS tauchten in den letzten 10 Jahren wieder vermehrt auf.

TIPP

In den letzten Jahren gab es pro Prüfung im Schnitt ein bis zwei Fragen zu Persönlichkeitsstörungen! Die Persönlichkeitsstörungen sollten deshalb auf Ihrer Lernliste weit oben stehen! Und bitte nicht vergessen: Auch die allgemeinen diagnostischen Kriterien einer Persönlichkeitsstörung (➤ Abb. 9.1) werden in der Prüfung häufig verlangt (ICD-10: F60).

9.1 Persönlichkeitsstörungen allgemein

9.1.1 Allgemeine Diagnosekriterien

➤ Abb. 9.1.

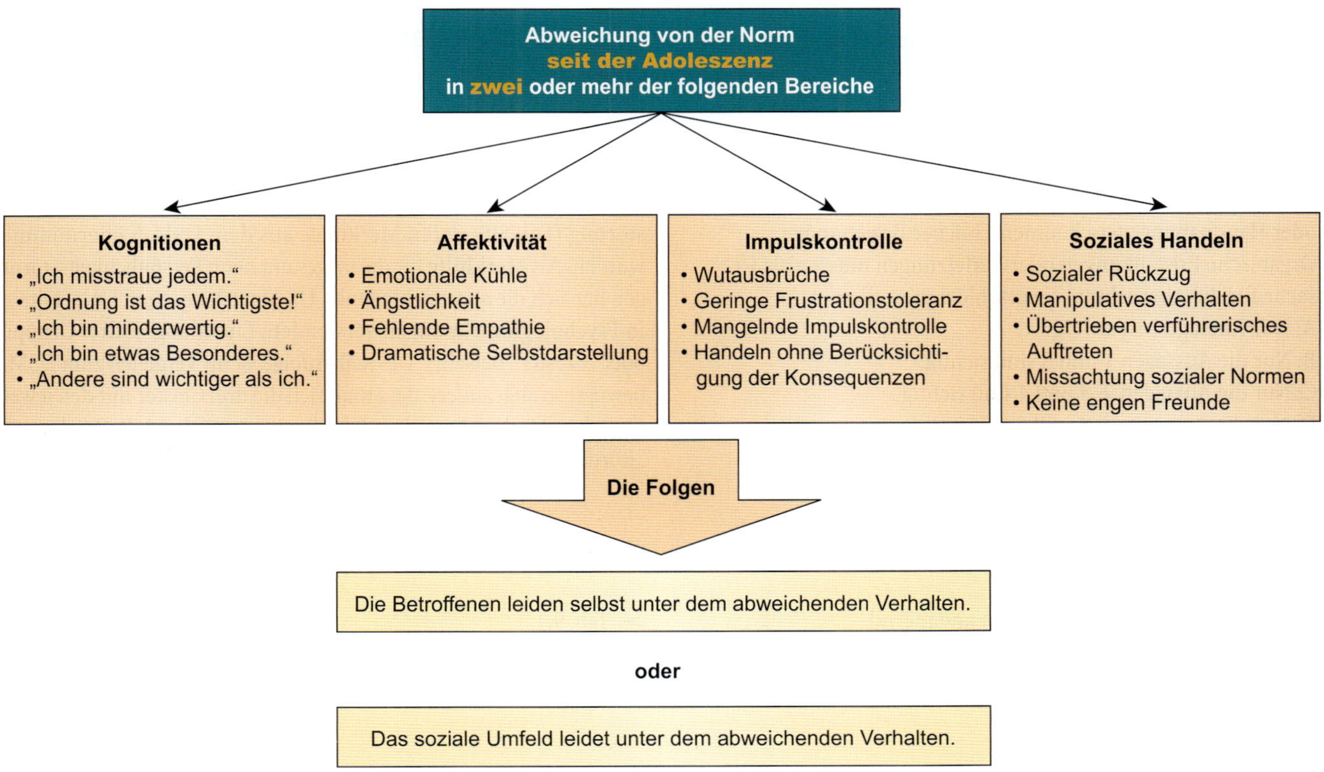

Abb. 9.1 Diagnosekriterien einer Persönlichkeitsstörung

9.1.2 Diagnose und Therapie

Typische Prüfungsfragen

Frage 9.1.1 Aussagenkombination
Welche der folgenden Aussagen zu Persönlichkeitsstörungen treffen zu?
1. Eine Persönlichkeitsstörung wird im Erwachsenenalter erworben.
2. Bei einer Persönlichkeitsstörung besteht im Vergleich zur Mehrheit der Bevölkerung eine deutliche Abweichung u. a. im Wahrnehmen und Denken.
3. Persönlichkeitsstörungen entstehen i. d. R. bei einer Erkrankung oder Verletzung des Gehirns.
4. Oft ist eine Persönlichkeitsstörung mit einer gestörten sozialen Leistungsfähigkeit verbunden.
5. Persönlichkeitsstörungen können mit anderen psychischen Störungen einhergehen.

☐ A: Nur die Aussagen 1, 2 und 4 sind richtig.
☐ B: Nur die Aussagen 1, 3 und 5 sind richtig.
☐ C: Nur die Aussagen 1, 4 und 5 sind richtig.
☐ D: Nur die Aussagen 2, 4 und 5 sind richtig.
☐ E: Nur die Aussagen 3, 4 und 5 sind.

Frage 9.1.2 Aussagenkombination
Persönlichkeitsstörungen zeichnen sich durch ein deutliches Abweichen der charakteristischen und dauerhaften inneren Erfahrungs- und Verhaltensmuster aus. Welche der folgenden Aussagen zu dieser Abweichung trifft/treffen zu?
1. Die Abweichung beginnt i. d. R. in der Kindheit oder Adoleszenz.
2. Das resultierende Verhalten im sozialen Bereich ist flexibel und zweckmäßig.
3. Die Abweichung verläuft phasenhaft und hält typischerweise Monate an.
4. Für die Diagnose genügt eine deutliche Abweichung in einem der folgenden Bereiche: Kognition, Affektivität, Impulskontrolle oder Handhabung zwischenmenschlicher Beziehungen.
5. Organische Erkrankungen oder Verletzungen müssen als Ursache für die Abweichung ausgeschlossen werden.

☐ A: Nur Aussage 1 ist richtig.
☐ B: Nur die Aussagen 1 und 5 sind richtig.
☐ C: Nur die Aussagen 2, 3 und 4 sind richtig.
☐ D: Nur die Aussagen 1, 4 und 5 sind richtig.
☐ E: Nur die Aussagen 1, 3, 4 und 5 sind richtig.

Frage 9.1.3 Prüfung aktuell (2020–2). Aussagenkombination
Welche der folgenden Aussagen zu Persönlichkeitsstörungen (nach ICD-10) treffen zu?
1. Das auffällige Verhaltensmuster ist andauernd.
2. Charakteristisch sind Gedächtnisprobleme.
3. Die Störungen beginnen in der Kindheit oder Adoleszenz.
4. Die Störungen sind gut mit Medikamenten behandelbar.
5. Die Störungen werden durch eine organische Erkrankung oder Verletzung des Gehirns verursacht.

☐ A: Nur die Aussagen 1 und 3 sind richtig.
☐ B: Nur die Aussagen 3 und 4 sind richtig.
☐ C: Nur die Aussagen 1, 2 und 5 sind richtig.
☐ D: Nur die Aussagen 1, 3 und 4 sind richtig.
☐ E: Nur die Aussagen 1, 2, 3 und 5 sind richtig.

Frage 9.1.4 Aussagenkombination
Welche der folgenden Aussagen zur Diagnostik und Therapie von Persönlichkeitsstörungen trifft/treffen zu?
1. Bei Hinweisen auf akute Suizidalität sollte diese möglichst nicht thematisiert werden.
2. Zur Diagnostik können neben der psychopathologischen Untersuchung auch testpsychologische Verfahren herangezogen werden.
3. Bei Persönlichkeitsstörungen sollte zu Beginn mehr stützend und ichstärkend als aufdeckend gearbeitet werden.
4. Es gibt keine erfolgversprechenden Behandlungskonzepte bei Persönlichkeitsstörungen.
5. Oftmals fehlt es an Therapiemotivation.

☐ A: Nur Aussage 3 ist richtig.
☐ B: Nur die Aussagen 1 und 4 sind richtig.
☐ C: Nur die Aussagen 2, 3 und 5 sind richtig.
☐ D: Nur die Aussagen 1, 2 und 3 sind richtig.
☐ E: Nur die Aussagen 2, 3, 4 und 5 sind richtig.

9.2 Verschiedene Persönlichkeitsstörungen

In der ICD-10 sind unter F60 acht Persönlichkeitsstörungen aufgeführt. Dazu kommt im Anhang I die narzisstische Persönlichkeitsstörung (F60.80), deren Merkmale aus dem DSM-5 übernommen wurden. Als **Merkhilfe** für die insgesamt neun Persönlichkeitsstörungen hat sich die an verschiedenen US-amerikanischen Universitäten in Psychologievorlesungen verwendete Einteilung in drei Gruppen oder „Cluster" bewährt. Die Reihenfolge ist im Vergleich zum DSM-5 bewusst so abgeändert, dass man sich die drei Cluster mit den jeweils typischen Merkmalen anhand der Buchstabenfolge **A-B-C** („Angst" – „Borderline" – „Crazy") gut einprägen kann (➢ Abb. 9.2).

Richtig oder falsch?

➢ Tab. 9.1.

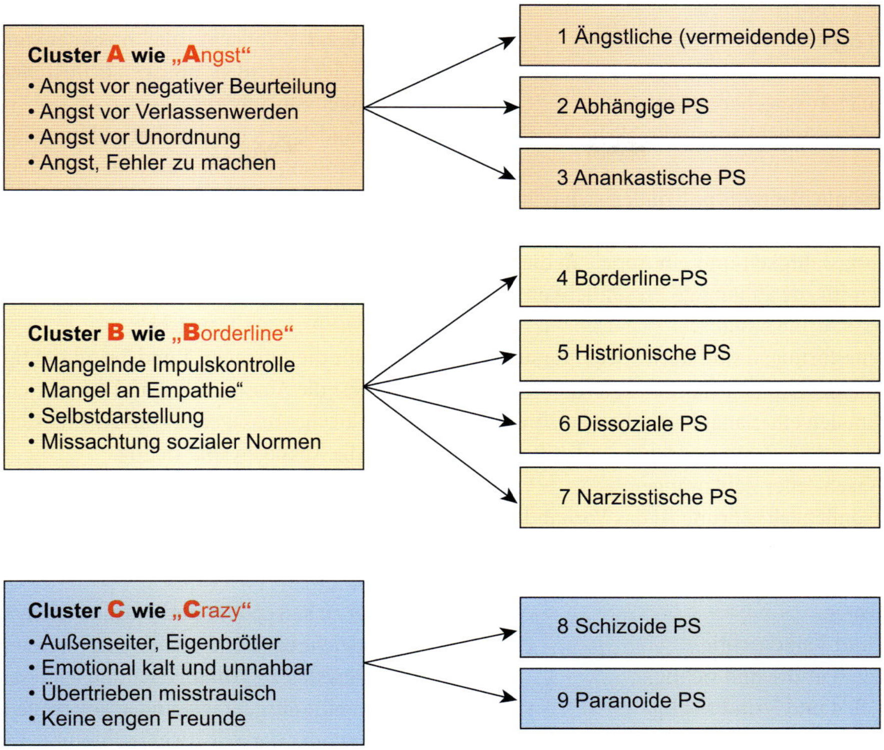

Abb. 9.2 Merkhilfe: Drei Gruppen (Cluster) von Persönlichkeitsstörungen

Tab. 9.1 Welche der folgenden Aussagen zu den verschiedenen Persönlichkeitsstörungen sind zutreffend?

		Richtig	Falsch
1.	Patienten mit einer Borderline-PS leiden häufig auch an Angststörungen und affektiven Störungen.		
2.	In Lebenskrisen können Borderline-Patienten dissoziative Symptome und paranoide Ideen entwickeln.		
3.	Bei der Behandlung der Borderline-PS hat sich die Dialektisch-behaviorale Therapie (DBT) nach Marsha M. Linehan bewährt.		
4.	Die paranoide PS äußert sich in ausgeprägtem Misstrauen und streitsüchtigem Verhalten.		
5.	Bewusste Simulation und vorsätzliches Verdrehen von Tatsachen sind typisch für die histrionische PS.		
6.	Bei der ängstlichen (vermeidenden) PS ist ein durchgängiges Muster von Sehnsucht nach Akzeptiertwerden bei gleichzeitig vorhandener Angst vor Zurückweisung feststellbar.		
7.	Ein tiefgreifendes Muster von Missachtung und Verletzung der Rechte anderer ist ein Leitsymptom der dissozialen PS.		
8.	Typisch für die dissoziale PS ist die Unfähigkeit zum Lernen aus Erfahrung.		
9.	Menschen mit einer dissozialen PS sind gleichgültig gegenüber Mitmenschen und haben keinen Wunsch nach Bindung. Deshalb werden Partnerbeziehungen gemieden.		
10.	Perfektionismus, Pedanterie und Eigensinn sind typisch für die anankastische PS.		
11.	Ein mangelhaftes Gespür für geltende soziale Normen ist ein weiteres Leitsymptom der anankastischen PS.		
12.	Die narzisstische PS ist durch ein ausgeprägtes Selbstwertgefühl gekennzeichnet, das sich in einem starken Bedürfnis nach Anerkennung äußert.		
13.	Menschen mit einer schizoiden PS haben wenig Interesse an sexuellen Erfahrungen mit einer anderen Person.		
14.	Introvertiertheit und emotionale Kühle sind weitere Merkmale einer schizoiden PS.		

Typische Prüfungsfragen

Frage 9.2.1 Vorsicht Falle! Aussagenkombination
Hinsichtlich der typischen Persönlichkeitsmerkmale bei Persönlichkeitsstörungen gilt:
1. Bei der paranoiden Persönlichkeitsstörung finden sich typischerweise Halluzinationen und wahnhaftes Erleben.
2. Mangelnde Entscheidungsfähigkeit und ein Appell an die Hilfe anderer ist typisch für die abhängige Persönlichkeitsstörung.
3. Schizoide Persönlichkeitsstörungen sind durch Beeinflussungsideen und akustische Halluzinationen charakterisiert.
4. Zu den typischen Merkmalen einer anankastischen Persönlichkeitsstörung zählen ausgeprägte Zwangsgedanken oder Zwangshandlungen wie z. B. Wasch- oder Zählzwänge.
5. Bei der dissozialen Persönlichkeitsstörung ist das Vorhandensein von dissoziativen Störungen ein wichtiges Kriterium für die Diagnosestellung.

☐ A: Nur Aussage 2 ist richtig.
☐ B: Nur die Aussagen 1 und 3 sind richtig.
☐ C: Nur die Aussagen 1, 2, 3 und 4 sind richtig.
☐ D: Nur die Aussagen 1, 3, 4 und 5 sind richtig.
☐ E: Alle Aussagen sind richtig.

Frage 9.2.2 Mehrfachauswahl
Welche der folgenden Aussagen zu Persönlichkeitsstörungen treffen nach ICD-10 zu? Wählen Sie *zwei* Antworten.
☐ A: Andauernde und umfassende Gefühle von Anspannung und Besorgtheit sind Kennzeichen der ängstlichen Persönlichkeitsstörung.
☐ B: Dramatisierung bezüglich der eigenen Person und theatralisches Verhalten sind charakteristisch für die paranoide Persönlichkeitsstörung.
☐ C: Übermäßiger Zweifel und Vorsicht kennzeichnen die zwanghafte Persönlichkeitsstörung.
☐ D: Übermäßige Beschäftigung damit, äußerlich attraktiv zu erscheinen, ist typisch für die schizoide Persönlichkeitsstörung.
☐ E: Ein Beginn im mittleren bis höheren Erwachsenenalter ist typisch für die narzisstische Persönlichkeitsstörung.

9

Frage 9.2.3 Aussagenkombination
Welche Merkmale sind charakteristisch für das Vorliegen einer emotional instabilen Persönlichkeitsstörung vom Borderline-Typ?
1. Ichstrukturelle Defizite.
2. Sowohl Trennungen als auch Nähe können als bedrohlich erlebt werden und zu suizidalen Krisen führen.
3. Dramatische Selbstdarstellung und theatralisches Auftreten.
4. Dissoziative Symptome.
5. Ausgeprägtes Empathievermögen.

☐ A: Nur die Aussagen 1 und 2 sind richtig.
☐ B: Nur die Aussagen 1, 2 und 4 sind richtig.
☐ C: Nur die Aussagen 2, 4 und 5 sind richtig.
☐ D: Nur die Aussagen 1, 3, 4 und 5 sind richtig.
☐ E: Alle Aussagen sind richtig.

Frage 9.2.4 Vorsicht Falle! Aussagenkombination
Welche der folgenden Aussagen trifft/treffen auf eine Borderline-Persönlichkeitsstörung zu?
1. Es handelt sich um eine Entwicklungsstörung ab dem Jugendalter.
2. Die Störung hat einen aktuellen Konflikthintergrund.
3. Ich-Störungen sind typisch.
4. Psychische Auffälligkeiten bestehen oft schon im Jugendalter.
5. Wahrnehmung und Denken sind nach einem Schwarz-Weiß-Muster polarisiert.

☐ A: Nur Aussage 4 ist richtig.
☐ B: Nur die Aussagen 4 und 5 sind richtig.
☐ C: Nur die Aussagen 1, 2 und 4 sind richtig.
☐ D: Nur die Aussagen 2, 4 und 5 sind richtig.
☐ E: Alle Aussagen sind richtig.

Frage 9.2.5 Prüfung aktuell (2019–2). Aussagenkombination
Die emotional instabile Persönlichkeitsstörung vom Borderline-Typ (nach ICD-10) ...
1. neigt zu suizidalem und präsuizidalem Verhalten.
2. ist gleichbedeutend mit einer schweren Depression.
3. neigt selten zu Wutanfällen und aggressiven Durchbrüchen.
4. zeigt eine ausgeprägte und andauernde Instabilität des Selbstbildes oder der Selbstwahrnehmung.
5. ist gekennzeichnet durch ein intensives Bemühen, tatsächliches oder vermutetes Verlassenwerden zu vermeiden.

☐ A: Nur die Aussagen 1 und 4 sind richtig.
☐ B: Nur die Aussagen 1 und 5 sind richtig.
☐ C: Nur die Aussagen 1, 4 und 5 sind richtig.
☐ D: Nur die Aussagen 2, 4 und 5 sind richtig.
☐ E: Nur die Aussagen 1, 3, 4 und 5 sind richtig.

Frage 9.2.6 Aussagenkombination
Welche der folgenden Aussagen zur dissozialen Persönlichkeitsstörung treffen zu?
1. Bei Patienten mit dissozialer Persönlichkeitsstörung kann ein Unvermögen zur Beibehaltung längerfristiger Beziehungen existieren.
2. Patienten mit einer dissozialen Persönlichkeitsstörung besitzen gewöhnlich eine hohe Frustrationstoleranz.
3. Bei einer dissozialen Persönlichkeitsstörung existiert ein hohes Schuldbewusstsein.
4. Anhaltende Reizbarkeit kann ein zusätzliches Merkmal sein.
5. Es besteht oft die Neigung, andere zu beschuldigen oder vordergründige Rationalisierungen für das eigene Verhalten anzubieten.

☐ A: Nur die Aussagen 1 und 2 sind richtig.
☐ B: Nur die Aussagen 1 und 5 sind richtig.
☐ C: Nur die Aussagen 1, 4 und 5 sind richtig.
☐ D: Nur die Aussagen 3, 4 und 5 sind richtig.
☐ E: Alle Aussagen sind richtig.

Frage 9.2.7 Aussagenkombination
Zur dissozialen Persönlichkeitsstörung passen:
1. Fehlende Reue, die sich in Gleichgültigkeit oder Rationalisierung äußert
2. Unvermögen zur Beibehaltung längerfristiger Beziehungen, aber keine Schwierigkeiten, Beziehungen einzugehen

3. Unfähigkeit zum Lernen aus Erfahrung
4. Verlust der Integration bestimmter Ich-Funktionen oder bestimmter körperlicher Funktionen
5. Empathisches Verhalten

☐ A: Nur die Aussagen 1 und 2 sind richtig.
☐ B: Nur die Aussagen 1, 2 und 3 sind richtig.
☐ C: Nur die Aussagen 1, 4 und 5 sind richtig.
☐ D: Nur die Aussagen 2, 3 und 4 sind richtig.
☐ E: Alle Aussagen sind richtig.

Frage 9.2.8 Vorsicht Falle! Aussagenkombination
Welche der folgenden Aussagen zur zwanghaften (anankastischen) Persönlichkeitsstörung (nach ICD-10) treffen zu?

1. Sie ist gekennzeichnet durch Gefühle von Zweifel, Perfektionismus und übertriebene Gewissenhaftigkeit.
2. Verbunden damit ist die ausgeprägte Sorge, in sozialen Situationen kritisiert oder abgelehnt zu werden.
3. Es besteht eine übermäßige Vorliebe für einzelgängerische Beschäftigungen.
4. Die Betroffenen leiden unter ihren Zwängen.
5. Aus einer zwanghaften Persönlichkeitsstörung entwickelt sich häufig eine Zwangsstörung.

- A: Nur Aussage 1 ist richtig.
- B: Nur die Aussagen 1 und 2 sind richtig.
- C: Nur die Aussagen 3 und 4 sind richtig.
- D: Nur die Aussagen 1, 2, 4 und 5 sind richtig.
- E: Alle Aussagen sind richtig.

Frage 9.2.9 Aussagenkombination
Welche der folgenden Merkmale lassen am ehesten an eine anankastische (zwanghafte) Persönlichkeitsstörung im Sinne der ICD-10 denken?

1. Ständige Beschäftigung mit Details, Regeln, Listen, Ordnung und Plänen
2. Ausgeprägter Perfektionismus, der die Fertigstellung von Aufgaben behindert
3. Übermäßige Pedanterie und Befolgung sozialer Konventionen
4. Eingeschränkter Lebensstil wegen des Bedürfnisses nach körperlicher Sicherheit
5. Eingeschränkte Fähigkeit, Alltagsentscheidungen ohne ein hohes Maß an Ratschlägen und Bestätigung von anderen zu treffen

☐ A: Nur die Aussagen 1, 2 und 3 sind richtig.
☐ B: Nur die Aussagen 1, 2 und 5 sind richtig.
☐ C: Nur die Aussagen 1, 3 und 4 sind richtig.
☐ D: Nur die Aussagen 2, 3 und 4 sind richtig.
☐ E: Nur die Aussagen 3, 4 und 5 sind richtig.

Frage 9.2.10 Aussagenkombination
Welche der folgenden Symptome sind typisch für die schizoide Persönlichkeitsstörung?

1. Mangel an engen Freunden oder vertrauensvollen Beziehungen
2. Introvertiertheit
3. Wenig Interesse an sexuellen Erfahrungen mit einer anderen Person (unter Berücksichtigung des Alters)
4. Halluzinationen
5. Mangelndes Gespür für gesellschaftliche Regeln

☐ A: Nur die Aussagen 1, 2 und 3 sind richtig.
☐ B: Nur die Aussagen 1, 2 und 4 sind richtig.
☐ C: Nur die Aussagen 1, 4 und 5 sind richtig.
☐ D: Nur die Aussagen 2, 3 und 4 sind richtig.
☐ E: Nur die Aussagen 1, 2, 3 und 5 sind richtig.

Frage 9.2.11 Prüfung aktuell (2020–2). Mehrfachauswahl: Wählen Sie *zwei* Antworten.
Für eine schizoide Persönlichkeitsstörung (nach ICD-10) sprechen im Rahmen der Differenzialdiagnostik:

☐ A: Deutlich mangelnde Sensibilität im Erkennen und Befolgen gesellschaftlicher Regeln
☐ B: Emotionale Kühle, Distanziertheit oder flache Affektivität
☐ C: Übermäßiges Interesse an körperlicher Attraktivität
☐ D: Bedürfnis nach übermäßiger Bewunderung
☐ E: Übermäßiger Zweifel und Vorsicht

Frage 9.2.12 Aussagenkombination
Eine paranoide Persönlichkeitsstörung (nach ICD-10) äußert sich in:

1. stetigem Drang zum Perfektionismus.
2. Selbstbezogenheit.
3. ausgeprägtem Misstrauen.
4. streitsüchtigem Verhalten.
5. wahnhaften Ideen wie Verfolgungs- oder Eifersuchtswahn.

☐ A: Nur Aussage 3 ist richtig.
☐ B: Nur die Aussagen 1, 2 und 4 sind richtig.
☐ C: Nur die Aussagen 1, 4 und 5 sind richtig.
☐ D: Nur die Aussagen 2, 3 und 4 sind richtig.
☐ E: Alle Aussagen sind richtig.

Frage 9.2.13 Aussagenkombination
Welche der folgenden Aussagen zur histrionischen Persönlichkeitsstörung treffen zu?

1. Die betroffene Person fühlt sich unwohl, wenn sie im Mittelpunkt der Aufmerksamkeit steht.
2. Die Interaktion mit anderen ist oft durch ein unangemessen verführerisches oder provokantes Verhalten charakterisiert.
3. Die betroffene Person zeigt einen rasch wechselnden und oberflächlichen Gefühlsausdruck.
4. Die betroffene Person versucht, die eigene körperliche Erscheinung aus dem Blickpunkt zu nehmen.
5. Altruistisches Verhalten ist ein häufig zu beobachtendes Merkmal.

☐ A: Nur die Aussagen 2 und 3 sind richtig.
☐ B: Nur die Aussagen 1, 2 und 5 sind richtig.
☐ C: Nur die Aussagen 1, 4 und 5 sind richtig.
☐ D: Nur die Aussagen 2, 3 und 4 sind richtig.
☐ E: Nur die Aussagen 2, 3 und 5 sind richtig.

Frage 9.2.14 Prüfung aktuell (2018–2). Aussagenkombination
Welche der folgenden Merkmale lassen am ehesten an eine abhängige (asthenische) Persönlichkeitsstörung (nach ICD-10) denken?

1. Streitsüchtiges und beharrliches Bestehen auf eigenen Rechten
2. Ausgeprägte Ängste vor dem Alleinsein bzw. Verlassenwerden

3. Eingeschränkte Fähigkeit beim Treffen von alltäglichen Entscheidungen ohne Ratschläge und Bestätigung von anderen
4. Übermäßige Gewissenhaftigkeit bis hin zu Perfektionismus, um Fehler zu vermeiden
5. Unterordnung der eigenen Bedürfnisse unter die anderer nahestehender Personen

☐ A: Nur die Aussagen 1, 2 und 4 sind richtig.
☐ B: Nur die Aussagen 1, 2 und 5 sind richtig.
☐ C: Nur die Aussagen 2, 3 und 4 sind richtig.
☐ D: Nur die Aussagen 2, 3 und 5 sind richtig.
☐ E: Nur die Aussagen 3, 4 und 5 sind richtig.

Frage 9.2.15 Aussagenkombination
Kennzeichen der narzisstischen Persönlichkeitsstörung sind:

1. Arrogante, überhebliche Verhaltensweisen
2. Theatralischer Ausdruck von Gefühlen
3. Manipulatives Verhalten in zwischenmenschlichen Beziehungen
4. Erwartung, durch andere bevorzugt behandelt zu werden
5. Unfähigkeit, sich in die Gefühle und Bedürfnisse anderer hineinzuversetzen und entsprechend zu handeln

☐ A: Nur die Aussagen 1 und 4 sind richtig.
☐ B: Nur die Aussagen 1, 2 und 3 sind richtig.
☐ C: Nur die Aussagen 3, 4 und 5 sind richtig.
☐ D: Nur die Aussagen 1, 3, 4 und 5 sind richtig.
☐ E: Alle Aussagen sind richtig.

Frage 9.2.16 Prüfung aktuell (2021–1). Mehrfachauswahl
Welche der folgenden Aussagen zur Behandlung von Patienten mit narzisstischer Persönlichkeitsstörung treffen zu? Wählen Sie *zwei* Antworten.

☐ A: Ein Therapieziel ist die Verbesserung der Beziehungsfähigkeit.
☐ B: Für eine gute Prognose spricht die Veränderung von Abhängigkeitsbedürfnissen.
☐ C: Bei Patienten mit narzisstischer Persönlichkeitsstörung besteht ein erhöhtes Suizidrisiko gegenüber der Normalbevölkerung.
☐ D: Verglichen mit anderen psychischen Störungen (wie Depression oder Angststörungen) ist die therapeutische Beziehung für eine erfolgreiche Therapie weniger bedeutsam.
☐ E: Der narzisstische Patient sucht i. d. R. frühzeitig psychotherapeutische Hilfe auf.

9

Frage 9.2.17 Prüfung aktuell (2018–2). Aussagenkombination
Bei einer kombinierten Persönlichkeitsstörung (nach ICD-10)

1. sind psychotische Symptome vorhanden.
2. können paranoide Wesenszüge vorhanden sein.
3. besteht eine Intelligenzminderung mit Verhaltensstörung.
4. treten unterschiedliche Merkmale verschiedener Persönlichkeitsstörungen auf.
5. sind typische Merkmale der dissozialen Persönlichkeitsstörung das vorherrschende Symptombild.

☐ A: Nur Aussage 2 ist richtig.
☐ B: Nur Aussage 5 ist richtig.
☐ C: Nur die Aussagen 1 und 2 sind richtig.
☐ D: Nur die Aussagen 2 und 4 sind richtig.
☐ E: Nur die Aussagen 1, 3 und 4 sind richtig.

9.3 Lösungen mit Kommentaren

Lösung 9.1.1 D: Nur 2, 4 und 5 sind richtig.

- **Zu 1:** Falsch! ICD-10: „Persönlichkeitsstörungen treten meist in der (späten) Kindheit oder in der Adoleszenz in Erscheinung und bestehen während des Erwachsenenalters weiter".
- **Zu 2:** Richtig! ➢ Abb. 9.1
- **Zu 3:** Falsch! Eine Störung als Folge einer Verletzung oder Schädigung des Gehirns ist ein Ausschlusskriterium für eine PS.
- **Zu 4:** Richtig! Laut ICD-10 geht eine PS „beinahe immer mit … sozialen Beeinträchtigungen einher".
- **Zu 5:** Richtig! Schätzungsweise 30–50 % der Patienten mit einer Persönlichkeitsstörung leiden zusätzlich unter anderen psychischen Störungen (Depression, Angst-, Zwangs- oder Essstörungen). Besonders häufig finden sich Störungen im Zusammenhang mit Missbrauch von psychotropen Substanzen.

Lösung 9.1.2 B: Nur 1 und 5 sind richtig.

- **Zu 1:** Richtig! Unter Adoleszenz versteht man den Lebensabschnitt zwischen der späten Kindheit und dem Erwachsenenalter.
- **Zu 2:** Falsch! Das resultierende Verhalten im sozialen Bereich ist „unflexibel" und „unzweckmäßig".
- **Zu 3:** Falsch! Die Abweichung ist durchgehend vorhanden. Was hier beschrieben wird, wäre z. B. eine rezidivierende Depression oder eine bipolare Störung.
- **Zu 4:** Falsch! Vorsicht Falle! Die Abweichung äußert sich nach ICD-10 in *mehr als einem* (= mindestens zwei) der genannten Bereiche.
- **Zu 5:** Richtig! Eine organische Ursache als Ursache für die Symptomatik einer PS ist ein Ausschlusskriterium! Persönlichkeits- oder Verhaltensstörungen als Folge einer organischen Erkrankung werden in der ICD-10 unter F07 aufgeführt.

Lösung 9.1.3 A: Nur 1 und 3 sind richtig.

- **Zu 1 und 3:** Richtig! Die abnormen Verhaltensmuster sind seit der Kindheit/Adoleszenz andauernd/durchgängig vorhanden.
- **Zu 2:** Falsch! Keine Gedächtnisstörungen oder sonstige kognitive Einbußen bei Persönlichkeitsstörungen.
- **Zu 4:** Falsch! Derzeit gilt die Psychotherapie als die am besten geeignete Behandlungsform für Menschen mit Persönlichkeitsstörungen. Eine medikamentöse Therapie wird nur zur Linderung oder Verbesserung einzelner Symptome eingesetzt, z. B. bei begleitenden depressiven Störungen, Angsterkrankungen oder bei Abhängigkeit von psychotropen Substanzen.
- **Zu 5:** Falsch! Beschrieben wird hier die organische Persönlichkeitsstörung.

Lösung 9.1.4 C: Nur 2, 3 und 5 sind richtig.

- **Zu 1:** Falsch! Viele Menschen mit Persönlichkeitsstörungen (z. B. Borderline-PS) sind suizidgefährdet. Bei Anzeichen für Suizidalität sollte das Thema unbedingt angesprochen werden, um dann über das weitere Vorgehen zu entscheiden.

- **Zu 2:** Richtig! Ein Beispiel hierfür ist der häufig verwendete Persönlichkeitstest MMPI (Minnesota Multiphasic Personality Inventory).
- **Zu 3:** Richtig! Da die Veränderung einer über Jahre gewachsenen Charakterstruktur i. d. R. nur begrenzt möglich ist, sind in manchen Fällen, z. B. bei der ängstlichen (vermeidenden) Persönlichkeitsstörung) konkrete Hilfen in Bezug auf den Umgang mit anderen Menschen indiziert. In vielen Fällen (z. B. Borderline-, abhängige oder ängstliche PS) kann es hilfreich oder notwendig sein, den Klienten durch Techniken der Stabilisierung und Ich-Stärkung aufzubauen, bevor evtl. aufdeckend gearbeitet wird.
- **Zu 4:** Falsch! Zur Behandlung der Borderline-PS hat sich z. B. die Dialektisch-behaviorale Therapie (DBT) nach Marsha M. Linehan bewährt.
- **Zu 5:** Richtig! Die Betroffenen empfinden ihr Denken und Verhalten als völlig normal, haben also keinen Leidensdruck und damit auch kein Bedürfnis nach Therapie.

Lösung ➢ Tab. 9.1 Richtig oder falsch?

- **Zu 1:** Richtig!
- **Zu 2:** Richtig! Die Betroffenen können sich z. B. an Ereignisse nicht oder nur lückenhaft erinnern (dissoziative Amnesie), haben kurzzeitig Konversionsstörungen oder auch extrem misstrauische Verhaltensweisen, die kurzfristig in Richtung Wahn gehen können.
- **Zu 3:** Richtig! Die im Augenblick am häufigsten verwendete Methode bei Borderline-PS ist die DBT nach Marsha M. Linehan. Es ist eine Mischung aus kognitiver Verhaltenstherapie und Übungen zur Achtsamkeit mit dem Ziel, emotionale Flashbacks frühzeitig zu erkennen und dann die Konzentration auf andere Dinge zu lenken (z. B. auf das Rollen eines Igelballs, das Pressen der Hände gegen die Wand oder die Schärfe einer Chilischote).
- **Zu 4:** Richtig! Das engl. Wort „paranoid" bedeutet hier nicht „wahnhaft" (dann wären die Betroffenen ja psychotisch), sondern „extrem misstrauisch". Das extreme Misstrauen gegen alles und jeden bewirkt, dass die Betroffenen Erlebtes verdrehen und streitsüchtig auf den eigenen Rechten bestehen.
- **Zu 5:** Falsch! „Histrionisch" leitet sich her von lat. „histrio" (Schauspieler). Die Betroffenen tendieren also in vielen Alltagssituationen zu „dramatischer Selbstdarstellung" und einem übertriebenen Ausdruck von Gefühlen. Hierbei kann es vorkommen, dass Tatsachen verdreht oder körperliche Symptome produziert werden, um die Aufmerksamkeit der Umwelt auf sich zu lenken. Dies geschieht jedoch auf keinen Fall bewusst und vorsätzlich, sondern ist eine unbewusste Folge des zugrunde liegenden Bedürfnisses nach „Gesehenwerden".
- **Zu 6:** Richtig! Die Betroffenen sehnen sich z. B. nach Freunden oder einer festen Beziehung, haben aber so große Angst vor Zurückweisung, dass sie entsprechende soziale Situationen meiden.
- **Zu 7:** Richtig! Die ICD-10 spricht von einer andauernden (nicht kurzzeitigen!) „Missachtung sozialer Normen, Regeln und Verpflichtungen".
- **Zu 8:** Richtig! Die Betroffenen haben ein fehlendes Schuldbewusstsein und sind unfähig, aus negativen Erfahrungen (z. B. Bestrafung) zu lernen.
- **Zu 9:** Falsch! Menschen mit einer dissozialen PS können sich zwar nicht in andere Menschen einfühlen, haben aber durchaus das Bedürfnis, Beziehungen einzugehen, auch wenn sie nicht fähig sind, eine dauerhafte Beziehung aufrechtzuerhalten.
- **Zu 10:** Richtig! Zweifel, Perfektionismus, Pedanterie, unflexibles Denken und eine ständige Beschäftigung mit Regeln, Listen und Ordnung sind einige der typischen Eigenschaften der anankastischen (= zwanghaften) PS.
- **Zu 11:** Falsch! Ein mangelhaftes Gespür für geltende soziale Normen ist typisch für die schizoide PS.
- **Zu 12:** Falsch! Menschen mit einer narzisstischen PS haben fast immer ein geringes Selbstwertgefühl, das sie durch ein überhöhtes Bedürfnis nach Anerkennung und Bewunderung zu kompensieren versuchen.
- **Zu 13:** Richtig! Menschen mit einer schizoiden PS haben kein Bedürfnis nach sozialen Kontakten oder engen Freunden, meist auch nicht nach einer sexuellen Beziehung.
- **Zu 14:** Richtig! Menschen mit einer schizoiden PS sind i. d. R. „introvertiert" (= nach innen gekehrt): Sie sind mit ihren Gedanken, Theorien, manchmal auch ihren Fantasien so beschäftigt, dass sie sich von der Umwelt abkapseln. Einzelgängerisches Verhalten und emotionale Kühle sind weitere wichtige Merkmale dieser Persönlichkeitsstörung.

Lösung 9.2.1 A: Nur 2 ist richtig.

NICHT VERWECHSELN

- Im Zusammenhang mit der **paranoiden Persönlichkeitsstörung** bedeutet das Wort paranoid „extrem misstrauisch", nicht jedoch „wahnhaft". Hätten die Betroffenen einen Wahn (griech. „paranoia"), wäre das ein psychotisches Symptom, das z. B. typisch ist für Erkrankungen aus dem schizophrenen Formenkreis (= F2), nicht für Persönlichkeitsstörungen (= F6).
- Übrigens: Die griechische Endsilbe „-oid" bedeutet „ähnlich"; paranoid bedeutet also: einem Wahn ähnlich (aber kein Wahn), vgl. das Symptom „Parkinsonoid" bei Neuroleptikabehandlung: Die Symptomatik ähnelt dem Morbus Parkinson, ist aber kein Morbus Parkinson.
- Der Begriff **schizoid** geht auf den Psychiater Eugen Bleuler (1922) zurück und setzt sich zusammen aus griech. „schizein" (abspalten) und griech. „-oid" (ähnlich). Vom Wortsinn her bedeutet schizoid also: der Schizophrenie ähnlich, aber keine Schizophrenie. Das bizarre Verhalten und Negativsymptome wie „Gefühlsarmut" oder „Rückzugsverhalten" lassen zwar an Subformen der Schizophrenie wie z. B. die Schizophrenia simplex denken. Trotzdem hat die schizoide Persönlichkeitsstörung absolut nichts mit Schizophrenie zu tun.
- Die **zwanghafte (anankastische) Persönlichkeitsstörung** unterscheidet sich ganz wesentlich von der Zwangsstörung (= Zwangserkrankung). Menschen mit einer zwanghaften PS haben keinen Leidensdruck, finden ihr Verhalten absolut normal und richtig und sind deshalb häufig stolz auf ihren Sinn für Ordnung und Sauberkeit.
- Trotz der sich ähnelnden Schreibweise: **Dissozial** ist nicht dasselbe wie dissoziativ! Jemand ist dissozial (oder auch antisozial), wenn er sich nicht „sozial" verhalten will oder kann. Ist jemand hingegen nach einem Schock oder einem belastenden Erlebnis **dissoziiert,** hat Teile seines Denkens, seiner Sinne, seiner Ich-Identität abgespalten und leidet als Folge davon unter dissoziativen Phänomenen wie z. B. Lähmungserscheinungen, Sehstörungen, dissoziativen Krampfanfällen, einer dissoziativen Amnesie oder einer dissoziativen Identitätsstörung.

Lösung 9.2.2 Richtig sind A und C.
- **Zu B und D:** Falsch! Beschrieben wird hier die histrionische PS.
- **Zu E:** Falsch! Wie bei allen PS liegt der Beginn der narzisstischen PS in der Adoleszenz oder im frühen Erwachsenenalter.

Lösung 9.2.3 B: Nur 1, 2 und 4 sind richtig.
- **Zu 1:** Richtig! Durch frühkindliche Traumatisierungen konnten die Betroffenen kein festes, stabiles Ich entwickeln (= Ich-Schwäche/ichstrukturelle Defizite).
- **Zu 2:** Richtig!
- **Zu 3:** Falsch! Die „dramatische Selbstdarstellung" ist typisch für die histrionische PS.
- **Zu 4:** Richtig! In belastenden Situationen entwickeln Borderline-Patienten oft dissoziative Symptome, z. B. eine dissoziative Amnesie oder dissoziative Sensibilitäts- oder Bewegungsstörungen.
- **Zu 5:** Falsch! Viele Borderline-Patienten sind stark ichbezogen und können sich in die Gefühle und Bedürfnisse anderer nicht einfühlen.

Lösung 9.2.4 B: Nur 4 und 5 sind richtig.
- **Zu 1:** Falsch! Die Borderline-Störung ist eine Persönlichkeitsstörung, keine Entwicklungsstörung. Nach ICD-10 beginnen Entwicklungsstörungen im Kleinkindalter oder in der Kindheit. Meist handelt es sich um eine Entwicklungsverzögerung von Funktionen, die eng mit der biologischen Reifung des Gehirns zusammenhängen (Sprache; kognitive Fähigkeiten usw.).
- **Zu 2:** Falsch! Ursache der Störung sind nach heutigem Wissensstand frühkindliche Erlebnisse (Traumatisierung; soziale Vernachlässigung usw.), keine aktuellen Konflikte.
- **Zu 3:** Falsch! Typisch ist eine ausgeprägte Ich-Schwäche, nicht zu verwechseln mit Ich-Störungen, die vor allem für die Schizophrenie typisch sind.
- **Zu 4:** Richtig! Schon im Jugendalter leiden die Betroffenen unter Stimmungsschwankungen, depressiven Einbrüchen und schweren Störungen des Selbstwerts. Viele versuchen, ihre Spannungen durch Selbstverletzung oder Konsum von psychotropen Substanzen abzubauen.
- **Zu 5:** Richtig! Borderline-Patienten sehen Mitmenschen nur als „gut" oder als „schlecht bzw. böse" und tendieren dazu, die „Guten" aufzuwerten und die „Bösen" abzuwerten. Steht so nicht in der ICD-10, wird in der Literatur aber als typisch aufgeführt.

Lösung 9.2.5 C: Nur 1, 4 und 5 sind richtig.
- **Zu 1:** Richtig! Viele „Borderliner" sind suizidgefährdet.
- **Zu 2:** Falsch! Menschen mit einer Borderline-PS leiden unter extremen Stimmungsschwankungen, Wutanfällen und aggressiven Durchbrüchen. Länger oder kürzer andauernde Depressionen sind häufig, sie sind jedoch kein Diagnosekriterium für die Störung. Auf keinen Fall ist die über viele Jahre durchgehend andauernde Borderline-Störung gleichzusetzen mit einer depressiven Episode, die zeitlich begrenzt ist.
- **Zu 3:** Falsch! Das Gegenteil ist der Fall → Lösung 9.2. (2)2.
- **Zu 4 und 5:** Richtig! Die Aussagen finden sich so in den Diagnosekriterien B.1+3 der ICD-10.

Lösung 9.2.6 C: Nur 1, 4 und 5 sind richtig.
- **Zu 1:** Richtig! Patienten mit dissozialer PS können zwar Beziehungen eingehen, sie aber nicht über einen längeren Zeitraum aufrechterhalten.
- **Zu 2:** Falsch! Die Betroffenen haben eine *niedrige* Frustrationstoleranz.
- **Zu 3:** Falsch! Typisch ist ein fehlendes Schuldbewusstsein.
- **Zu 4 und 5:** Richtig!

Lösung 9.2.7 B: Nur 1, 2 und 3 sind richtig.
- **Kommentar:** Die Aussagen 1–3 sind richtig und finden sich etwa so in der ICD-10.
- **Zu 4:** Falsch! Beschrieben wird hier eine dissoziative Störung (dissoziative Identitätsstörung, Konversionsstörung), nicht eine dissoziale PS.
- **Zu 5:** Falsch! Die Betroffenen sind herzlos, können sich nicht in andere hineinfühlen – das ist das Gegenteil von empathisch.

Lösung 9.2.8 A: Nur 1 ist richtig.
- **Zu 1:** Richtig! Zweifel, Perfektionismus, Pedanterie, starres Denken und übertriebene Gewissenhaftigkeit sind typische Merkmale.
- **Zu 2:** Falsch! Hier wird die ängstliche (vermeidende) PS beschrieben.
- **Zu 3:** Falsch! Einzelgängerisches Verhalten ist typisch für die schizoide PS.
- **Zu 4:** Falsch! Kein Leidensdruck! Viele Betroffene sind sogar stolz auf ihren Ordnungssinn.
- **Zu 5:** Falsch! Die Zwangsstörung und die zwanghafte PS sind zwei verschiedene Krankheitsbilder. Nach heutigem Wissensstand entwickelt sich aus der zwanghaften PS keine Zwangserkrankung.

Lösung 9.2.9 A: Nur 1, 2 und 3 sind richtig.
- **Zu 1–3:** Richtig! Zweifel, Perfektionismus, Pedanterie, übertriebene Befolgung sozialer Normen und eine ständige Beschäftigung mit Listen und Regeln sind typische Merkmale.
- **Zu 4:** Falsch! Die Beschreibung passt zur ängstlichen (vermeidenden) PS.
- **Zu 5:** Falsch! Dies ist ein typisches Merkmal der abhängigen PS.

Lösung 9.2.10 E: Nur 1, 2, 3 und 5 sind richtig.
- **Zu 1–3:** Richtig! Die Aussagen finden sich etwa so in der ICD-10.
- **Zu 4:** Falsch! Schizoid ist nicht zu verwechseln mit schizophren! Keine psychotischen Symptome wie z. B. Halluzinationen oder Wahn bei einer Persönlichkeitsstörung!
- **Zu 5:** Richtig! Wenn gesellschaftliche Regeln nicht befolgt werden, geschieht dies – nach ICD-10 – unabsichtlich.

Lösung 9.2.11 Richtig sind A und B.
- **Zu C und D:** Falsch! Hier werden Merkmale der histrionischen PS beschrieben.
- **Zu E:** Falsch! Übermäßige Zweifel und Vorsicht sind typisch für die anankastische (zwanghafte) PS.

Lösung 9.2.12 D: Nur 2, 3 und 4 sind richtig.

- **Zu 1:** Falsch! Der Drang zum Perfektionismus ist typisch für die zwanghafte PS.
- **Zu 2–4:** Richtig! Die Betroffenen sind übertrieben misstrauisch, beziehen alles auf sich selbst und reagieren meist mit streitsüchtigem, rechthaberischem Verhalten.
- **Zu 5:** Falsch! Keine psychotischen Symptome wie z. B. Wahn bei Persönlichkeitsstörungen. Falls vorhanden, würde die Diagnose „wahnhafte Störung" lauten.

Lösung 9.2.13 A: Nur 2 und 3 sind richtig.

- **Zu 1:** Falsch! Die Betroffenen streben danach, im Mittelpunkt der Aufmerksamkeit zu stehen
- **Zu 2 und 3:** Richtig! Findet sich so in der ICD-10.
- **Zu 4:** Falsch! Die Betroffenen versuchen, mit Kleidung, Schminke usw. ihre äußere Erscheinung *in den Mittelpunkt* zu rücken.
- **Zu 5:** Falsch! Viele Betroffene tendieren zu manipulativem Verhalten, um eigene Interessen durchzusetzen. Das ist das Gegenteil von altruistisch = selbstlos, uneigennützig.

Lösung 9.2.14 D: Nur 2, 3 und 5 sind richtig.

- **Zu 1:** Falsch! Das wäre typisch für die paranoide PS.
- **Zu 2:** Richtig! Personen mit einer abhängigen PS überlassen wichtige oder auch alltägliche Entscheidungen oft engen Bezugspersonen. Der Gedanke, alleingelassen zu werden, dann eigene Entscheidungen treffen zu müssen und ohne Hilfe anderer das eigene Leben „in die Hand zu nehmen", macht ihnen deshalb große Angst → Punkt 3.
- **Zu 3 und 5:** Richtig! Dies sind laut ICD-10 wichtige Diagnosekriterien einer abhängigen PS.
- **Zu 4:** Falsch! Hier wird die anankastische PS beschrieben.

Lösung 9.2.15 D: Nur 1, 3, 4 und 5 sind richtig.

- **Kommentar:** Der „theatralische Ausdruck von Gefühlen" (Aussage 2) ist typisch für die histrionische PS. Alle anderen Aussagen sind richtig und finden sich so unter F60.80 im Anhang der ICD-10.

Lösung 9.2.16 Richtig sind A und C.

- **Zu C:** Richtig! Bei Menschen mit einer narzisstischen PS liegt die Rate für vollendeten Suizid bei etwa 10 %, ist also extrem hoch. Die Erklärung: Menschen mit einer narzisstischen PS kompensieren ihr brüchiges Selbstwertgefühl durch ein überhöhtes Selbstbild von Macht, grenzenlosem Erfolg und Einzigartigkeit. Wenn dieses künstlich aufrechterhaltene Selbstbild aufgrund äußerer Umstände zusammenbricht, erleben sie dies als „narzisstische Kränkung", die so einschneidend und lebensbedrohlich erscheinen kann, dass die Betroffenen als letzten Ausweg den Suizid wählen.

Lösung 9.2.17 D: Nur 2 und 4 sind richtig.

- **Kommentar zu 2, 4 und 5:** Laut ICD-10 finden sich bei der kombinierten PS „Merkmale verschiedener Störungen des Abschnitts F60, jedoch kein vorherrschendes Symptombild, das die Kriterien für eine der spezifischen Persönlichkeitsstörungen des Abschnitts F60 erfüllt". – Merkmale verschiedener PS – auch paranoide Wesenszüge (→ 2) sind also vorhanden, dürfen aber nicht vorherrschen (5 ist falsch).
- **Zu 1:** Falsch! Keine psychotischen Symptome bei einer PS, auch nicht bei der paranoiden (= übertrieben misstrauischen) PS.
- **Zu 3:** Falsch! Keine Intelligenzminderung und daraus resultierende Verhaltensstörung bei Persönlichkeitsstörungen.

KAPITEL

10 Psychische Störungen mit Beginn in der Kindheit und Jugend (F7–F9)

In den Anfängen der Prüfung gab es kaum Fragen zur Kinder- und Jugendpsychiatrie. Im Laufe der Jahre hat sich das Bild stark verändert: In den letzten 10 Jahren (= 20 Prüfungen) gab es 42 Fragen zur Kinder- und Jugendpsychiatrie, also durchschnittlich etwa 2 Fragen pro Prüfung. Einige Themenbereiche wie ADHS, Intelligenzminderung, Autismus waren besonders häufig im Schriftlichen zu finden. In den letzten Jahren hat man allerdings versucht, die Themen breiter zu streuen, sodass nun plötzlich Fragen zu Störungen aufgetaucht sind, die in der Vergangenheit vernachlässigt wurden – Bindungsstörung, Mutismus, Störungen des Sozialverhaltens, Rett-Syndrom, Ticstörungen, Lese-Rechtschreib-Störung, expressive und rezeptive Sprachstörungen, Mutismus, Dyskalkulie, Pavor nocturnus, Enuresis u. a. m. – und dies jeweils nur ein- bis zweimal in den letzten 20 Prüfungen.

Für Ihr Lernprogramm bedeutet dies: Sie sollten die in der folgenden Zusammenstellung (➢ Abb. 10.1) aufgeführten Störungen gut kennen, auch wenn sie nicht in jeder schriftlichen Prüfung vorkommen werden.

10.1 Prüfungsrelevante Themen

Richtig oder falsch?

➢ Tab. 10.1.

10.2 Das Aufmerksamkeitsdefizit-Syndrom (ADS und ADHS)

Wichtig zu wissen

In der ICD-10 sind unter F90 nur die „hyperkinetischen Störungen" aufgeführt. Um nach ICD-10 ein ADS ohne Hyperaktivität diagnostizieren zu können, müssen Ärzte es unter Ziffer 98.8 verschlüsseln: „Sonstige (andere) näher bezeichnete Verhaltens- und emotionale Störungen mit Beginn in der Kindheit und Jugend."

Die verschiedenen Formen des ADS sind in ➢ Abb. 10.2 aufgeführt.

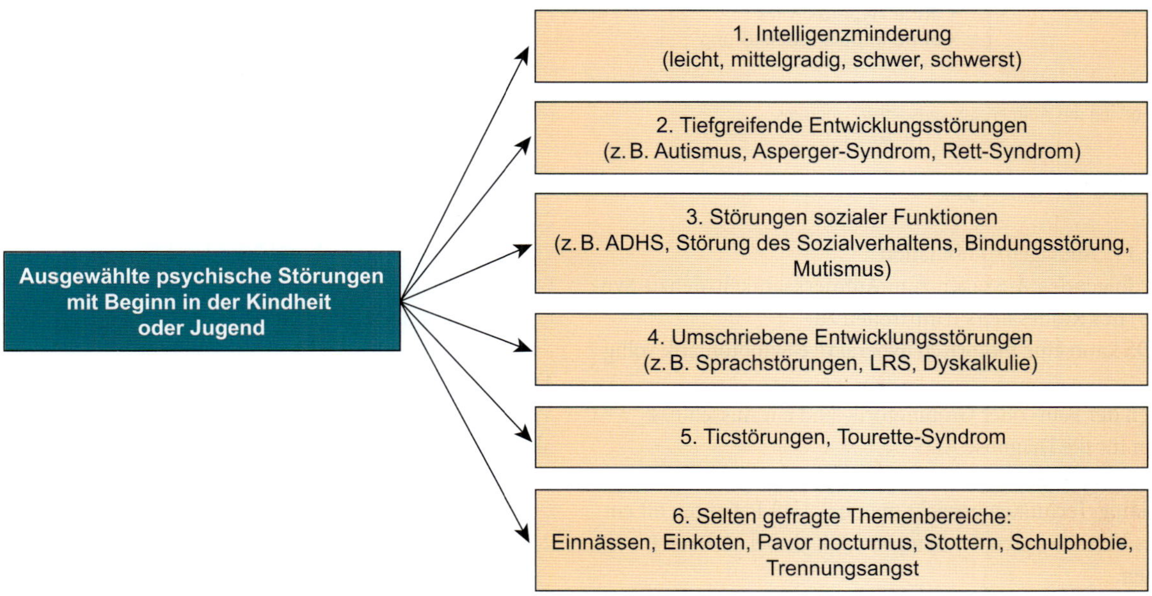

Abb. 10.1 Wichtige Störungen mit Beginn in der Kindheit oder Jugend

Tab. 10.1 Welche der folgenden Aussagen zu Störungen im Kindheits- und Jugendalter sind zutreffend?

		Richtig	Falsch
1.	Störung der Aufmerksamkeit und eine Minderung der Intelligenz sind typisch für das ADS.		
2.	Ein gehäuftes familiäres Auftreten von ADS oder ADHS deutet auf eine genetische Komponente hin.		
3.	Bei einem Großteil der Kinder mit ADS/ADHS kommt es in oder nach der Pubertät zu einer deutlichen Besserung der Symptome.		
4.	Bei der Behandlung von ADS sollten nicht gleichzeitig Medikamente und psychotherapeutische Techniken eingesetzt werden.		
5.	Bei einem Intelligenzquotienten (IQ) von 25–39 spricht man von einer leichten Intelligenzminderung (Debilität).		
6.	Autistische Kinder kapseln sich zwar von ihrer Umgebung ab, entwickeln aber ein hohes Maß an Empathie, Mitleid und Wunsch nach emotionaler Zuwendung.		
7.	Von primärer Enuresis spricht man, wenn nach bereits erworbener Blasenkontrolle das Einnässen wieder auftritt.		
8.	Bei der Legasthenie (Lese-Rechtschreib-Störung, LRS) liegen Lesegenauigkeit und/oder Leseverständnis unterhalb des für das Alter zu erwartenden Niveaus.		
9.	Zwischen der Entwicklung einer LRS und einer Verlangsamung der Sprachentwicklung im Vorschulalter besteht ein deutlicher Zusammenhang.		
10.	Typisch für das Krankheitsbild des Pavor nocturnus sind nächtliche Episoden von Furcht und Panik mit heftigem Schreien („Panikschrei"), vegetativer Überererregbarkeit und perseverierenden Bewegungen.		
11.	Kinder mit elektivem Mutismus sind unfähig, in bestimmten sozialen Situationen (z. B. in der Schule) zu sprechen; in anderen Situationen ist das Sprechen jedoch möglich.		
12.	Personen mit Dyskalkulie haben Probleme, Zahlen als Mengenangaben zu verstehen.		
13.	Typisch für Kinder oder Jugendliche mit Bindungsstörung ist ein aggressives, unkontrolliert impulsives Verhalten im Umgang mit Bezugspersonen.		
14.	Bei etwa 50 % der Patienten mit chronischen Tics oder mit Tourette-Syndrom ist zusätzlich ein hyperkinetisches Syndrom (ADHS) nachweisbar.		
15.	Störungen des Sozialverhaltens treten erst nach dem 10. bis 12. Lebensjahr auf.		

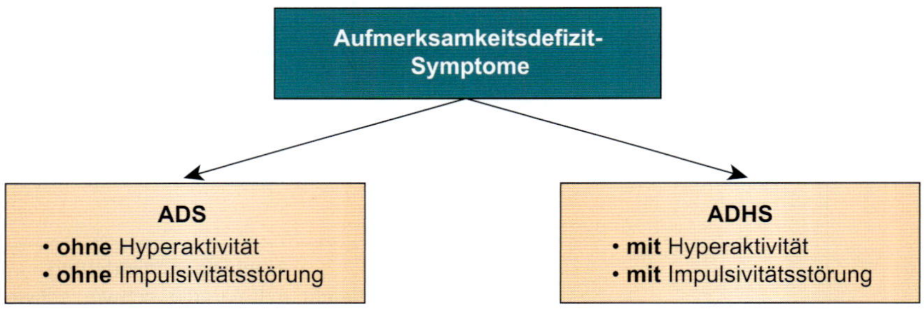

Abb. 10.2 Formen des Aufmerksamkeitsdefizit-Syndroms

Typische Prüfungsfragen

Frage 10.2.1 Aussagenkombination
Welche der folgenden Aussagen zum Aufmerksamkeitsdefizit-Syndrom (ADS) des Kindesalters trifft/treffen zu?

1. Beim ADS kann eine motorisch hyperaktive Symptomatik völlig fehlen.
2. Störungen der Fein- oder Grobmotorik sind ein Ausschlusskriterium für die Diagnose ADS.
3. Die Symptome beginnen meist zum Zeitpunkt der Einschulung.
4. Mit Flooding-Techniken erreicht man bei ADS-Patienten oft ein rascheres Verschwinden der Symptomatik als bei anderen Indikationen.
5. Symptome wie z. B. Vergesslichkeit, Verträumtheit und mangelndes Durchhaltevermögen stützen die Diagnose.

□ A: Nur Aussage 1 ist richtig.
□ B: Nur die Aussagen 2 und 3 sind richtig.
□ C: Nur die Aussagen 1 und 5 sind richtig.
□ D: Nur die Aussagen 1, 2, 3 und 5 sind richtig.
□ E: Alle Aussagen sind richtig.

Frage 10.2.2 Prüfung aktuell (2019–2). Aussagenkombination
Welche der folgenden Aussagen zur Aufmerksamkeitsdefizit-/Hyperaktivitätsstörung (ADHS) treffen zu?

1. Typische Kennzeichen des ADHS im Kindesalter sind u. a. Hypermotorik und impulshafte Ausbrüche.
2. Typische Kennzeichen des ADHS im Erwachsenenalter sind u. a. Desorganisation und fehlendes Durchhaltevermögen.
3. Häufige komorbide Störungen des ADHS im Kindesalter sind Ticstörungen und Störungen des Sozialverhaltens.

4. Häufige komorbide Störungen des ADHS im Erwachsenenalter sind Abhängigkeitserkrankungen, depressive Störungen und Angststörungen.
5. Bei der Behandlung eines ADHS im Erwachsenenalter ist die Gabe von Methylphenidat kontraindiziert.

□ A: Nur die Aussagen 1 und 2 sind richtig.
□ B: Nur die Aussagen 1 und 3 sind richtig.
□ C: Nur die Aussagen 2 und 3 sind richtig.
□ D: Nur die Aussagen 1, 2, 3 und 4 sind richtig.
□ E: Alle Aussagen sind richtig.

Frage 10.2.3 Aussagenkombination
Welche der folgenden Aussagen zur ADHS treffen zu?

1. Bei ADHS-Patienten besteht ein erhöhtes Risiko für die Ausbildung einer Sucht.
2. Als Differenzialdiagnose zur ADHS ist an eine Minderbegabung zu denken.
3. Organische Erkrankungen wie z. B. eine Schilddrüsenüberfunktion können ähnliche Symptome wie ADHS bewirken.
4. Wegen des erhöhten Suchtrisikos sollten Stimulanzien bei ADHS-Patienten nicht eingesetzt werden.
5. Eine maniforme Psychose kann eine ähnliche Symptomatik zeigen wie ADHS.

□ A: Nur die Aussagen 1, 2 und 4 sind richtig.
□ B: Nur die Aussagen 2, 3 und 5 sind richtig.
□ C: Nur die Aussagen 3, 4 und 5 sind richtig.
□ D: Nur die Aussagen 1, 2, 3 und 5 sind richtig.
□ E: Alle Aussagen sind richtig.

Frage 10.2.4 Vorsicht Falle! Aussagenkombination
Welche der folgenden Aussagen zur Aufmerksamkeitsdefizit-/Hyperaktivitätsstörung (ADHS) trifft/treffen zu?

1. Es handelt sich i. d. R. um Kinder mit einer Lernbehinderung.
2. Die Störung hat einen aktuellen Konflikthintergrund.
3. Typisch ist eine beschleunigte sprachliche und motorische Entwicklung.
4. Inhaltliche Denkstörungen sind typisch.
5. Mit einem Token-System (z. B. Sternchen, die in andere Verstärker eingetauscht werden können) lässt sich das Verhalten von Kindern mit ADHS gezielt operant konditionieren.

□ A: Nur Aussage 5 ist richtig.
□ B: Nur die Aussagen 1 und 5 sind richtig.
□ C: Nur die Aussagen2 und 3 sind richtig.
□ D: Nur die Aussagen 2, 4 und 5 sind richtig.
□ E: Nur die Aussagen 2, 3, 4 und 5 sind richtig.

Frage 10.2.5 Aussagenkombination
Welche der folgenden Aussagen zur Aufmerksamkeitsdefizit-/Hyperaktivitätsstörung (ADHS) treffen zu?

1. Mädchen sind von der Erkrankung deutlich häufiger betroffen.
2. Missbrauch und Abhängigkeit von psychotropen Substanzen treten im Verlauf gehäuft auf.
3. Zusätzlich bestehende affektive Störungen sind die Ausnahme.
4. Hyperaktivität ist im Vorschulalter das Hauptmerkmal der ADHS.
5. Verzögerungen der motorischen und sprachlichen Entwicklung treten nicht auf.

□ A: Nur die Aussagen 1 und 4 sind richtig.
□ B: Nur die Aussagen 2 und 4 sind richtig.
□ C: Nur die Aussagen 1, 2 und 5 sind richtig.
□ D: Nur die Aussagen 1, 3 und 4 sind richtig.
□ E: Nur die Aussagen 2, 3 und 5 sind richtig.

Frage 10.2.6 Prüfung aktuell (2018–2). Aussagenkombination
Welche der Aussagen zur Aufmerksamkeitsdefizit-/Hyperaktivitätsstörung (ADHS) treffen zu?

1. Erkrankungen wie das Tourette-Syndrom oder der Asperger-Autismus treten oft mit einer begleitenden ADHS-Symptomatik auf.
2. Erworbene Erkrankungen wie Schädel-Hirn-Traumata und entzündliche Hirnerkrankungen können ähnliche Symptome wie ein ADHS bedingen.
3. Bei neuropsychologischen Testungen fallen ADHS-Patienten im Vergleich zu gesunden Kontrollpersonen durch geringere Auslassungsfehler und Falschantworten auf.
4. Bei erwachsenen ADHS-Patienten treten dissoziale Persönlichkeitsstörungen gehäuft komorbid auf.
5. Bei Erwachsenen spricht impulsives Verhalten gegen ein ADHS.

□ A: Nur die Aussagen 1, und 4 sind richtig.
□ B: Nur die Aussagen 1, 2 und 4 sind richtig.
□ C: Nur die Aussagen 1, 3 und 5 sind richtig.
□ D: Nur die Aussagen 2, 3 und 4 sind richtig.
□ E: Alle Aussagen sind richtig.

10.3 Intelligenzminderung

Typische Prüfungsfragen

Frage 10.3.1 Mehrfachauswahl
Welche der folgenden Aussagen zur Intelligenzminderung (nach ICD-10) treffen zu? Wählen Sie *zwei* Antworten.

□ A: Bei einem Intelligenzquotienten (IQ) von etwa 55 liegt eine schwere Intelligenzminderung vor.
□ B: Bei der leichten Intelligenzminderung ist der Spracherwerb fast nie verzögert.
□ C: Der Schweregrad wird u. a. anhand des IQ festgelegt.
□ D: Unabhängig von der Ursache kommt es nur selten zu Verzögerungen der motorischen Fertigkeiten.
□ E: Zur Ermittlung des IQ sind ausreichend standardisierte Intelligenztests anzuwenden.

Frage 10.3.2 Aussagenkombination
Ursachen einer Intelligenzminderung können sein:

1. Down-Syndrom
2. Alkoholembryopathie
3. Hypothyreose
4. Schädel-Hirn-Trauma nach Sturz vom Wickeltisch
5. Zustand bei Masernenzephalitis

☐ A: Nur die Aussagen 1, 2 und 3 sind richtig.
☐ B: Nur die Aussagen 1, 2 und 4 sind richtig.
☐ C: Nur die Aussagen 3, 4 und 5 sind richtig.
☐ D: Nur die Aussagen 2, 3, 4 und 5 sind richtig.
☐ E: Alle Aussagen sind richtig.

Frage 10.3.3 Aussagenkombination
Welche der folgenden Aussagen sind einer leichten Intelligenzminderung zuzuordnen?
1. IQ 70–85.
2. Verzögerte Sprachentwicklung, jedoch meist für die täglichen Anforderungen ausreichend.
3. Erste Manifestation der Symptome im Grundschulalter.
4. Einfache praktische Arbeitstätigkeiten können ausgeübt werden.
5. Durch Einnahme von Ritalin® (Methylphenidat) werden normale schulische Leistungen erreicht.

☐ A: Nur die Aussagen 2 und 4 sind richtig.
☐ B: Nur die Aussagen 1, 2 und 4 sind richtig.
☐ C: Nur die Aussagen 1, 2 und 5 sind richtig.
☐ D: Nur die Aussagen 1, 4 und 5 sind richtig.
☐ E: Nur die Aussagen 2, 3 und 5 sind richtig.

Frage 10.3.4 Prüfung aktuell (2019–1). Mehrfachauswahl
Welche der folgenden Aussagen zum Intelligenztest (z. B. HAWIE [Hamburg-Wechsler-Intelligenztest für Erwachsene], Mittelwert 100, Standardabweichung 15) treffen zu? Wählen Sie *zwei* Antworten.
☐ A: Ein IQ (Intelligenzquotient) von 50 entspricht der durchschnittlichen Intelligenz.
☐ B: Bei einem IQ von 100 haben 50 % der Referenzgruppe einen höheren Intelligenzquotienten.
☐ C: 30 % der Menschen haben einen IQ zwischen 85 und 115.
☐ D: Ein IQ von 115 entspricht dem Prozentrang von 99 (99 % der Referenzgruppe erreichen niedrigere Werte im Test).
☐ E: Ein IQ von weniger als 20 entspricht nach der ICD-10 einer schwersten Intelligenzminderung.

10.4 Autismus und Asperger-Syndrom

Typische Prüfungsfragen

Frage 10.4.1 Aussagenkombination
Welche der folgenden Aussagen zum Asperger-Syndrom treffen zu?
1. Es ist vor allem durch Schwächen in den Bereichen der sozialen Interaktion und Kommunikation gekennzeichnet.
2. Die Intelligenz ist in den meisten Fällen normal ausgeprägt.
3. Mädchen sind häufiger betroffen als Jungen.
4. Die ersten Auffälligkeiten treten bereits in den ersten Lebensmonaten zutage.
5. Die betroffenen Kinder fallen durch eine extreme Sprachentwicklungsstörung auf.

☐ A: Nur die Aussagen 1 und 2 sind richtig.
☐ B: Nur die Aussagen 1 und 5 sind richtig.
☐ C: Nur die Aussagen 1, 2 und 5 sind richtig.
☐ D: Nur die Aussagen 2, 3 und 4 sind richtig.
☐ E: Alle Aussagen sind richtig.

Frage 10.4.2 Mehrfachauswahl
Welche der folgenden Merkmale müssen zur Diagnosestellung des Asperger-Syndroms nach ICD10 erfüllt sein? Wählen Sie *zwei* Antworten.
☐ A: Kognitive Entwicklungsverzögerung
☐ B: Manifestation vor Vollendung des dritten Lebensjahrs
☐ C: Sprachentwicklungsrückstand
☐ D: Eingeschränkte, sich wiederholende, stereotype Verhaltensmuster, Interessen und Aktivitäten
☐ E: Störung der sozialen Interaktion

Frage 10.4.3 Aussagenkombination
Welche Aussage(n) zum frühkindlichen Autismus (Kanner-Syndrom) trifft/treffen zu?
1. Die Sprachentwicklung ist typischerweise ungestört.
2. Eine Fixierung auf sogenannte Spezialinteressen kommt bei Patienten mit frühkindlichem Autismus nur ausnahmsweise vor.
3. Die Kommunikation ist von klein auf gestört, die aktive Sprache bleibt wenig produktiv, sie ist unmoduliert, affektarm und wird kaum von Mimik und Gestik begleitet.
4. Das Krankheitsbild ist selten (< 1 %).
5. Typisch ist ein idiosynkratischer Gebrauch von Wörtern oder Phrasen, d. h., die Person benutzt bestimmte Wörter oder Redewendungen, die von den meisten anderen Sprechern der Sprache nicht oder in einer anderen Bedeutung verwendet werden.

☐ A: Nur Aussage 3 ist richtig.
☐ B: Nur die Aussagen 1 und 2 sind richtig.
☐ C: Nur die Aussagen 3 und 4 sind richtig.
☐ D: Nur die Aussagen 3, 4 und 5 sind richtig.
☐ E: Nur die Aussagen 2, 3 und 5 sind richtig.

Frage 10.4.4 Aussagenkombination. Fallgeschichte
Eine Familie sucht Sie mit ihrem 3-jährigen Kind auf, weil es nicht spreche. Welche der nachfolgend beschriebenen Aspekte würden die Wahrscheinlichkeit für das Vorliegen eines frühkindlichen Autismus erhöhen?
1. Es handelt sich um ein Mädchen.
2. Laut Kindergärtnerin spielt das Kind nie mit anderen Kindern.
3. Sie wollen das Kind untersuchen, aber es lacht Ihnen frech ins Gesicht und rennt davon. Bei weiteren Versuchen wiederholt sich das Verhalten.
4. Das Kind steht während des Gesprächs mit den Eltern am Aktenschrank und macht die Tür minutenlang auf dieselbe Weise auf und zu.
5. Sie wenden sich dem Kind zu. Sie haben den Eindruck, dass Sie für das Kind „gar nicht existieren".

☐ A: Nur die Aussagen 3 und 4 sind richtig.
☐ B: Nur die Aussagen 3 und 5 sind richtig.
☐ C: Nur die Aussagen 1, 2 und 3 sind richtig.
☐ D: Nur die Aussagen 2, 4 und 5 sind richtig.
☐ E: Nur die Aussagen 1, 2, 4 und 5 sind richtig.

10.5 Einnässen (Enuresis) und Einkoten (Enkopresis)

Typische Prüfungsfragen

Frage 10.5.1 Einfachauswahl
Welche der folgenden Aussagen zur Enuresis trifft *nicht* zu?
☐ A: In der Therapie finden verhaltenstherapeutische Verfahren Anwendung.
☐ B: Es besteht – statistisch gesehen – eine familiäre Häufung.
☐ C: Die Reduktion der abendlichen Trinkmenge stellt bei etwa zwei Dritteln der Fälle mit Enuresis nocturna (nächtliches Einnässen) bereits die erfolgreichste therapeutische Intervention dar.
☐ D: Die Prävalenz bei 7-Jährigen liegt im Bereich von einigen Prozent (ca. 5–10 %).
☐ E: Bei Kindern mit Enuresis sollten organische Ursachen für das Einnässen immer ausgeschlossen werden.

Frage 10.5.2 Aussagenkombination
Welche der folgenden Aussagen zur Enuresis nocturna trifft/treffen zu?
1. Der Begriff „sekundäre Enuresis" bedeutet: Das Kind war noch nie trocken.
2. In vielen Fällen ist eine Enuresis nocturna lediglich eine Reifungsverzögerung.
3. Der Verlauf zeigt eine hohe Spontanheilungsrate.
4. Kinder, bei denen nach dem 7. Lebensjahr noch eine Enuresis nocturna vorliegt, werden in erster Linie medikamentös behandelt.
5. Klingel- oder Weckgeräte sind bis zum Alter von 5 Jahren einsetzbar.

☐ A: Nur Aussage 2 ist richtig.
☐ B: Nur die Aussagen 2 und 3 sind richtig.
☐ C: Nur die Aussagen 4 und 5 sind richtig.
☐ D: Nur die Aussagen 2, 3 und 5 sind richtig.
☐ E: Alle Aussagen sind richtig.

Frage 10.5.3 Aussagenkombination
Welche der folgenden Aussagen zum Einnässen oder Einkoten bei Kindern trifft/treffen zu?
1. Die Anwendung von Verstärkerplänen ist eine Therapieoption.
2. Für das Toilettentraining beim Einkoten werden feste Uhrzeiten für den Toilettengang vereinbart.
3. Einkoten ist bei Kleinkindern (< 2 Jahren) i. d. R. psychisch bedingt.
4. Eine genaue Dokumentation der Häufigkeit von Einnässen oder Einkoten ist unerlässlich.
5. Ein Blasentraining wird oft mit gesteigerter Flüssigkeitszufuhr gekoppelt.

☐ A: Nur Aussage 4 ist richtig.
☐ B: Nur die Aussagen 1 und 4 sind richtig.
☐ C: Nur die Aussagen 2, 3 und 5 sind richtig.
☐ D: Nur die Aussagen 1, 2, 4 und 5 sind richtig.
☐ E: Alle Aussagen sind richtig.

10.6 Ticstörungen

Frage 10.6.1 Aussagenkombination
Welche der folgenden Aussagen zu Ticstörungen treffen zu?
1. Räuspern, Hüsteln, Grunzen und Bellen gehören zu den möglichen Phänomenen der einfachen vokalen Tics.
2. Eine genetische Disposition ließ sich bisher nicht nachweisen.
3. Die Tics können von den Betroffenen meist für einige Zeit unterdrückt werden.
4. Eine neuroleptische Behandlung kann bei schweren Ticstörungen indiziert sein.
5. Im Extremfall können Ticstörungen auch zu selbstverletzendem Verhalten führen.

☐ A: Keine der vorstehenden Aussagen ist richtig.
☐ B: Nur die Aussagen 1 und 3 sind richtig.
☐ C: Nur die Aussagen 2, 4 und 5 sind richtig.
☐ D: Nur die Aussagen 1, 3, 4 und 5 sind richtig.
☐ E: Alle Aussagen sind richtig.

Frage 10.6.2 Aussagenkombination
Welche der folgenden Begriffe kommen als Differenzialdiagnose zu Ticstörungen infrage ?
1. Spätdyskinesien nach Neuroleptika-Behandlung
2. Aufmerksamkeitsdefizit-/Hyperaktivitätsstörung (ADHS)
3. Zwangsstörungen
4. Hyperkinesen durch Medikamente
5. Folgen bestimmter Infektionskrankheiten

☐ A: Nur die Aussagen 1 und 4 sind richtig.
☐ B: Nur die Aussagen 2 und 3 sind richtig.
☐ C: Nur die Aussagen 1, 3 und 5 sind richtig.
☐ D: Nur die Aussagen 3, 4 und 5 sind richtig.
☐ E: Alle Aussagen sind richtig.

Frage 10.6.3 Mehrfachauswahl: Wählen Sie *zwei* Antworten.
Zu den diagnostischen Kriterien für das Tourette-Syndrom nach ICD-10 zählen:
☐ A: Multiple motorische Tics und einer oder mehrere vokale Tics.
☐ B: Ausschließliches Auftreten bei Kindern mit geistiger Behinderung.
☐ C: Die Erkrankung persistiert häufig bis ins Erwachsenenalter.
☐ D: Soziale oder berufliche Beeinträchtigungen treten i. d. R. nicht auf.
☐ E: Die Symptome bessern sich in der Adoleszenz.

10

10.7 Weitere Prüfungsfragen – bunt gemischt

Frage 10.7.1 Prüfung aktuell (2018–2). Mehrfachauswahl
Welche der folgenden Aussagen zu Störungen des Sozialverhaltens (nach ICD-10) treffen zu? Wählen Sie *zwei* Antworten.
☐ A: Jugendliche Aufmüpfigkeit zählt zu den typischen Symptomen der Störung des Sozialverhaltens.

☐ B: Bei einem Jugendlichen, der seit zwei bis drei Monaten die Schule schwänzt, sollte die Diagnose Störung des Sozialverhaltens gestellt werden.
☐ C: Für die Behandlung von Kindern und Jugendlichen mit einer Störung des Sozialverhaltens sind vorrangig medikamentöse Maßnahmen zielführend.
☐ D: In seinen extremsten Auswirkungen beinhaltet das Verhalten bei Störungen des Sozialverhaltens gröbste Verletzungen altersentsprechender sozialer Erwartungen, z. B. Grausamkeit gegenüber anderen Menschen oder Tieren.
☐ E: Störungen des Sozialverhaltens können sich in einigen Fällen zu einer dissozialen Persönlichkeitsstörung entwickeln.

Frage 10.7.2 Einfachauswahl
Welche der folgenden Aussagen über emotionale und dissoziale Störungen des Kindes- und Jugendalters ist richtig?
☐ A: Emotionale Störungen des Kindesalters gehen i. d. R. in Angststörungen des Erwachsenenalters über.
☐ B: Emotionale Störungen des Kindesalters gehen i. d. R. in depressive Störungen des Erwachsenenalters über.
☐ C: Emotionale Störungen des Kindesalters haben i. d. R. eine schlechte Prognose, Störungen des Sozialverhaltens hingegen eine sehr gute.
☐ D: Emotionale und dissoziale Störungen treten bei Kindern nicht gleichzeitig auf.
☐ E: Keine der vorstehenden Aussagen ist richtig.

Frage 10.7.3 Aussagenkombination
Welche der folgenden Aussagen zu umschriebenen Entwicklungsstörungen bei Kindern treffen zu?
1. Eine Sprachentwicklungsstörung liegt vor, wenn im Alter von bis zu 1 Jahr nur drei bis vier Wörter gesprochen werden.
2. Entwicklungsstörungen werden auch als Teilleistungsschwächen bezeichnet.
3. Die häufigste umschriebene Entwicklungsstörung des Kindesalters ist die Lese- und Rechtschreibschwäche (Legasthenie).
4. Der Intelligenzquotient der betroffenen Kinder ist deutlich erniedrigt.
5. Umschriebene Entwicklungsstörungen schulischer Fertigkeiten werden meist erst am Ende der Schullaufbahn erworben.

☐ A: Nur die Aussagen 1 und 2 sind richtig.
☐ B: Nur die Aussagen 2 und 3 sind richtig.
☐ C: Nur die Aussagen 2, 3 und 4 sind richtig.
☐ D: Nur die Aussagen 2, 3 und 5 sind richtig.
☐ E: Nur die Aussagen 3, 4 und 5 sind richtig

Frage 10.7.4 Mehrfachauswahl
Welche der folgenden Aussagen treffen für eine Lese-Rechtschreib-Störung (LRS; nach ICD-10) zu? Wählen Sie *zwei* Antworten.
☐ A: Soziale und emotionale Anpassungsprobleme stehen mit einer LRS in keinem Zusammenhang.
☐ B: Die Leseleistung muss unter dem Niveau liegen, das aufgrund des Alters, der allgemeinen Intelligenz und der Beschulung zu erwarten wäre.
☐ C: Eine umschriebene Entwicklungsstörung des Sprechens und der Sprache geht der LRS häufig voraus.
☐ D: Ein Defizit des Leseverständnisses ist typischerweise nicht vorhanden.
☐ E: Die Störung tritt im Rahmen einer allgemeinen Intelligenzminderung auf.

Frage 10.7.5 Mehrfachauswahl
Welche der folgenden Untersuchungen sind bei Verdacht auf eine LRS primär angezeigt? Wählen Sie *zwei* Antworten.
☐ A: EEG (Elektroenzephalografie)
☐ B: MRT (Magnetresonanz- oder Kernspintomografie) des Gehirns
☐ C: Genetische Untersuchung
☐ D: Intelligenztest
☐ E: Hörtest

Frage 10.7.6 Einfachauswahl
Welche Aussage zur Dyskalkulie (nach ICD-10) trifft zu?
☐ A: Die Dyskalkulie ist ein einheitliches Störungsbild.
☐ B: Dyskalkulie tritt bei jedem vierten Kind auf.
☐ C: Bei der Dyskalkulie handelt es sich um eine Störung im Umgang mit Zahlen bei reduzierter Gesamtintelligenz.
☐ D: Die Problematik der Dyskalkulie macht sich erst in den höheren Schulklassen bemerkbar.
☐ E: Die Dyskalkulie sagt nichts über die Intelligenz der Betroffenen aus.

Frage 10.7.7 Aussagenkombination
Welche der folgenden Aussagen sind mit der Diagnose des elektiven Mutismus typischerweise vereinbar?
1. Das betroffene Kind spricht nicht mit den Lehrern.
2. Bei dem Kind besteht eine erhebliche Sprachentwicklungsstörung.
3. Das Sprachverständnis ist nicht beeinträchtigt.
4. Das Kind spricht mit der Mutter.
5. Es gibt keinen Beleg dafür, dass das betroffene Kind in einigen Situationen normal oder fast normal sprechen kann.

☐ A: Nur die Aussagen 1, 2 und 3 sind richtig.
☐ B: Nur die Aussagen 1, 2 und 5 sind richtig.
☐ C: Nur die Aussagen 1, 3 und 4 sind richtig.
☐ D: Nur die Aussagen 1, 3 und 5 sind richtig.
☐ E: Nur die Aussagen 2, 3 und 5 sind richtig.

Frage 10.7.8 Einfachauswahl
Bei einem 10-jährigen Jungen treten wiederkehrende nächtliche Episoden äußerster Furcht und Panik mit heftigen Schreien, Bewegungen und starker autonomer Erregung auf. – Zu welcher Diagnose passt diese Beschreibung am besten?
☐ A: Enuresis nocturna
☐ B: Narkolepsie
☐ C: Schlafapnoe
☐ D: Aufmerksamkeitsdefizit-Syndrom (ADS)
☐ E: Pavor nocturnus

Frage 10.7.9 Vorsicht Falle (Prüfungen 2021–1 und 2017–1). Aussagenkombination
Welche der Aussagen zu Entwicklungsstörungen treffen zu?
1. Bei einer isolierten Artikulationsstörung ist nur das Sprachverständnis außerhalb der Norm reduziert.
2. Der frühkindliche Autismus tritt vorwiegend bei Mädchen auf.
3. Bei der expressiven Sprachstörung ist die Intelligenzentwicklung i. d. R. nicht gestört.
4. Bei der rezeptiven Sprachstörung ist das Sprachverständnis nicht gestört.
5. Ein Beispiel für eine Artikulationsstörung ist das Lispeln (Sigmatismus).

☐ A: Nur die Aussagen 1 und 5 sind richtig.
☐ B: Nur die Aussagen 2 und 5 sind richtig.
☐ C: Nur die Aussagen 3 und 5 sind richtig.
☐ D: Nur die Aussagen 1, 3 und 4 sind richtig.
☐ E: Nur die Aussagen 3, 4 und 5 sind richtig.

Frage 10.7.10 Prüfung aktuell (2018–2). Einfachauswahl
Eine Mutter bittet um eine Entwicklungsdiagnostik bei ihrer 2-jährigen Tochter. Das Mädchen habe sich zunächst unauffällig entwickelt, mit 1 Jahr zu laufen und zu sprechen begonnen. Seit mehreren Monaten stagniere die Entwicklung; bereits erworbene Fähigkeiten habe sie wieder verlernt. Das Kind laufe zunehmend schlechter, spreche immer weniger und müsse wieder gefüttert werden. Bei der Untersuchung fallen u. a. Stereotypien der Hände (waschende Bewegungen) auf. – Welche der folgenden Diagnosen trifft am ehesten zu?
☐ A: Aufmerksamkeitsdefizit-/Hyperaktivitätsstörung (ADHS)
☐ B: Selektiver Mutismus
☐ C : Rett-Syndrom
☐ D: Chorea Huntington
☐ E: Sogenannte Trotzphase

Frage 10.7.11 Prüfung aktuell (2020–2). Aussagenkombination
Welche der folgenden Aussagen zur Bindungsstörung (nach ICD-10) treffen zu?
1. Die reaktive Bindungsstörung wird von anhaltenden und ausgeprägten kognitiven Defiziten, die denen des Autismus vergleichbar sind, begleitet.
2. Zur klinischen Leitsymptomatik der reaktiven Bindungsstörung gehören repetitive und stereotype Verhaltensmuster.
3. Wichtig ist die diagnostische Abgrenzung von tiefgreifenden Entwicklungsstörungen (nach ICD-10).
4. Die reaktive Bindungsstörung tritt meist im Kontext von Vernachlässigung oder Misshandlung auf.
5. Beginn vor dem Alter von 5 Jahren.

☐ A: Nur die Aussagen 1, 2 und 4 sind richtig.
☐ B: Nur die Aussagen 1, 2 und 5 sind richtig.
☐ C: Nur die Aussagen 1, 3 und 5 sind richtig.
☐ D: Nur die Aussagen 2, 3 und 4 sind richtig.
☐ E: Nur die Aussagen 3, 4 und 5 sind richtig.

10.8 Lösungen mit Kommentaren

Lösungen ➤ Tab. 10.1 Richtig oder falsch?
- **Zu 1:** Falsch! Die Störung der Aufmerksamkeit ist zwar typisch, es liegt jedoch keine Intelligenzminderung vor.
- **Zu 2:** Richtig! Es gibt eine genetische Disposition für ADS/ADHS.
- **Zu 3:** Falsch! Bei einem Großteil der Betroffenen dauert die Symptomatik bis ins Erwachsenenalter an.
- **Zu 4:** Falsch! Schwere Fälle von ADS/ADHS werden üblicherweise mit Ritalin® behandelt. Gleichzeitig sollte eine Verhaltenstherapie durchgeführt werden.
- **Zu 5:** Falsch! Bei einer leichten Intelligenzminderung (früher: Debilität) liegt der IQ zwischen 50 und 69. Ein IQ von 35–49 entspricht einer mittelgradigen geistigen Behinderung, ein IQ von 20–34 ist ein Hinweis für eine schwere geistige Behinderung.
- **Zu 6:** Falsch! Autistische Kinder können sich nicht in andere hineinfühlen und sind auch nicht fähig, Gestik und Mimik zu deuten.
- **Zu 7:** Falsch! Beschrieben wird hier die sekundäre Enuresis.
- **Zu 8:** Richtig! So etwa lautet die Definition nach ICD-10.
- **Zu 9:** Richtig! In der ICD-10 heißt es hierzu: „Umschriebene Entwicklungsstörungen des Lesens gehen Entwicklungen des Sprechens und der Sprache voraus."
- **Zu 10:** Richtig! Pavor nocturnus heißt wörtlich: nächtliche Angst (= nächtlicher Angstanfall).
- **Zu 11:** Richtig! Mutismus bedeutet Verstummen. Beim elektiven (oder auch selektiven) Mutismus verstummen die Kinder nur in bestimmten Situationen oder nur bei bestimmten Personen.
- **Zu 12:** Richtig! Bei den Betroffenen besteht ein eingeschränktes Verständnis dafür, dass Zahlen nicht nur abgezählt, sondern auch als Mengenangaben verwendet werden können. Die Rechenprobleme bestehen unabhängig von der Intelligenz der Betroffenen.
- **Zu 13:** Falsch! Die Beschreibung passt auf eine Störung des Sozialverhaltens. Typisch für eine Bindungsstörung wären Furchtsamkeit, Übervorsichtigkeit, in manchen Fällen auch aufmerksamkeitssuchendes und nichtselektives Bindungsverhalten.
- **Zu 14:** Richtig! Umgekehrt haben etwa 30 % aller Patienten mit ADHS auch Tics oder ein Tourette-Syndrom.
- **Zu 15:** Falsch! Der Störungsbeginn kann vor oder nach dem 10. Lebensjahr auftreten. Beginnt die Störung vor dem 10. Lebensjahr, ist der Verlauf oft chronisch, in einem Teil der Fälle entwickelt sich daraus eine dissoziale Persönlichkeitsstörung. Bei Beginn nach dem 10. Lebensjahr schwächen sich die Symptome eher ab, die Prognose ist in diesem Fall günstiger.

Lösung 10.2.1 C: Nur 1 und 5 sind richtig.
- **Zu 1:** Richtig! Manche Kinder mit ADS sind unauffällig, gelten als Träumer und weisen kaum Symptome von Überaktivität und Impulsivität auf.
- **Zu 2:** Falsch! Viele ADS-Kinder haben Probleme mit Schreiben und Malen (= Feinmotorik), häufig auch Störungen der Grobmotorik (z. B. beim Sport), ohne deshalb hyperaktiv oder impulsiv zu sein.

- **Zu 3:** Falsch! Die Symptome beginnen meist in den ersten 5 Lebensjahren.
- **Zu 4:** Falsch! Reizüberflutung (Flooding) verstärkt die Symptomatik und ist bei ADS kontraindiziert.
- **Zu 5:** Richtig! Viele Kinder können sich nicht längere Zeit auf den Unterricht oder die Hausaufgaben konzentrieren, sind leicht ablenkbar und vergessen alltägliche Dinge wie Schlüssel, Hefte, Bücher usw.

Lösung 10.2.2 D: Nur 1, 2, 3 und 4 sind richtig.

- **Zu 1:** Richtig! Hyperaktivität (Hypermotorik) und impulshafte Ausbrüche zählen zusammen mit Störungen der Aufmerksamkeit zu den drei Leitsymptomen einer ADHS.
- **Zu 2:** Richtig! Im Erwachsenenalter haben Betroffene zwar gelernt, mit ihrer ADHS besser umzugehen, viele werden jedoch nach wie vor leicht abgelenkt, können sich nicht länger auf eine Sache konzentrieren und sind sprunghaft im Denken. Als Folge davon haben sie oft Probleme mit der Strukturierung und Organisation beruflicher oder privater Aufgaben sowie ein schlechtes Zeitmanagement und können die Aufmerksamkeit nicht für längere Zeit aufrechterhalten (= fehlendes Durchhaltevermögen).
- **Zu 3:** Richtig! Rund 30 % aller Kinder mit ADHS haben auch eine Ticstörung oder ein Tourette-Syndrom. Überdies führen die Probleme mit Hyperaktivität und Impulsivität oft zu aggressivem Verhalten, häufig verbunden mit der Unfähigkeit, sich an die Regeln der Gesellschaft zu halten. Wenn die ADHS zusammen mit einer derartigen Störung des Sozialverhaltens auftritt, wird sie in der ICD-10 als „hyperkinetische Störung des Sozialverhaltens" diagnostiziert.
- **Zu 4:** Richtig! Um ihre Symptome besser bewältigen zu können, entwickeln viele Menschen mit ADHS als Eigentherapie oft stoffgebundene Süchte (Alkohol, Nikotin, Koffein). Aber auch ein nichtstoffgebundenes Suchtverhalten ist bei Betroffenen häufig zu beobachten, z. B. Sportsucht, Spielsucht, süchtiges Internetverhalten u. a. m. Überdies entwickeln Menschen mit ADHS häufig auch Depressionen und Angststörungen.
- **Zu 5:** Falsch! Methylphenidat (Ritalin®) wird auch im Erwachsenenalter eingesetzt. Die medikamentöse Behandlung sollte in jedem Fall mit Psychotherapie (meist Verhaltenstherapie) kombiniert werden.

Lösung 10.2.3 D: Nur 1, 2, 3 und 5 sind richtig.

- **Zu 1:** Richtig! Um mit ihrer Hyperaktivität besser umgehen zu können, entwickeln viele Betroffene spezielle Strategien: Sie konsumieren z. B. in großen Mengen starken Kaffee (zählt zu den Stimulanzien ähnlich wie Ritalin®), rauchen, betreiben Extremsport oder betäuben sich mit Alkohol oder Cannabis als Mittel der Selbstmedikation.
- **Zu 2:** Richtig! Viele Kinder mit Intelligenzminderung sind unkonzentriert, distanzlos und unkontrolliert impulsiv.
- **Zu 3:** Richtig! Menschen mit einer Hyperthyreose kommen nicht zur Ruhe und haben Konzentrationsstörungen.
- **Zu 4:** Falsch! Die bei ADHS eingesetzte Substanz Methylphenidat (Ritalin®) zählt zu den Stimulanzien.
- **Zu 5:** Richtig! Deshalb heißt es in der ICD-10 unter G7: „*Die Störung erfüllt nicht die Kriterien für eine manische Episode.*"

Lösung 10.2.4 A: Nur 5 ist richtig.

- **Zu 1:** Falsch! ADHS-Kinder haben als Folge ihrer Probleme mit Konzentration und Aufmerksamkeit oft *Lernstörungen*. Die meisten sind jedoch normal-, häufig sogar überdurchschnittlich begabt, viele besuchen die Realschule oder das Gymnasium. Nicht verwechseln mit einer *Lernbehinderung*. Unter Lernbehinderung versteht man ein schwerwiegendes und lang andauerndes Schulleistungsversagen, das meist mit einer Beeinträchtigung der Intelligenz einhergeht (IQ 70–85). Die Beeinträchtigung der Intelligenz ist jedoch nicht schwerwiegend genug, um die Diagnose Intelligenzminderung zu rechtfertigen. Ein Großteil der lernbehinderten Kinder besucht Förderschulen.
- **Zu 2:** Falsch! Die ADHS ist primär eine neurobiologische Funktionsstörung, die durch genetische und umweltbedingte Faktoren verursacht wird. Im Wesentlichen handelt es sich um eine Störung der Neurotransmitter Dopamin und Noradrenalin. Auf keinen Fall wird das die ADHS durch eine aktuelle Belastung verursacht.
- **Zu 3:** Falsch! „*Verzögerungen* der motorischen und sprachlichen Entwicklung kommen überproportional oft vor" (ICD-10, F90: Einleitung).
- **Zu 4:** Falsch! Inhaltliche Denkstörungen wären Wahn und Zwang. Sie kommen bei ADS/ADHS definitionsgemäß nicht vor.
- **Zu 5:** Richtig! Tokens sind z. B. Bons, Wertmarken, Murmeln oder Sticker mit Smileys oder Sternchen, die dazu dienen, positives Verhalten zeitnah positiv zu verstärken. 10 oder 20 Tokens können dann später gegen eine größere Belohnung (z. B. einen Kinobesuch oder Ausflug machen, Eis essen usw.) eingetauscht werden.

Lösung 10.2.5 B: Nur 2 und 4 sind richtig.

- **Zu 1:** Falsch! Jungen sind häufiger betroffen als Mädchen.
- **Zu 2:** Richtig! → Frage 10.2.2 (4) und Frage 10.2.3 (1)
- **Zu 3:** Falsch! Affektive Störungen (z. B. Depressionen) sind häufig.
- **Zu 4:** Richtig! Hyperaktivität ist das Hauptmerkmal, Symptome aus dem Bereich Impulsivität und Unaufmerksamkeit sind im Vorschulalter eher normal.
- **Zu 5:** Falsch! ICD-10: „Verzögerungen der motorischen und sprachlichen Entwicklung kommen überproportional oft vor."

Lösung 10.2.6 B: Nur 1, 2 und 4 sind richtig.

- **Zu 3:** Falsch! Ein Leitsymptom für die ADHS ist die Störung der Aufmerksamkeit und Konzentration. Sie bewirkt verstärkt Falschantworten, Auslassungsfehler, Springen von einem Thema zum anderen usw.
- **Zu 4:** Richtig! In Untersuchungen hat man festgestellt, dass bei Erwachsenen mit ADHS gehäuft bestimmte Persönlichkeitsstörungen auftreten. Dazu zählt neben der Borderline-PS und der narzisstischen PS auch die dissoziale PS.
- **Zu 5:** Falsch! Wie in Kindheit und Jugend ist auch im Erwachsenenalter „impulsives Verhalten" eins der drei Leitsymptome für die Diagnose ADHS.

Lösung 10.3.1 Richtig sind C und E.

- **Zu A:** Falsch! Bei einem IQ von 55 liegt eine leichte geistige Behinderung (IQ 50–69) vor. Früher sprach man in diesem Zusammenhang von Debilität.
- **Zu B und D:** Falsch! Bei einer leichten Intelligenzminderung sind Spracherwerb und Entwicklung der Motorik verzögert.
- **Zu C und E:** Richtig!

Lösung 10.3.2 E: Alle Aussagen sind richtig.

- **Kommentar:** Schädigungen des sich entwickelnden Gehirns (im Mutterleib oder kurz nach der Geburt) sind häufig Ursache für eine Intelligenzminderung. Dazu zählen neben dem Down-Syndrom und der Schädigung des Embryos durch Alkoholkonsum der Mutter (Alkoholembryopathie) auch Schädigungen des Gehirns nach der Geburt, z. B. durch einen Sturz vom Wickeltisch oder eine Masernenzephalitis. Auch eine *angeborene* Hypothyreose (Schilddrüsenunterfunktion) kann unerkannt zu einer schweren Intelligenzminderung führen.

Lösung 10.3.3 A: Nur 2 und 4 sind richtig.

- **Zu 1:** Falsch! Bei einer leichten Intelligenzminderung liegt der IQ zwischen 50 und 69 (→ Merke-Kasten „Intelligenzquotient").
- **Zu 2:** Richtig!
- **Zu 3:** Falsch! Erstauftreten der Symptome in den ersten Jahren der Entwicklung.
- **Zu 4:** Richtig! Im Erwachsenenalter entspricht eine leichte geistige Behinderung einem mentalen Alter von 9 bis etwa 12 Jahren (→ ICD-10: F70): Die Betroffenen haben zwar Schwierigkeiten bei der Schulausbildung und beim Schulabschluss, sie können jedoch einfache praktische Arbeiten ausführen und soziale Beziehungen aufrechterhalten.
- **Zu 5:** Falsch! Methylphenidat (Ritalin®) wird bei ADS/ADHS eingesetzt, aber nicht bei einer nicht heilbaren Intelligenzminderung.

Lösung 10.3.4 Richtig sind B und E.

- **Zu A:** Falsch! Wie ➤ Abb. 10.3 zeigt, entspricht die Verteilung der Intelligenz in der Normalbevölkerung in etwa der sogenannte Gauß-Normalverteilung. Dies bedeutet: Ein IQ von 85–115 entspricht der durchschnittlichen Intelligenz.
- **Zu B:** Richtig! Ein Blick auf ➤ Abb. 10.3 zeigt: Bei einem IQ von 100 haben ca. 34 % + 13,5 % + 2,5 % (= 50 %) der Vergleichsgruppe einen höheren IQ (B ist richtig).
- **Zu C:** Falsch! Nicht 30 %, sondern etwa 68 % der Menschen haben einen IQ zwischen 85 und 115, was einer normalen Intelligenz entspricht.
- **Zu D:** Falsch! Ein IQ von 115 entspricht dem Prozentrang von 85 % (➤ Abb. 10.3), nicht 99 %.
- **Zu E:** Richtig!

MERKE

Intelligenzquotient und geistige Behinderung

Durchschnittliche Intelligenz	IQ 85–115
Unterdurchschnittliche Intelligenz (Lernbehinderung)	IQ 70–84
Leichte Intelligenzminderung (früher: Debilität)	IQ 50–69
Mittlere Intelligenzminderung (früher: Imbezillität)	IQ 35–49
Schwere Intelligenzminderung (früher: schwere Imbezillität)	IQ 20–34
Schwerste Intelligenzminderung (früher: Idiotie)	IQ < 20

Lösung 10.4.1 A: Nur 1 und 2 sind richtig.

- **Kommentar:** Ähnlich wie Kinder mit frühkindlichem Autismus können Menschen mit Asperger-Syndrom sich nicht in andere einfühlen, meiden Blickkontakt, können Mimik und Gestik ihrer Mitmenschen nicht deuten und haben große Probleme, Beziehungen zu Gleichaltrigen aufzunehmen. Im Gegensatz zum frühkindlichen Autismus ist beim Asperger-Syndrom die Intelligenz meist normal ausgeprägt, manche sind sogar überdurchschnittlich intelligent. Wie beim frühkindlichen Autismus sind Jungen häufiger betroffen als Mädchen. Die Sprachentwicklung ist normal. Erste Krankheitssymptome sind i. d. R. nach dem 3. Lebensjahr zu beobachten (nicht in den ersten Lebensmonaten!).

Lösung 10.4.2 Richtig sind D und E.

- **Zu A:** Falsch! → Keine kognitiven Entwicklungsverzögerungen beim Asperger-Syndrom.
- **Zu B:** Falsch! Die ersten Symptome zeigen sich i. d. R. nach Vollendung des 3. Lebensjahrs. Bei vielen Betroffenen wird die Störung erst im Jugend- oder Erwachsenenalter erkannt.

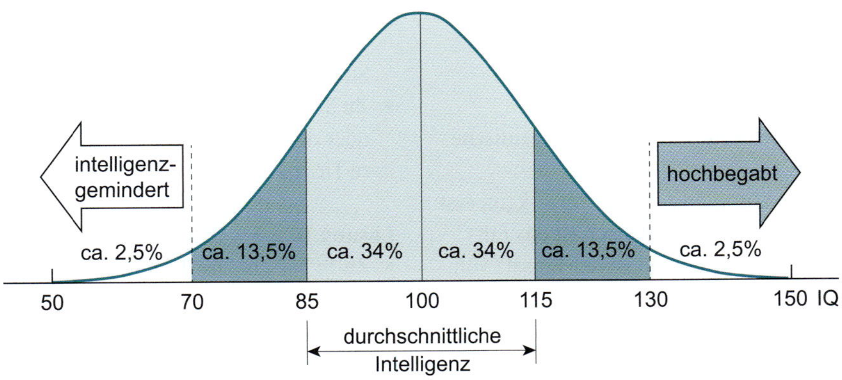

Abb. 10.3 Prozentuale Verteilung der Intelligenz in der Bevölkerung

- **Zu C:** Falsch! Keine Verzögerung der Sprachentwicklung!
- **Zu D und E:** Richtig! → Kommentar zu 10.4.1.

Lösung 10.4.3 D: Nur 3, 4 und 5 sind richtig.
- **Zu 1:** Falsch! Die Entwicklung des Sprechens und des Sprachverstehens ist typischerweise verspätet oder vollständig gestört.
- **Zu 2:** Falsch! Typisch ist eine Beschäftigung mit mehreren stereotypen und begrenzten Spezialinteressen, die in Inhalt und Schwerpunkt abnorm sind (Beschäftigung mit Daten, Fahrplänen, Fahrrouten; stundenlanges Spielen mit Legosteinen usw.).
- **Zu 3:** Richtig! Die Aussage beschreibt die wichtigsten Symptome des frühkindlichen Autismus.
- **Zu 4:** Richtig! Das Krankheitsbild ist mit weniger als 1 % selten.
- **Zu 5:** Richtig! Auch Wortneuschöpfungen (die andere nicht verstehen) oder die stereotype Wiederholung von Wörtern und Phrasen sind typisch.

Lösung 10.4.4 D: Nur 2, 4 und 5 sind richtig.
- **Zu 1:** Falsch! Das Erkrankungsverhältnis von Jungen zu Mädchen beträgt 4 : 1.
- **Zu 2:** Richtig! Ein typisches Merkmal ist die Unfähigkeit, Beziehungen zu Gleichaltrigen aufzunehmen.
- **Zu 3:** Falsch! Die Beschreibung passt eher auf ein Kind mit ADHS oder einer Störung des Sozialverhaltens.
- **Zu 4:** Richtig! Das ist ein Beispiel für repetitive (= sich wiederholende) und stereotype (= gleichbleibende) Verhaltensmuster.
- **Zu 5:** Richtig! Die Betroffenen sind unfähig zum Blickkontakt, können sich nicht in andere hineinfühlen; es ist, als würden sie „durch ihr Gegenüber hindurchschauen".

Lösung 10.5.1 *Nicht* richtig ist C.
- **Kommentar:** Eine Reduktion der abendlichen Trinkmenge ist zwecklos und kann von den Kindern als Strafe empfunden werden.

Lösung 10.5.2 B: Nur 2 und 3 sind richtig.
- **Begriffsklärung:** Enuresis nocturna (= nächtliches Einnässen); Enuresis diurna (= Einnässen tagsüber).
- **Zu 1:** Falsch! „Sekundäre Enuresis" bedeutet: Das Kind war schon trocken, nässt nun aber wieder ein.
- **Zu 2:** Richtig! In vielen Fällen ist nächtliches Einnässen durch eine Reifungsverzögerung des ZNS bedingt.
- **Zu 3:** Richtig! Bei den meisten Kindern löst sich das Problem von selbst, deshalb sollten Eltern möglichst gelassen damit umgehen.
- **Zu 4:** Falsch! Am erfolgreichsten sind verhaltenstherapeutische Methoden.
- **Zu 5:** Falsch! Die Diagnose „nichtorganische Enuresis" kann erst ab dem 5. Lebensjahr gestellt werden, erst danach ist das Einnässen behandlungsbedürftig und erst dann ist der Einsatz von Klingel- oder Weckgeräten (z. B. das „Klingelhöschen") sinnvoll.

Lösung 10.5.3 D: Nur 1, 2, 4 und 5 sind richtig.
- **Kommentar:** Aufgeführt werden in dieser Frage verhaltenstherapeutische Maßnahmen, die für den Fragesteller offensichtlich als einzig richtige gelten. Deshalb sind alle Vorschläge außer (3) zutreffend. Das Mindestalter für die Diagnose ist 4 Jahre; bei Kleinkindern unter 2 Jahren ist Einkoten normal und keine psychische Störung.

Lösung 10.6.1 D: Nur 1, 3, 4 und 5 sind richtig.
- **Zu 1:** Richtig! Steht so in der ICD-10.
- **Zu 2:** Falsch! Für eine genetische Disposition sprechen Zwillings- und Familienstudien: Bei eineiigen Zwillingen z. B. liegt die Auftretenswahrscheinlichkeit von Ticstörungen bei 50 %, bei zweieiigen Zwillingen bei 10 %.
- **Zu 3:** Richtig! Hierzu heißt es in der ICD-10: „Normalerweise werden Tics als nicht willkürlich beeinflussbar erlebt, sie können jedoch meist für unterschiedlich lange Zeiträume unterdrückt werden."
- **Zu 4:** Richtig! Bei stark ausgeprägten Tics wie dem Tourette-Syndrom werden häufig Antipsychotika (Neuroleptika) gegeben.
- **Zu 5:** Richtig! Zu den komplexen Tics zählt u. a. das Sich-selbst-Schlagen (z. B. gegen Brust oder Kopf).

Lösung 10.6.2 E: Alle Aussagen sind richtig.
- **Zu 1:** Richtig! Beispiele wären Grimassieren, Zuckungen im Gesichtsbereich, Schmatz- und Kaubewegungen als Folge einer längeren Medikation mit Antipsychotika (Neuroleptika).
- **Zu 2:** Richtig! Im Zusammenhang mit ADHS zeigen die Betroffenen oft ticähnliche Bewegungen wie Zappeln, Sich-Winden, manchmal auch Muskelzuckungen verschiedenster Art. Bei stärkerer Ausprägung ist es im Zusammenhang mit ADHS oft angebracht, eine Zweitdiagnose „Ticstörung" zu stellen. Etwa 30 % aller Patienten mit ADHS haben Tics oder ein Tourette-Syndrom; umgekehrt haben etwa 50 % aller Patienten mit einer Ticstörung auch ein hyperkinetisches Syndrom.
- **Zu 3:** Richtig! Komplexe Tics können manchmal nur schwer von Zwangshandlungen unterschieden werden, bei denen oft eine bestimmte Anzahl von Wiederholungen nötig ist, bis die Spannung sich abbaut (z. B. beim Trinken immer fünf Schlucke, Dinge mehrmals berühren, bestimmte Worte zwanghaft wiederholen usw.).
- **Zu 4:** Richtig! Das für die Behandlung von Morbus Parkinson eingesetzte Medikament L-Dopa kann in hoher Dosierung zu Hyperkinesien/Hyperkinesen (= übersteigerte, nicht kontrollierbare Bewegungen) führen. Auch nach Langzeitbehandlung mit Antipsychotika kommt es häufig zu medikamenteninduzierten Störungen der Muskeltätigkeit → Kommentar zu 1.
- **Zu 5:** Richtig! Bei Infektionskrankheiten wie einer Enzephalitis oder der Creutzfeldt-Jakob-Krankheit sind sogenannte sekundäre Tics häufig.

Lösung 10.6.3 Richtig sind A und C.
- **Zu E:** Falsch! Das Tourette-Syndrom manifestiert sich meist vor dem 11. Lebensjahr. Oft zeigt die Ticsymptomatik in der Adoleszenz (11.–15. Lebensjahr) ihre schwerste Ausprägung und nimmt dann beim Übergang ins Erwachsenenalter an Stärke ab.

Lösung 10.7.1 Richtig sind D und E.

- **Zu A:** Falsch! Störungen des Sozialverhaltens sind durch ein anhaltendes Muster von dissozialem, aggressivem, aufsässigem Verhalten charakterisiert. Laut ICD-10 sind die dissozialen Verhaltensweisen „*schwerwiegender* als gewöhnlicher kindischer Unfug oder *jugendliche Aufmüpfigkeit*".
- **Zu B:** Falsch! Die Störung muss mindestens 6 Monate andauern! Außerdem ist Schulschwänzen nur eines von vielen Symptomen, die für eine Störung des Sozialverhaltens typisch sind.
- **Zu C:** Falsch! Eine medikamentöse Behandlung ist nicht zielführend. Stattdessen sollen die Jugendlichen mit Hilfe verschiedenster verhaltenstherapeutischer Methoden lernen, impulsives oder aggressives Verhalten zu kontrollieren. Dabei kommen u. a. Verfahren wie Rollenspiele, soziales Kompetenztraining, Selbstinstruktionstraining, Selbstbeobachtung im Alltag (z. B. anhand von Arbeitsblättern) und Techniken der kognitiven Verhaltenstherapie zum Einsatz. Oft ist es wichtig, hierbei auch die Bezugspersonen der Betroffenen einzubeziehen.
- **Zu D:** Richtig! Steht in etwa so in der ICD-10.
- **Zu E:** Richtig! Vor allem bei einer Störung des Sozialverhaltens mit frühem Beginn (vor dem 10. Lebensjahr) ist die Gefahr groß, dass die Störung nach der Adoleszenz erhalten bleibt und sich zu einer dissozialen PS entwickelt.

Lösung 10.7.2 E: Keine der Aussagen ist richtig.

- **Kommentar:** Emotionale Störungen des Kindesalters (Trennungsangst, Tierphobien, soziale Ängstlichkeit, generalisierte Angststörung des Kindesalters) haben eine gute Prognose: Sie verschwinden i. d. R. beim Übergang zum Erwachsenenalter. Störungen des Sozialverhaltens bleiben hingegen häufig erhalten und gehen in einem Teil der Fälle im Erwachsenenalter in eine dissoziale Persönlichkeitsstörung über. Beide Störungen können gleichzeitig vorkommen (D ist falsch), d. h., ein Kind mit dissozialem Verhalten kann gleichzeitig auch Ängste verschiedenster Art haben.

Lösung 10.7.3 B: Nur 2 und 3 sind richtig.

- **Kommentar:** Im Kapitel F8 der ICD-10 unterscheiden die Verfasser im Wesentlichen zwischen zwei großen Gruppen von Entwicklungsstörungen: den tiefgreifenden Entwicklungsstörungen (F84) mit vorwiegend Erkrankungen aus dem autistischen Formenkreis. Und den „leichteren" Entwicklungsstörungen, die sich nur auf bestimmte eingegrenzte (= umschriebene) Bereiche der Entwicklung beziehen und deshalb auch als „Teilleistungsschwächen" bezeichnet werden. Sie beziehen sich auf die Sprache (F80), auf Lesen, Schreiben und Rechnen (F81) sowie die fein- oder grobmotorische Koordination (F82).
- **Zu 1:** Falsch! Im Alter von bis zu 1 Jahr sind Einwortsätze normal → 10.6.1.
- **Zu 2:** Richtig! → Kommentar.
- **Zu 3:** Richtig! Die Häufigkeit liegt bei 4–6 %
- **Zu 4:** Falsch! Der Intelligenzquotient der betroffenen Kinder ist meist normal oder sogar erhöht.
- **Zu 5:** Falsch! Wie der Name „Entwicklungsstörung" schon sagt, handelt es sich um Störungen, bei denen gewisse Fertigkeiten im frühen Stadium der Entwicklung beeinträchtigt sind.

Lösung 10.7.4 Richtig sind B und C.

- **Zu A:** Falsch! Legastheniker haben als Folge ihrer Störung oft soziale und emotionale Probleme (Schulangst, Minderwertigkeitsgefühle, soziale Ausgrenzung u. a. m.).
- **Zu B:** Richtig! Leseverständnis und Lesegenauigkeit liegen „*mindestens zwei Standardabweichungen unterhalb des Niveaus …, das aufgrund des chronologischen Alters und der allgemeinen Intelligenz zu erwarten wäre*" (ICD-10: F81.0/A.1).
- **Zu C:** Richtig! In der ICD-10 heißt es hierzu: „*Entwicklungsstörungen des Sprechens und der Sprache … gehen den umschriebenen Entwicklungsstörungen des Lesens voraus.*"
- **Zu D:** Falsch! Das Hauptmerkmal der *Lese*(!)-Rechtschreib-Störung ist eine Beeinträchtigung des Leseverständnisses, die nicht allein durch Sehprobleme oder eine „unangemessene Beschulung" erklärbar ist.
- **Zu E:** Falsch! Legastheniker erbringen in anderen Bereichen der schulischen Ausbildung normale, häufig auch überdurchschnittliche Leistungen. Auf keinen Fall haben die Betroffenen eine Intelligenzminderung.

Lösung 10.7.5 Richtig sind D und E.

- **Zu A und B:** Falsch! Die minimalen zerebralen Entwicklungsstörungen sind weder durch ein EEG noch durch eine MRT des Gehirns nachweisbar.
- **Zu C:** Falsch! Es gibt zwar eine genetische Disposition für die Legasthenie, eine diesbezügliche genetische Untersuchung ist jedoch weder sinnvoll noch möglich.
- **Zu D:** Richtig! Auch bei einer Intelligenzminderung kommt es zu Störungen des Lesens und Schreibens. Deshalb sollte bei der Erstuntersuchung unbedingt eine allgemeine Minderbegabung ausgeschlossen werden.
- **Zu E:** Richtig! Legastheniker sind häufig „fehlhörig", d. h., sie können ähnlich gesprochene Laute wie „b/p", „d/t" und/oder „g/k" nicht voneinander unterscheiden. Bei den meisten Legasthenikern (ca. 60 %) sind diese akustischen und sprachlichen Beeinträchtigungen die Ursache für die LRS.

Lösung 10.7.6 Richtig ist E.

- **Zu A:** Falsch! Die Symptome der Dyskalkulie (= Rechenstörung) unterscheiden sich von Fall zu Fall und sind auch verschieden stark ausgeprägt.
- **Zu B:** Falsch! Jedes vierte Kind, das wären 25 %. Etwa 5 % der Kinder leiden an Dyskalkulie.
- **Zu C:** Falsch! Die Gesamtintelligenz ist nicht reduziert. In vielen Fällen sind die Betroffenen sogar überdurchschnittlich intelligent.
- **Zu D:** Falsch! Die Problematik macht sich schon in den ersten Klassen der Grundschule bemerkbar.
- **Zu E:** Richtig! → Kommentar zu C.

Lösung 10.7.7 C: Nur 1, 3 und 4 sind richtig.

- **Kommentar:** Mutismus kommt von lat. „mutus" (stumm); elektiv kommt von lat. „eligere" (auswählen). Ein Kind ist also nicht völlig stumm, sondern verstummt nur in ausgewählten (meist angstbesetzten) Situationen. Dies kann in der Schule sein (→ 1) oder im Kindergarten. Das Zusammensein mit der Mutter als enger Bezugsperson ist normalerweise nicht angstbesetzt, ein Kind mit Mutismus spricht deshalb normalerweise mit der Mutter (→ 4). Das Sprachverständnis ist hierbei nicht beeinträchtigt (→ 3). Und natürlich gibt es Hinweise/Belege dafür, dass das Kind in bestimmten Situationen (fast) normal sprechen kann (→ 5 ist falsch).

Lösung 10.7.8 E: Pavor nocturnus.

- **Kommentar:** Pavor nocturnus heißt wörtlich „nächtlicher Angstanfall". Typisch für das Krankheitsbild sind nächtliche Episoden von Furcht und Panik mit heftigem Schreien („Panikschrei"), vegetativer Übererregtheit und perseverierenden Bewegungen. – Das Wort „Schlafapnoe" unter C bedeutet: Atemstillstand (Apnoe) im Schlaf und hat nichts mit dem Pavor nocturnus zu tun.

Lösung 10.7.9 C: Nur 3 und 5 sind richtig.

- **Kommentar:** Eine *expressive* Sprachstörung ist eine Störung des Sprechens, des Sprachausdrucks (engl. „expressive": ausdrückend). Eine *rezeptive* Sprachstörung ist eine Störung des Sprachverständnisses (engl. „receptive" = aufnehmend, empfangend). Typisch für eine Störung des Sprachausdrucks ist z. B. das Lispeln (= Artikulationsstörung → 5).
- **Zu 1:** Falsch! Bei einer Artikulationsstörung wie dem Lispeln sind weder Intelligenzentwicklung noch Sprachverständnis gestört.
- **Zu 2:** Falsch! Der frühkindliche Autismus tritt vorwiegend bei Jungen auf.
- **Zu 3:** Richtig! Keine Störung der Intelligenzentwicklung bei einer „expressiven Sprachstörung". Laut ICD-10 ist ein (nonverbaler) IQ < 70 ein Ausschlusskriterium für die Diagnose.
- **Zu 4:** Falsch! Rezeptive Sprachstörung bedeutet ja vom Wortsinn her: Das Verstehen der Sprache = Sprachverständnis ist gestört (→ einleitender Kommentar).
- **Zu 5:** Richtig! → Lösung 1.

Lösung 10.7.10 C: Rett-Syndrom.

- **Kommentar:** Die in der Fallgeschichte beschriebenen Symptome sind typisch für das Rett-Syndrom. Das Rett-Syndrom zählt in der ICD-10 zu den tiefgreifenden Entwicklungsstörungen, nicht jedoch zu den Autismusstörungen im eigentlichen Sinne. Zu den in der Fallgeschichte beschriebenen Symptomen kommen i. d. R. Auffälligkeiten wie eine Abnahme des Kopfwachstums zwischen dem 5. und 24. Lebensmonat, ein Verlust vorher vorhandener zielgerichteter Bewegungen und schwere Beeinträchtigungen der expressiven und rezeptiven Sprache. Fast immer ist eine schwere Intelligenzminderung die Folge. – Das Rett-Syndrom wird durch einen Gendefekt verursacht. Die Erkrankung zählt somit zu den genetisch bedingten Erkrankungen und wird deshalb in der zukünftigen ICD-11 nicht mehr zu den frühkindlichen Entwicklungsstörungen gerechnet.

Lösung 10.7.11 E: Nur 3, 4 und 5 sind richtig. Die Frage ist identisch mit Frage 3 in der Prüfung 2017–2.

- **Zu 1 und 2:** Falsch! Die reaktive Bindungsstörung ist charakterisiert durch Symptome von Hypervigilanz, die auch im Zusammensein mit engen Bezugspersonen auftreten, z. B. Angst, Schreckhaftigkeit, Aggression, Rückzugsverhalten, Übervorsichtigkeit und ständige Alarmbereitschaft. Das soziale Verhalten ist ambivalent: Typisch ist z. B. ein Wechsel zwischen Anklammern, plötzlichem Rückzug und aggressiv-abweisendem Verhalten. – Auf keinen Fall finden sich kognitive Defizite oder stereotype Verhaltensmuster, wie sie bei tiefgreifenden Entwicklungsstörungen (z. B. frühkindlicher Autismus, Rett-Syndrom) auftreten.
- **Zu 3:** Richtig! Wie unter 1 und 2 beschrieben, ist eine diagnostische Abgrenzung zu den tiefgreifenden Entwicklungsstörungen sehr wichtig.
- **Zu 4:** Richtig! Die Störung tritt auf, wenn das Kind extrem unzureichende Fürsorge erfahren hat, z. B. extreme Vernachlässigung, häufige Erfahrungen von körperlicher oder sexueller Gewalt, wiederholter Wechsel der primären Bezugspersonen, Aufwachsen in einem Heim für Kinder oder Säuglinge usw.
- **Zu 5:** Richtig! Laut ICD-10 liegt der Beginn für die unter Lösung 1 und 2 beschriebenen Symptome vor dem 5. Lebensjahr.

KAPITEL

11 Verschiedenste Themen: bunt gemixt

In den letzten 10–12 Jahren gab es vermehrt Fragen zu Themenbereichen, die in den Prüfungen davor nie oder nahezu nie aufgetaucht sind. Des Öfteren fanden sich Fragen zu neurologischen Krankheitsbildern, zu Schilddrüsenerkrankungen, zu Schlafstörungen oder ganz allgemein zu Störungen, die sowohl durch eine körperliche als auch durch eine psychische Erkrankung verursacht sein können. Den Prüfern ist es offensichtlich wichtig, dass z. B. die Symptome einer multiplen Sklerose, Parkinson-Krankheit, Epilepsie, Migräne oder Schilddrüsenerkrankung von psychogenen Störungen mit ähnlicher Symptomatik unterschieden werden können.

In seltenen Fällen tauchten auch Fragen zu Störungen auf, die in früheren Prüfungen nie oder nur selten Thema waren. Sie bilden den Abschluss dieser Lerneinheit.

11.1 Neurologische Erkrankungen

Frage 11.1.1 Einfachauswahl
Die Parkinson-Krankheit ist häufig mit psychischen Störungen verbunden, die den motorischen Symptomen vorausgehen können. Hierbei handelt es sich am häufigsten um:
☐ A: Schwere kognitive Beeinträchtigungen
☐ B: Wahn
☐ C: Depression
☐ D: Angststörungen
☐ E: Halluzinationen

Frage 11.1.2 Mehrfachauswahl: Wählen Sie *zwei* Antworten.
Typische Begleitsymptome bei Morbus Parkinson sind:
☐ A: Enthemmung
☐ B: Affektlabilität
☐ C: Verlangsamung der geistigen Funktionen und Denkabläufe (Bradyphrenie)
☐ D: Inadäquate euphorische Stimmung
☐ E: Antriebssteigerung

Frage 11.1.3 Aussagenkombination
Welche der folgenden Aussagen zum Morbus Parkinson trifft/treffen zu?
1. Das Krankheitsbild kann mit einer depressiven Symptomatik verwechselt werden.
2. Bei der Parkinson-Krankheit entwickelt sich sehr selten eine Demenz.
3. Beim Gangbild sind große Schritte und ein lebhaftes Mitschwingen der Arme typisch.
4. Eine Parkinsonsymptomatik kann durch Psychopharmaka ausgelöst werden.
5. Psychotherapeutische Verfahren haben vor allem bei psychischen Begleitsymptomen eine Bedeutung.

☐ A: Nur Aussage 3 ist richtig.
☐ B: Nur die Aussagen 1, 2 und 3 sind richtig.
☐ C: Nur die Aussagen 1, 2 und 4 sind richtig.
☐ D: Nur die Aussagen 1, 4 und 5 sind richtig.
☐ E: Nur die Aussagen 3, 4 und 5 sind richtig.

Frage 11.1.4 Prüfung aktuell (2020–2). Aussagenkombination
Typische Symptome des Morbus Parkinson sind:
1. Monotone Stimme
2. Mikrografie
3. Bewegungsarmut
4. Tremor
5. Krampfanfälle

☐ A: Nur die Aussagen 2 und 4 sind richtig.
☐ B: Nur die Aussagen 1, 2 und 3 sind richtig.
☐ C: Nur die Aussagen 1, 2 und 4 sind richtig.
☐ D: Nur die Aussagen 1, 2, 3 und 4 sind richtig.
☐ E: Nur die Aussagen 1, 3, 4 und 5 sind richtig.

Frage 11.1.5 Aussagenkombination
Welche der folgenden Aussagen zu psychischen Störungen erwarten Sie am ehesten bei der multiplen Sklerose?
1. Angststörungen
2. Affektive Störungen
3. Paranoide Störungen
4. Demenz
5. Borderline-Störung

☐ A: Nur die Aussagen 1, 2, 3 und 4 sind richtig.
☐ B: Nur die Aussagen 1, 2, 3 und 5 sind richtig.
☐ C: Nur die Aussagen 1, 2, 4 und 5 sind richtig.
☐ D: Nur die Aussagen 1, 3, 4 und 5 sind richtig.
☐ E: Nur die Aussagen 2, 3, 4 und 5 sind richtig.

Frage 11.1.6 Prüfung aktuell (2018–1). Aussagenkombination
Welche der folgenden Aussagen zur multiplen Sklerose treffen zu?
1. Im Erkrankungsverlauf kommt es bei einem Teil der Patienten auch zu psychischen Veränderungen mit insbesondere affektiven Störungen.

2. Männer sind etwa doppelt so häufig betroffen wie Frauen.
3. Die Erkrankung wird durch Zecken übertragen.
4. Der Ersterkrankungsgipfel liegt zwischen dem 20. und 40. Lebensjahr.
5. In den Spätstadien der Erkrankung ist eine demenzielle Entwicklung möglich.

☐ A: Nur die Aussagen 1 und 4 sind richtig.
☐ B: Nur die Aussagen 1, 2 und 5 sind richtig.
☐ C: Nur die Aussagen 1, 4, und 5 sind richtig.
☐ D: Nur die Aussagen 2, 3 und 4 sind richtig.
☐ E: Nur die Aussagen 1, 3, 4 und 5 sind richtig.

Frage 11.1.7 Prüfung aktuell (2018–2). Aussagenkombination
Welche der folgenden Aussagen zur Epilepsie trifft/treffen zu?

1. Nach einem Gelegenheitskrampfanfall ist die Fahrtauglichkeit nicht beeinträchtigt.
2. Entzugskrampfanfälle treten lediglich beim Alkoholentzugssyndrom auf.
3. Das abrupte Absetzen von Benzodiazepinen kann zu einem epileptischen Anfall führen.
4. Epilepsie manifestiert sich nur in der Kindheit.
5. Zur Diagnosesicherung wird ein Enzephalogramm (EEG) durchgeführt.

☐ A: Nur Aussage 3 ist richtig.
☐ B: Nur die Aussagen 1 und 2 sind richtig.
☐ C: Nur die Aussagen 3 und 5 sind richtig.
☐ D: Nur die Aussagen 1, 3 und 5 sind richtig.
☐ E: Nur die Aussagen 3, 4 und 5 sind richtig.

Frage 11.1.8 Aussagenkombination
Ursachen für eine symptomatische Epilepsie können sein:

1. Traumatische Hirnschädigung
2. Raumfordernde Prozesse
3. Entzündliche Erkrankungen des Gehirns
4. Traumatisierende Erlebnisse in der frühen Kindheit
5. Stoffwechselstörungen und Fehlbildungen des Nervensystems

☐ A: Nur die Aussagen 1 und 2 sind richtig.
☐ B: Nur die Aussagen 1, 3 und 4 sind richtig.
☐ C: Nur die Aussagen 3, 4 und 5 sind richtig.
☐ D: Nur die Aussagen 1, 2, 3 und 5 sind richtig.
☐ E: Alle Aussagen sind richtig.

Frage 11.1.9 Prüfung aktuell (2019–1). Aussagenkombination
Welche der folgenden Aussagen zu Chorea Huntington treffen zu?

1. Erste Symptome der Krankheit zeigen sich meist zwischen dem 20. und 50. Lebensjahr.
2. Bei frühzeitiger Therapie kann die Erkrankung geheilt werden.
3. Psychische Beschwerden gehen den Bewegungsstörungen oft mehrere Jahre voraus.
4. Die Bewegungsstörungen beginnen meist mit Hyperkinesen bei verringertem Muskeltonus.
5. Die geistige Leistungsfähigkeit ist nicht beeinträchtigt.

☐ A: Nur die Aussagen 1 und 2 sind richtig.
☐ B: Nur die Aussagen 3 und 5 sind richtig.
☐ C: Nur die Aussagen 1, 3 und 4 sind richtig.
☐ D: Nur die Aussagen 1, 3, 4 und 5 sind richtig.
☐ E: Alle Aussagen sind richtig.

11

Frage 11.1.10 Einfachauswahl
Als Symptom oder Folge einer Commotio cerebri ist am *wenigsten wahrscheinlich* zu erwarten:

☐ A: Bewusstlosigkeit
☐ B: Erbrechen
☐ C: Retrograde Amnesie
☐ D: Organische Wesensänderung
☐ E: Vegetative Regulationsstörung

Frage 11.1.11 Einfachauswahl
Bei einem Patienten tritt nach einem Unfall mit Schädel-Hirn-Trauma eine zweistündige Erinnerungslücke für das Geschehen nach dem Unfall auf. Welche Diagnose trifft am ehesten zu?

☐ A: Retrograde Amnesie
☐ B: Alkoholentzugsdelir
☐ C: Anterograde Amnesie
☐ D: Organisch amnestisches Syndrom
☐ E: Dissoziative Amnesie

Frage 11.1.12 Prüfung aktuell (2018–1). Mehrfachauswahl
Welche der folgenden Aussagen zur Migräne treffen zu? Wählen Sie *zwei* Antworten.

☐ A: Bei Migräne reicht in der Regel eine augenärztliche Behandlung.
☐ B: Oft besteht ausgeprägte Lichtempfindlichkeit, Übelkeit oder Erbrechen.
☐ C: In der Auraphase treten häufig Sehstörungen auf.
☐ D: Die Kopfschmerzen bessern sich bei körperlicher Betätigung.
☐ E: Lebensmittel können keinen Anfall auslösen.

Frage 11.1.13 Mehrfachauswahl
Welche *zwei* der folgenden Aussagen zu Kopfschmerzen treffen zu?

☐ A: Das Symptom Kopfschmerz ist in der Bevölkerung weit verbreitet und bedarf keiner besonderen Abklärung.
☐ B: Das plötzliche Auftreten stärkster Hinterkopfschmerzen mit Erbrechen kann auf eine Hirnblutung hinweisen.
☐ C: Kopfschmerzen treten bei Hypertonie fast nie auf.
☐ D: Massive Kopfschmerzen mit Übelkeit und Rötung des Auges können für einen Glaukomanfall (Grüner Star) sprechen.
☐ E: Knochenmetastasen im Bereich des Schädeldachs verursachen keine Schmerzen.

Frage 11.1.14 Einfachauswahl
Eine Patientin leidet seit Jahren unter Spannungskopfschmerz. Trotz regelmäßiger Massage und Wärmetherapie kann die Spannung der Nackenmuskulatur nicht verringert werden. Auch verschiedene Versuche, die Patientin dazu zu bewegen, ein Entspannungstraining wie z. B. autogenes Training oder progressive Muskelrelaxation zu erlernen, schlugen fehl, da die Patientin der Annahme ist, keinen Einfluss auf ihre Muskulatur zu haben. Welches zusätzliche Verfahren kann noch eingesetzt werden, um die Patientin bei der Erlernung eines Entspannungsverfahrens zu unterstützen?

□ A: Analyse der individuellen Abwehr
□ B: Biofeedback
□ C: Kognitive Verhaltenstherapie
□ D: Reizüberflutung
□ E: Systematische Desensibilisierung

11.2 Erkrankungen der Schilddrüse

Frage 11.2.1 Aussagenkombination
Ein Patient möchte sich von Ihnen psychotherapeutisch behandeln lassen. Welche der im Folgenden genannten Symptome stützen den Verdacht auf eine Hyperthyreose?
1. Motorische Unruhe
2. Schlaflosigkeit
3. Gewichtszunahme
4. Bradykardie
5. Hervortreten der Augäpfel (Exophthalmus)

□ A: Nur die Aussagen 1 und 5 sind richtig.
□ B: Nur die Aussagen 2 und 3 sind richtig.
□ C: Nur die Aussagen 1, 2 und 5 sind richtig.
□ D: Nur die Aussagen 1, 2, 4, und 5 sind richtig.
□ E: Alle Aussagen sind richtig.

Frage 11.2.2 Prüfung aktuell (2018–2). Aussagenkombination
Zu den psychischen Symptomen einer Schilddrüsenunterfunktion zählen:
1. Rededrang
2. Motorische Unruhe
3. Depressive Verstimmung
4. Antriebsmangel
5. Leichte Ermüdbarkeit

□ A: Nur die Aussagen 1 und 2 sind richtig.
□ B: Nur die Aussagen 4 und 5 sind richtig.
□ C: Nur die Aussagen 2, 3 und 4 sind richtig.
□ D: Nur die Aussagen 3, 4 und 5 sind richtig.
□ E: Nur die Aussagen 2, 3, 4 und 5 sind richtig.

11.3 Schlafstörungen

Frage 11.3.1 Aussagenkombination
Als Ursachen für Schlafstörungen kommen infrage:
1. Einnahme von Amphetaminen
2. Schilddrüsenüberfunktion
3. Demenz
4. Zerebrale Durchblutungsstörungen
5. Depression

□ A: Nur die Aussagen 1 und 4 sind richtig.
□ B: Nur die Aussagen 2, 4 und 5 sind richtig.
□ C: Nur die Aussagen 1, 2, 3 und 5 sind richtig.
□ D: Nur die Aussagen 2, 3, 4 und 5 sind richtig.
□ E: Alle Aussagen sind richtig.

Frage 11.3.2 Aussagenkombination
Ein Patient klagt über Schlafstörungen. Welche Maßnahmen sollten ergriffen werden?
1. Führen eines Schlaftagebuchs
2. Exploration der Schlafbedingungen
3. Veranlassung einer körperlichen Untersuchung
4. Verordnung eines Schlafmittels als Erstmaßnahme
5. Erhebung eines psychopathologischen Befunds

□ A: Nur die Aussagen 1 und 2 sind richtig.
□ B: Nur die Aussagen 2 und 3 sind richtig.
□ C: Nur die Aussagen 4 und 5 sind richtig.
□ D: Nur die Aussagen 1, 2, 3 und 5 sind richtig.
□ E: Alle Aussagen sind richtig.

Frage 11.3.3 Aussagenkombination
Was ist typisch für die nicht organisch bedingte Insomnie (Schlaflosigkeit)?
1. Am häufigsten sind Einschlafstörungen, gefolgt von Durchschlafstörungen und morgendlichem Früherwachen.
2. Die Störung entwickelt sich in zeitlichem Zusammenhang zu Belastungssituationen gehäuft bei Frauen, älteren und sozioökonomisch benachteiligten Menschen.
3. Die Schlafstörung und ihre Konsequenzen sind auch während des Tages ein häufig quälender Gedankeninhalt.
4. Insomnie ist eine häufige Folge von Cannabismissbrauch.
5. Insomnie ist häufig Teil einer psychotischen Episode.

□ A: Nur die Aussagen 1 und 3 sind richtig.
□ B: Nur die Aussagen 2 und 4 sind richtig.
□ C: Nur die Aussagen 1, 4 und 5 sind richtig.
□ D: Nur die Aussagen 1, 2, 3 und 5 sind richtig.
□ E: Alle Aussagen sind richtig.

Frage 11.3.4 Aussagenkombination
Welche Therapiemöglichkeiten sind bei einem Patienten mit einer nichtorganischen Insomnie zu empfehlen?
1. Schlafen mit erhöhtem Oberkörper.
2. Körperliches Training kurz vor dem Schlafengehen.
3. Verzicht auf Mittagsschlaf.
4. Die Zeit, die der Patient im Bett verbringt, sollte möglichst begrenzt und dann schrittweise verlängert werden.
5. Bei paradoxen Interventionen soll der Patient entspannt im Bett liegen, die Augen offenhalten und versuchen, wach zu bleiben.

□ A: Nur die Aussagen 1, 2 und 3 sind richtig.
□ B: Nur die Aussagen 2, 3 und 4 sind richtig.
□ C: Nur die Aussagen 3, 4 und 5 sind richtig.
□ D: Nur die Aussagen 1, 3, 4 und 5 sind richtig.
□ E: Alle Aussagen sind richtig.

Frage 11.3.5 Aussagenkombination
Bei der verhaltenstherapeutischen Behandlung von chronischer Insomnie …
1. werden schlaffördernde Verhaltensweisen verstärkt.
2. wird der Patient angehalten, im Bett zu bleiben, während er wach liegt.
3. wird der Patient angehalten, möglichst lange zu schlafen.

4. wird Gedankenstopp eingesetzt.
5. vermindert Entspannungstraining die körperliche Übererregung.

☐ A: Nur die Aussagen 1, 2 und 3 sind richtig.
☐ B: Nur die Aussagen 1, 4 und 5 sind richtig.
☐ C: Nur die Aussagen 3, 4 und 5 sind richtig.
☐ D: Nur die Aussagen 1, 3, 4 und 5 sind richtig.
☐ E: Alle Aussagen sind richtig.

11.4 Zusammenspiel von Körper und Psyche

Frage 11.4.1 Prüfung aktuell (2019–1). Aussagenkombination
Bei welchen der folgenden Erkrankungen wirken psychische Faktoren in der Krankheitsentstehung oder -verschlimmerung mit?

1. Colitis ulcerosa
2. Enterocolitis regionalis (Morbus Crohn)
3. Asthma bronchiale
4. Essenzielle arterielle Hypertonie
5. Psoriasis vulgaris (Schuppenflechte)

☐ A: Nur die Aussagen 1 und 4 sind richtig.
☐ B: Nur die Aussagen 2 und 3 sind richtig.
☐ C: Nur die Aussagen 1, 3 und 4 sind richtig.
☐ D: Nur die Aussagen 1, 2, 3 und 5 sind richtig.
☐ E: Alle Aussagen sind richtig.

Frage 11.4.2 Aussagenkombination
Welche der folgenden Krankheitsbilder können auch psychogen bedingt sein?

1. Ohnmacht
2. Anfallsgeschehen
3. Herzrhythmusstörungen
4. Lähmung
5. Durchfall

☐ A: Nur die Aussagen 1 und 4 sind richtig.
☐ B: Nur die Aussagen 1, 2 und 3 sind richtig.
☐ C: Nur die Aussagen 2, 3 und 4 sind richtig.
☐ D: Nur die Aussagen 2, 3, 4 und 5 sind richtig.
☐ E: Alle Aussagen sind richtig.

11.5 Störungen der Impulskontrolle

Frage 11.5.1 Aussagenkombination
Welche der folgenden Diagnosen oder Verhaltensweisen zählen nach ICD-10 zu den abnormen Gewohnheiten und Störungen der Impulskontrolle?

1. Pyromanie
2. Dissoziative Störung
3. Fetischismus
4. Pathologische Glücksspiel
5. Kleptomanie

☐ A: Nur die Aussagen 1, 2 und 3 sind richtig.
☐ B: Nur die Aussagen 1, 3 und 4 sind richtig.
☐ C: Nur die Aussagen 1, 4 und 5 sind richtig.
☐ D: Nur die Aussagen 2, 3 und 5 sind richtig.
☐ E: Nur die Aussagen 2, 4 und 5 sind richtig.

Frage 11.5.2 Prüfung aktuell (2018–1). Mehrfachauswahl
Welche der folgenden Aussagen treffen zu? Wählen Sie *zwei* Antworten.
Die Kriterien für die Zuordnung einer Verhaltensstörung zur Kategorie „abnorme Gewohnheiten und Störung der Impulskontrolle" sind nach ICD-10 bei folgenden Fallbeispielen erfüllt:

☐ A: Eine 24-jährige Frau stiehlt mehrmals im Monat ohne Motivation im Supermarkt Lebensmittel. Direkt vor den Diebstählen ist sie sehr angespannt, danach verspürt sie Befriedigung und auch eine Abnahme der Anspannung. Die gestohlenen Lebensmittel verschenkt sie. Zwischen den Diebstählen leidet sie an Schuldgefühlen.
☐ B: Ein 30-jähriger Mann legt einmalig einen Brand, ohne ein erkennbares Motiv. Nach der Tat zeigt er eine große Erregung und beobachtet das Feuer.
☐ C: Ein 17-jähriger Mann stiehlt mehrmals pro Woche eine Flasche Wodka, um diese noch gleich vor dem Supermarkt zu konsumieren. Nach seinem 18. Geburtstag trinkt er mehrmals pro Woche jeweils eine Flasche Wodka gleich vor dem Supermarkt, nachdem er sich diese zuvor legal gekauft hat. Bei ihm wurde eine Alkoholabhängigkeit diagnostiziert.
☐ D: Ein 42-jähriger Manager verliert beim Roulettespiel im Casino bei jedem Einsatz mehrere Hundert Euro. Nachdem er von seiner Frau kritisiert wird, spielt er nicht mehr.
☐ E: Ein 9-jähriges, normal intelligentes Mädchen reißt sich täglich Kopfhaare aus, was schon zu sichtbarem Haarverlust geführt hat. Den Eltern kann sie keinen Grund für ihr Tun nennen. Sie sagt, sie wolle damit aufhören, könne aber nicht. Die ausführliche neurologische Untersuchung ergibt keinen pathologischen Befund. Wahn und Halluzinationen bestehen nicht.

Frage 11.5.3 Einfachauswahl
Ein Patient ist unfähig, dem ständigen Impuls, sich die Kopfhaare auszureißen, zu widerstehen. Dies hat bereits zu sichtbarem Haarverlust geführt. Es handelt sich am ehesten um:

☐ A: eine schizoaffektive Störung, die zum Zeitpunkt der Erstdiagnose manisch ausgelenkt ist
☐ B: eine spezifische Phobie, die eine übermäßige Angst vor einem Haarverlust kennzeichnet
☐ C: eine Form von bipolarer Störung mit psychotischen Symptomen
☐ D: eine Störung der Geschlechtsidentität, die bereits im Kindesalter auftritt
☐ E: eine Trichotillomanie

11.6 Seltene Prüfungsfragen

Frage 11.6.1 Prüfung aktuell (2020–2). Aussagenkombination
Welche der folgenden Aussagen zu Sexualstörungen treffen nach ICD-10 zu?

1. Der dauerhafte Wunsch, dem anderen Geschlecht anzugehören, wird als Transsexualismus bezeichnet.
2. Anhedonie bezeichnet psychogen bedingte Schmerzen während des Geschlechtsverkehrs.
3. Bei sexuellen Funktionsstörungen muss an eine mögliche organische Ursache gedacht werden.
4. Homo- und Bisexualität werden zu den Störungen der Sexualpräferenz gerechnet.
5. Exhibitionismus wird zu den sexuellen Funktionsstörungen gerechnet.

☐ A: Nur die Aussagen 1 und 3 sind richtig.
☐ B: Nur die Aussagen 1, 2 und 4 sind richtig.
☐ C: Nur die Aussagen 1, 3 und 5 sind richtig.
☐ D: Nur die Aussagen 2, 3 und 5 sind richtig.
☐ E: Nur die Aussagen 1, 3, 4 und 5 sind richtig.

Frage 11.6.2 Aussagenkombination
Welche der folgenden Aussagen hinsichtlich der alterstypischen Akzentuierung psychischer Störungen und der psychotherapeutischen Behandlung älterer Menschen treffen zu?

1. Die hohe Multimorbidität älterer Menschen ist ein erschwerender Faktor für die Psychotherapie.
2. Die häufigsten psychischen Störungen bei über 65-Jährigen sind die demenziellen und depressiven Syndrome.
3. Das Suizidrisiko nimmt im Alter ab.
4. Depressionen im Alter gehen oft mit somatischen Beschwerden einher.
5. Die Gesamtprävalenz psychischer Störungen nimmt im Alter ab.

☐ A: Nur die Aussagen 1 und 2 sind richtig.
☐ B: Nur die Aussagen 2 und 3 sind richtig.
☐ C: Nur die Aussagen 1, 2 und 4 sind richtig.
☐ D: Nur die Aussagen 3, 4 und 5 sind richtig.
☐ E: Alle Aussagen sind richtig.

Frage 11.6.3 Einfachauswahl
Welche der genannten Erkrankungen bringt das größte Risiko mit sich, an der Erkrankung zu versterben?

☐ A: Bulimia nervosa
☐ B: Anorexia nervosa
☐ C: Hypochondrische Störung
☐ D: Somatoforme autonome Funktionsstörung (Herz-Kreislauf-System)
☐ E: Generalisierte Angststörung

Frage 11.6.4 Aussagenkombination
Welche der folgenden Aussagen zum sogenannten Messie-Syndrom (pathologisches Horten) treffen am ehesten zu?

1. Charakteristisch sind das Anhäufen und Sammeln von wertlosen oder verbrauchten Dingen in der eigenen Wohnung.
2. Das Messie-Syndrom geht häufig mit Symptomen einer Zwangsstörung einher.
3. Die Betroffenen reagieren meist mit sozialem Rückzug.
4. Pathologisches Horten findet i. d. R. außerhalb der eigenen Wohnung statt.
5. Überwiegend sind Kinder und Jugendliche betroffen.

☐ A: Nur die Aussagen 1 und 3 sind richtig.
☐ B: Nur die Aussagen 2 und 3 sind richtig.
☐ C: Nur die Aussagen 1, 2 und 3 sind richtig.
☐ D: Nur die Aussagen 2, 4 und 5 sind richtig.
☐ E: Nur die Aussagen 1, 2, 3 und 5 sind richtig.

Frage 11.6.5 Mehrfachauswahl
Welche der folgenden Aussagen zu psychiatrischen Notfallsituationen treffen zu? Wählen Sie *zwei* Antworten.

☐ A: Der Konsum sogenannter synthetischer Kräutermischungen kann akute psychotische Zustände mit akuter Selbstgefährdung auslösen.
☐ B: Nur im Falle einer akuten Fremdgefährdung kann ein Patient gegen seinen Willen zwangsweise untergebracht werden.
☐ C: Akute Erregungszustände treten u. a. bei hirnorganischen Erkrankungen auf.
☐ D: Ein Stupor tritt typischerweise bei der emotional instabilen Persönlichkeitsstörung auf.
☐ E: Im Falle eines akuten Alkoholentzugs ist die vorübergehende Gabe von Alkohol als therapeutische Maßnahme ausreichend.

11.7 Lösungen mit Kommentaren

Lösung 11.1.1 Richtig ist C.

- **Kommentar:** Es geht in dieser Frage nicht um Folgeerkrankungen des Morbus Parkinson, sondern um psychische Störungen, die den motorischen Symptomen *vorausgehen.* Viele Parkinson-Patienten leiden unter Depressionen, die oft schon Jahre vor den motorischen Störungen auftreten können. Der Grund hierfür liegt in einem Mangel des Neurotransmitters Dopamin. Ein Dopaminmangel kann sowohl depressive Symptome als auch die für die Parkinson-Krankheit typischen Bewegungsstörungen verursachen.

Lösung 11.1.2 Richtig sind B und C.

- **Kommentar:** Die beim Morbus Parkinson häufig auftretenden Depressionen sind oft begleitet von Stimmungsschwankungen (Affektlabilität), plötzlichem Lachen oder Weinen, verringerter Entschlusskraft und Antriebsmangel (E ist falsch). Eine euphorische Stimmung oder Enthemmung ist nicht typisch für die Erkrankung (A und D sind falsch). Durch den Mangel an Dopamin kommt es überdies neben einer Verlangsamung der Bewegungen auch zu einer „Verlangsamung der geistigen Funktionen und Denkabläufe“ (C ist richtig).

Lösung 11.1.3 D: Nur 1, 4 und 5 sind richtig.

- **Zu 1:** Richtig! Die Bewegungsarmut, die erstarrte Mimik, die leise Stimmlage (Hypophonie), der Libidoverlust, die Schlafstörungen, die Störungen des Gedächtnisses und der Konzentration können Symptome einer depressiven Episode vortäuschen, sind diesem Fall jedoch neurologisch bedingt.
- **Zu 2:** Falsch! Etwa die Hälfte der über 75-jährigen Parkinson-Patienten erkrankt an einer Demenz, im früheren Lebensalter allerdings ist das Demenzrisiko wesentlich niedriger.
- **Zu 3:** Falsch! Typisch sind der Trippelschritt mit Sturzneigung und ein eingeschränktes Mitschwingen der Arme.
- **Zu 4:** Richtig! Antipsychotika, die z. B. bei Schizophrenie eingesetzt werden, reduzieren das Dopamin im Gehirn und bewirken so parkinsonähnliche Symptome („Parkinsonoid"), die beim Absetzen der Medikation wieder abklingen.
- **Zu 5:** Richtig! Psychotherapeutische Verfahren dienen vorwiegend dazu, die Patienten bei den sozialen und persönlichen Folgen der Erkrankung zu unterstützen.

Lösung 11.1.4 D: Nur 1, 2, 3 und 4 sind richtig.

- **Kommentar:** Typische Symptome des Morbus Parkinson sind u. a. verlangsamte Bewegungen (→ 3) bis hin zur Akinese, Ruhetremor (→ 4), vor allem eines Arms oder eines Beins, leise, monotone Stimme (→ 1) und eine verkleinerte, z. T. winzig kleine Handschrift (Mikrografie → 2).
- **Zu 5:** Falsch! Keine Krampfanfälle beim Morbus Parkinson. Durch den Dopaminmangel sind die Betroffenen eher erstarrt, bewegungsarm.

Lösung 11.1.5 A: Nur 1, 2, 3 und 4 sind richtig.

- **Kommentar:** Die multiple Sklerose (MS) ist eine Erkrankung des ZNS mit Zerfallsherden der isolierenden Myelinscheiden an ganz verschiedenen (= multiplen) Stellen im Gehirn und im Rückenmark. Je nachdem, an welchen Stellen des Gehirns die Schädigungen auftreten, kann es zu Angststörungen (→ 1), Depressionen (→ 2), manchmal auch zu demenziellen Syndromen (→ 4) kommen. In selteneren Fällen können bei fortschreitender Erkrankung und entsprechender Schädigung des Gehirns auch paranoide oder psychotische Syndrome (→ 3) auftreten, z. B. Verfolgungsideen oder Eifersuchts-/Liebeswahn.
- **Zu 5:** Falsch! Eine Borderline-Persönlichkeitsstörung wird *nicht* durch eine Schädigung des Gehirns verursacht und scheidet als Folgeerkrankung einer MS aus.

Lösung 11.1.6 C: Nur 1, 4 und 5 sind richtig.

- **Kommentar:** Viele MS-Patienten leiden an Depressionen (→ 1), z. T. als Folgeerscheinung der Erkrankung, z. T. durch die Zerstörung der Myelinscheiden bedingt, die auch demenzielle Verläufe (→ 5) zur Folge haben können. Die Erkrankung beginnt häufig zwischen dem 20. und 40. Lebensjahr (→ 4). Etwa 70 % der Erkrankten sind Frauen (→ 2 ist falsch).
- **Zu 3:** Falsch! Durch Zecken übertragen werden z. B. die Borreliose oder die Frühsommer-Meningoenzephalitis (FSME), auf keinen Fall jedoch die multiple Sklerose.

Lösung 11.1.7 C: Nur 3 und 5 sind richtig.

- **Zu 5:** Richtig! Bei Epilepsie zeigt das EEG sogenannte *sharp waves* = steil ansteigende und wieder abfallende EEG-Linien. Sie sind typisch für die Erkrankung.

Lösung 11.1.8 D: Nur 1, 2, 3 und 5 sind richtig.

- **Kommentar:** Bei einer symptomatischen Epilepsie werden die zerebralen Krampfanfälle durch eine Schädigung des Gehirns verursacht, z. B. durch ein schweres Schädel-Hirn-Trauma (= „posttraumatische Epilepsie" → 1), Sauerstoffmangel bei der Geburt, einen durch einen Hirntumor verursachten raumfordernden Prozess (→ 2), eine entzündliche Erkrankung des Gehirns (z. B. eine Enzephalitis → 3), eine Vergiftung (Drogen, Alkohol!), eine Stoffwechselerkrankung (→ 5) oder Fehlbildungen des Nervensystems (→ 5). Traumatisierende Erlebnisse in der frühen Kindheit hingegen sind psychische Belastungen, die keine Epilepsie verursachen können (→ 4 ist falsch).

Lösung 11.1.9 C: Nur 1, 3 und 4 sind richtig.

Dieselbe Frage zu Chorea Huntington wurde bereits in der Prüfung 2014–1 gestellt.

- **Zu 1:** Richtig! Besonders häufig ist ein erstes Auftreten zwischen dem 30. und 40. Lebensjahr.
- **Zu 2:** Falsch! Die Chorea Huntington ist eine *unheilbare* Erbkrankheit.
- **Zu 3:** Richtig! Affektive Störungen, mangelnde Impulskontrolle und leichte kognitive Einbußen gehen den Bewegungsstörungen oft mehrere Jahre voraus.
- **Zu 4:** Richtig! Hyperkinesen (Synonym: Hyperkinesien) sind plötzlich einsetzende, unwillkürliche Bewegungen verschiedener Muskeln, sodass die willkürlichen Bewegungen unterbrochen werden. Beim Vollbild der Erkrankung kommt es zu plötzlichem Grimassieren und zu schleudernden, z. T. tanzähnlichen Bewegungen von Armen und Beinen (daher der Name „Chorea", griech. Tanz).
- **Zu 5:** Falsch! Schon im Frühstadium zeigen die Betroffenen leichte Beeinträchtigungen der intellektuellen Fähigkeiten sowie Gedächtnisstörungen. Im Spätstadium entwickelt sich eine Demenz mit massiven Störungen der Merkfähigkeit, Sprachverarmung und Orientierungsstörungen. Einige Patienten entwickeln überdies psychotische Symptome, vor allem Wahnvorstellungen.

Lösung 11.1.10 Zutreffend (= am wenigsten wahrscheinlich) ist D.

- **Kommentar:** Eine Commotio cerebri ist eine Gehirnerschütterung. Bei einer Gehirnerschütterung sind Symptome wie die unter A, B, C und E genannten häufig. Auf keinen Fall bewirkt eine Commotio cerebri eine organische Wesensänderung (= organische Persönlichkeitsstörung, F07.0).

Lösung 11.1.11 Richtig ist C.

- **Zu A:** Falsch! Bei einer retrograden Amnesie kann sich jemand an eine bestimmte Zeitspanne vor einer Schädigung des Gehirns, z. B. durch eine Erkrankung oder einen Unfall, nicht mehr erinnern. Ein Unfallopfer mit retrograder Amnesie kann z. B. keinerlei Angaben über den Unfallhergang machen.

- **Zu C:** Richtig! Von einer anterograden Amnesie spricht man, wenn im Anschluss an den Unfall keine neuen Gedächtnisinhalte mehr gespeichert werden können. Die Betroffenen erinnern sich z. B. noch an den Unfall selbst, können aber nicht erklären, wie sie ins Krankenhaus gekommen sind.

Lösung 11.1.12 Richtig sind B und C.
- **Zu B:** Richtig!
- **Zu C:** Richtig! Manche Patienten sehen Lichtblitze oder Farben, bei anderen kommt es zu blinden Flecken im Sehfeld, die sich langsam ausbreiten.
- **Zu D:** Falsch! Im Gegensatz zum Spannungskopfschmerz verschlimmern sich die Kopfschmerzen bei körperlicher Betätigung.
- **Zu E:** Falsch! Es gibt verschiedenste Arten von „Triggern", die einen Migräneanfall auslösen können. Dazu gehören u. a. Stress, fehlender Schlaf und Lebensmittel! Etwa 20 % der Migränekranken sind sich sicher, dass bei ihnen gewisse Lebensmittel (z. B. Alkohol, Käse, Geschmacksverstärker) einen Migräneanfall auslösen können. In der Fachliteratur wird dies kontrovers diskutiert.

Lösung 11.1.13 Richtig sind B und D.
- **Zu B:** Richtig! Häufige Beschwerden bei einer beginnenden Hirnblutung sind heftige plötzlich eintretende Kopfschmerzen, Übelkeit, Erbrechen und Aufmerksamkeitsstörungen. Die Symptome nehmen über einen Zeitraum von Minuten bis zu wenigen Stunden weiter zu.
- **Zu C:** Falsch! Hypertonie (Bluthochdruck) ist oft mit Kopfschmerzen verbunden.
- **Zu D:** Richtig! In den vorderen inneren Augenabschnitten wird ständig eine Flüssigkeit (das Kammerwasser) produziert. Bei einem Glaukomanfall kommt es zu einer plötzlichen Abflussstörung des Kammerwassers. Da weiter Kammerwasser produziert wird, jedoch keines mehr abfließen kann, steigt der Augendruck innerhalb sehr kurzer Zeit auf extreme Werte an. Dies ist mit heftigen Kopfschmerzen verbunden.

Lösung 11.1.14 B: Biofeedback.

Lösung 11.2.1 C: Nur 1, 2 und 5 sind richtig.
- **Kommentar:** Als Folge einer Schilddrüsenüberfunktion (Hyperthyreose) kann es zu einer Vielzahl von Symptomen kommen, die man einer psychischen Störung zuordnen könnte: motorische Unruhe (→ 1), Schlafprobleme (→ 2), erhöhter Herzschlag/Tachykardie (→ 4 Bradykardie ist falsch), Gewichtsverlust (→ 3 ist falsch), Angstzustände, in seltenen Fällen auch Panikattacken. Bei zwei Formen der Hyperthyreose – der Basedow-Krankheit und der Hashimoto-Thyreoiditis – entzündet sich die Augenhöhle, wodurch das Gewebe hinter dem Auge anschwillt und den Augapfel heraustreten lässt (Exophthalmus, → 5).

Lösung 11.2.2 D: Nur 3, 4 und 5 sind richtig.
- **Kommentar:** Bei einer Schilddrüsenunterfunktion (Hypothyreose) kommt es zum Gegenteil der unter 11.3.1 beschriebenen Symptome: Antriebsmangel (→ 4); leichte Ermüdbarkeit (→ 5), erniedrigter Blutdruck, erniedrigter Herzschlag (Bradykardie), depressive Verstimmungen (→ 3) mit verlangsamter Motorik (→ 2 ist falsch) und einem verringerten Bedürfnis zu reden (→ 1 ist falsch).

Lösung 11.3.1 E: Alle Aussagen sind richtig.
- **Zu 3:** Richtig! Bei Demenzkranken treten verschiedenste Arten von Schlafstörungen auf, u. a. eine zunehmende Unterbrechung der gesunden Schlafphasen, eine verminderte Gesamtschlafzeit mit längeren Wachphasen, Unruhezustände oder eine vermehrte Aktivität zur Schlafenszeit (Sundowning-Syndrom) bis hin zu einer Umkehr des Tag-Nacht-Rhythmus.
- **Zu 4:** Richtig! Wenn bei älteren Menschen durch Arteriosklerose oder einen zu niedrigen Blutdruck die Durchblutung des Gehirns nicht mehr ausreicht, kommt es häufig zu Verwirrtheitszuständen mit körperlicher Unruhe und Ängsten, die ein Einschlafen verhindern.

Lösung 11.3.2 D: Nur 1, 2, 3 und 5 sind richtig.

Lösung 11.3.3 D: Nur 1, 2, 3 und 5 sind richtig.
- **Zu 1:** Richtig! Ein- und Durchschlafstörungen haben viele Menschen auch bei Stress, Überlastung oder kurzzeitigen Problemen. Morgendliches Früherwachen wäre typisch für depressive Störungen, die weniger häufig sind als kurzzeitige Alltagsprobleme.
- **Zu 2:** Richtig! Frauen sind häufiger von Schlafstörungen betroffen als Männer. Auch Menschen, die aufgrund altersbedingter Veränderungen weniger Schlaf brauchen sowie Personen, die sich aufgrund ihrer sozialen und wirtschaftlichen Verhältnisse benachteiligt fühlen, leiden oft an psychisch bedingten Schlafstörungen.
- **Zu 3:** Richtig! Die Konsequenzen einer schlaflosen Nacht sind u. a. Konzentrationsstörungen, Gereiztheit und Müdigkeit, begleitet von belastenden Gedanken, die sich auch tagsüber nicht abschalten lassen.
- **Zu 4:** Falsch! Cannabis beruhigt und wird oft als Einschlafhilfe benutzt.
- **Zu 5:** Richtig! Menschen mit schweren Psychosen (Schizophrenie, akute psychotische Episode, Manie mit psychotischen Symptomen) leiden oft an massiven Schlafstörungen.

Lösung 11.3.4 C: Nur 3, 4 und 5 sind richtig.
- **Zu 1:** Falsch! Schlafen mit erhöhtem Oberkörper wird u. a. bei Reflux/Sodbrennen empfohlen, nicht generell als Hilfe bei Schlafproblemen.
- **Zu 2:** Falsch! Bewegung untertags macht müde, körperliches Training direkt vor dem Schlafengehen steigert hingegen Blutdruck, Kreislauf und Herzschlag und bewirkt, dass die Betroffenen nicht einschlafen können.
- **Zu 3 und 4:** Richtige und wichtige Tipps für Patienten.
- **Zu 5:** Richtig! Der Begriff „paradoxe Intervention" geht auf den Psychoanalytiker Viktor Frankl zurück und wird inzwischen unter der Bezeichnung „Symptomverschreibung" in der systemischen Familientherapie verwendet. Hierbei wird der Patient auf-

gefordert, in paradoxer Weise genau das zu tun, wovor er Angst hat – in unserem Fall bewusst wach zu bleiben. Auf diese Weise kann der zugrunde liegende „Teufelskreis“ von Angst in vielen Fällen durchbrochen werden.

Lösung 11.3.5 B: Nur 1, 4 und 5 sind richtig.

- **Zu 1:** Richtig! Bei Schlaflosigkeit (Insomnie) werden schlafför-dernde Verhaltensweisen (entspannende Tätigkeiten; sportliche Betätigung; Lesen usw.) belohnt = verstärkt (= operantes Konditionieren).
- **Zu 2 und 3:** Falsch! Beides würde die Schlaflosigkeit verstärken.
- **Zu 4:** Richtig! Da die Betroffenen oft durch ihre kreisenden Gedanken wachgehalten werden, hilft evtl. die Technik des Gedankenstopps.
- **Zu 5:** Richtig! Entspannungstraining hilft, die körperliche Übererregung zu verringern.

Lösung 11.4.1 E: Alle Aussagen sind richtig.

- **Zu 1 und 2:** Richtig! Als Colitis ulcerosa bezeichnet man eine Entzündung des Dickdarms mit blutig-schleimigen Durchfällen. Beim Morbus Crohn können alle Teile des Verdauungstrakts betroffen sein. Besonders häufige Entzündungsherde: das Ende des Dünndarms (Ileum) und der obere Teil des Dickdarms (Kolon). Beide Erkrankungen zählen zu den Autoimmunerkrankungen, bei denen Abwehrzellen fehlgeleitet werden und körpereigenes Gewebe angreifen. Bei der Erkrankung spielt eine genetische Disposition eine wichtige Rolle. Auch eine Erstmanifestation als Folge einer Infektion durch Viren oder Bakterien wird diskutiert. Daneben gibt jedoch auch eine psychische Komponente: Der Ausbruch der Erkrankung oder das verstärkte Auftreten von Krankheitsschüben steht oft in Zusammenhang mit belastenden Lebenssituationen (Tod eines Angehörigen, Verlust des Arbeitsplatzes, Trennung oder Scheidung, beruflicher oder privater Stress).
- **Zu 3:** Richtig! Auch Asthma zählt zu den Autoimmunerkrankungen. Anfälle von Asthma können durch Ängste, Stress und übertriebene körperliche Anstrengungen ausgelöst oder verstärkt werden.
- **Zu 4:** Richtig! Jeder hat schon die Erfahrung gemacht: Stress, Angst, Aufregung und psychische Belastungen lassen den Blutdruck steigen.
- **Zu 5:** Richtig! Die Psoriasis (Schuppenflechte) zählt – ähnlich wie die Kolitis, der Morbus Crohn und das Asthma – zu den Autoimmunerkrankungen, bei denen Abwehrzellen fehlgeleitet werden und körpereigenes Gewebe – hier die Haut – angreifen. Beruflicher oder privater Stress können die Symptome einer Psoriasis verstärken oder weitere Krankheitsschübe auslösen.

Lösung 11.4.2 E: Alle Aussagen sind richtig.

- **Kommentar:** Viele körperliche Symptome können auch eine psychische Ursache haben; deshalb ist es wichtig für einen Arzt oder Heilpraktiker, bei den oben genannten Krankheitsbildern durch gezieltes Nachfragen eine psychische Verursachung auszuschließen.
- **Zu 1:** Richtig! Kurz andauernde Ohnmachtsanfälle (Synkopen) sind nicht immer auf körperliche Ursachen (z. B. Herzerkrankung, Hypothyreose, erniedrigter Blutdruck) zurückzuführen, sie können auch durch psychischen Stress, Angst, manchmal auch extreme Begeisterung (z. B. bei einem Popkonzert) ausgelöst werden.
- **Zu 2:** Richtig! Psychisch bedingte epilepsieähnliche „Anfälle“ zählen in der ICD-10 zu den dissoziativen Krampfanfällen.
- **Zu 3:** Richtig! Psychisch bedingte Herzrhythmusstörungen finden sich u. a. bei Panikattacken und beim sogenannten Herzangstsyndrom.
- **Zu 4:** Richtig! Psychisch bedingte Lähmungserscheinungen finden sich in der ICD-10 unter „Dissoziative Bewegungsstörungen“.
- **Zu 5:** Richtig! Kurzzeitig kann Durchfall bei Angst, Stress oder Aufregung auftreten. Länger anhaltender psychogener Durchfall zählt in der ICD-10 zu den „somatoformen autonomen Funktionsstörungen des unteren Gastrointestinaltrakts“.

Lösung 11.5.1 C: Nur 1, 4 und 5 sind richtig.

- **Kommentar:** Pyromanie (krankhaftes Legen von Feuer), Kleptomanie (krankhaftes Stehlen) und pathologisches Glücksspielen zählen zu den Störungen der Impulskontrolle. Unter Fetischismus versteht man ein Sexualverhalten, bei dem ein Mensch durch bestimmte Objekte sexuell erregt wird. Dies hat nichts mit mangelnder Impulskontrolle zu tun.

Lösung 11.5.2 Richtig sind A und E.

- **Zu A:** Richtig! Die Frau leidet an Kleptomanie.
- **Zu B:** Falsch! Der Mann legt *einmalig* einen Brand. Nach ICD-10 müsste eine „häufige tatsächliche oder versuchte Brandstiftung“ vorliegen. Außerdem fehlt ein Hinweis auf eine „anhaltende Beschäftigung der betroffenen Person mit Feuer und Brand“ (ICD-10, F63.1).
- **Zu C:** Falsch! Nach ICD-10 dürfen die gestohlenen Dinge nicht „dem persönlichen Gebrauch“ (= Trinken) dienen. Dies genau ist bei dem alkoholabhängigen Mann jedoch der Fall.
- **Zu D:** Falsch! Bei Menschen, die unter pathologischem Spielen leiden, finden sich Symptome einer *nichtstoffgebundenen Abhängigkeit*. Die Betroffenen sind deshalb – im Gegensatz zum Fallbeispiel – nicht in der Lage, das Glücksspielen durch Willensanstrengung zu unterbrechen.
- **Zu E:** Richtig! Das Mädchen leidet an Trichotillomanie → Frage 11.6.3.

Lösung 11.5.3 Richtig ist E.

- **Zu E:** Die Trichotillomanie (F63.3) wird in der ICD-10 unter F63: „Abnorme Gewohnheiten und Störungen der Impulskontrolle“ verschlüsselt.

Lösung 11.6.1 A: Nur 1 und 3 sind richtig.

Die Frage wurde schon einmal mit demselben Wortlaut im Oktober 2017 gestellt.

- **Zu 1:** Richtig! Findet sich so in der ICD-10.

- **Zu 2:** Falsch! Unter Anhedonie versteht man die Unfähigkeit, Freude oder Lust zu empfinden. Der Fachausdruck für psychisch bedingte Schmerzen beim Geschlechtsverkehr lautet „Dyspareunie".
- **Zu 4:** Falsch! Homo- und Bisexualität zählen zu den normalen Erscheinungsformen der sexuellen Orientierung, nicht – wie vor Erscheinen der ICD-10 – zu den *Störungen* der sexuellen Orientierung, die man psychotherapeutisch lindern oder heilen könnte.
- **Zu 5:** Falsch! Exhibitionismus zählt zu den Störungen der Sexualpräferenz.

Lösung 11.6.2 C: Nur 1, 2 und 4 sind richtig.
- **Kommentar:** Die Gesamtprävalenz (= Häufigkeit) psychischer Störungen (5) und das Suizidrisiko (3) nehmen im Alter zu.

Lösung 11.6.3 B: Anorexia nervosa.
- **Kommentar:** Die Magersucht ist nach Meinung von Experten die psychische Krankheit mit der höchsten Sterblichkeitsrate. Bis zu 15 % der Betroffenen versterben an der Erkrankung – teilweise an den Folgen der Mangelernährung, teilweise durch Suizid.

Lösung 11.6.4 C: Nur 1, 2 und 3 sind richtig.
- **Kommentar:** Der Begriff Messie-Syndrom (von engl. „mess": Unordnung, Durcheinander) bezeichnet die mangelnde Fähigkeit, *in der eigenen Wohnung* Ordnung zu halten (→ 4 ist falsch) oder Alltagsaufgaben zu organisieren. Im englischen Sprachraum hat sich der Begriff „messie syndrome" nicht durchgesetzt. Im DSM-5 findet sich stattdessen „hoarding disorder" (pathologisches Horten, F42). Das Messie-Syndrom ist oft Begleitsymptom einer schweren Depression oder einer Zwangsstörung (→ 2 ist richtig). Nach Schätzungen der Selbsthilfegruppe „Anonyme Messies" gibt es in Deutschland mehr als 1,8 Mio. Betroffene. Früher wurde das Phänomen vor allem bei älteren Menschen beobachtet; inzwischen hat man jedoch festgestellt, dass viele Betroffene zwischen 40 und 50 Jahre alt sind (→ 5 ist falsch). Die meisten schämen sich wegen ihrer nicht aufgeräumten, z. T. vermüllten Wohnung, laden niemanden ein und reagieren mit sozialem Rückzug (→ 3 ist richtig).

Lösung 11.6.5 Richtig sind A und C.
- **Zu A:** Richtig! Bei den im Handel erhältlichen „Kräutermischungen" handelt es sich offiziell um „Räuchermischungen" die zur Raumluftaromatisierung gedacht sind. Konsumenten rauchen sie jedoch. Die Wirkung ist ähnlich wie bei Cannabis. Da sich die „Kräutermischungen" aus unterschiedlichen pflanzlichen Bestandteilen und (häufig) synthetischen Cannabinoiden und anderen synthetischen Rauschstoffen zusammensetzen, können beim Rauchen massive psychotische Symptome auftreten. Auch über gefährliche körperliche Reaktionen bis hin zu Bewusstlosigkeit und Koma gibt es Berichte. Die erste Droge dieser Art war Spice; später kamen – anders zusammengesetzt – synthetische Kräutermischungen hinzu, z. B. Lava Red, Monkees go Bananas, Bonzai, Bloom, Maya, PI, OMG, Sweed und Space.
- **Zu B:** Falsch! Ein psychisch kranker Patient kann nicht nur bei Fremdgefährdung, sondern auch bei akuter Selbstgefährdung gegen seinen Willen untergebracht werden.
- **Zu C:** Richtig! Hirnorganisch bedingte Erregungszustände können bei Demenz, Delir, Enzephalitis, Hirnblutung oder Dämmerzustand nach einem epileptischen Anfall auftreten. Akute hirnneurologische Störungen gehen meist mit Bewusstseinstrübung einher; die Differenzialdiagnose zu Intoxikationen durch psychotrope Substanzen kann im Einzelfall schwierig sein. Ein akuter Erregungszustand ist ein psychiatrischer Notfall und muss sofort in einer psychiatrischen Klinik behandelt werden.
- **Zu D:** Falsch! Ein Stupor (Erstarrungszustand) findet sich bei der katatonen Form der Schizophrenie (katatoner Stupor), bei schweren Depressionen (depressiver Stupor), bei dissoziativen Störungen (dissoziativer Stupor), in seltenen Fällen auch bei einer Manie mit psychotischen Symptomen (manischer Stupor).
- **Zu E:** Falsch! Bei einem außerhalb der Klinik auftretenden lebensbedrohlichen Alkoholentzugssyndrom (z. B. im Urlaub) kann die kurzzeitige Gabe von Alkohol die Symptome lindern, damit die betroffene Person dann (wichtig!) in eine Klinik eingewiesen werden kann. Bei einer Entgiftung in der Klinik werden Medikamente eingesetzt (z. B. Benzodiazepine, Clomethiazol), die helfen sollen, die massiven Entzugssymptome zu reduzieren. Gaben von Alkohol (auch vorübergehend) sind hier kontraindiziert.

KAPITEL 12 Psychotherapie

Fragen zu psychotherapeutischen Verfahren spielten in den Anfängen der Prüfung kaum eine Rolle. Seit 2010 haben sich die Gewichtungen jedoch wesentlich verschoben: Pro Prüfung gibt es momentan durchschnittlich zwei bis drei Fragen zur Psychotherapie, davon hin und wieder eine zur Psychoanalyse, eine oder zwei zur Verhaltenstherapie, des Öfteren auch Kombinationsfragen zu verschiedenen psychotherapeutischen Verfahren. Auch Fragen zu Entspannungsverfahren (AT/PMR) und zum Achtsamkeitstraining (MBSR/MBCT) finden sich inzwischen regelmäßig in der schriftlichen Prüfung. Im Gegensatz zu früheren Prüfungen tauchten Fragen zur Gesprächspsychotherapie nach Rogers nur noch vereinzelt auf. Einen Überblick über die prozentuale Verteilung der psychotherapeutischen Verfahren seit 2011 gibt ➤ Abb. 12.1.

Fragen zum Thema: „Welche Therapieformen darf ein Heilpraktiker für Psychotherapie anwenden?" sind in diesem Kapitel *nicht* enthalten; sie finden sich in ➤ Kap. 14 (Rechtsvorschriften). Auch Fragen zur Therapie einzelner psychischer Störungen (z. B. verhaltenstherapeutische Verfahren zur Behandlung von Angst- und phobischen Störungen, Zwangsstörungen, Schizophrenien oder Depressionen) wurden nicht in dieses Kapitel aufgenommen, sondern finden sich in den Lerneinheiten zu den jeweiligen Krankheitsbildern.

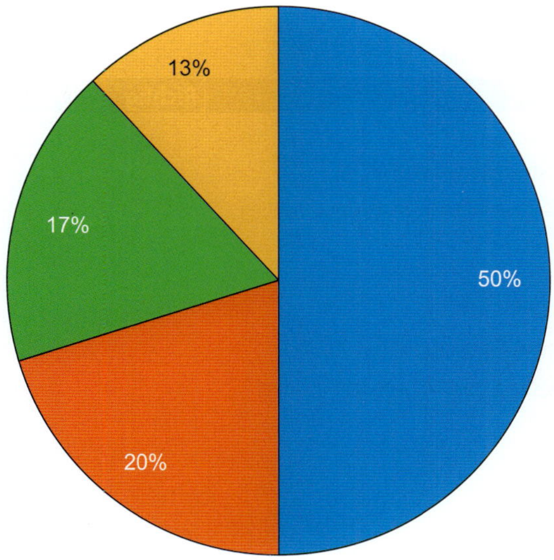

Abb. 12.1 Prüfungsfragen zur Psychotherapie (2011–2021)

Wichtig zu wissen

Wissensfragen zu anderen psychotherapeutischen Verfahren (C. G. Jung, Alfred Adler, Fritz Perls, Logotherapie, humanistische Psychotherapie usw.) wurden im Schriftlichen bisher nie gefragt und dürften auch zukünftig nicht in der Prüfung auftauchen. Eine Ausnahme bildet möglicherweise die Systemische Therapie, die seit Juli 2020 neben Verhaltenstherapie und psychoanalytischen Verfahren als weiteres Richtlinienverfahren zugelassen ist und deshalb wahrscheinlich in zukünftigen Prüfungen vermehrt Thema sein wird.

Momentan gilt allerdings noch: Wenn Sie sich beim Lernen auf Fragen zur Verhaltenstherapie, zur Psychoanalyse, zu Entspannungs- und Achtsamkeitstechniken und ergänzend zu psychotherapeutischen Verfahren allgemein konzentrieren, sind Sie für den Themenbereich „Psychotherapie" bestens gerüstet.

12.1 Psychotherapie allgemein

12.1.1 Welche Verfahren zählen zur Psychotherapie?

Typische Prüfungsfragen

Frage 12.1.1 Aussagenkombination
Welche der folgenden Verfahren zählen zu den Psychotherapieverfahren?

1. Schematherapie
2. Gestalttherapie
3. Lichttherapie
4. Schlafentzugstherapie
5. EMDR (Eye Movement Desensitization and Reprocessing)

☐ A: Nur die Aussagen 1 und 2 sind richtig.
☐ B: Nur die Aussagen 1, 2 und 5 sind richtig.
☐ C: Nur die Aussagen 1, 4 und 5 sind richtig.
☐ D: Nur die Aussagen 1, 3 und 5 sind richtig.
☐ E: Alle Aussagen sind richtig.

Frage 12.1.2 Aussagenkombination
Welche der folgenden Verfahren zählen zu den Psychotherapieverfahren?
1. Autogenes Training
2. Körperpsychotherapie
3. Bachblütentherapie
4. Dialektisch-behaviorale Therapie (DBT)
5. Cranio-Sakral-Therapie

☐ A: Nur die Aussagen 1, 2 und 4 sind richtig.
☐ B: Nur die Aussagen 1, 3 und 5 sind richtig.
☐ C: Nur die Aussagen 1, 4 und 5 sind richtig.
☐ D: Nur die Aussagen 1, 3, 4 und 5 sind richtig.
☐ E: Alle Aussagen sind richtig.

Richtig oder falsch?

➢ Tab. 12.1.

12.1.2 Verschiedene Therapieformen im Vergleich

Typische Prüfungsfragen

Frage 12.1.3 Prüfung aktuell (2019–2). Aussagenkombination
Welche der folgenden Aussagen zur Psychotherapie treffen zu?
1. „Erlernte Hilflosigkeit" ist ein in der psychoanalytischen Therapie verwendeter Begriff eines Abwehrmechanismus.
2. Bei einer akuten schweren depressiven Episode ist eine ambulante psychodynamisch orientierte Psychotherapie Therapie der ersten Wahl.
3. In der kognitiven Therapie wird der sokratische Dialog angewendet.
4. Beim SORKC-Modell handelt es sich um ein in der verhaltenstherapeutischen Diagnostik anwendbares Modell zur Problem-, Situations- und Verhaltensanalyse.
5. Psychodynamisch orientierte Psychotherapiemethoden spielen in der Kindertherapie keine wesentliche Rolle.

☐ A: Nur die Aussagen 3 und 4 sind richtig.
☐ B: Nur die Aussagen 1, 2 und 3 sind richtig.
☐ C: Nur die Aussagen 1, 4 und 5 sind richtig.
☐ D: Nur die Aussagen 2, 3 und 4 sind richtig.
☐ E: Nur die Aussagen 3, 4 und 5 sind richtig.

Frage 12.1.4 Aussagenkombination
Welche der folgenden Aussagen zu Psychotherapieverfahren und -techniken treffen zu?
1. Das katathyme Bilderleben gehört zu den verhaltenstherapeutischen Verfahren.
2. EMDR (Eye Movement Desensitization and Reprocessing) ist eine Technik, die zur Behandlung von traumatisierten Patienten eingesetzt werden kann.
3. In der tiefenpsychologisch orientierten Psychotherapie nimmt der Therapeut eine aktivere Rolle ein als in der klassischen Psychoanalyse.
4. Zu den systemischen Therapien gehört die Technik des zirkulären Fragens.
5. Das Training sozialer Kompetenzen ist eine Methode, die in der Verhaltenstherapie eingesetzt werden kann.

☐ A: Nur die Aussagen 1, 2, und 3 sind richtig.
☐ B: Nur die Aussagen 2, 3 und 5 sind richtig.
☐ C: Nur die Aussagen 1, 2, 4 und 5 sind richtig.
☐ D: Nur die Aussagen 2, 3, 4 und 5 sind richtig.
☐ E: Alle Aussagen sind richtig.

Tab. 12.1 Welche der folgenden Aussagen zu psychotherapeutischen Verfahren sind zutreffend?

		Richtig	Falsch
1.	Das Standardverfahren der klassischen Psychoanalyse ist die Kurzzeittherapie.		
2.	Die Begriffe „Psychoanalyse" und „analytische Psychotherapie" werden gleichbedeutend verwendet.		
3.	Der Begriff „Psychodynamik" geht auf Sigmund Freud zurück und ist definiert als Zusammenspiel oder auch Gegeneinanderwirken verschiedener innerpsychischer Instanzen.		
4.	Die kognitive Therapie wirkt regressionsfördernd.		
5.	Die Psychokinesiologie ist ein anerkanntes Verfahren der Psychotherapie.		
6.	Das Psychodrama und das Familienstellen nach Hellinger zählen zu den anerkannten Psychotherapieverfahren.		
7.	Homöopathie wird oft bei psychisch bedingten Störungen eingesetzt und zählt deshalb nach allgemeiner Lehrmeinung zur Psychotherapie.		
8.	Körperorientierte Psychotherapie findet nur in Gruppen statt.		
9.	Das katathyme Bilderleben nach Hanscarl Leuner zählt zur Kunsttherapie.		
10.	In der Balint-Gruppe spricht der Patient über seine familiären Probleme.		
11.	Das sogenannte Flooding zählt zu den aufdeckenden Verfahren.		
12.	Die progressive Muskelrelaxation (nach Jacobson) ist zur Psychotherapie von Manien sehr gut geeignet.		
13.	Die *Mindfulness-Based Stress Reduction* (MBSR) zählt zu den klassischen Entspannungsverfahren.		
14.	Zu den Methoden der Systemischen Therapie (ST) zählt u. a. auch die Technik der paradoxen (Symptom-)Verschreibung.		
15.	Das *Eye Movement Desensitization and Reprocessing* (EMDR) wird bevorzugt zur Behandlung von Angst- und Zwangsstörungen eingesetzt.		

Frage 12.1.5 Aussagenkombination
Welche der folgenden Aussagen zu psychotherapeutischen Verfahren treffen zu?

1. Die Psychoanalyse beschränkt sich auf die Bearbeitung frühkindlicher Konflikte.
2. Aktuelle Anpassungsschwierigkeiten können mit klientenzentrierter Psychotherapie behandelt werden.
3. Verhaltensmodifikation kann zur Veränderung von Sozialbeziehungen eingesetzt werden.
4. Die Dialektisch-behaviorale Therapie (DBT) hat sich bei der Therapie bestimmter Persönlichkeitsstörungen als erfolgreich erwiesen.
5. Die systematische Desensibilisierung findet bevorzugt bei der Behandlung von Angststörungen (Panikstörung; generalisierte Angststörung) Anwendung.

☐ A: Nur die Aussagen 1 und 2 sind richtig.
☐ B: Nur die Aussagen 2 und 3 sind richtig.
☐ C: Nur die Aussagen 2, 3 und 4 sind richtig.
☐ D: Nur die Aussagen 1, 3 und 4 sind richtig.
☐ E: Nur die Aussagen 2, 3, 4 und 5 sind richtig.

Frage 12.1.6 Prüfung aktuell (2021–1). Aussagenkombination
Zu den unerwünschten Wirkungen bzw. Risiken einer psychotherapeutischen Behandlung zählen:

1. Auftreten von psychotischen Symptomen
2. Destabilisierung von Beziehungen
3. Suizid des Patienten
4. Verminderung eines begleitenden Substanzkonsums
5. Übertragung im Rahmen der psychoanalytischen Therapie

☐ A: Nur die Aussagen 1 und 3 sind richtig.
☐ B: Nur die Aussagen 1, 2 und 3 sind richtig.
☐ C: Nur die Aussagen 2, 4 und 5 sind richtig.
☐ D: Nur die Aussagen 1, 2, 3 und 5 sind richtig.
☐ E: Alle Aussagen sind richtig.

12.2 Psychoanalyse nach Freud

Wie eingangs erwähnt, haben sich die Fragen zur Psychoanalyse seit den Anfängen der Prüfung vor mehr als 25 Jahren sehr verändert: Die Anzahl der Fragen hat sich von 6–10 auf hin und wieder eine Frage pro Prüfung reduziert. Auch inhaltlich haben sich die Akzente verschoben: Seit Jahren gibt es kaum mehr Fragen zu den Phasen der psychosexuellen Entwicklung, zum „hysterischen“ oder „zwanghaften Charakter“ oder zum Instanzenmodell (Ich – Es – Über-Ich). Stattdessen konzentrieren sich die Themenbereiche nun auf Aspekte, die auch in anderen Therapieformen relevant sind: Übertragung und Gegenübertragung, Abwehrmechanismen u. a. m. In diesem Zusammenhang erwartet man von Ihnen, dass Sie einem Klienten, den Sie an einen Psychoanalytiker verweisen, die wichtigsten Merkmale einer psychoanalytischen Einzelsitzung erklären können. In ➤ Abb. 12.2 finden Sie die für die Prüfung wichtigsten Themen im Überblick.

12.2.1 Merkmale einer psychoanalytischen Einzelsitzung

Typische Prüfungsfragen

Frage 12.2.1 Mehrfachauswahl: Wählen Sie *zwei* Antworten.
Bei der klassischen Psychoanalyse sind – neben anderen hier nicht aufgeführten Wirkfaktoren – nach psychoanalytischer Theorie folgende der genannten Effekte für den therapeutischen Erfolg am bedeutsamsten und entsprechend anzustreben:

☐ A: Kathartisches Ausagieren der unbewussten Triebimpulse gegen den Widerstand der gewohnten Umgebung
☐ B: Herstellung eines Zustands von Ruhe und Entspannung mithilfe abgestufter Konzentrationsübungen
☐ C: Übertragung von positiven oder negativen Emotionen gegenüber früheren Bezugspersonen auf den Therapeuten
☐ D: Nachreifung der Persönlichkeit durch Wiederbewusstmachung und Lösung von bestimmten affektiv stark besetzten Konflikten
☐ E: Ausagieren des zentralen Konflikts durch szenisches Darstellen der Übertragungsneurose

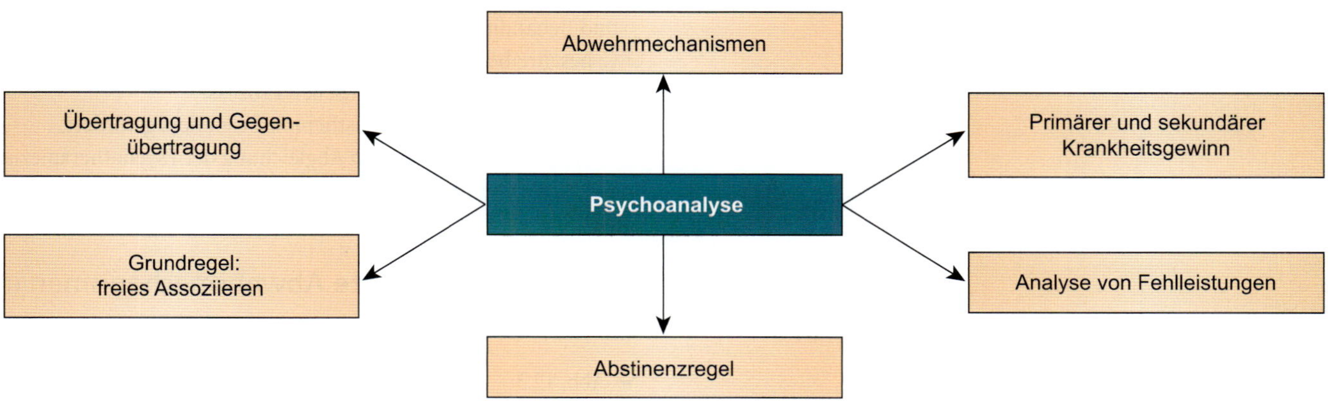

Abb. 12.2 Psychoanalytische Grundbegriffe

Frage 12.2.2 Aussagenkombination
Welche der folgenden Aussagen zur klassischen Psychoanalyse treffen zu?
1. Der Therapeut versucht von Anfang an, durch die Einnahme einer aktiven Rolle den Patienten bei der Aufdeckung verdrängter seelischer Inhalte zu unterstützen.
2. Bei der freien Assoziation soll sich der Patient mit Äußerungen über den Therapeuten zurückhalten.
3. Das Bewusstmachen von Abwehrmechanismen, die Analyse von Fehlleistungen und die Deutung von Träumen sind wichtige Bestandteile einer psychoanalytischen Einzelsitzung.
4. Ein persönliches Einbringen des Analytikers ist während des gesamten Behandlungsverlaufs strengstens limitiert.
5. Die Abstinenzregel des Analytikers soll helfen, dass sich die persönliche Geschichte des Analysanden möglichst schnell mit der des Analytikers verbindet.

☐ A: Nur die Aussagen 1 und 2 sind richtig.
☐ B: Nur die Aussagen 3 und 4 sind richtig.
☐ C: Nur die Aussagen 1, 3 und 4 sind richtig.
☐ D: Nur die Aussagen 1, 2, 3 und 5 sind richtig.
☐ E: Nur die Aussagen 2, 3, 4 und 5 sind richtig.

Frage 12.2.3 Aussagenkombination
Welche der folgenden Merkmale einer psychoanalytischen Einzeltherapie sind zutreffend?
1. Kennenlernen von bis dahin unbewussten Persönlichkeitsanteilen.
2. Systematisches Einüben von Verhaltensmustern wie Selbstbehauptung oder Kontaktfähigkeit.
3. Bearbeitung der persönlichen Beziehung zwischen Patient und Therapeut.
4. Einsatz von Entspannungstechniken als Hilfe für das freie Assoziieren.
5. Lebenswichtige Entscheidungen sollten im Rahmen der Analyse mit Beratung des Therapeuten getroffen werden.

☐ A: Nur Aussage 1 ist richtig.
☐ B: Nur die Aussagen 1 und 3 sind richtig.
☐ C: Nur die Aussagen 1, 3 und 4 sind richtig.
☐ D: Nur die Aussagen 2, 4 und 5 sind richtig.
☐ E: Nur die Aussagen 1, 3, 4 und 5 sind richtig.

12.2.2 Übertragung und Gegenübertragung

Typische Prüfungsfragen

Frage 12.2.4 Aussagenkombination
Welche der folgenden Aussagen zur Übertragung und Gegenübertragung trifft/treffen zu?
1. Der Therapeut muss im Laufe der Therapie darauf achten, dass der Patient ihm gegenüber keine Übertragung entwickelt.
2. Der Therapeut sollte seine Gegenübertragungsgefühle für diagnostische Zwecke nutzbar machen.
3. Im diagnostischen Gespräch auftauchende Gegenübertragungsemotionen wie Ärger, Neid, Zuneigung sollte der Psychotherapeut dem Patienten i. d. R. mitteilen.
4. Die Übertragung alter Beziehungsmuster auf den Therapeuten ist ein wichtiger – erwünschter – Bestandteil der Therapie.
5. Die Übertragungsanalyse dient dazu, unverarbeitete frühkindliche Erlebnisse zu aktivieren und dabei neu zu bearbeiten.

☐ A: Nur Aussage 1 ist richtig.
☐ B: Nur die Aussagen 2 und 3 sind richtig.
☐ C: Nur die Aussagen 2, 4 und 5 sind richtig.
☐ D: Nur die Aussagen 3, 4 und 5 sind richtig.
☐ E: Nur die Aussagen 2, 3, 4 und 5 sind richtig.

Frage 12.2.5 Prüfung aktuell (2020–2). Mehrfachauswahl
Welche der folgenden Aussagen zur Übertragung/Gegenübertragung im Sinne der Psychoanalyse treffen zu? Wählen Sie *zwei* Antworten.
☐ A: Bei der Übertragung werden aggressive Triebe übertrieben und theatralisch dargestellt.
☐ B: Eine Übertragung ist kein Grund, eine Therapie zu beenden.
☐ C: Der Therapeut muss auf Übertragungen rasch mit Gegenmaßnahmen reagieren.
☐ D: Die Gegenübertragung bezeichnet das Erahnen von Wünschen des Therapeuten durch den Patienten.
☐ E: Je nach Zeitpunkt der Therapie kann der Therapeut auf eine Übertragung im Sinne einer Deutung hinweisen.

Frage 12.2.6 Einfachauswahl
Welche Aussage trifft zu? Übertragung und Gegenübertragung …
☐ A: stören den geordneten Ablauf einer Psychotherapie.
☐ B: begründen ein reguläres Vertragsverhältnis zwischen Patient und Behandler in der Richtlinienpsychotherapie.
☐ C: beschreiben Gefühlsreaktionen zwischen Therapeut und Patient im psychotherapeutischen Prozess.
☐ D: werden in der Verhaltenstherapie besonders gefördert.
☐ E: dienen der fortlaufenden Abgleichung der Psychotherapieziele zwischen Therapeut und Patient.

12.2.3 Häufig gefragte Abwehrmechanismen im Überblick

➢ Abb. 12.3.

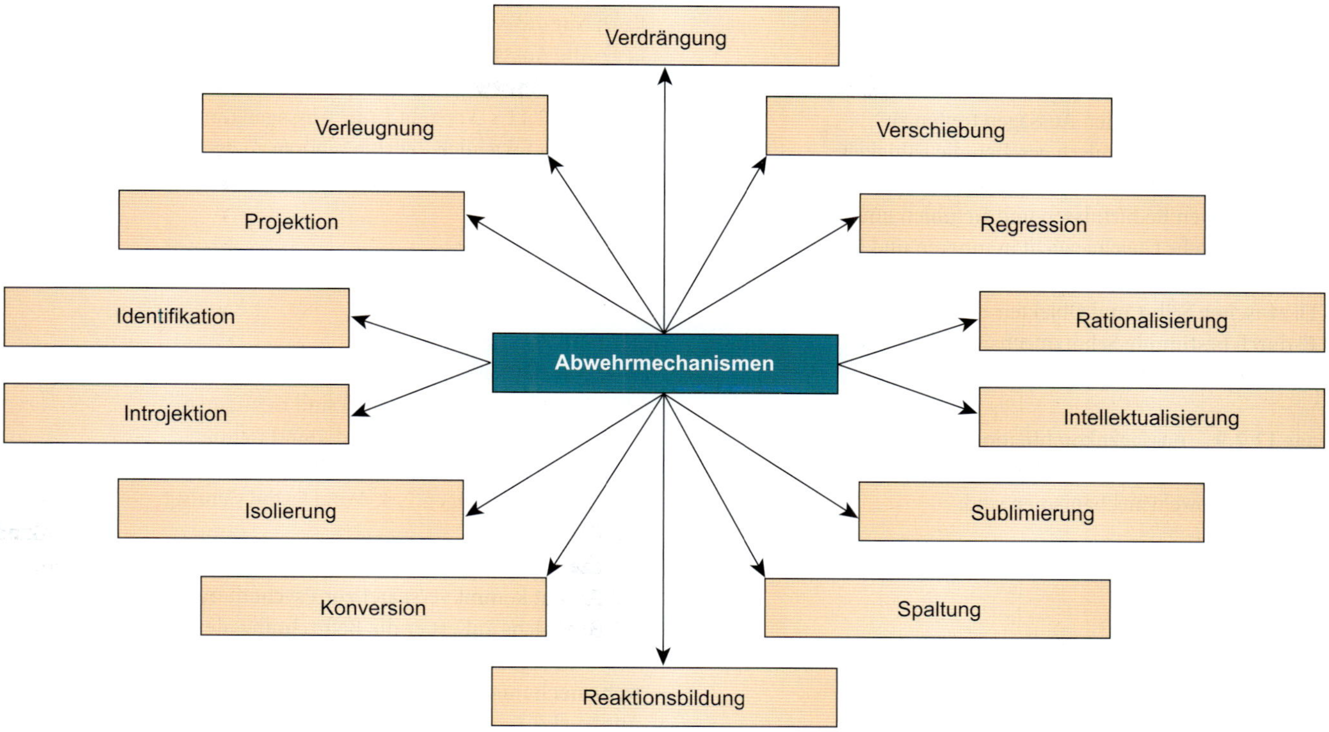

Abb. 12.3 Abwehrmechanismen

Richtig oder falsch?

Tab. 12.2 Welche der folgenden Aussagen zu Abwehrmechanismen sind richtig?

		Richtig	Falsch
1.	Aus psychoanalytischer Sicht zielen Abwehrmechanismen darauf ab, unerwünschte Triebimpulse des „Es" nicht ins Bewusstsein dringen zu lassen.		
2.	Abwehrmechanismen sind bewusste Bewältigungs- und Konfliktlösungsstrategien des „Ich", um das psychische Gleichgewicht aufrechtzuerhalten.		
3.	Abwehrmechanismen sind nicht automatisch krankhaft.		
4.	Der nach Freud wichtigste Abwehrmechanismus ist die Verdrängung.		
5.	Sublimierung ist eine Umwandlung oder Umlenkung von sexuellen oder aggressiven Impulsen in kulturell anerkannte Verhaltensweisen.		
6.	Die Begriffe „Projektion" und „Übertragung" sind aus Sicht der Psychoanalyse gleichbedeutend.		
7.	Projektion bedeutet: Uneingestandene Impulse werden in die Außenwelt verlagert, in einer anderen Person wahrgenommen und dort bekämpft.		
8.	Der Abwehrmechanismus Isolierung beschreibt den Versuch des Ichs, durch Rückzug aus sozialen Kontakten die hierdurch ausgelösten Konflikte und Ängste zu vermeiden.		
9.	Reaktionsbildung bedeutet: Umkehrung eines unerwünschten Affekts in sein Gegenteil.		
10.	Die Begriffe „Introjektion" und „Internalisierung" werden in der Psychoanalyse nach Freud nahezu gleichbedeutend verwendet.		
11.	Nicht jede Form der Identifikation ist eine Form von Abwehr.		
12.	Beim Abwehrmechanismus „Ungeschehenmachen" sollen unerlaubte Gedanken, Impulse oder Handlungen durch magische Rituale rückgängig oder unschädlich gemacht werden.		
13.	Der Abwehrmechanismus „Wendung gegen das Selbst/die eigene Person" ist eine Sonderform der Verschiebung.		
14.	Bei der Konversion wird ein nicht lösbarer psychischer Konflikt unbewusst so in körperliche Symptome umgesetzt, dass die Symptome den Konflikt in symbolischer Form zum Ausdruck bringen und die Psyche auf diese Weise entlastet wird.		
15.	Im Gegensatz zur Verdrängung werden bei der Verleugnung reale Gegebenheiten, die Angst auslösen könnten, ignoriert, nach dem Motto: „Was ich nicht weiß, macht mich nicht heiß."		

Typische Prüfungsfragen

Frage 12.2.8 Mehrfachauswahl
Welche *zwei* der folgenden Aussagen treffen zu?
Abwehr ist psychodynamisch gesehen die Fähigkeit,
□ A: sich auf andere emotional einzustellen.
□ B: mit eigenen Bedürfnissen und Gefühlen umzugehen.
□ C: das seelische Gleichgewicht in inneren und äußeren Konflikten durch bestimmte Strategien wiederherzustellen.
□ D: zwischen Selbst und Objekten zu unterscheiden.
□ E: durch bestimmte Schutzmechanismen die Konfliktspannung zwischen Es und Über-Ich zu reduzieren.

Frage 12.2.9 Aussagenkombination
Abwehrstrategien eines Menschen werden als Abwehrmechanismen bezeichnet. Abwehrmechanismen sind:
1. Projektion
2. Regression
3. Amnesie
4. Identifikation
5. Perseveration

□ A: Nur die Aussagen 1 und 2 sind richtig.
□ B: Nur die Aussagen 3 und 4 sind richtig.
□ C: Nur die Aussagen 1, 2 und 4 sind richtig.
□ D: Nur die Aussagen 1, 4 und 5 sind richtig.
□ E: Nur die Aussagen 2, 3 und 5 sind richtig.

Frage 12.2.10 Vorsicht Falle! Aussagenkombination
Welche der folgenden Charakterisierungen von Abwehrmechanismen im psychoanalytischen Sinn sind zutreffend?
1. Verleugnung: unzureichende Wahrnehmung eines belastenden Aspekts der Wirklichkeit
2. Projektion: Schluss von anderen auf sich selbst
3. Rationalisierung: intellektuelles Wegerklären von angst- oder unlusterregenden Erlebnisinhalten
4. Isolierung: Trennung von Gefühlston und sachlichem (kognitivem) Inhalt
5. Introjektion: Reaktivierung von bereits überwundenen Denk- und Verhaltensweisen

□ A: Nur die Aussagen 1, 3 und 4 sind richtig.
□ B: Nur die Aussagen 2, 4 und 5 sind richtig.
□ C: Nur die Aussagen 1, 2, 3 und 5 sind richtig.
□ D: Nur die Aussagen 1, 3, 4 und 5 sind richtig.
□ E: Alle Aussagen sind richtig.

Frage 12.2.11 Vorsicht Falle! Aussagenkombination
Welche der folgenden Begriffe gehören zu den Abwehrmechanismen im psychoanalytischen Sinn?
1. Übertragung
2. Dissimulation
3. Spaltung
4. Intellektualisierung
5. Internalisierung

□ A: Nur die Aussagen 1 und 5 sind richtig.
□ B: Nur die Aussagen 3 und 4 sind richtig.
□ C: Nur die Aussagen 2, 3 und 4 sind richtig.
□ D: Nur die Aussagen 1, 4 und 5 sind richtig.
□ E: Nur die Aussagen 2, 3, 4 und 5 sind richtig.

Frage 12.2.12 Einfachauswahl
Ein Patient kommt verspätet zur Psychotherapiesitzung. Zu Beginn des Gesprächs äußert er die Befürchtung, der Therapeut habe wohl heute wenig Lust, ihn zu sehen. – Welcher psychodynamische Abwehrmechanismus kommt in dieser Äußerung am ehesten zum Ausdruck?
□ A: Ungeschehenmachen
□ B: Projektion
□ C: Verschiebung
□ D: Introjektion
□ E: Wendung gegen das Selbst

12.3 Verhaltenstherapie

12.3.1 Klassische und kognitive Verhaltenstherapie

Die **klassische Verhaltenstherapie** geht davon aus, dass jedem Verhalten ein Lernprozess zugrunde liegt. Störungen des Verhaltens sind erlernt und können deshalb auch wieder verlernt werden. Das Erlernen wie auch das Verlernen von Verhaltensweisen erfolgt nach den Gesetzen der Lerntheorie, von denen vor allem das klassische Konditionieren, das operante Konditionieren und das Imitationslernen eine zentrale Rolle spielen (➤ Abb. 12.4).

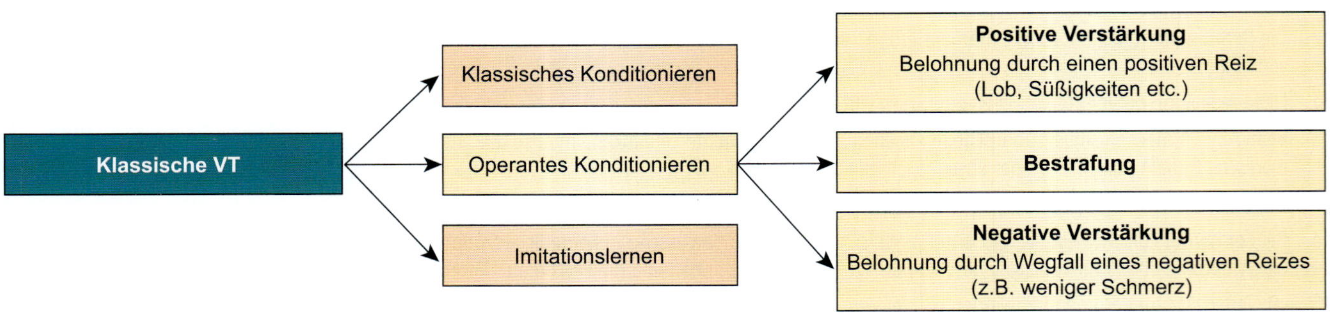

Abb. 12.4 Methoden der klassischen Verhaltenstherapie

Die **kognitive Therapie** entwickelte sich in den 1960er-Jahren als Gegenbewegung zur behavioristischen Psychologie. Psychologen wie Aaron T. Beck und Albert Ellis vertraten die Ansicht, der Mensch als vernunftbegabtes Wesen sei mehr als das Ergebnis konditionierter Lernvorgänge. Ihre Theorie lautete: Jedem Verhalten gehen Denkvorgänge voraus, die oft nicht der Realität entsprechen und so zu einem irrationalen Verhalten führen. Durch das Erkennen und Verändern verzerrter Gedankenmuster (negativer Kognitionen) ändert sich auch das darauf basierende Verhalten. Die sich daraus herleitende Therapie heißt in den USA „kognitive Therapie" („cognitive therapy", CT), im deutschsprachigen Raum **kognitive Verhaltenstherapie** (KVT) (➤ Abb. 12.5).

Moderne Verhaltenstherapeuten verwenden meist eine Kombination der beiden Verfahren. In Prüfungsfragen findet sich hierfür die Bezeichnung „kognitiv-behaviorale Therapie" oder einfach „Methoden der Verhaltenstherapie".

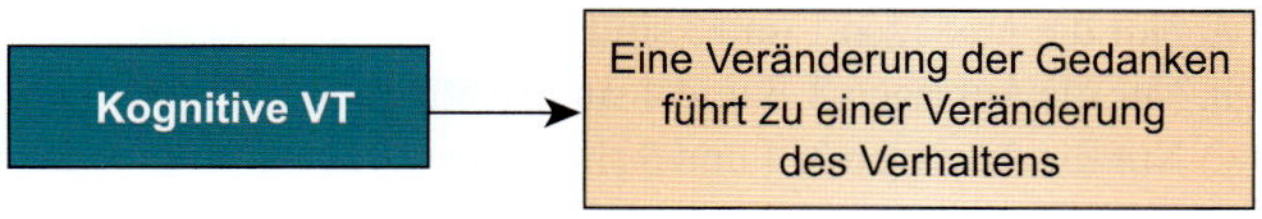

Abb. 12.5 Kognitive Verhaltenstherapie

12.3.2 Grundbegriffe und theoretische Grundlagen

Typische Prüfungsfragen

Frage 12.3.1 Einfachauswahl
Die Verhaltenstherapie …
- ☐ A: wurde von Pawlow begründet.
- ☐ B: arbeitet unter Einbeziehung kognitiver Theorien.
- ☐ C: arbeitet bevorzugt mit Übertragung und Gegenübertragung.
- ☐ D: arbeitet ausschließlich in Gruppen.
- ☐ E: kann nicht mit einer Pharmakotherapie gekoppelt werden.

Frage 12.3.2 Prüfung aktuell (2019–2). Aussagenkombination
In der Verhaltenstherapie …
1. sind experimentelle Befunde zur klassischen und operanten Konditionierung eine wichtige Grundlage von Modellen zur Entstehung psychischer Störungen sowie von Interventionsmethoden.
2. gilt das Prinzip der klassischen Konditionierung inzwischen als veraltet und spielt nur noch eine untergeordnete Rolle.
3. bezeichnet operante Konditionierung einen Lernprozess, bei dem die Auftretenswahrscheinlichkeit von Verhalten durch seine Konsequenzen erhöht oder erniedrigt wird.
4. ist der Begriff „negative Verstärkung" innerhalb des operanten Konditionierens mit „Bestrafung" gleichzusetzen.
5. kommen Verstärkerpläne zum Aufbau neuen Verhaltens zum Einsatz.

- ☐ A: Nur die Aussagen 1 und 3 sind richtig.
- ☐ B: Nur die Aussagen 2 und 5 sind richtig.
- ☐ C: Nur die Aussagen 3 und 5 sind richtig.
- ☐ D: Nur die Aussagen 1, 3 und 5 sind richtig.
- ☐ E: Nur die Aussagen 1, 3, 4 und 5 sind richtig.

Frage 12.3.3 Prüfung aktuell (2018–2). Einfachauswahl
Welche Aussage trifft zu? Der Begriff „Habituation" aus der Verhaltenstherapie bedeutet …
- ☐ A: ein Nachlassen an Spannung und Reaktionsstärke durch Ermüdung nach häufigem Ausführen eines Verhaltens.
- ☐ B: eine Abnahme der Leistung im zeitlichen Verlauf.
- ☐ C: eine Abnahme der Reaktionshäufigkeit nach Weglassen der Verstärkung.
- ☐ D: eine Abnahme der Reaktionsbereitschaft auf einen mehrfach dargebotenen Reiz.
- ☐ E: eine erhöhte Aufmerksamkeit und Hinwendung bezogen auf eine neue Situation.

Frage 12.3.4 Einfachauswahl
Welche Aussage zum operanten Konditionieren trifft zu? Bei der positiven Verstärkung …
- ☐ A: wird ein angenehmer Reiz nach unerwünschtem Verhalten verringert.
- ☐ B: soll die Auftretenswahrscheinlichkeit des unerwünschten Verhaltens verringert werden.
- ☐ C: wird ein unangenehmer Reiz nach erwünschtem Verhalten entfernt.
- ☐ D: folgt ein angenehmer Reiz auf ein erwünschtes Verhalten.
- ☐ E: soll die Auftretenswahrscheinlichkeit des erwünschten Verhaltens verringert werden.

Frage 12.3.5 Prüfung aktuell (2019–2). Mehrfachauswahl
Welche *zwei* der folgenden Techniken zählen am ehesten zu den Konfrontationstherapien?
- ☐ A: Flooding
- ☐ B: Time-out (Auszeit)
- ☐ C: Selbstmanagement
- ☐ D: Systematische Desensibilisierung
- ☐ E: Shaping (Verhaltensausformung)

Frage 12.3.6 Einfachauswahl. Fallgeschichte
Ein Patient mit chronischem Rückenschmerz erzählt seinem Arzt, dass er vor Jahren erst dann ein Schmerzmittel genommen habe, wenn seine Schmerzen unerträglich geworden seien. Heute nehme er diese Schmerzmittel bereits bei ersten Anzeichen. – Lerntheoretisch lässt sich die Änderung des Einnahmeverhaltens erklären durch:
- ☐ A: Diskrimination
- ☐ B: Habituation
- ☐ C: Negative Verstärkung
- ☐ D: Positive Verstärkung
- ☐ E: Systematische Desensibilisierung

Frage 12.3.7 Prüfung aktuell (2021–1). Einfachauswahl
Eine negative Verstärkung im Sinne der operanten Konditionierung ist:
- ☐ A: Eine Mutter belohnt ihr Kind dafür, weil es andere schlägt.
- ☐ B: Eine Mutter schlägt ihr Kind, weil es andere schlägt.

- ☐ C: Eine Mutter beendet den Hausarrest, nachdem das Kind seine Hausaufgaben gemacht hat.
- ☐ D: Eine Mutter erteilt Hausarrest, weil das Kind seine Hausaufgaben nicht gemacht hat.
- ☐ E: Eine Mutter schränkt das Fußballspielen ein, weil das Kind seine Hausaufgaben nicht gemacht hat.

Richtig oder falsch?

➢ Tab. 12.3.

12.3.3 Methoden der Verhaltenstherapie

Typische Prüfungsfragen

Frage 12.3.8 Aussagenkombination.
Zu den Methoden/Techniken der Verhaltenstherapie zählen …
1. Kognitive Umstrukturierung
2. Aufforderung an den Patienten, frei zu assoziieren
3. Gestalttherapie
4. Gesprächspsychotherapie nach Rogers
5. Reizkonfrontation

- ☐ A: Nur die Aussagen 1 und 2 sind richtig.
- ☐ B: Nur die Aussagen 1 und 5 sind richtig.
- ☐ C: Nur die Aussagen 4 und 5 sind richtig.
- ☐ D: Nur die Aussagen 1, 2 und 3 sind richtig.
- ☐ E: Alle Aussagen sind richtig.

Frage 12.3.9 Mehrfachauswahl
Welche Aussagen zu verhaltenstherapeutischen Verfahren treffen zu? Wählen Sie *zwei* Antworten.

- A: Bei der rational-emotiven Therapie (RET) von Verhaltensstörungen (nach Ellis) lassen sich die irrationalen Grundannahmen durch einmaliges Aufdecken beheben.
- B: Bei dem von Beck für die Behandlung von depressiven Störungen entwickelten Konzept der „kognitiven Triade" handelt es sich um Muster von Schemata aus den Bereichen eigene Person, soziales Umfeld und Zukunft.
- C: Beim Biofeedback werden Erlebnisinhalte der Patienten verbalisiert.
- D: Eine Konfrontationsbehandlung mittels Flooding muss vom Therapeuten angeleitet und begleitet werden.
- E: Eine systematische Desensibilisierung ist in erster Linie bei Schizophrenie indiziert.

Frage 12.3.10 Aussagenkombination
Bei welchen der folgenden Therapieverfahren handelt es sich um verhaltenstherapeutische Interventionen?
1. Time-out-Technik
2. Expositionstraining
3. Einsatz eines Verstärkerplans
4. Stimuluskontrolle
5. Selbstkontrollverfahren

- ☐ A: Nur die Aussagen 1 und 3 sind richtig.
- ☐ B: Nur die Aussagen 2, 3 und 4 sind richtig.
- ☐ C: Nur die Aussagen 3, 4 und 5 sind richtig.
- ☐ D: Nur die Aussagen 2, 3, 4 und 5 sind richtig.
- ☐ E: Alle Aussagen sind richtig.

Frage 12.3.11 Aussagenkombination
Welche der folgenden Aussagen treffen zu? Verhaltenstherapeutische Verfahren sind:
1. Training sozialer Kompetenz
2. Habituationstraining
3. Systematische Desensibilisierung
4. Exposition in sensu
5. Sokratischer Dialog

- ☐ A: Nur die Aussagen 2 und 3 sind richtig.
- ☐ B: Nur die Aussagen 1, 3 und 4 sind richtig.
- ☐ C: Nur die Aussagen 2, 4 und 5 sind richtig.
- ☐ D: Nur die Aussagen 1, 2, 3 und 4 sind richtig.
- ☐ E: Alle Aussagen sind richtig.

Tab. 12.3 Welche der folgenden Aussagen zu den Methoden der Verhaltenstherapie sind zutreffend?

		Richtig	Falsch
1.	Ziel der Verhaltenstherapie ist eine lerntheoretisch fundierte Modifikation des Verhaltens.		
2.	Zu den Techniken der Verhaltenstherapie zählt die graduierte Exposition.		
3.	Bei der klassischen Verhaltenstherapie ist die „Konfrontation mit dem Widerstand" eine bewährte Methode.		
4.	Der Reizkonfrontation in vivo kann eine Reizkonfrontation in sensu vorausgehen.		
5.	Auch der Einsatz eines Verstärkerplans zählt zu den verhaltenstherapeutischen Interventionen.		
6.	Zu den verhaltenstherapeutischen Interventionen zählen auch das Selbstsicherheitstraining und das Training sozialer Kompetenz.		
7.	Bei der Behandlung von Ängsten mithilfe von Flooding wird der Angstreiz langsam gesteigert.		
8.	Kennzeichen der Implosionsbehandlung ist eine maximale Konfrontation mit den angstauslösenden Reizen in der Vorstellung.		
9.	Grundlage der kognitiven Verhaltenstherapie ist die Bewusstmachung automatisierter Gedanken und ihrer Verzerrungen.		
10.	Zur kognitiven Verhaltenstherapie zählen auch Hilfen zur Gedankenkontrolle (Gedankenstopp; Übungen zur Achtsamkeit).		

Frage 12.3.12 Vorsicht Falle! Aussagenkombination
Welche der folgenden Aussagen zur Verhaltenstherapie trifft/treffen zu?
1. Die operante Konditionierung kann bei chronisch Schizophrenen eingesetzt werden.
2. Bei akuten Psychosen kann durch kognitive Umstrukturierung eine anhaltende Distanzierung von Wahninhalten erreicht werden.
3. Die operante Konditionierung darf auch von ausgebildeten Helfern ausgeführt werden.
4. In der Behandlung von Kindern bevorzugt man die klassische Konditionierung.
5. Beim operanten Konditionieren wird durch systematische Reizreduktion eine Verhaltensänderung bewirkt.

☐ A: Nur Aussage 1 ist richtig.
☐ B: Nur die Aussagen 1 und 3 sind richtig.
☐ C: Nur die Aussagen 1, 4 und 5 sind richtig.
☐ D: Nur die Aussagen 2, 3 und 5 sind richtig.
☐ E: Alle Aussagen sind richtig.

Frage 12.3.13 Aussagenkombination
Welche der folgenden Techniken der Verhaltenstherapie werden verwendet, um die soziale Kompetenz eines Klienten zu stärken?
1. Hierarchiebildung
2. Lernen am Modell
3. Traumdeutung
4. Rollenspiel
5. Reizdiskrimination

☐ A: Nur die Aussagen 2 und 4 sind richtig.
☐ B: Nur die Aussagen 1, 2 und 4 sind richtig.
☐ C: Nur die Aussagen 2, 3 und 4 sind richtig.
☐ D: Nur die Aussagen 1, 2, 4 und 5 sind richtig.
☐ E: Alle Aussagen sind richtig.

Frage 12.3.14 Aussagenkombination
Welche der folgenden Aussagen zur kognitiven Therapie nach Beck treffen zu?
1. Die kognitive Therapie nach Beck wurde ursprünglich für die Behandlung von Depressionen entwickelt.
2. Im ersten Therapieschritt lernen die Patienten, krankmachende, zumeist automatisch ablaufende Gedanken zu identifizieren.
3. Im zweiten Schritt werden diese Gedanken einer ausführlichen Überprüfung unterzogen (sokratischer Dialog).
4. In der folgenden Phase der kognitiven Umstrukturierung wird versucht, eine Neubewertung der Gedanken/Gefühle/Körperreaktionen zu erzielen.
5. In einem letzten Schritt gilt es, die neuen Kognitionen und das daraus resultierende Verhalten im Alltag anzuwenden.

☐ A: Nur die Aussagen 2, 3 und 4 sind richtig.
☐ B: Nur die Aussagen 1, 2, 3 und 4 sind richtig.
☐ C: Nur die Aussagen 1, 2, 4und 5 sind richtig.
☐ D: Nur die Aussagen 1, 3, 4 und 5 sind richtig.
☐ E: Alle Aussagen sind richtig.

Frage 12.3.15 Aussagenkombination
Zu den Techniken der kognitiven Verhaltenstherapie zählt/zählen:
1. Reattribuierung
2. Eigeninstruktion
3. Gedankenstopp
4. Übertragung
5. Antizipation

☐ A: Nur Aussage 4 ist richtig.
☐ B: Nur die Aussagen 2 und 3 sind richtig.
☐ C: Nur die Aussagen 2 und 4 sind richtig.
☐ D: Nur die Aussagen 1, 2 und 3 sind richtig.
☐ E: Nur die Aussagen 1, 2, 3 und 5 sind richtig.

Frage12.3.16 Aussagenkombination
Welche der folgenden Maßnahmen sind typischerweise Bestandteil der operanten Therapie chronischer Schmerzen?
1. Zeitkontingente Medikation
2. Entwicklung von Plänen für die körperliche Aktivierung der Patienten
3. Verhaltensanalyse
4. Schmerzkontingente Medikation
5. Einbeziehung von Bezugspersonen des Patienten

☐ A: Nur die Aussagen 1 und 5 sind richtig.
☐ B: Nur die Aussagen 1, 2 und 3 sind richtig.
☐ C: Nur die Aussagen 2, 3 und 4 sind richtig.
☐ D: Nur die Aussagen 1, 2, 3 und 5 sind richtig.
☐ E: Alle Aussagen sind richtig.

Frage 12.3.17 Aussagenkombination
Welche der folgenden Methoden sind Methoden zur Selbststeuerung?
1. Selbstbeobachtung
2. Stimuluskontrolle
3. Selbstverstärkung und -bestrafung
4. Gedankenstopp
5. Progressive Muskelrelaxation

☐ A: Nur die Aussagen 1, 2, 3 und 4 sind richtig.
☐ B: Nur die Aussagen 1, 2, 3 und 5 sind richtig.
☐ C: Nur die Aussagen 1, 2, 4 und 5 sind richtig.
☐ D: Nur die Aussagen 1, 3, 4 und 5 sind richtig.
☐ E: Nur die Aussagen 2, 3, 4 und 5 sind richtig.

Frage 12.3.18 Aussagenkombination
Welche der folgenden Aussagen zur systematischen Desensibilisierung treffen zu?
1. Lerntheoretische Grundlage ist das Prinzip der reziproken Hemmung.
2. Die systematische Desensibilisierung wird insbesondere bei Ängsten angewandt, die durch real existierende Gefahren ausgelöst werden.
3. Bevor die Angstsymptome angegangen werden, sollte der Patient lernen, sich zu entspannen.
4. Vor Beginn der Therapie wird zusammen mit dem Therapeuten eine Angsthierarchie erarbeitet.
5. Die systematische Desensibilisierung ist Methode der Wahl bei der Behandlung von Zwangsstörungen.

- ☐ A: Nur die Aussagen 1, 2 und 4 sind richtig.
- ☐ B: Nur die Aussagen 1, 3 und 4 sind richtig.
- ☐ C: Nur die Aussagen 1, 2, 3 und 4 sind richtig.
- ☐ D: Nur die Aussagen 2, 3, 4 und 5 sind richtig.
- ☐ E: Alle Aussagen sind richtig.

Frage 12.3.19 Prüfung aktuell (2020–2). Einfachauswahl
Welche Aussage zur verhaltenstherapeutischen Behandlung von Zwangsstörungen trifft am ehesten zu?

- ☐ A: Der Therapeut versucht, die Veränderung aufzuheben und den Patienten zu ermutigen, sich dem zu stellen, was er wirklich fürchtet.
- ☐ B: Besonders wirksam ist die Rekonstruktion des auslösenden Ereignisses der Zwangsrituale.
- ☐ C: Bei einem Expositionstraining mit Reaktionsmanagement soll der Patient die Erfahrung machen, dass sich der Spannungszustand auch abbaut, wenn er seine Rituale nicht ausführt.
- ☐ D: Für die Wirkung einer Konfrontation ist es besser, wenn sich der Patient gedanklich ablenkt.
- ☐ E: Begleitend zur verhaltenstherapeutischen Behandlung sollte eine Dauertherapie mit Benzodiazepinen erfolgen.

Frage 12.3.20 Prüfung aktuell (2019–1). Mehrfachauswahl: Wählen Sie *zwei* Antworten.
Das Rollenspiel im Rahmen der Verhaltenstherapie beruht insbesondere auf den Lernmechanismen:

- ☐ A: Indirekte Bestrafung
- ☐ B: Positive Verstärkung
- ☐ C: Negative Verstärkung
- ☐ D: Lernen am Modell
- ☐ E: Habituation

Frage 12.3.21 Prüfung aktuell (2019–2). Mehrfachauswahl: Wählen Sie *zwei* Antworten.
Sie wollen mit Ihrem Patienten im Rahmen eines sozialen Kompetenztrainings einüben, dass dieser angemessen für seine Rechte eintritt. Sie geben dem Patienten die Instruktionen, …

- ☐ A: laut und deutlich zu reden.
- ☐ B: bei Forderungen den Gebrauch von „Ich" zu vermeiden.
- ☐ C: sich für die eigenen Forderungen zu entschuldigen.
- ☐ D: erst zu erklären, warum man etwas wolle, dann zu sagen, was.
- ☐ E: Verständnis für die Position des anderen zu äußern.

Frage 12.3.22 Mehrfachauswahl: Wählen Sie *zwei* Antworten.
Im Rahmen einer achtsamkeitsbasierten kognitiven Therapie ist eine achtsame Haltung des Patienten gekennzeichnet als …

- ☐ A: nicht wertend.
- ☐ B: lösungsorientiert.
- ☐ C: tiefenentspannt.
- ☐ D: auf positive Bewertung ausgerichtet.
- ☐ E: auf den gegenwärtigen Moment fokussiert.

Frage 12.3.23 Aussagenkombination
Zur selbstständigen Durchführung von Verhaltenstherapie bei psychisch kranken Menschen berechtigt grundsätzlich …

1. die Approbation als Arzt.
2. das abgeschlossene Studium der Psychologie.
3. die allgemeine Heilpraktikererlaubnis.
4. die auf das Gebiet der Psychotherapie beschränkte Heilpraktikererlaubnis.
5. die Approbation als Psychologischer Psychotherapeut.

- ☐ A: Nur die Aussagen 1 und 5 sind richtig.
- ☐ B: Nur die Aussagen 2 und 4 sind richtig.
- ☐ C: Nur die Aussagen 4 und 5 sind richtig.
- ☐ D: Nur die Aussagen 1, 3, 4 und 5 sind richtig.
- ☐ E: Alle Aussagen sind richtig.

12.4 Gesprächspsychotherapie nach Carl Rogers

In den Jahren 1998–2006 gab es in fast jeder Prüfung eine Frage zur klientenzentrierten Gesprächstherapie nach Carl Rogers. Bis auf ganz wenige Ausnahmen ging es dabei nahezu immer um dieselben – in ➢ Abb. 12.6 aufgeführten – Themen, sodass die Fragen problemlos zu beantworten waren. Dies mag der Grund dafür sein, dass von 2007 bis heute nur noch wenige Fragen zu Rogers vorkamen, bei denen es dann vor allem eher um theoretische Fachbegriffe aus seinen Werken ging („innerer Bezugsrahmen", „Aktualisierungstendenz", „Selbstkonzept" u. a. m.).

Typische Prüfungsfragen

Frage 12.4.1 Prüfung aktuell (2019–2). Einfachauswahl
Empathie ist eine zentrale Komponente im therapeutischen Kontakt der Gesprächspsychotherapie (nach Rogers). Welche Aussage zur Empathie trifft zu?

- ☐ A: Empathie bedeutet, die Gefühle des anderen zu übernehmen.
- ☐ B: Empathie ist ausgerichtet auf den inneren Bezugsrahmen des Klienten.
- ☐ C: Empathie ist gleichzusetzen mit billigendem Verständnis-Haben.
- ☐ D: Empathie heißt, eine Bewertung abzugeben.
- ☐ E: Empathie zielt darauf ab, die Selbstexploration des Klienten zu verhindern.

Frage 12.4.2 Aussagenkombination
Welche der folgenden Aussagen trifft auf Grundannahmen, Ziele und Vorgehensweisen der klientenzentrierten Psychotherapie nach Carl Rogers zu?

1. Der Therapeut verbalisiert die emotionalen Erlebnisinhalte des Klienten.
2. Der Therapeut vermittelt dem Klienten emotionale Wertschätzung.

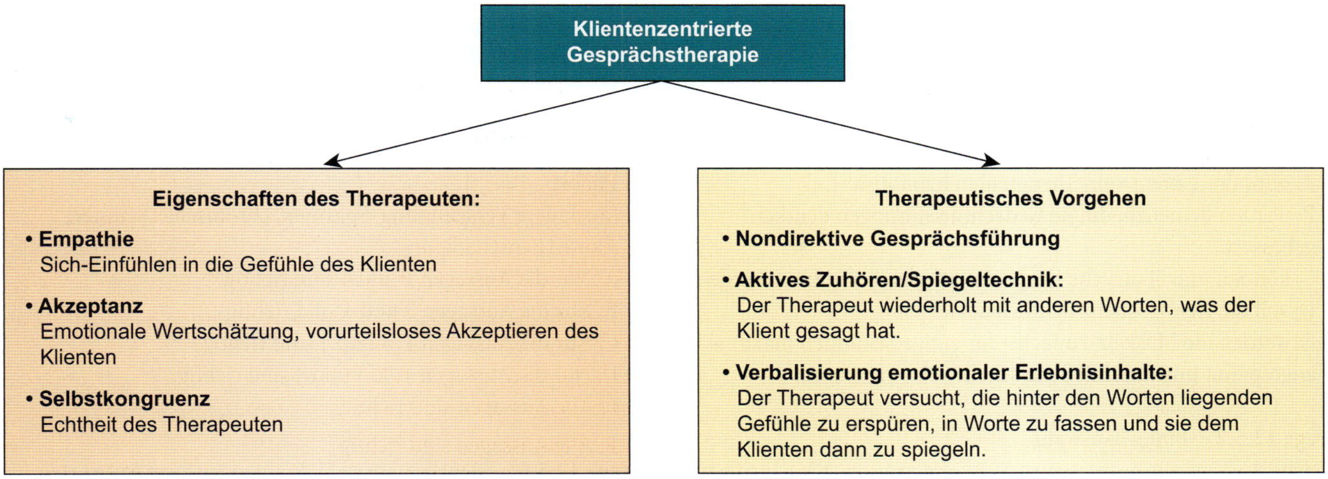

Abb. 12.6 Merkmale der klientenzentrierten Gesprächstherapie nach Rogers

3. Der Therapeut unterstützt den Klienten in seinem Bemühen nach Selbstverwirklichung und Selbstaktualisierung.
4. Der Therapeut ist bemüht, die eigenen unbewussten Emotionen und Reaktionen zu verbalisieren.
5. Der Therapeut berät den Klienten in Lebenskrisen.

☐ A: Nur die Aussagen 1 und 2 sind richtig.
☐ B: Nur die Aussagen 1, 2 und 3 sind richtig.
☐ C: Nur die Aussagen 1, 2 und 5 sind richtig.
☐ D: Nur die Aussagen 2, 3 und 4 sind richtig.
☐ E: Nur die Aussagen 1, 2, 3 und 4 sind richtig.

Frage 12.4.3 Aussagenkombination
Zu den Kennzeichen des klientenzentrierten Gesprächsstils in der Beratungssituation gehören:
1. Echtheit des Therapeuten im Hinblick auf den Ausdruck von Spannungen und eigenen Gefühlen
2. Wertschätzung und Wärme, die nicht an Bedingungen gebunden sind
3. Förderung der Introspektion des Klienten
4. Verbalisierung von erkennbaren Gefühlen des Klienten durch den Therapeuten
5. Einsatz von Entspannungstechniken zur Aktivierung der Selbstheilungskräfte

☐ A: Nur die Aussagen 1 und 2 sind richtig.
☐ B: Nur die Aussagen 1, 2 und 4 sind richtig.
☐ C: Nur die Aussagen 2, 3 und 5 sind richtig.
☐ D: Nur die Aussagen 1, 2, 3 und 4 sind richtig.
☐ E: Alle Aussagen sind richtig.

Frage 12.4.4 Prüfung aktuell (2018–1). Aussagenkombination
Welche der folgenden Aussagen zur Gesprächspsychotherapie nach Rogers treffen zu?
1. Rollenspiele sind von zentraler Bedeutung.
2. Eine Grundannahme ist die Aktualisierungstendenz des Menschen.
3. Das Verhalten des Patienten wird ausführlich analysiert und kommentiert.
4. Ein Aspekt der therapeutischen Beziehung ist die Traumdeutung.
5. Kongruentes Verhalten ist dem Therapeuten nur möglich, wenn er in sich nicht inkongruent ist.

☐ A: Nur die Aussagen 2 und 3 sind richtig.
☐ B: Nur die Aussagen 2 und 5 sind richtig.
☐ C: Nur die Aussagen 1, 3 und 5 sind richtig.
☐ D: Nur die Aussagen 1, 4 und 5 sind richtig.
☐ E: Nur die Aussagen 2, 3 und 5 sind richtig.

Frage 12.4.5 Einfachauswahl
Welche Aussage charakterisiert am ehesten die Krankheitstheorie, auf der die klientenzentrierte Gesprächstherapie nach Rogers aufbaut? – Das neurotische Symptom …

☐ A: entspricht einem gelernten dysfunktionalen Verhalten.
☐ B: ist eine Kompromissbildung zwischen Wunsch und verinnerlichter Norm.
☐ C: ist Folge eines Entwicklungsschadens.
☐ D: stellt eine intrusive (bildhafte) Erinnerung an ein erlittenes Trauma dar.
☐ E: ist Folge einer Inkongruenz zwischen dem Selbstkonzept und neuen Erfahrungen.

Frage 12.4.6 Aussagenkombination
Merkmale der sogenannten voll funktionsfähigen Person („fully functioning person") nach Rogers sind:
1. Unverzerrte Realitätswahrnehmung und reife, befriedigende soziale Interaktionen
2. Offenheit gegenüber Erfahrungen
3. Totale Übereinstimmung von Selbstbild und Idealbild
4. Wertschätzung des eigenen Selbst
5. Übereinstimmung von Selbstbild und Erfahrung

☐ A: Nur die Aussagen 1 und 4 sind richtig.
☐ B: Nur die Aussagen 1, 2 und 4 sind richtig.
☐ C: Nur die Aussagen 1, 3 und 5 sind richtig.
☐ D: Nur die Aussagen 1, 2, 4 und 5 sind richtig.
☐ E: Alle Aussagen sind richtig.

12.5 Entspannungsverfahren –Achtsamkeitstraining

Frage 12.5.1 Einfachauswahl

Welche Aussage trifft zu? Beim autogenen Training (AT) …

- ☐ A: wird der Patient vom Therapeuten hypnotisiert.
- ☐ B: werden demenzbedingte Gedächtnisstörungen deutlich gebessert.
- ☐ C: können unwillkürliche Körperfunktionen beeinflusst werden.
- ☐ D: soll die Herzfrequenz deutlich ansteigen.
- ☐ E: werden die Muskeln zunächst für einige Sekunden maximal angespannt und anschließend schrittweise entspannt.

Frage 12.5.2 Einfachauswahl

Welche Aussage zur progressiven Muskelrelaxation (PMR) trifft zu?

- ☐ A: Ziel ist eine konzentrative Amnesie.
- ☐ B: Vorrangiges Ziel ist die Reduktion der Atemfrequenz.
- ☐ C: Das Verfahren ist durch willentliche und bewusste An- und Entspannung von Muskelgruppen charakterisiert.
- ☐ D: Bei akut psychotischen Patienten wirkt es sich günstig auf die Gespanntheit aus.
- ☐ E: Die PMR ist die Methode der Wahl zum Abbau von Zwangshandlungen.

Frage 12.5.3 Aussagenkombination

Die progressive Muskelentspannung nach Jacobsen kommt in Betracht …

1. bei Patienten mit Schlafstörungen.
2. bei Patienten mit akuter Schizophrenie.
3. als Training für Angstbewältigung.
4. bei Patienten mit chronischen Schmerzen.
5. bei Patienten mit arterieller Hypertonie.

- ☐ A: Nur die Aussagen 1, 2 und 3 ist richtig.
- ☐ B: Nur die Aussagen 1, 4 und 5 sind richtig.
- ☐ C: Nur die Aussagen 2, 3 und 4 sind richtig.
- ☐ D: Nur die Aussagen 1, 3, 4 und 5 sind richtig.
- ☐ E: Alle Aussagen sind richtig.

Frage 12.5.4 Aussagenkombination

Welche der folgenden Aussagen über autogenes Training (AT) treffen zu?

1. Das Erlernen des AT kann nur im Gruppensetting erfolgen.
2. Das AT beeinflusst die vegetativen Funktionen.
3. Nach Anleitung kann das AT schon von 10- bis 12-jährigen Kindern selbstständig ausgeübt werden.
4. Das AT ist bei psychotischen Erkrankungen immer gut zur Lösung von Ängsten und Spannungen geeignet.
5. Die Wirksamkeit des AT bei Neurodermitis wurde nachgewiesen.

- ☐ A: Nur die Aussagen 1 und 2 sind richtig.
- ☐ B: Nur die Aussagen 2 und 3 sind richtig.
- ☐ C: Nur die Aussagen 2, 3 und 5 sind richtig.
- ☐ D: Nur die Aussagen 3, 4 und 5 sind richtig.
- ☐ E: Alle Aussagen sind richtig.

Frage 12.5.5 Aussagenkombination

Autogenes Training ist u. a. bei folgenden Erkrankungen indiziert:

1. Sympathikotone Überfunktion, z. B. Hypertonie (Bluthochdruck) oder Tachykardie (schneller Herzschlag)
2. Manische Episode
3. Phobie
4. Muskuläre Verspannung, Spasmen, chronischer Schmerz
5. Akute Hirnschädigung

- ☐ A: Nur die Aussagen 1 und 4 sind richtig.
- ☐ B: Nur die Aussagen 3 und 4 sind richtig.
- ☐ C: Nur die Aussagen 1, 3 und 4 sind richtig.
- ☐ D: Nur die Aussagen 1, 2, 3 und 4 sind richtig.
- ☐ E: Alle Aussagen sind richtig.

Frage 12.5.6 Mehrfachauswahl: Wählen Sie *zwei* Antworten.

Die Vermittlung des autogenen Trainings sollte unterbleiben bei …

- ☐ A: epileptischen Anfällen in der Vorgeschichte.
- ☐ B: metabolischem Syndrom mit Übergewicht, Bluthochdruck und Diabetes mellitus.
- ☐ C: Intelligenzminderung leichten Grades.
- ☐ D: schweren Konzentrationsstörungen.
- ☐ E: enttäuschenden Erfahrungen mit anderen Selbstentspannungsmethoden.

Frage 12.5.7 Vorsicht Falle! Mehrfachauswahl: Wählen Sie *zwei* Antworten.

Zu den typischen formellen Achtsamkeitsübungen zählen:

- ☐ A: Genusstraining
- ☐ B: Achtsamkeit im Denken und Tun
- ☐ C: Atemmeditation
- ☐ D: Entspannungstechniken
- ☐ E: Body-Scan

12.6 Weitere Fragen zu psychotherapeutischen Verfahren

Frage 12.6.1 Prüfung aktuell (2020–2). Aussagenkombination

Eine Patientin mit einer emotional instabilen Persönlichkeitsstörung vom Borderline-Typ (BPS) stellt sich nach einem stationären Klinikaufenthalt im nahegelegenen psychiatrischen Krankenhaus in Ihrer Praxis mit dem Wunsch zur Durchführung einer Psychotherapie vor. Dem vorgelegten Arztbrief entnehmen Sie, dass die Patientin im klinischen Setting sehr von der Dialektisch-behavioralen Therapie (DBT) profitiert habe. – Welche der folgenden Aussagen zur DBT treffen zu?

1. Die DBT integriert Techniken aus der Verhaltenstherapie, der humanistischen Therapie, der psychodynamischen Therapie und der Zen-Meditation.
2. Die DBT findet in erster Linie in der Behandlung schwerer komorbider Störungen (z. B. akute Drogenintoxikation) von Patienten mit BPS Anwendung.
3. Die DBT ist bei chronisch suizidalen Patienten mit BPS kontraindiziert.

4. Die DBT wird u. a. als Fertigkeitstraining (sog. interaktives Skillstraining) durchgeführt.
5. Die Wirksamkeit der DBT bei Patienten mit BPS ist wissenschaftlich belegt.

☐ A: Nur die Aussagen 1 und 4 sind richtig.
☐ B: Nur die Aussagen 4 und 5 sind richtig.
☐ C: Nur die Aussagen 1, 2 und 4 sind richtig.
☐ D: Nur die Aussagen 1, 4 und 5 sind richtig.
☐ E: Nur die Aussagen 1, 2, 3 und 5 sind richtig.

Frage 12.6.2 Prüfung aktuell (2020–2). Mehrfachauswahl
Welche der folgenden Aussagen zum Eye Movement Desensitization and Reprocessing (EMDR) treffen zu? Wählen Sie *zwei* Antworten.
☐ A: Bei der Behandlung der posttraumatischen Belastungsstörung (PTBS) konzentriert sich der Patient auf eine traumatische Erinnerung und die damit verbundenen Gedanken und Körperempfindungen.
☐ B: EMDR funktioniert nur mit visueller Stimulierung.
☐ C: Bei EMDR wird grundsätzlich mit einer weniger Angst auslösenden Szene begonnen.
☐ D: Bei EMDR wird eine bilaterale zerebrale Stimulation eingesetzt.
☐ E: EMDR ist vor allem für Patienten mit schizophrenen Psychosen und schweren hirnorganischen Erkrankungen geeignet.

Frage 12.6.3 Einfachauswahl
Zum psychotherapeutischen „Setting" gehört …
☐ A: die Vereinbarung des Honorars.
☐ B: die Testpsychologie.
☐ C: die Fremdanamnese.
☐ D: die Klärung der unbewussten Ursachen der inneren Konflikte.
☐ E: die systematische Desensibilisierung.

Frage 12.6.4 Aussagenkombination
Welche der folgenden Aussagen treffen bei der psychotherapeutischen Behandlung chronischer Schmerzen zu?
1. Typischerweise gelingt es, zuerst die Schmerzempfindung zu verringern, während die schmerzbedingten Einschränkungen im alltäglichen Leben erst danach abnehmen.
2. Die Aufarbeitung frühkindlicher Konflikte ist vorrangig.
3. Es werden schmerzhemmende Erlebens- und Verhaltensmuster eingeübt.
4. Soziale Faktoren werden ausgeklammert.
5. Das Erlernen wirksamer Problemlösestrategien erhöht die Selbstkontrolle und die Selbstwirksamkeit des Patienten.

☐ A: Nur die Aussagen 3 und 5 sind richtig.
☐ B: Nur die Aussagen 1, 2 und 3 sind richtig.
☐ C: Nur die Aussagen 2, 4 und 5 sind richtig.
☐ D: Nur die Aussagen 1, 3, 4 und 5 sind richtig.
☐ E: Alle Aussagen sind richtig.

Frage 12.6.5 Prüfung aktuell (2020–2). Mehrfachauswahl
Welche der folgenden Aussagen zur Behandlung von chronischen Schmerzstörungen treffen zu? Wählen Sie *zwei* Antworten.
☐ A: Opioidhaltige Analgetika führen nicht selten zu einer Abhängigkeitsentwicklung.
☐ B: Ein Training zur Stressbewältigung kann dazu beitragen, Hilflosigkeitsgefühle zu überwinden.
☐ C: Entspannungstraining ist kontraindiziert.
☐ D: Auf Schonung und Vermeidung körperlicher Aktivität sollte auch bei psychischer Ursache der Schmerzen konsequent geachtet werden.
☐ E: Der Patient sollte regelmäßig auf das Fortbestehen seiner Beschwerden hingewiesen werden.

Frage 12.6.6 Mehrfachauswahl: Kreuzen Sie *drei* Aussagen an.
Ein 50-jähriger Krebspatient tritt in eine Selbsthilfegruppe ein, um seine Erkrankung dort besser zu bewältigen, als es allein innerhalb seiner Familie möglich ist. – Welche der folgenden Ziele können üblicherweise in der Selbsthilfegruppe erreicht werden?
☐ A: Betreuung durch psychotherapeutisch geschulte Experten
☐ B: Erlangen von Informationen zu Erkrankung und Therapie
☐ C: Rasche Heilung durch Anwendung alternativer Heilverfahren
☐ D: Überwindung sozialer Isolation
☐ E: Unternehmungen mit Menschen in gleicher Situation

Frage 12.6.7 Vorsicht Falle! Aussagenkombination
In welchen der nachstehenden Fälle eignet sich supportive Psychotherapie?
1. Ambulante Nachbetreuung von Personen mit psychiatrischen Störungsbildern
2. Abhängigkeit von psychotropen Substanzen
3. Demenzielle Erkrankungen
4. Schwere Persönlichkeitsstörungen
5. Panikstörung

☐ A: Nur Aussage 5 ist richtig.
☐ B: Nur die Aussagen 4 und 5 sind richtig.
☐ C: Nur die Aussagen 1 und 3 sind richtig.
☐ D: Nur die Aussagen 1, 2, 3 und 4 sind richtig.
☐ E: Alle Aussagen sind richtig.

Frage 12.6.8 Einfachauswahl
Welches der folgenden Verfahren zählt nicht zur supportiven Psychotherapie?
☐ A: Analytische Psychotherapie
☐ B: Hilfen zur Strukturierung des Alltags
☐ C: Empathisches Zuhören des Therapeuten
☐ D: Aktivierung persönlicher Ressourcen und Stärkung des Selbstwertgefühls
☐ E: Psychoedukation in Bezug auf die Erkrankung

Frage 12.6.9 Einfachauswahl
Wenn ein Arzt in einer Balint-Gruppe versucht, sich über die Frage klarzuwerden, welches spezielle Gefühl ein bestimmter Patient in ihm auslöst, beschäftigt er sich vor allem mit …

- ☐ A: der Verhaltensanalyse.
- ☐ B: der Gegenübertragung.
- ☐ C: einem Selbstsicherheitstraining.
- ☐ D: einem Training sozialer Kompetenz.
- ☐ E: der paradoxen Intention.

12.7 Lösungen mit Kommentaren

Lösung 12.1.1 B: Nur 1, 2 und 5 sind richtig.

- **Zu 1:** Richtig! Die Schematherapie (nach Jeffrey E. Young) ist eine Weiterentwicklung der kognitiven Verhaltenstherapie. Sie wird vor allem zur Behandlung von Persönlichkeitsstörungen eingesetzt.
- **Zu 2:** Richtig! Die Gestalttherapie nach Fritz Perls ist ein anerkanntes psychotherapeutisches Verfahren, bei dem vor allem die Wahrnehmung mit allen Sinnen ein zentrales Anliegen ist, nach dem Motto: „Get out of your head/Lose your mind and come to your senses" (frei überliefert nach F. Perls).
- **Zu 3:** Falsch! Die Lichttherapie wird vor allem bei saisonalen Depressionen und Schlafstörungen eingesetzt. Hintergrund: Licht steuert das Zusammenspiel der körpereigenen Hormone Melatonin und Serotonin. Durch Sonnenlicht steigt der Spiegel des „Glückshormons" Serotonin, das sich u. a. positiv auf unsere Stimmung auswirkt. Die Lichttherapie ist ein medizinisch-biologisches Verfahren und zählt nicht zu den Psychotherapieverfahren.
- **Zu 4:** Falsch! Die Schlafentzugstherapie (Wachtherapie) wird in Kliniken zur begleitenden Behandlung von Depressionen eingesetzt. Durch den Schlafentzug kommt es kurzzeitig zu einer Stimmungsaufhellung, die allerdings nicht lange anhält. Die Schlafentzugstherapie basiert auf biologischen Wirkmechanismen und zählt nicht zu den Psychotherapieverfahren.
- **Zu 5:** Richtig! EMDR ist ein anerkanntes psychotherapeutisches Verfahren, das seit 2016 von den gesetzlichen Krankenkassen bezahlt wird, wenn die Diagnose PTBS vorliegt und die Therapie von einem Psychologischen oder einem Ärztlichen Psychotherapeuten durchgeführt wird.

Lösung 12.1.2 A: Nur 1, 2 und 4 sind richtig.

- **Zu 1:** Richtig! Das AT ist eine anerkannte Therapiemethode, die vorwiegend zur Entspannung angewendet wird.
- **Zu 2:** Richtig! Die Körperpsychotherapie (= körperorientierte Psychotherapie) geht davon aus, dass Körper und Psyche eine Einheit bilden und man deshalb über den Körper auch psychische Blockaden erkennen und lösen kann. Die Körperpsychotherapie zählt deshalb zur Psychotherapie.
- **Zu 3:** Falsch! Bachblüten sind Blütenextrakte, die – so ihr Begründer Dr. Edward Bach – die Stimmung und die Emotionen der betroffenen Personen wieder ins Gleichgewicht bringen. Ihre Wirkung ist umstritten. In jedem Fall zählen Blütenextrakte nicht zur Psychotherapie und dürfen nach Ansicht der Prüfer nur von einem „Großen Heilpraktiker" verordnet werden.
- **Zu 4:** Richtig! Die im Augenblick am häufigsten eingesetzte Methode zur Behandlung der Borderline-PS ist die Dialektisch-behaviorale Therapie (DBT) nach Marsha M. Linehan. Die DBT ist eine Mischung aus kognitiver Verhaltenstherapie (KVT) und Übungen zur Achtsamkeit und soll helfen, emotionale Flashbacks frühzeitig zu erkennen und dann die Konzentration auf andere Dinge zu lenken (z. B. auf das Rollen eines Igelballs oder das Pressen der Hände gegen die Wand). Die DBT stellt eine Sonderform der KVT dar und zählt deshalb zu den anerkannten Therapieverfahren.
- **Zu 5:** Falsch! Die Cranio-Sakral-Therapie ist eine Sonderform der Osteopathie und darf deshalb nur von einem „Großen Heilpraktiker" oder einem Heilpraktiker beschränkt auf Osteopathie ausgeübt werden.

Lösung ➢ Tab. 12.1 Richtig oder falsch?

- **Zu 1:** Falsch! Die klassische Psychoanalyse findet über einige Jahre hinweg drei- bis fünfmal wöchentlich statt und ist deshalb eine Langzeittherapie.
- **Zu 2:** Falsch! Als eines der vier von den Krankenkassen finanzierten psychotherapeutischen Behandlungsverfahren orientiert sich die analytische Psychotherapie eng an der Psychoanalyse, ist jedoch mehr Einschränkungen unterworfen. Im Gegensatz zur klassischen Psychoanalyse muss bei der analytischen Psychotherapie ein klar umschriebenes Behandlungsziel festgelegt werden, wie dies die Richtlinien für eine kassenärztliche Erstattung der Kosten vorschreiben. Auch die kürzere Behandlungsdauer und das Setting (Therapeut und Klient sitzen sich meist gegenüber) sind anders als bei der klassischen Psychoanalyse.
- **Zu 3:** Richtig! Das Zusammenwirken der drei Instanzen Ich – Es – Über-Ich ist ein dynamischer Prozess mit ständigen Veränderungen. Inzwischen hat das Wort psychodynamisch eine Begriffserweiterung erfahren und bezeichnet häufig das Zusammenwirken zwischen bewussten und unbewussten seelischen Prozessen ganz allgemein.
- **Zu 4:** Falsch! Die kognitive Therapie (engl. „cognitive therapy") zählt zur Verhaltenstherapie, bei der es darum geht, krankhaftes Verhalten im Hier und Jetzt zu verändern, ohne danach zu fragen, wann und wie es in der Vergangenheit (z. B. in der Kindheit) entstanden ist.
- **Zu 5:** Falsch! Der für die Kinesiologie typische Muskeltest gründet auf der Erkenntnis, dass bestimmte Muskeln das Energieniveau der Meridiane widerspiegeln – u. a. gibt der Muskeltest Auskunft über Emotionen und Energieblockaden im Körper. Die Wirksamkeit wird in Medizinerkreisen bestritten. In jedem Fall zählen die verschiedenen Verfahren der Psychokinesiologie nicht zur Psychotherapie.
- **Zu 6:** Falsch! Das Psychodrama zählt zwar zur Psychotherapie, nicht jedoch das Familienstellen (auch Familienaufstellung), das von Medizinern und Psychotherapeuten sehr kritisch gesehen wird.
- **Zu 7:** Falsch! Nach Ansicht praktizierender Homöopathen ist das übergeordnete Ziel einer homöopathischen Behandlung, Körper, Geist und Seele in Einklang zu bringen. Dieser ganzheitliche An-

satz beinhaltet, dass Körper und Psyche eng zusammenhängen und deshalb homöopathische Mittel, die zur Stabilisierung oder Heilung der Psyche gegeben werden, sich auch auf den Körper auswirken und umgekehrt. Allein deshalb ist für die Anwendung der Homöopathie die Zulassung als „Großer Heilpraktiker" Voraussetzung, unabhängig davon, dass viele Mediziner die Wirksamkeit von Homöopathie leugnen. In jedem Fall zählt Homöopathie nicht zur Psychotherapie.

- **Zu 8:** Falsch! Körperorientierte Psychotherapie findet – je nach Therapiemethode – häufig in Einzelsitzungen, manchmal auch in Gruppen statt.
- **Zu 9:** Falsch! Das katathyme Bilderleben nach Hanscarl Leuner baut auf dem theoretischen Fundament der Psychoanalyse auf. In seiner ursprünglichen Form wird hierbei weder gezeichnet noch gemalt.
- **Zu 10:** Falsch! Balint-Gruppen sind im klassischen Verständnis Arbeitsgruppen von Ärzten (nicht Patienten!), die sich unter der Leitung eines erfahrenen Psychotherapeuten regelmäßig treffen, um über „Problempatienten" aus ihrer Praxis zu sprechen. Die Methode wurde von Michael Balint (1896–1970), einem Psychiater und Psychoanalytiker mit ungarischen Wurzeln, erstmals an einer Londoner Klinik eingeführt.
- **Zu 11:** Falsch! Die Reizüberflutung (Flooding) zählt zu den Techniken der Verhaltenstherapie, nicht zu den aufdeckenden Verfahren.
- **Zu 12:** Falsch! Keine Entspannungstechniken bei manischen oder psychotischen Erkrankungen – sie bewirken eine Symptomverschlechterung.
- **Zu 13:** Falsch! MBSR (Mindfulness-Based Stress Reduction) zählt zu den Techniken der Achtsamkeit, nicht zu den klassischen Entspannungsverfahren wie AT (autogenes Training) oder PMR (progressive Muskelrelaxation).
- **Zu 14:** Richtig! Eine Mutter, die beim geringsten Anlass weint und sich ins Schlafzimmer zurückzieht, bekommt z. B. den Auftrag, so oft wie möglich beleidigt zu reagieren und sich dann weinend zurückzuziehen. Meist führt dies zu einer Veränderung des vorher nicht kontrollierbaren Verhaltens. Ähnlich kann man z. B. vorgehen, wenn kleine Kinder sich weigern einzuschlafen („Ab sofort bleibst du abends so lange wie möglich wach!") oder Jugendliche zu Hause ständig herumalbern („Ab sofort alberst du den ganzen Tag über so viel wie möglich herum!").
- **Zu 15:** Falsch! Die von Francine Shapiro entwickelte EMDR-Therapie wird i. d. R. zur Behandlung von Traumafolgestörungen (z. B. PTBS) eingesetzt.

Lösung 12.1.3 A: Nur 3 und 4 sind richtig.

- **Zu 1:** Falsch! Der Begriff „erlernte Hilflosigkeit" geht auf den amerikanischen Psychologen Martin Seligman zurück, der die Ansicht vertrat, eine in der Kindheit erlernte Hilflosigkeit sei ein wesentliches Merkmal depressiver Störungen.
- **Zu 2:** Falsch! Die Behandlung einer schweren depressiven Episode erfolgt i. d. R. durch Antidepressiva. Die medikamentöse Therapie kann durch Techniken der KVT unterstützt werden. Psychodynamische/psychoanalytische Verfahren werden bei schweren Depressionen nicht eingesetzt.
- **Zu 3:** Richtig! Der sokratische Dialog ist eine häufig verwendete Technik der KVT: Durch kluge, offene Fragen soll der Klient selbst negative Kognitionen als nicht angemessen erkennen und durch realistischere Gedankenmuster ersetzen.
- **Zu 4:** Richtig! Das SORKC-Modell zur Verhaltensanalyse stammt von dem Verhaltenstherapeuten Frederic Kanfer. Es beinhaltet fünf Elemente: S = Stimulus (Reiz), O = Organismus, R = Reaktion, K = Kontingenz und C = Konsequenz (engl. „consequence"). Weitere Informationen unter www.medpsych.uni-freiburg.de/OL/body_sorck.html.
- **Zu 5:** Falsch! Viele Kinder- und Jugendlichen-Psychotherapeuten arbeiten mit tiefenpsychologischer/analytischer/psychodynamisch orientierter Psychotherapie.

Lösung 12.1.4 D: Nur 2, 3, 4 und 5 sind richtig.

- **Zu 1:** Falsch! Das katathyme Bilderleben ist ein von Hanscarl Leuner entwickeltes tiefenpsychologisch fundiertes Verfahren, das auf dem theoretischen Fundament der Psychoanalyse aufgebaut ist
- **Zu 2:** Richtig! Die Technik des EMDR wurde ursprünglich in den USA zur Behandlung der schweren PTBS bei Kriegsveteranen eingesetzt. Traumaforscher gehen davon aus, dass es durch die Links-rechts-Bewegung der Augen zu einer Neuvernetzung im Gehirn kommt, die dazu führt, dass die Erinnerungsbilder nicht mehr als gegenwärtig erlebt werden. Näheres hierzu z. B. unter www.emdria.de/emdr/was-ist-emdr/.
- **Zu 3:** Richtig! Die tiefenpsychologisch orientierte Psychotherapie ist eine Weiterentwicklung der Psychoanalyse: Der Patient liegt allerdings nicht mehr auf der Couch, Therapeut und Klient sitzen sich gegenüber. Die Therapie ist kürzer; der Fokus liegt stärker auf dem aktuellen Geschehen als bei Freud. Die tiefenpsychologisch orientierte Psychotherapie wird von den gesetzlichen Krankenkassen bezahlt.
- **Zu 4:** Richtig! Bei der Technik des zirkulären Fragens fragt der Therapeut z. B. den Vater, wie er die Beziehung seines 13-jährigen Sohnes zur Mutter beschreiben würde. Oder er fragt den Jungen: „Wie, glaubst du, geht es deinem Vater, wenn deine Mutter sich beleidigt in ihr Zimmer zurückzieht?" Dieser Perspektivenwechsel ermöglicht es, dass der Blick sich nicht auf das einzelne Familienmitglied richtet, sondern auf das Zusammenspiel aller im gesamten System.
- **Zu 5:** Richtig! Das Training sozialer Kompetenzen wird i. d. R. in Gruppen durchgeführt, mit Rollenspiel, Videoaufzeichnungen usw.

Lösung 12.1.5 C: Nur 2, 3 und 4 sind richtig.

- **Zu 1:** Falsch! Ein wichtiger Teil einer psychoanalytischen Einzelsitzung sind die Gespräche zwischen Therapeut und Patient, die auch Hilfen für aktuelle Problemstellungen beinhalten.
- **Zu 2:** Richtig! Gemeint sind wohl Konflikte im sozialen Umfeld oder Anpassungsstörungen, bei denen es hilfreich sein kann, wenn die Betroffenen ihre Gefühle erkennen und verbal äußern können.
- **Zu 3:** Richtig! Der Begriff Verhaltensmodifikation (= Änderung des Verhaltens) beinhaltet auf Lerngesetzen basierende

Methoden zur Veränderung von unerwünschtem Verhalten. Dazu zählen z. B. Techniken des Belohnungslernens, aber auch kognitive Verfahren wie das Erlernen von Regeln und Verhaltensweisen im sozialen Bereich. Störungen werden hier über Einschätzungs- und Bewertungsprozesse argumentativ und direkt angegangen, um die Betroffenen zu einer realistischen Neueinschätzung ihrer Situation zu bewegen. In dieser Definition ist die Verhaltensmodifikation eine spezielle Form der Verhaltenstherapie.
- **Zu 4:** Richtig! Die DBT nach Marsha M. Linehan, eine Sonderform der KVT, hat sich vor allem bei der Therapie der Borderline-PS bewährt. Sie ist eine Mischung aus KVT und Übungen zur Achtsamkeit, die den Betroffenen hilft, emotionale Flashbacks frühzeitig zu erkennen und dann die Konzentration auf andere Dinge zu lenken.
- **Zu 5:** Falsch! Die systematische Desensibilisierung findet bevorzugt bei isolierten Phobien (z. B. Hunde- oder Spinnenphobie) Anwendung.

Lösung 12.1.6 B: Nur 1, 2 und 3 sind richtig.
- **Zu 4:** Falsch! Wenn der Klient seinen Substanzkonsum reduziert, ist das eine positive, erwünschte Wirkung der Therapie.
- **Zu 5:** Falsch! Die Übertragung alter Beziehungsmuster auf den Therapeuten ist ein wichtiger – erwünschter – Bestandteil einer psychoanalytischen Einzelsitzung.

Lösung 12.2.1 Richtig sind C und D.
- **Kommentar:** Die Aussagen C und D fassen einige der zentralen Ziele der Psychoanalyse zusammen. Ein kathartisches Ausagieren – sei es in der gewohnten Umgebung oder durch szenisches Darstellen in der psychotherapeutischen Praxis – ist hierbei ebenso wenig erwünscht wie die Herstellung eines Entspannungszustands durch abgestufte Konzentrationsübungen.

Lösung 12.2.2 B: Nur 3 und 4 sind richtig.
- **Zu 1:** Falsch! Bei der Psychoanalyse hört der Therapeut „mit gleichschwebender Aufmerksamkeit“ zu und hilft dem Klienten, seine Bilder, Worte und Gefühle zu verstehen. Auf keinen Fall übernimmt er von Anfang an eine aktive Rolle.
- **Zu 2:** Falsch! Bei der freien Assoziation soll der Klient ohne Scheu alles sagen, was ihm gerade einfällt – auch in Bezug auf den Therapeuten.
- **Zu 3:** Richtig! Beschrieben werden hier einige wichtige Ziele einer psychoanalytischen Einzelsitzung.
- **Zu 4:** Richtig! Das ist Teil der Abstinenzregel.
- **Zu 5:** Falsch! Der Analytiker darf seine persönliche Geschichte nicht einbringen, infolgedessen ist diese Aussage unsinnig.

Lösung 12.2.3 B: Nur 1 und 3 sind richtig.
- **Zu 1:** Richtig!
- **Zu 2:** Falsch! Das Einüben von Verhaltensmustern gehört zur Verhaltenstherapie.
- **Zu 3:** Richtig! *Vorsicht Falle!* Es geht bei dieser Aussage um die Bearbeitung von Übertragung und Gegenübertragung, die ganz wesentlich die Beziehung zwischen Patient und Therapeut beeinflussen. Eine zu bearbeitende private Beziehung zwischen Patient und Therapeut ist damit nicht gemeint.
- **Zu 4:** Falsch! Das freie Assoziieren erfolgt ohne den Einsatz von Entspannungstechniken.
- **Zu 5:** Falsch! In der psychoanalytischen Therapie wird den Patienten häufig vorgeschlagen, wichtige Entscheidungen erst dann zu treffen, wenn die Therapie erfolgreich abgeschlossen ist, auf keinen Fall mit Beratung des Therapeuten. Dazu Freud in einem Brief an Reik: *„In lebenswichtigen Dingen …, bei der Wahl eines Partners oder eines Berufes, sollte die Entscheidung aus dem Unbewussten kommen.“*

Lösung 12.2.4 C: Nur 2, 4 und 5 sind richtig
- **Zu 1:** Falsch! Die Übertragung ist erwünscht und ein wichtiger Teil der Therapie.
- **Zu 2:** Richtig! Die Analyse der Gegenübertragungsgefühle (Liebesgefühle, Aggression, Mitleid usw.) hilft zu verstehen, durch welche Art von Übertragung sie ausgelöst wurden.
- **Zu 3:** Falsch! Die auftauchenden Gegenübertragungsemotionen werden dem Patienten nicht mitgeteilt – dies widerspräche der Abstinenzregel.
- **Zu 4 und 5:** Richtig! → Kommentar zu 1 und 2.

Lösung 12.2.5 Richtig sind B und E.
- **Zu A:** Falsch! Ein theatralisches Ausagieren aggressiver Triebe zählt nicht zu den Merkmalen der Psychoanalyse und hat nichts mit Übertragung zu tun.
- **Zu B:** Richtig! Die Übertragung ist ja erwünscht und ein wichtiger Teil der Therapie.
- **Zu C:** Falsch! → Lösung B.
- **Zu D:** Falsch! Als Gegenübertragung im engeren Sinn bezeichnet man die Art und Weise, wie ein *Therapeut* auf die Übertragungsgefühle des Patienten reagiert (nicht umgekehrt!) und hierbei seine eigenen Gefühle, Vorurteile, Erwartungen und Wünsche auf diesen richtet. Inzwischen hat der Begriff eine Erweiterung erfahren und beinhaltet nun ganz allgemein die Gesamtheit aller Gefühle, Wahrnehmungen und Erwartungen, die ein Arzt oder Therapeut seinem Patienten entgegenbringt. In der ursprünglichen Psychoanalyse galt die Gegenübertragung als störend, die moderne Psychoanalyse sieht die Gefühle des Therapeuten gegenüber dem Patienten hingegen als „Resonanzboden“, durch den er wertvolle Informationen über den Patienten gewinnt.
- **Zu E:** Richtig! Hier wird die Übertragungsanalyse beschrieben, die dabei helfen kann, unbewusste frühkindliche Verhaltensmuster bewusst zu machen, zu deuten und neu zu bearbeiten.

Lösung 12.2.6 Richtig ist C.

Lösung ➢ Tab. 12.2 Richtig oder falsch?
- **Zu 1:** Richtig!
- **Zu 2:** Falsch! Abwehrmechanismen sind **unbewusste** Bewältigungsstrategien des „Ich“, um das innerpsychische Gleichgewicht aufrechtzuerhalten.

- **Zu 3:** Richtig! Wenn jemand sich mit den Idealen eines Albert Schweitzer oder Mahatma Gandhi identifiziert, ist dies nicht automatisch krankhaft. Ähnliches gilt, wenn jemand seine Wut auf den Chef auf ein Stück Holz „verschiebt" und durch Holzhacken abreagiert.
- **Zu 4:** Richtig! Die Verdrängung ist überdies an vielen anderen Abwehrmechanismen beteiligt.
- **Zu 5:** Richtig!
- **Zu 6:** Falsch! Umgangssprachlich sagen manche oft: „Der projiziert seine Wut auf den Vater auf mich" oder: „Ich will nicht die Projektionsfläche für seine Mutterproblematik sein". Genau genommen handelt es sich bei diesen Beispielen nicht um ein Abwehren, sondern um ein Ausleben von Emotionen an einem Ersatzobjekt (Therapeut, Partner/Partnerin), auf das der alte Konflikt „übertragen" wird. Unter Projektion verstand Freud etwas anderes: Eigene verdrängte Impulse und Vorstellungen („Ich kann meine Schlampigkeit nicht ausstehen", „Ich habe keine Lust, dich heute zu sehen") werden auf eine andere Person projiziert und an ihr kritisiert („Mein Gott, deine Schlampigkeit regt mich auf", „Du hast offensichtlich keine Lust, mich heute zu sehen").
- **Zu 7:** Richtig! → Kommentar zu Aussage 6.
- **Zu 8:** Falsch! Isolierung = Affektisolierung. Jemand spricht z. B. über ein schreckliches Ereignis ohne jede Gefühlsregung: Der Affekt bzw. die Emotionen sind vom Inhalt des Erzählten „isoliert". Heute spricht man oft davon, dass jemand, der so reagiert, „dissoziiert" ist.
- **Zu 9:** Richtig! Beispiel: Eine Mutter, die ihr Kind eigentlich ablehnt, wird zu einer überfürsorglichen Mutter. Ein Lehrer, der einen Schüler nicht ausstehen kann, ist beim Korrigieren seiner Arbeiten besonders großzügig.
- **Zu 10:** Falsch! Beim Phänomen der Internalisierung (= Verinnerlichung) werden Werte und Normen der Gesellschaft verinnerlicht. Internalisierung erfolgt durch Sozialisation und Erziehung, ist also kein Abwehrmechanismus, im Gegensatz zur Introjektion, bei der ein Sohn sich z. B. die Normen und Verhaltensweisen eines strafenden Vaters („Schläge haben noch niemandem geschadet") zu eigen macht, damit er sich nicht gegen den Vater wehren muss.
- **Zu 11:** Richtig! → Kommentar zu Aussage 3.
- **Zu 12:** Richtig! Beispiel: Aggressive Gedanken gegen ein jüngeres Geschwisterkind sollen durch Beten oder Zählen rückgängig gemacht werden.
- **Zu 13:** Richtig! Jemand kann z. B. seine Aggression gegenüber den Eltern entweder auf andere Objekte verschieben (Mitschüler, Haustier, Anhänger der gegnerischen Fußballmannschaft, unschuldige Passanten) und an ihnen abreagieren. Oder aber, falls dies nicht möglich ist, er/sie verschiebt die Aggression als Autoaggression auf die eigene Person.
- **Zu 14:** Richtig!
- **Zu 15:** Richtig! Der Abwehrmechanismus Verleugnung erinnert an das Verhalten kleiner Kinder, die sich die Augen oder Ohren zuhalten und anschließend behaupten, es sei gar nichts passiert.

Lösung 12.2.8 Richtig sind C und E.
- Erklärung → Kommentar zu ➢ Tab. 12.2 (2).

Lösung 12.2.9 C: Nur 1, 2 und 4 sind richtig.
- **Zu 3:** Falsch! Amnesie (Vergessen) kann hirnorganisch bedingt sein oder eine Folge von Dissoziation. In der Regel handelt es sich hierbei nicht um eine vom Ich eingesetzte Strategie zur Lösung eines Konflikts.
- **Zu 5:** Falsch! Perseveration ist eine formale Denkstörung, kein Abwehrmechanismus.

Lösung 12.2.10 A: Nur 1, 3 und 4 sind richtig.
- **Kommentar:** Richtig sind die Definitionen für Verleugnung, Rationalisierung und Isolierung.
- **Zu 2:** Falsch! Es muss heißen: von sich auf andere schließen.
- **Zu 5:** Falsch! Eine Reaktivierung von bereits überwundenen Denk- und Verhaltensweisen wäre die Regression. Beim Abwehrmechanismus der Introjektion „verinnerlicht" jemand Verhaltensweisen einer anderen Person, um Unlust zu vermeiden (➢ Tab. 12.2 [10]).

Lösung 12.2.11 B: Nur 3 und 4 sind richtig.
- **Zu 1:** Falsch! Die Übertragung ist in der Psychoanalyse erwünscht und zählt nicht zu den Abwehrmechanismen.
- **Zu 2:** Falsch! Dissimulation ist das Gegenteil von Simulation und bedeutet: Jemand spielt Krankheitssymptome absichtlich herunter (oder leugnet sie), um als gesund zu gelten. Die Dissimulation zählt nicht zu den Abwehrmechanismen nach Freud.
- **Zu 3:** Richtig! Beim Abwehrmechanismus der Spaltung werden Personen in einen guten Anteil („der liebe Papa") und einen bösen Anteil („das Monster") gespalten, wie dies Kinder in einer frühen Entwicklungsphase häufig tun. Nach Freud gehört die Spaltung zu den unreifen Formen der Abwehrmechanismen.
- **Zu 4:** Richtig! Die Intellektualisierung ist eine Sonderform der Rationalisierung („Ich persönlich habe keine Angst, aber ich schreibe gerade an einer Dissertation über die Ängste junger Menschen in unserer Zeit").
- **Zu 5:** Falsch! Beim Phänomen der Internalisierung (= Verinnerlichung) werden Werte und Normen der Gesellschaft verinnerlicht. Hierbei werden keine Konfliktspannungen oder Unlustgefühle abgewehrt. Die Internalisierung zählt deshalb nicht zu den Abwehrmechanismen (➢ Tab. 12.2 [10]).

Lösung 12.2.12 B: Projektion
- **Kommentar:** Bei der Projektion werden Gedanken oder Verhaltensweisen, die jemand bei sich selbst nicht akzeptieren kann („Ich habe heute keine Lust, meinen Therapeuten zu sehen!") auf andere projiziert und an ihnen kritisiert („Sie haben heute wohl wenig Lust, mich zu sehen!").

Lösung 12.3.1 Richtig ist B.
- **Zu A:** Falsch! Die Verhaltenstherapie hat sich in verschiedenen Ländern als Gegenbewegung zur Psychoanalyse entwickelt. Es gibt in diesem Sinne keinen Begründer, wohl aber Namen, die

man mit dem Behaviorismus und der damit verknüpften Verhaltenstherapie verbindet, z. B. John Watson, Burrhus F. Skinner, Joseph Wolpe oder Hans Jürgen Eysenck. Die Verhaltenstherapie gründet auf den Erkenntnissen der Lerntheorie, wobei das Konditionierungslernen nach Pawlow hierbei eine wichtige Rolle spielt. Pawlow erhielt den Nobelpreis für seine Konditionierungsexperimente mit Hunden, ist jedoch kein Begründer der Verhaltenstherapie.

- **Zu B:** Richtig! → ➤ Kap. 12.3.1.
- **Zu C:** Falsch! Die Arbeit mit Übertragung und Gegenübertragung ist typisch für die Psychoanalyse.
- **Zu D:** Falsch! Verhaltenstherapie wird oft in Einzelsitzungen durchgeführt.
- **Zu E:** Falsch! Bei bestimmten Störungen – z. B. ADS oder ADHS – sollten Psychopharmaka mit Verhaltenstherapie gekoppelt werden. Auch bei vielen anderen psychischen Störungen werden verhaltenstherapeutische Interventionen mit Pharmakotherapie kombiniert.

Lösung 12.3.2 D: Nur 1, 3 und 5 sind richtig.

- **Zu 1:** Richtig! Grundlagen für die klassische Verhaltenstherapie sind die experimentellen Befunde der behavioristischen Lerntheorien, u. a. von Pawlow, Watson (klassisches Konditionieren), Thorndike und Skinner (operantes Konditionieren). Auch Interventionsmethoden durch positive oder negative Verstärkung gehen auf wissenschaftlich begründete Untersuchungen zum Erlernen und Verändern bestimmter Verhaltensweisen zurück.
- **Zu 2:** Falsch! Das Prinzip der klassischen Konditionierung nach Pawlow, Watson, Skinner u. a. spielt in der klassischen Verhaltenstherapie nach wie vor eine zentrale Rolle.
- **Zu 3:** Richtig! In anderen Worten: Wenn ein erwünschtes Verhalten belohnt wird (= positive Konsequenz), tritt es häufiger auf. Wenn ein unerwünschtes Verhalten nicht beachtet oder bestraft wird, tritt es weniger häufig auf.
- **Zu 4:** Falsch! Verstärkung ist ein anderes Wort für Belohnung! Ein Verhalten kann dadurch verstärkt werden, dass man jemanden durch positive Dinge (Lob, Anerkennung usw.) belohnt. In diesem Fall spricht man von *positiver* Verstärkung. Ein Verhalten kann aber auch dadurch verstärkt werden, dass ein unangenehmes Gefühl (z. B. Schmerz, Schlaflosigkeit, Angst) vermindert wird oder wegfällt (= *negative* Verstärkung). Wenn jemand z. B. bei Schmerzen eine Schmerztablette nimmt und sich daraufhin besser fühlt, wird das *Einnehmen der Tablette belohnt = negativ verstärkt*. Die Folge: Er wird immer häufiger Tabletten nehmen und schon beim geringsten Schmerz wieder zur Tablette greifen.
- **Zu 5:** Richtig! In sogenannten Verstärkerplänen wird festgelegt, wie häufig oder in welchen Einzelschritten beispielsweise das erwünschte Verhalten eines Kindes belohnt werden soll: Jedes Mal, wenn das Kind das erwünschte Verhalten zeigt (= kontinuierliche Verstärkung)? Oder nur nach jedem dritten, vierten oder fünften Mal (intermittierende Verstärkung)? Eine Sonderform ist hierbei das Token-System: Das Kind bekommt zwar direkt nach dem erwünschten Verhalten eine kleine Belohnung in Form eines Tokens (engl. für Bon, Gutschein, Spielmarke, oft auch ein Bildchen, ein Stern auf dem Kalender usw.). Nach einer Ansammlung von 5, 10 oder mehr Tokens gibt es eine größere Belohnung (z. B. ins Kino oder in den Zoo gehen, Eis essen, länger fernsehen usw.

Lösung 12.3.3 Richtig ist D.

- **Kommentar:** Habituation (= Gewöhnung) setzt ein, wenn jemand wiederholt einem Reiz ausgesetzt ist (z. B. Hupen, Martinshorn), der sich als unbedeutend erweist. Die Reaktion auf diesen Reiz schwächt sich dann allmählich ab. Habituation spielt auch eine wichtige Rolle bei der Expositions-/Konfrontationstherapie, wo der Klient sich wiederholt dem Angstreiz aussetzt und dann die Erfahrung macht, dass die Angstreaktionen durch Habituation abnehmen.

Lösung 12.3.4 Richtig ist D.

- **Zu A:** Falsch! Beschrieben wird hier eine Form der Bestrafung.
- **Zu B:** Falsch! Durch *positive* Verstärkung soll die Auftretenswahrscheinlichkeit eines *erwünschten* Verhaltens *erhöht* werden.
- **Zu C:** Falsch! Beschrieben wird hier die negative Verstärkung (Belohnung durch Verringerung eines unangenehmen Reizes).
- **Zu D:** Richtig! Das erwünschte Verhalten wird durch einen angenehmen Reiz verstärkt und tritt dadurch öfter auf.
- **Zu E:** Falsch! Das erwünschte Verhalten soll durch positive Verstärkung = Belohnung so verstärkt werden, dass es *öfter* – nicht weniger häufig – auftritt.

Lösung 12.3.5 Richtig sind A und D.

- **Zu A:** Richtig! Beim Flooding (deutsch: Reizüberflutung) wird der Klient nach entsprechender Vorbereitung einem extrem hohen angstauslösenden Reiz ausgesetzt. Er wird aufgefordert, so lange in der angstauslösenden Situation zu verweilen, bis seine Angst nachlässt.
- **Zu B:** Falsch! Das Time-out-Verfahren wird vor allem bei Kindern und Jugendlichen eingesetzt: Um sie von Reizen zu isolieren, die das Fehlverhalten verstärken (z. B. Blickkontakt, Belächeln, Reizüberflutung), werden die Betroffenen in einer Auszeit von maximal 15 Minuten von sozialen und kommunikativen Reizen isoliert – meist in einem Raum, der möglichst reizarm eingerichtet ist. Das Ergebnis ist eine Reizreduktion, also das Gegenteil von einer Konfrontation mit angstauslösenden Außenreizen.
- **Zu C:** Falsch! Der Begriff Selbstmanagement oder Selbststeuerung bezeichnet die Fähigkeit, die eigene persönliche und berufliche Entwicklung weitgehend unabhängig von äußeren Einflüssen zu gestalten. Dazu gehören Teilkompetenzen wie Planung, Zeitmanagement, Zielsetzung, sich selbst motivieren und Erfolgskontrolle durch Feedback. Beim Selbstmanagement wird der Klient nicht mit einer angstbesetzten Situation konfrontiert, sondern steuert sein Denken, Fühlen und Verhalten weitgehend selbst.
- **Zu D:** Richtig! Bei der systematischen Desensibilisierung nach J. Wolpe wird der Klient im Zustand der Entspannung langsam mit dem angstbesetzten Objekt konfrontiert. → Lösung 12.3.21.
- **Zu E:** Falsch! Shaping (schrittweises Formen des Verhaltens durch Belohnung) ist eine Technik der Verhaltenstherapie und

wird u. a. zur Dressur von Tieren verwendet. Shaping zählt zum operanten Konditionieren, nicht zur Technik der Konfrontation/ Exposition mit Reaktionsverhinderung.

Lösung 12.3.6 C: Negative Verstärkung.

- **Kommentar:** Das veränderte Einnahmeverhalten kommt dadurch zustande, dass der Patient durch das Einnehmen des Medikaments weniger Schmerzen empfindet. Das Einnahmeverhalten wird also durch die Verringerung der Schmerzen belohnt = negativ verstärkt (➢ Abb. 12.7).

Lösung 12.3.7 Richtig ist C.

- **Zu A:** Falsch! A ist ein Beispiel für *positive* Verstärkung: Das Kind bekommt Lob oder Anerkennung für sein Tun (hier: andere schlagen), es wird in der Folge also häufiger andere Kinder schlagen.
- **Zu B, D und E:** Falsch! Verstärkung ist gleichbedeutend mit Belohnung. B, D und E sind jedoch Beispiele für *Bestrafung*.
- **Zu C:** Richtig! Bei einer negativen Verstärkung wird jemand dadurch belohnt, dass ein *negativer Reiz* (hier: Hausarrest) wegfällt oder reduziert wird. Ein anderes Beispiel für negative Verstärkung findet sich in Fallgeschichte 12.3.6.

Lösung ➢ Tab. 12.3 Richtig oder falsch?

- **Zu 1:** Richtig! Modifikation bedeutet „Veränderung".
- **Zu 2:** Richtig! Graduiert bedeutet „sich langsam steigernd".
- **Zu 3:** Falsch! Nicht verwechseln: Konfrontation mit dem angstauslösenden Reiz ist etwas anderes als die zur Psychoanalyse zählende Konfrontation mit dem Widerstand.
- **Zu 4:** Richtig! „In sensu" = in der Vorstellung; „in vivo" = in der Realität. Bevor sich jemand mit Agoraphobie in die U-Bahn oder in den Supermarkt begibt (= Exposition in vivo), stellt er sich die Situation zunächst im Geiste vor und lernt so schon, mit seinen Reaktionen besser umzugehen.
- **Zu 5:** Richtig! Der Therapeut plant, wann und wie der Klient für das erreichte neue Verhalten belohnt wird (z. B. durch Anerkennung einzelner Leistungsschritte; Ermunterung, so weiter zu machen usw.). Da die Verhaltensänderung schrittweise erfolgt, verfasst der Therapeut vorab einen Verstärkerplan, der es dem Klienten letztendlich ermöglichen soll, sein Verhalten durch eigene Verstärker (Stolz, Zufriedenheit, gesteigerte Lebensfreude usw.) zu steuern.
- **Zu 6:** Richtig! Das Selbstsicherheitstraining und das Training sozialer Kompetenz wird meist in Gruppen durchgeführt, mit Rollenspiel, Videoaufzeichnungen usw.
- **Zu 7:** Falsch! Flooding bedeutet Reizüberflutung: Beim Flooding werden die Patienten den Angststimuli in maximaler Intensität ausgesetzt.
- **Zu 8:** Richtig! Implosion ist das Gegenteil von Explosion. Der Begriff kommt aus der Physik und bezeichnet den Zusammenbruch eines Gefäßes oder Geräts (z. B. eines Fernsehers) durch einen massiven Abfall des Innendrucks. In der Psychologie bedeutet Implosion so etwas wie „Explosion von Ängsten im Innern", eine Art von Flooding in der Vorstellung.
- **Zu 9 und 10:** Richtig!

Lösung 12.3.8 B: Nur 1 und 5 sind richtig.

- **Zu 2:** Falsch! Das freie Assoziieren ist typisch für die Psychoanalyse.
- **Zu 3 und 4:** Falsch! Die Gestalttherapie nach F. Perls und die Gesprächspsychotherapie nach C. Rogers sind zwei eigenständige Therapieformen, die nicht zur Verhaltenstherapie gerechnet werden.

Lösung 12.3.9 Richtig sind B und D.

- **Zu A:** Falsch! Die irrationalen Gedankenmuster sollen durch Techniken wie den sokratischen Dialog auf Verstandesebene umstrukturiert werden. Ein Aufdecken vergangener Erlebnisse und der damals entstandenen Glaubenssätze ist bei Ellis nicht vorgesehen.
- **Zu B:** Richtig!
- **Zu C:** Falsch! Ein Verbalisieren emotionaler Erlebnisinhalte ist Teil der Gesprächspsychotherapie nach Rogers. Beim Biofeedback werden vegetativ gesteuerte Körperfunktionen (z. B. Herzschlag, Atemfrequenz, Blutdruck, Hirnströme) durch Visualisierungen oder Töne für den Klienten sichtbar gemacht.
- **Zu D:** Richtig! Beim Flooding wird der Klient i. d. R. durch den Therapeuten auf die angstauslösende Situation vorbereitet, der Therapeut begleitet ihn dann in die Angstsituation (z. B. einen engen Raum, eine hoch über der Stadt gelegene Dachterrasse usw.) und gibt auch in der Angstsituation weitere Anleitungen.

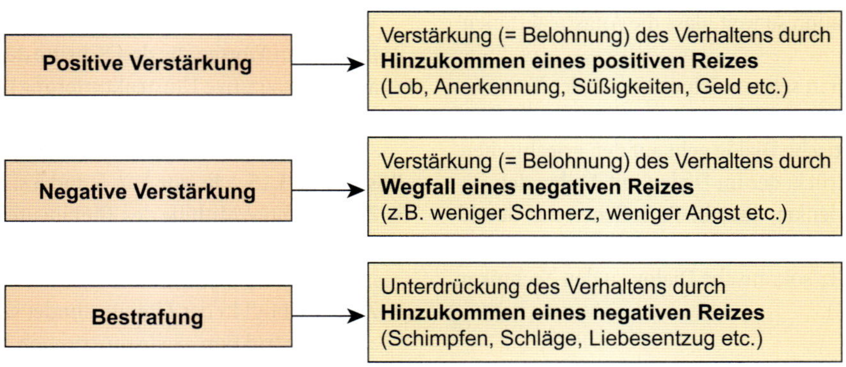

Abb. 12.7 Verstärkung oder Bestrafung?

- **Zu E:** Falsch! Schizophrene Erkrankungen werden i. d. R. mit Antipsychotika behandelt; begleitend können in beschränktem Maße verhaltenstherapeutische und soziotherapeutische Maßnahmen eingesetzt werden – auf keinen Fall jedoch die systematische Desensibilisierung.

Lösung 12.3.10 E: Alle Aussagen sind richtig.

- **Zu 1:** Richtig! Das Time-out-Verfahren wird vor allem bei Kindern und Jugendlichen eingesetzt, wenn sie unerwünschtes Verhalten zeigen. Um sie von Reizen, die das Fehlverhalten verstärken, zu isolieren (z. B. Blickkontakt, Belächeln, Reizüberflutung), werden die Betroffenen in einer Auszeit von maximal 15 Minuten von sozialen und kommunikativen Reizen isoliert – meist in einem Raum, der möglichst reizarm eingerichtet ist. Auf diese Weise soll den Betroffenen die Möglichkeit gegeben werden, zu sich zu finden und über ihr Verhalten zu reflektieren. Die Time-out-Technik findet vor allem bei Störungen des Sozialverhaltens, oppositionellem Trotzverhalten und ADHS Anwendung.
- **Zu 2:** Richtig! Expositionstraining ist gleichbedeutend mit der Technik der Exposition = Konfrontation mit Reaktionsverhinderung.
- **Zu 3:** Richtig! → Lösung 12.3.2 (5).
- **Zu 4:** Richtig! Beispiel: Schokolade im Haus führt bei einem Klienten zu einem unkontrollierbaren Verlangen. Ist der auslösende Reiz (Schokolade) nicht oder nur in geringen Mengen vorhanden (= Stimuluskontrolle), können die Betroffenen ihr Essverhalten besser kontrollieren. Die Technik der Stimuluskontrolle wird häufig bei der Bulimie und der Binge-Eating-Störung eingesetzt, aber auch in der Entwöhnungs- und Nachsorgephase von Alkoholikern.
- **Zu 5:** Richtig! Zu den Methoden der Selbstkontrolle zählen u. a. das Einüben von Selbstbeobachtung, Gedankenstopp, Stimuluskontrolle und Selbstverstärkung.

Lösung 12.3.11 E: Alle Aussagen sind richtig.

- **Zu 2:** Richtig! Der Begriff *Habituation* stammt aus der Lernpsychologie und besagt, dass man durch die Gewöhnung an bestimmte Reize lernen kann, nicht oder weniger stark auf sie zu reagieren. Beim *Habituationstraining* werden die Betroffenen also Reizen ausgesetzt, auf die sie z. B. mit großer Angst reagieren. Dadurch, dass sie sich diesen Angstreizen wiederholt oder übertrieben lange aussetzen, reagieren sie darauf weniger stark. Im Idealfall geht die Habituation so weit, dass die Angstreaktionen völlig zurückgehen.
- **Zu 4:** Richtig! Exposition in sensu = Exposition in der Vorstellung (oft als Vorbereitung auf die Exposition in vivo).
- **Zu 5:** Richtig! Der sokratische Dialog geht auf den griechischen Philosophen Sokrates zurück, der im Dialog mit Andersdenkenden das Gespräch so lenkte, dass die Betroffenen das Gefühl hatten, sie selbst hätten die Lösung für ihr Problem gefunden. In der heutigen Zeit zählt der sokratische Dialog zu den Techniken der KVT (→ Frage 12.1.3).

Lösung 12.3.12 B: Nur 1 und 3 sind richtig.

- **Zu 1:** Richtig! Bei schweren psychischen Erkrankungen wie der Schizophrenie kann man das Tauschpfandsystem (engl. „token economy") einsetzen, bei dem kleine Verhaltensänderungen durch Münzen, Bons usw. belohnt werden. Das Tauschpfandsystem zählt zum operanten Konditionieren (Belohnungslernen).
- **Zu 2:** Falsch! Bei akuten Psychosen (akute psychotische Episode, akute Phase einer Schizophrenie) sind die Betroffenen voll in ihrer Wahnwelt, die durch kognitive Interventionen nicht beeinflusst werden kann.
- **Zu 3:** Richtig! Die operante Konditionierung darf auch von ausgebildeten Helfern ausgeführt werden, z. B. von der Krankenschwester, die den Schmerzpatienten lobt, wenn er sich körperlich betätigt.
- **Zu 4:** Falsch! Bei Kindern ist Belohnungslernen (operantes Konditionieren) besonders wirksam.
- **Zu 5:** Falsch! Ein Reduzieren äußerer Reize wird u. a. bei hyperkinetischen Kindern und Jugendlichen eingesetzt, damit sie weniger leicht abgelenkt werden. Die Reizreduktion hat nichts mit Belohnungslernen zu tun.

Lösung 12.3.13 D: Nur 1, 2, 4 und 5 sind richtig.

- **Zu 1:** Richtig! Hierarchiebildung bedeutet: Das Therapieziel „soziale Kompetenz" wird in Unterziele zergliedert, die schrittweise eingeübt werden. Die Therapieziele sind hierarchisch aufgebaut, d. h., der Klient beginnt mit leichten Aufgaben, die sich langsam steigern.
- **Zu 2:** Richtig! Das Lernen am Modell erfolgt oft im Rollenspiel oder unter Heranziehung von Kurzvideos.
- **Zu 3:** Falsch! Die Traumdeutung gehört zur Psychoanalyse nach Freud.
- **Zu 4:** Richtig! Rollenspiel spielt beim Training sozialer Kompetenz eine wichtige Rolle.
- **Zu 5:** Richtig! Diskriminationslernen (von engl. „discriminate": unterscheiden) bedeutet „unterscheiden lernen". Einem schüchternen Menschen werden z. B. verschiedene Möglichkeiten gezeigt, wie er sich in bestimmten Situationen verhalten könnte, von denen er die für ihn am besten geeignete auswählt und dann im Rollenspiel einübt.

Lösung 12.3.14 E: Alle Aussagen sind richtig.

- **Kommentar:** A. T. Beck zählt zu den Begründern der kognitiven Verhaltenstherapie (KVT). Die Aussagen 2 bis 5 beschreiben in anderen Worten die drei Schritte der KVT: Erkennen – Verändern (kognitive Umstrukturierung) – Anwenden (Merkwort: E-V-A).

Lösung 12.3.15 E: Nur 1, 2, 3 und 5 sind richtig.

- **Zu 1:** Richtig! Mithilfe des Therapeuten werden verzerrte Realitätswahrnehmungen als solche wahrgenommen und dann neu interpretiert = reattribuiert.
- **Zu 2:** Richtig! In der Literatur findet sich stattdessen der Begriff „Selbstinstruktion". Selbstinstruktion bedeutet, dass der Klient sein inneres Selbstgespräch gezielt beeinflusst, sich z. B. in gewissen Situationen selbst Anweisungen gibt. Im Selbstinstruktions-

training werden die inneren Monologe bewusst gemacht, überprüft und ggf. gezielt verändert.
- **Zu 3:** Richtig! Unerwünschte Gedanken werden hierbei zunächst vom Therapeuten, später dann vom Klienten selbst durch ein laut artikuliertes „Stopp!" unterbrochen. Neben der Unterbrechung des Gedankengangs führt das laute Ausrufen zu einer Schreckreaktion, als Folge davon mit zunehmender Übung zu einer inneren Konditionierung.
- **Zu 4:** Falsch! Die Übertragung gehört zur Psychoanalyse.
- **Zu 5:** Richtig! Antizipation bedeutet wörtlich: Vorwegnahme. Bei der Antizipation stellt der Klient sich vor, wie er in der Zukunft in einer bestimmten Situation reagieren wird: Er antizipiert sie, nimmt sie geistig vorweg.

Lösung 12.3.16 D: Nur 1, 2, 3 und 5 sind richtig.
- **Kommentar:** „Kontingent" kommt von engl. „contingent on" und bedeutet „abhängig von" oder „bedingt durch".
- **Zu 1:** Richtig! Bei einer zeitkontingenten Medikation werden die schmerzlindernden Medikamente nur zu einem festen Zeitpunkt gegeben, ohne Berücksichtigung des Schmerzverhaltens. Das Schmerzverhalten wird auf diese Weise nicht beachtet und geht dadurch zurück.
- **Zu 2:** Richtig! Durch die körperliche Aktivierung wird die Aufmerksamkeit vom Schmerz auf andere Dinge gelenkt.
- **Zu 3:** Richtig! In der Verhaltensanalyse wird überprüft, unter welchen Bedingungen der Schmerz besonders groß wird, wie der Betroffene sich infolgedessen verhält usw. Grundlage ist meist das SORKC-Modell nach F. Kanfer → Lösung 12.1.3 (4).
- **Zu 4:** Falsch! „Schmerzkontingente Medikation" bedeutet, dass die Medikamente abhängig vom Schmerz gegeben werden, also immer dann, wenn die Schmerzen größer werden. Dadurch wird das Schmerzverhalten belohnt, die Schmerzen nehmen zu.
- **Zu 5:** Richtig! Die Bezugspersonen (z. B. Ehemann/Ehefrau) werden angewiesen, das Schmerzverhalten des Patienten nicht durch Überfürsorglichkeit usw. zu belohnen.

Lösung 12.3.17 A: Nur 1, 2, 3 und 4 sind richtig.
- **Kommentar:** Die Technik der Selbststeuerung (Selbstkontrolle) wird in den Aussagen 1–4 schon klar formuliert. Die hierbei verwendeten Verfahren werden z. B. bei Gewichts-, Alkohol- oder Lern- und Arbeitsproblemen eingesetzt. Nicht zu den kognitiven Verfahren der Selbstkontrolle zählt die progressive Muskelentspannung.
- **Zu 1:** Richtig! Beispiel: Eine Person mit einer Binge-Eating-Störung beobachtet, in welchen Situationen Essattacken auftreten.
- **Zu 2:** Richtig! Um das Essverhalten besser unter Kontrolle zu halten, kauft die betroffene Person z. B. nur wenige Essensvorräte ein.
- **Zu 3:** Richtig! Die Betroffene nimmt sich vor: Wenn ich es schaffe, nach dem Streit mit meinem Mann nicht zu essen, gönne ich mir eine Massage, einen schönen Spaziergang, ein wohltuendes Bad (Selbstbelohnung). Oder: Wenn ich wieder eine Essattacke bekomme, werde ich anschließend mein Büro aufräumen, Rechnungen schreiben oder Fenster putzen (Selbstbestrafung). Die Bedingungen für Selbstbelohnung oder Selbstbestrafung können in einem Vertrag mit sich selbst schriftlich fixiert werden.
- **Zu 4:** Richtig! Wenn sich bei der Person im obigen Beispiel der Gedanke „Ich muss etwas essen" in den Vordergrund drängt, kann er durch die Technik des Gedankenstopps (→12.3.15 [3]) unterbrochen werden.
- **Zu 5:** Falsch! Entspannungsverfahren zählen nicht zu den kognitiven (verstandesmäßig gelenkten) Strategien.

Lösung 12.3.18 B: Nur 1, 3 und 4 sind richtig.
- **Kommentar:** Bei der systematischen Desensibilisierung nach Joseph Wolpe (1958) wird der Klient im Zustand der Entspannung (→ 3) langsam an das angstbesetzte Objekt (Hunde, Spinnen) gewöhnt. Dabei wird eine Angsthierarchie (= Stufenleiter der Angst) erarbeitet (→ 4). Der Klient soll sich zunächst an das am wenigsten angsteinflößende Objekt (z. B. ein Bild aus weiter Ferne) gewöhnen, bevor der Reiz allmählich gesteigert wird. Grundannahme ist, dass Entspannung und Angst nicht gleichzeitig existieren können, sich also gegenseitig (= reziprok) hemmen (→ 1). Die systematische Desensibilisierung ist eine spezielle Form der „Gegenkonditionierung", bei der ein angstauslösender Reiz so lange mit einer angenehmen Situation (hier: der Entspannung) gepaart wird, bis die betroffene Person allmählich ihre Angst verlernt.
- **Zu 2:** Falsch! Ängste, die durch real existierende Gefahren ausgelöst werden („Realangst" im Gegensatz zur „neurotischen Angst"), sind ein angeborener, oft lebensrettender Mechanismus und bedürfen keiner Therapie. Die systematische Desensibilisierung wurde bevorzugt bei isolierten Phobien eingesetzt (Spinnenangst, Angst vor Spritzen, spitzen Gegenständen usw.). Heute verwenden viele Therapeuten stattdessen die graduierte Exposition (ohne Entspannung).
- **Zu 5:** Falsch! Zwangsgedanken und Zwangshandlungen sind nicht Folge eines angstauslösenden Objekts, können deshalb auch nicht mit der systematischen Desensibilisierung behandelt werden.

Lösung 12.3.19 Richtig ist C.
- **Zu A:** Falsch! Welche Veränderung (??) hier durch den Therapeuten aufgehoben (??) werden soll, lässt sich nicht erschließen. Eine sehr verwirrende Fragestellung, die in jedem Fall falsch ist, denn die einzig richtige Antwort ist C.

Lösung 12.3.20 Richtig sind B und D (offizielle Lösung).
- **Kommentar:** Bei dieser Frage sind eigentlich *drei Lösungen* richtig sind, denn aus lerntheoretischer Sicht greift das Rollenspiel auf drei Wirkmechanismen zurück:
  1. Modelllernen
  2. Belohnungslernen (z. B. Lob durch den Therapeuten)
  3. Habituation durch Exposition (z. B. Gewöhnung durch häufiges Durchspielen einer angstmachenden Situation).

  Ein Kursteilnehmer hat bei dieser Frage Widerspruch eingelegt, mit der Begründung, dass eigentlich drei Lösungen zutreffend wären. Dem Widerspruch wurde stattgegeben.

Lösung 12.3.21 Richtig sind A und E.

- **Kommentar:** Berechtigte Forderungen klar und deutlich zu äußern und gleichzeitig Verständnis für die Position des anderen zu zeigen, sind zwei wichtige Eigenschaften, wenn es darum geht, angemessen für seine Rechte einzutreten. Wichtig für die Kommunikation sind überdies Ich-Botschaften anstelle von Vorwürfen oder Vorhaltungen, die direkt an das Gegenüber gerichtet sind.

Lösung 12.3.22 Richtig sind A und E.

- **Kommentar:** Beim Achtsamkeitstraining geht es darum, im *gegenwärtigen Moment* (E ist richtig) bewusst wahrzunehmen, was man gerade tut, denkt oder fühlt – ohne das, was man wahrnimmt, negativ oder positiv zu bewerten (A richtig, D falsch) oder nach Lösungen zu suchen (B ist falsch). Achtsamkeit erfolgt bei klarem, wachem Bewusstsein, nicht tiefenentspannt (C ist falsch), sonst könnte man ja nicht Achtsamkeit im Alltag üben, z. B. bei der Gartenarbeit, bei der Hausarbeit, beim Gespräch mit anderen.

Lösung 12.3.23 D: Nur 1, 3, 4 und 5 sind richtig.

- **Kommentar:** Berechtigt zur Durchführung von Verhaltenstherapie mit Erstattung der Kosten durch die gesetzlichen Krankenkassen sind: Ärztliche Psychotherapeuten (1) und Psychologische Psychotherapeuten (5). Berechtigt zur selbstständigen Durchführung von Psychotherapie (z. B. Verhaltenstherapie) ist aber auch ein „Großer Heilpraktiker" (HP) oder ein „Heilpraktiker für Psychotherapie" (HPP), vorausgesetzt, er hat eine entsprechende Ausbildung absolviert. Im Gegensatz zu (1) und (5) kann ein HP/HPP nicht mit den gesetzlichen Krankenkassen abrechnen.
- **Zu 2:** Falsch! Personen, die ein Studium der Psychologie erfolgreich abgeschlossen haben (Diplompsychologe, Master of Science), arbeiten z. B. als Betriebs-, Arbeits- oder Werbepsychologen, im Betriebsmanagement, als Gerichtssachverständige oder in schulpsychologischen Beratungsstellen. Um psychotherapeutisch arbeiten zu dürfen, benötigen sie eine Zusatzausbildung zum Psychologischen Psychotherapeuten oder eine staatliche Zulassung als Heilpraktiker oder Heilpraktiker für Psychotherapie.

Lösung 12.4.1 Richtig ist B.

- **Kommentar:** In seinem Werk *A Theory of Therapy, Personality, and Interpersonal Relationships* (1959) definiert Rogers den *„inneren Bezugsrahmen"* des Klienten als „die subjektive Welt des Individuums". Sie umfasst alle Empfindungen, Wahrnehmungen, Gedanken und Erinnerungen, die dem Bewusstsein des Klienten zugänglich sind. Nach Rogers kann diese subjektive innere Welt des Klienten durch den Therapeuten nur durch *empathisches Einfühlen* erfahren werden.

Lösung 12.4.2 B: Nur 1, 2 und 3 sind richtig.

- **Zu 1–3:** Richtig! Details ➢ Abb. 12.5.
- **Zu 4:** Falsch! Der Therapeut verbalisiert nicht die eigenen Emotionen und Reaktionen, sondern die des Klienten.
- **Zu 5:** Falsch! Keine vom Therapeuten ausgehende Beratung. Die Therapie ist „klientenzentriert".

Lösung 12.4.3 D: Nur 1, 2, 3 und 4 sind richtig.

- **Kommentar:** Details zu den Lösungen 1, 2 und 4 in ➢ Abb. 12.5.
- **Zu 3:** Richtig! Indem der Klient sich und seine Gefühle besser kennenlernt, wächst seine Introspektion (= Selbstbeobachtung: nach innen gerichtete Wahrnehmung eigener Gefühle und Gedanken).
- **Zu 5:** Falsch! Wenn es gelingt, mithilfe des Therapeuten bisher abgespaltene Emotionen wahrzunehmen, bewirkt die jedem Organismus innewohnende „Aktualisierungstendenz" (→ Lösung 12.4.4, Punkt 2) eine Aktivierung der Selbstheilungskräfte. Entspannungstechniken sind in diesem Prozess nicht vorgesehen.

Lösung 12.4.4 A: Nur 2 und 5 sind richtig.

- **Zu 1:** Falsch! Rollenspiele zählen zu den Techniken der Verhaltenstherapie, nicht zur Gesprächspsychotherapie nach Rogers.
- **Zu 2:** Richtig! Unter „Aktualisierungstendenz" versteht Rogers die dem Organismus innewohnende Tendenz zur Entwicklung, Entfaltung und Verwirklichung all seiner ihm innewohnenden Möglichkeiten → 12.4.5 (Kommentar).
- **Zu 3 und 4:** Falsch! Hier werden Techniken der Psychoanalyse beschrieben.
- **Zu 5:** Richtig! Nach Rogers sollte jeder Mensch sich durch Erfahrungen in eine Richtung entwickeln, in der „Selbstkonzept" (= Selbstbild) und „Realselbst" miteinander im Einklang stehen. Nur wenn der Therapeut in Bezug auf sein eigenes Selbstbild kongruent ist, kann er dem Klienten echt und unverfälscht entgegentreten und ihm so helfen, sich gegenüber seinem Therapeuten zu öffnen → 12.4.5 (Kommentar).

Lösung 12.4.5 Richtig ist E.

- **Kommentar**: Rogers geht davon aus, dass sich jeder Mensch durch die Erfahrungen des Lebens weiterentwickelt. Die hierbei erlebten Eindrücke und Erlebnisse beeinflussen sein Selbstbild – Rogers nennt es „Selbstkonzept". Das Selbstbild setzt sich zusammen aus dem Idealselbst" und dem „Realselbst". Das Idealselbst beinhaltet die Eigenschaften und Fähigkeiten, die das Ich gerne hätte, um z. B. den Erwartungen der Eltern oder der Umwelt zu entsprechen. Das Realselbst beinhaltet die Eigenschaften und Fähigkeiten, die jemand wirklich hat. Das Realselbst ändert sich normalerweise durch die Erfahrungen des Lebens und zeigt dem Menschen, welche Ziele er sich setzen sollte und welche für ihn nicht passen. Wenn das Selbstbild sich vorwiegend am Idealbild orientiert, nicht an den im Lauf der Entwicklung gemachten Erfahrungen, führt dies zu neurotischen Störungen. Beispiel: Ein junger Mann hat sich vorgenommen, wie sein Vater Arzt zu werden. Er schafft mit Mühe und Not das Abitur und studiert im Ausland Medizin, wo er in allen Zwischenprüfungen „durchfällt". Erkennt er, dass er nicht für den Arztberuf geeignet ist und nur die Erwartungen der Eltern erfüllen wollte, ändert sich sein Selbstbild und er orientiert sich neu in seinem Leben. Versucht er nach wie vor, sein Idealselbst zu verwirklichen, führt dies zu verschiedensten psychischen Störungen. Rogers merkt hierzu an: *„Experience is, for me, the highest authority. … No other person's ideas, and none of my own* *ideas, are as authoritative as my experience*" (aus: Carl Rogers. On Becoming a Person. A Therapist's View of Psychotherapy. Houghton Mifflin: Harcourt 1961; S. 23).

Lösung 12.4.6 D: Nur 1, 2, 4 und 5 sind richtig.

- **Kommentar:** → Lösung 12.4.5 (Kommentar).
- **Zur Wiederholung:** Das Selbstbild verändert sich mit der Erfahrung, Aussage 5 ist also richtig. Wenn das Idealbild sich nicht an die ständigen Veränderungen des Selbstbilds (eigentlich: „Realselbst") anpasst, kommt es zu einer verzerrten Wahrnehmung der Realität („Ich bin zum Arztberuf geboren, auch wenn ich bisher keine einzige Prüfung bestanden habe"). Eine totale Übereinstimmung Selbstbild und Idealbild (Aussage 3) ist nach Ansicht von Rogers die Ursache für viele neurotische Störungen.

Lösung 12.5.1 Richtig ist C.

- **Kommentar:** Mit Sätzen wie „Meine rechte Hand ist warm" – „Mein Herz schlägt ruhig und regelmäßig" – „Es atmet mich" können u. a. vegetativ gesteuerte Körperfunktionen beeinflusst werden. Nicht verwechseln mit E: Hier wird die progressive Muskelentspannung beschrieben.

Lösung 12.5.2 Richtig ist C.

- **Zu A:** Falsch! Ein erfundener „Fachbegriff", der wohl aussagen soll, dass jemand durch Konzentrationsübungen so dissoziiert, dass es zu einem Verlust des Erinnerungsvermögens kommt. Dies dürfte bei keiner Form von Therapie das Ziel sein.
- **Zu B:** Falsch! Vorrangiges Ziel ist ein Zustand der Entspannung, nicht eine Reduktion der Atemfrequenz.
- **Zu D:** Falsch! Bei akuten Psychosen sind Entspannungsverfahren kontraindiziert.
- **Zu E:** Falsch! Durch Entspannung kann man Zwangsgedanken und die daraus resultierenden Zwangshandlungen nicht reduzieren.

Lösung 12.5.3 D: Nur 1, 3, 4 und 5 sind richtig.

- **Kommentar:** Entspannungsverfahren wie die PMR helfen bei Bluthochdruck (arterieller Hypertonie), bei Ängsten, Schmerzen und Schlafstörungen. Bei einer akuten schizophrenen Episode (→ 2) sind Entspannungsverfahren kontraindiziert.

Lösung 12.5.4 C: Nur 2, 3 und 5 sind richtig.

- **Zu 1:** Falsch! AT kann sowohl in der Gruppe als auch in Einzeltherapie erlernt werden.
- **Zu 2:** Richtig! AT beeinflusst vegetative Symptome wie Herzschlag, Atmung, Körpertemperatur und die vegetative Erregung.
- **Zu 3:** Richtig! Die Kinder sollen lernen, die Übungssituation auf den Alltag zu übertragen, um sich ohne Hilfe in einen Zustand der Konzentration und Ruhe zu versetzen.
- **Zu 4:** Falsch! Keine Entspannungsverfahren bei psychotischen Erkrankungen.
- **Zu 5:** Richtig! Entspannungsverfahren können den Juckreiz lindern und das allgemeine Stressniveau reduzieren, sodass die Erkrankung sich bessert.

Lösung 12.5.5 C: Nur 1, 3 und 4 sind richtig.

- **Kommentar:** Der Erregungszustand einer Manie (→ 2) wird durch einen gestörten Hirnstoffwechsel verursacht, nicht durch eine Überfunktion des sympathischen Nervensystems. Entspannungsverfahren funktionieren bei einer Manie deshalb ebenso wenig wie bei einer Hirnschädigung. Bei Phobien (→ 3) können Entspannungsverfahren vor der eigentlichen Exposition eingeübt werden, denn Angst und Entspannung hemmen sich. Dies hat sich die systematische Desensibilisierung zunutze gemacht (→ Frage 12.3.21).

Lösung 12.5.6 Richtig sind A und D.

- **Kommentar:** Die Original-Prüfungsfrage (2014–1) war eine Einfachauswahl. Anzukreuzen war D: schwere Konzentrationsstörungen, z. B. bei einer schweren depressiven Episode oder einer Manie. In vielen Internetbeiträgen wird Epileptikern allerdings geraten, vor der Teilnahme am AT einen Arzt zu konsultieren: Es bestehe sonst die Gefahr, dass durch den Entspannungszustand evtl. traumatische Erinnerungen hochkämen, die einen Anfall auslösen könnten. Mehrere Prüflinge haben deshalb bei der Prüfungskommission Widerspruch eingelegt, dem stattgegeben wurde.

Lösung 12.5.7 Richtig sind C und E.

- **Kommentar:** In der Frage ging es um *formelle* Übungen zur Achtsamkeit (engl. „mindfulness"), die in einem bestimmten Zeitraum durchgeführt werden und i. d. R. vom Therapeuten oder Übungsleiter angeleitet werden. Typische Beispiele: Sitz-, Geh- oder Atemmeditation (→ C), achtsame Körperarbeit oder Body Scan (→ E). In MBSR-Seminaren (MBSR = Mindfulness-Based Stress Reduction) werden die Teilnehmer überdies zur Achtsamkeit im Alltag angeleitet. Beispiele für derartige *informelle* Achtsamkeitsübungen: Achtsamkeit beim Essen, beim Gespräche führen, beim Beobachten der eigenen Gedanken, bei der Gartenarbeit, beim bewussten Wahrnehmen von Geruch und Geschmack (= Genusstraining) usw. In der Fragestellung ging es allerdings nur um formelle Achtsamkeitsübungen, deshalb sind A und B falsch.
- **Zu D:** Entspannungstechniken zählen weder zu den formellen noch zu den informellen Übungen zur Achtsamkeit.

Lösung 12.6.1 D: Nur 1, 4 und 5 sind richtig.

- **Kommentar:** Die Dialektisch-behaviorale Therapie (DBT) ist eine Psychotherapieform zur Behandlung von Patienten, die zur Selbstgefährdung oder Fremdgefährdung neigen (3 ist falsch). Sie kommt oft bei der Behandlung der Borderline-PS zum Einsatz und soll durch das Erlernen von Fertigkeiten (Skills → 4 ist richtig) wie innere Achtsamkeit, Erlernen von Stresstoleranz, Umgang mit auftauchenden Emotionen und Training sozialer Kompetenz den Betroffenen helfen, besser mit ihrer Erkrankung umzugehen. Die DBT ist eine Sonderform der KVT, hat aber auch Techniken aus anderen Richtungen (z. B. der Zen-Meditation) integriert (1 ist richtig). Die Wirksamkeit der DBT bei Borderline-Patienten ist wissenschaftlich belegt (5 ist richtig).

- **Zu 2:** Falsch! Eine akute Drogenintoxikation ist ein psychiatrischer Notfall, wo es zunächst gilt, die Vitalfunktionen zu sichern (Atmung, Herz und Kreislauf, Blutdruck, Krampfanfälle, Entgiftung usw.). Dies geschieht i. d. R. durch entsprechende Medikamente, auf keinen Fall durch eine wie auch immer geartete Psychotherapie.

Lösung 12.6.2 Richtig sind A und D.

- **Kommentar:** Das von Francine Shapiro eingeführte Standardprotokoll für die Behandlung einer PTBS sieht vor, dass der Klient sich den schlimmsten Moment des traumatischen Erlebnisses wieder in Erinnerung ruft (C ist falsch). Er konzentriert sich hierbei auf die damit verbundenen Emotionen, Körperempfindungen und negativen Kognitionen (A ist richtig) und bewertet anschließend die daraus resultierende Belastung auf einer Skala von 0–10. In der folgenden Verarbeitungsphase führt der Einsatz bilateraler Reize (Stimuli) – so die Theorie – zu einer Neuvernetzung von bisher fragmentierten Teilen der Erinnerung. Die bilaterale zerebrale Stimulation erfolgte in den Anfängen des EMDR durch Links-rechts-Bewegungen der Augen (*E*ye *M*ovement). In neuerer Zeit wird die bilaterale Stimulation u. a. auch durch „Tapping" auf die Knie oder Hände durchgeführt. In manchen Fällen kommen überdies spezielle Geräte zum Einsatz, die durch taktile Reize an den Händen oder akustische Signale über Kopfhörer eine bilaterale zerebrale Stimulation bewirken (B ist falsch).
- **Zu E:** Falsch! EMDR wird in erster Linie bei Traumafolgestörungen wie der PTBS eingesetzt. Bei psychotischen oder organischen psychischen Erkrankungen ist EMDR nicht wirksam, in vielen Fällen sogar kontraindiziert.

Lösung 12.6.3 Richtig ist A.

- **Kommentar:** Der engl. Begriff „setting" bedeutet „Schauplatz, Rahmen, Umgebung". Darunter verstand man ursprünglich die Art, wie Therapeut und Klient einander begegnen. Heute zählt man zum Setting ganz allgemein die Rahmenbedingungen einer psychotherapeutischen Behandlung: Ort und Zeit; Therapieabstände; geplante Therapiedauer und auch *Vereinbarungen über Honorar und Zahlungsmodalitäten.*

Lösung 12.6.4 A: Nur 3 und 5 sind richtig.

- **Zu 1:** Falsch! Zu den Methoden der psychologischen Schmerzbewältigung zählen u. a. Entspannungsverfahren, Techniken der Aufmerksamkeitslenkung, positive Imaginationsübungen oder der Aufbau angenehmer Aktivitäten. Sie alle dienen dazu, die schmerzbedingten Einschränkungen im alltäglichen Leben zu verringern. Als Folge davon verringert sich meist auch das subjektive Schmerzempfinden.
- **Zu 2:** Falsch! Keine Aufarbeitung frühkindlicher Konflikte bei der verhaltenstherapeutisch ausgerichteten Schmerztherapie.
- **Zu 3:** Richtig! → Kommentar zu Aussage 1.
- **Zu 4:** Falsch! In die Behandlung werden z. B. nahe Angehörige einbezogen mit dem Ziel, dass Schmerzäußerungen nicht durch besondere Zuwendung verstärkt werden. Aber auch andere soziale Faktoren, z. B. ein Verlust des Arbeitsplatzes, Trennungserlebnisse oder belastende Lebensumstände können zur Aufrechterhaltung von Schmerz beitragen und werden in das Therapiekonzept integriert.
- **Zu 5:** Richtig! Das Erlernen wirksamer Problemlösestrategien in Bezug auf Schmerz und Schmerzwahrnehmung erhöht die Selbstkontrolle des Patienten.

Lösung 12.6.5 Richtig sind A und B.

- **Zu A:** Richtig! Als Opioide (griech. „dem Opium ähnlich") bezeichnet man eine Gruppe von Substanzen, die wie Opium schmerzlindernd wirken. Einige opioidhaltige Analgetika (= Schmerzmittel) sind natürlichen Ursprungs, z. B. Morphin oder Codein. Die meisten therapeutisch eingesetzten Opioidanalgetika sind heute jedoch Derivate der natürlichen Wirkstoffe. Vor allem die bei schweren Schmerzzuständen eingesetzten Opioidanalgetika (z. B. Fentanyl oder Buprenorphin) führen häufig zu körperlicher und psychischer Abhängigkeit.
- **Zu B–E:** → Kommentare zu Lösung 12.6.4.

Lösung 12.6.6 Richtig sind B, D und E.

- **Kommentar:** Es geht um eine *Selbsthilfegruppe*, nicht um Gruppentherapie. Deshalb i. d. R. keine Betreuung durch geschulte Experten und natürlich auch kein Praktizieren alternativer Heilmethoden.

Lösung 12.6.7 D: Nur 1, 2, 3 und 4 sind richtig.

- **Kommentar:** Supportive (= stützende) Verfahren werden vor allem bei Personen mit einer chronischen psychischen Erkrankung oder einer schweren Persönlichkeitsstörung eingesetzt. Auch in der Nachsorgephase schwerer psychischer Erkrankungen kommt supportive Psychotherapie zur Anwendung. Bei Angststörungen wie z. B. der Panikstörung werden hingegen meist verhaltenstherapeutische Verfahren angewendet. Weitere Informationen zur supportiven Psychotherapie → Kommentar zu 12.6.8.

Lösung 12.6.8 *Nicht* zutreffend ist A: Analytische Psychotherapie.

- **Kommentar:** Supportive (= stützende) Psychotherapie ist eine Sammelbezeichnung für psychotherapeutische, z. T. auch soziotherapeutische Hilfen für Personen mit schweren psychischen Erkrankungen (Psychosen, organische psychische Erkrankungen, schwere Persönlichkeitsstörungen). Die supportive Psychotherapie eignet sich insbesondere bei der ambulanten Nachbetreuung von Personen mit psychiatrischen Erkrankungen nach akuten Krisen oder Klinikaufenthalten. Neben psychotherapeutischen Hilfen geht es dabei vor allem um stützende Begleitung bei der alltäglichen Lebens- und Krankheitsbewältigung: Strukturierung des Alltags, Stärkung des Selbstwertgefühls, Zusammenarbeit mit Angehörigen, Psychoedukation in Bezug auf die Erkrankung usw. Am wenigsten hilfreich ist für Menschen mit derartigen schweren Erkrankungen ein langwieriges aufdeckendes Verfahren wie die analytische Psychotherapie.

Lösung 12.6.9 B: Gegenübertragung (➤ Tab. 12.1, Lösung 10).

- **Zu E:** Falsch! Die paradoxe Intention (= widersinnige Absicht) geht auf Viktor Frankl zurück. Um das Erröten zu vermeiden, beschließt z. B. ein junger Mann: „Wenn ich das nächste Mal ein Mädchen treffe, nehme ich mir vor sofort zu erröten." Die Folge: Das Erröten bleibt aus.

KAPITEL

13 Suizidalität

Seit den Anfängen der Prüfung zählt die Suizidalität zu den zentralen Themen im Schriftlichen. In den letzten Prüfungen gab es durchschnittlich eine Frage zur Suizidalität, oft verbunden mit einer weiteren Frage zur Unterbringung bei Suizidgefahr. Fragen zur Unterbringung nach dem Psychisch-Kranken-(Hilfe-)Gesetz finden Sie unter „Rechtsvorschriften" in ➢ Kap. 14.

Da viele psychische Erkrankungen als Ursache für suizidales Verhalten in Betracht kommen können und das Thema Suizidalität deshalb oft auch in Fragen zu den verschiedensten Krankheitsbildern auftaucht, wurde in ➢ Abb. 13.1 der Versuch unternommen, die hierfür wichtigsten psychischen Störungen im Überblick darzustellen. Statistisch an vorderster Stelle stehen hierbei Suizide als Folge von depressiven Störungen, gefolgt von Alkohol- oder Drogenabhängigkeit und verschiedenen Persönlichkeitsstörungen. Die statistischen Angaben hierfür sind nicht einheitlich, weshalb die Prozentangaben nur vorsichtige Schätzungen darstellen.

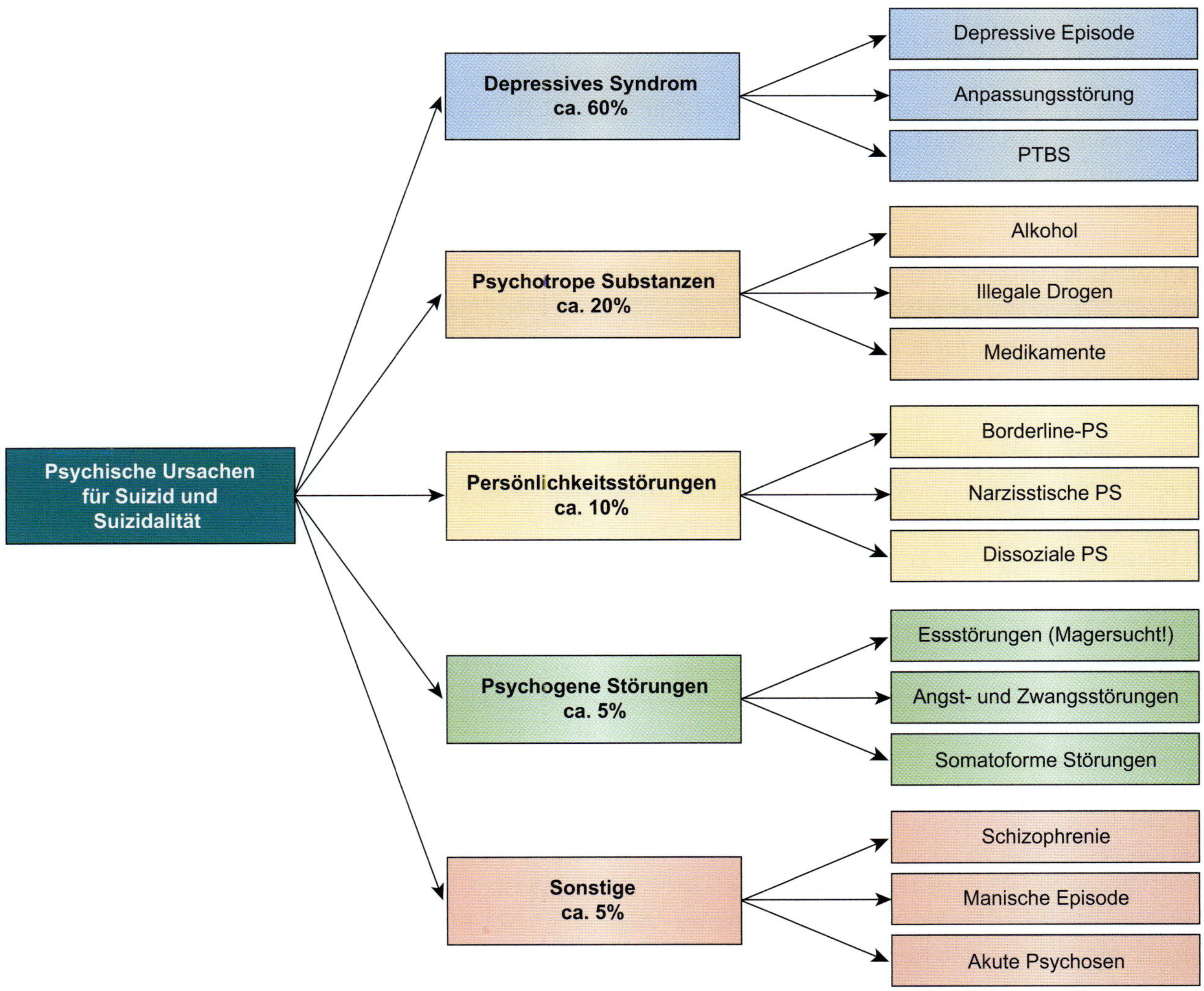

Abb. 13.1 Psychische Ursachen für Suizidalität im Überblick

Weitere Risikofaktoren wie Lebensalter, männliches Geschlecht, unheilbare Erkrankung, schwierige soziale Verhältnisse finden sich in den Einzelfragen von ➢ Kap. 13.1.

TIPP

Fragen zur Suizidalität kommen nach wie vor in fast jeder Prüfung vor. Dies bedeutet für Ihr Lernprogramm: Das Thema Suizidalität sollte auf Ihrer Lernliste weit oben stehen. Und vergessen Sie nicht: Ihr Wissen zu Suizid und Suizidalität wird in nahezu jeder mündlichen Prüfung abgefragt!

13.1 Hintergrundwissen

Richtig oder falsch?

➢ Tab. 13.1.

Typische Prüfungsfragen

Frage 13.1.1 Aussagenkombination
Welche der folgenden Aussagen zur Suizidalität treffen zu?

1. Die Suizidversuchsrate liegt bei Männern deutlich höher als bei Frauen.
2. Es ist bekannt, dass viele Betroffene im letzten Monat vor dem vollzogenen Suizid einen Arzt aufsuchen.
3. Bei psychisch Kranken bestehen bezüglich der Methodenwahl keine geschlechtsspezifischen Unterschiede.
4. In der Mittelschicht sind Suizide häufiger als in der Ober- und Unterschicht.
5. Verstärkt suizidgefährdet sind auch Angehörige helfender Berufe, z. B. Ärzte.

- □ A: Nur die Aussagen 1 und 2 sind richtig.
- □ B: Nur die Aussagen 2 und 5 sind richtig.
- □ C: Nur die Aussagen 1, 3 und 4 sind richtig.
- □ D: Nur die Aussagen 1, 2, 4 und 5 sind richtig.
- □ E: Alle Aussagen sind richtig.

Frage 13.1.2 Aussagenkombination
Welche der folgenden Aussagen zur Suizidalität trifft/treffen zu?

1. Der Suizid zählt in Deutschland zu den zehn häufigsten Todesursachen.
2. Durch den gesteigerten Antrieb zu Beginn einer antidepressiven Therapie wird das Suizidrisiko stark vermindert.
3. Suizid zählt bei jungen Erwachsenen zu den häufigsten Todesursachen.
4. Die Suizidrate hat in Deutschland in den letzten 30 Jahren kontinuierlich zugenommen.
5. Bei Angststörungen besteht ein erhöhtes Suizidrisiko.

- □ A: Nur die Aussagen 1 und 2 sind richtig.
- □ B: Nur die Aussagen 3 und 5 sind richtig.
- □ C: Nur die Aussagen 1, 3 und 5 sind richtig.
- □ D: Nur die Aussagen 1, 2, 4 und 5 sind richtig.
- □ E: Alle Aussagen sind richtig.

Tab. 13.1 Welche der folgenden Aussagen zur Suizidalität sind zutreffend?

		Richtig	Falsch
1.	Höheres Lebensalter ist ein Risikofaktor für Suizidalität.		
2.	Zu den Risikogruppen zählen alleinlebende Patienten ohne enge familiäre Bindung.		
3.	Bei Frauen ist die Suizidrate deutlich höher als bei Männern.		
4.	Bei Jugendlichen steht Suizid als Todesursache an 10. Stelle.		
5.	Etwa 15 % der Patienten mit schweren depressiven Störungen nehmen sich das Leben.		
6.	Beim sogenannten erweiterten Suizid nimmt der Betroffene meist andere, ihm fremde Menschen mit in den Tod.		
7.	Suizidhandlungen werden auch spontan durchgeführt, z. B. als sogenannte Affektreaktion.		
8.	Suizide treten jahreszeitlich gehäuft auf.		
9.	Suizid durch Erhängen steht in Europa statistisch an erster Stelle.		
10.	Fehlende suizidale Handlungen in der Verwandtschaft schließen ein Suizidrisiko nahezu aus.		
11.	Wer einen Suizidversuch begangen hat, begeht einen zweiten Suizidversuch i. d. R. nicht mit derselben Methode.		
12.	Bei medikamentösem Suizidversuch – insbesondere bei Jugendlichen – lässt sich der „Ernst der Tötungsabsicht" an der verwendeten Dosis und der Art des Medikaments meist nicht ablesen.		
13.	Die suizidale Gefährdung bei Patienten mit Psychosen aus dem schizophrenen Formenkreis ist im Vergleich mit der Allgemeinbevölkerung signifikant geringer.		
14.	Bei einem Patienten, der einen Suizidversuch begangen hat, besteht über Jahre hinaus keine Suizidgefahr, weil die Durchführung einer Selbsttötungshandlung eine psychische Selbstheilung (Katharsis) zur Folge hat.		
15.	Bei akut suizidgefährdeten Patienten sollte die Medikamenteneinnahme unter Aufsicht erfolgen.		
16.	Hinterbliebene nach Suizid haben ein erhöhtes Risiko, selbst psychisch zu erkranken.		
17.	Eines der Stadien der suizidalen Entwicklung ist das Stadium der Ambivalenz.		
18.	Zu den drei Merkmalen des präsuizidalen Syndroms zählt die „Ruhe vor dem Sturm".		

Frage 13.1.3 Prüfung aktuell (2020–2). Aussagenkombination
Ein erhöhtes Suizidrisiko gegenüber der Normalbevölkerung besteht bei einer Erkrankung an:
1. Schizophrenie
2. Depression
3. Alkoholkrankheit
4. Anorexia nervosa
5. Persönlichkeitsstörungen

☐ A: Nur die Aussagen 2 und 3 sind richtig.
☐ B: Nur die Aussagen 1, 3 und 5 sind richtig.
☐ C: Nur die Aussagen 2, 4 und 5 sind richtig.
☐ D: Nur die Aussagen 1, 2, 3 und 5 sind richtig.
☐ E: Alle Aussagen sind richtig.

Frage 13.1.4 Prüfung aktuell (2019–2). Mehrfachauswahl
Welche der folgenden Aussagen zur Suizidalität treffen zu? Wählen Sie *zwei* Antworten.
☐ A: Bei depressiven Patienten sollte man Fragen nach Suizidgedanken meiden, da diese das Suizidrisiko i. d. R. erhöhen.
☐ B: Suchtkranke Menschen sind in erhöhtem Maße suizidgefährdet.
☐ C: Wenn suizidale Patienten nach vorheriger Verzweiflung plötzlich ruhig und gelöst wirken, ist dies ein Zeichen von Besserung; die Suizidgefahr lässt nach.
☐ D: Nur wenige Menschen mit Suizidgedanken kündigen geplante Suizidhandlungen an.
☐ E: In Deutschland sterben mehr Menschen an Suizid als im Straßenverkehr.

Frage 13.1.5 Prüfung aktuell (2018–2). Aussagenkombination
Wichtige Risikofaktoren für Suizide sind:
1. Weibliches Geschlecht
2. Frühere Suizidversuche
3. Konkrete Suizidvorbereitungen
4. Wahnsymptome
5. Mittleres Lebensalter

☐ A: Nur die Aussagen 1 und 3 sind richtig.
☐ B: Nur die Aussagen 2 und 5 sind richtig.
☐ C: Nur die Aussagen 1, 2 und 3 sind richtig.
☐ D: Nur die Aussagen 2, 3 und 4 sind richtig.
☐ E: Nur die Aussagen 3, 4 und 5 sind richtig.

Frage 13.1.6 Aussagenkombination
Welche der folgenden Aussagen zur Motivation von Suizidhandlungen sind zutreffend?
1. Hinter einem Suizidversuch kann sich der Wunsch verbergen, es den anderen „heimzuzahlen".
2. Mit einem Suizidversuch setzen die Betroffenen häufig ein Signal an die Umwelt (engl. „cry for help").
3. Hinter einem Suizidversuch kann der Wunsch stehen, eigene Ideen durchzusetzen.
4. Die Art der Durchführung lässt Rückschlüsse zu, wie ernst es dem Betroffenen mit seinem Selbstmordversuch war.
5. Ein Suizidversuch muss nicht ernst genommen werden, weil er ohnehin meist nicht zur Ausführung kommt.

☐ A: Nur die Aussagen 1 und 2 sind richtig.
☐ B: Nur die Aussagen 1, 2 und 3 sind richtig.
☐ C: Nur die Aussagen 2 und 3 sind richtig.
☐ D: Nur die Aussagen 1, 2, 3 und 4 sind richtig.
☐ E: Alle Aussagen sind richtig.

Frage 13.1.7 Aussagenkombination
Welche der folgenden Aussagen zum erweiterten Suizid sind zutreffend?
1. Unter dem Begriff „erweiterter Suizid" versteht man eine Form der Selbsttötung mit absichtlicher Mitnahme von fremden Personen.
2. Wenn zwei oder mehr Personen sich in freiwilligem Einvernehmen selbst töten, spricht man von einem erweiterten Suizid.
3. Ein „erweiterter Suizid" ist eine Selbsttötung unter absichtlicher Mitnahme von Bezugspersonen (z. B. Kindern) in den Tod – ohne deren Einverständnis.
4. Als „erweiterten Suizid" bezeichnet man ein bewusst den Tod in Kauf nehmendes lebensverkürzendes Verhalten (z. B. exzessives Rauchen, Konsum illegaler Drogen, extrem leichtsinniges Verhalten im Straßenverkehr).
5. Ein erweiterter Suizid wird häufiger von Männern als von Frauen begangen.

☐ A: Nur Aussage 1 ist richtig.
☐ B: Nur Aussage 3 ist richtig.
☐ C: Nur die Aussagen 3 und 5 sind richtig.
☐ D: Nur die Aussagen 1, 4 und 5 sind richtig.
☐ E: Nur die Aussagen 2, 4 und 5 sind richtig.

13.2 Das präsuizidale Syndrom nach Ringel

Bis 2006–2 wurde siebenmal nach dem präsuizidalen Syndrom (➤ Abb. 13.2) gefragt, seit 2007 gab es keine einzige Frage mehr hierzu – außer im Frühjahr 2021. Das Thema präsuizidales Syndrom ist also immer noch aktuell, auch wenn sich die Prüfer meist für komplexere Fragen zum Thema Suizidalität entschieden haben, in denen oft Teilbereiche der Symptomatik nach Ringel (z. B. Suizidgedanken; Autoaggression, sozialer Rückzug usw.) angesprochen werden. Da das präsuizidale Syndrom weiterhin in der schriftlichen Prüfung zu erwarten ist und zudem im Mündlichen häufig gefragt wird, wurden zwei hierfür typische Fragen aufgenommen.

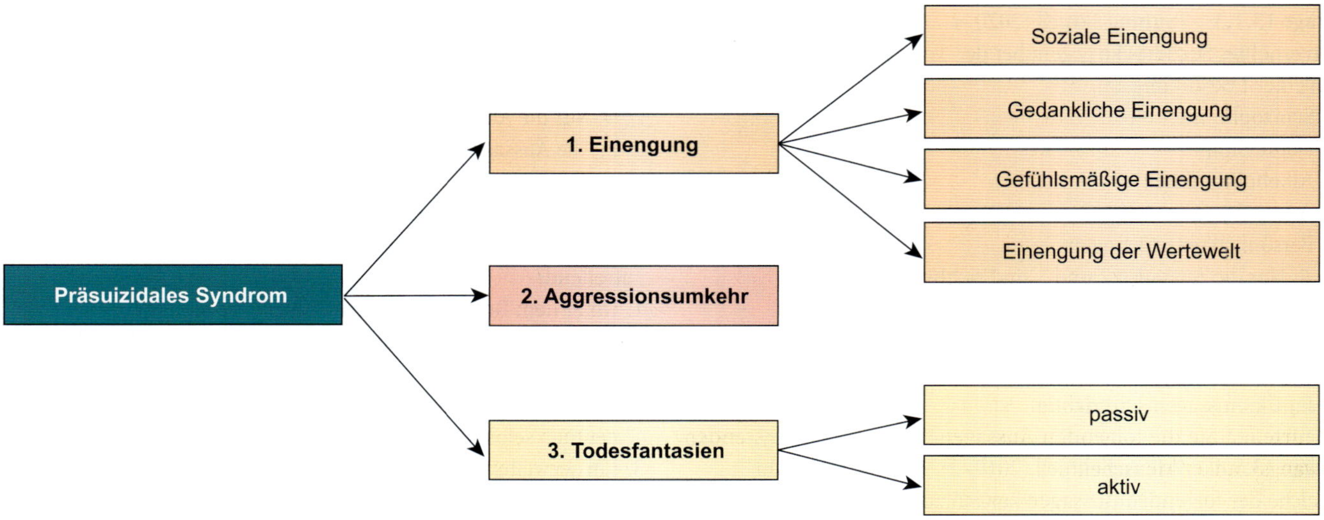

Abb. 13.2 Das präsuizidale Syndrom nach Ringel

Typische Prüfungsfragen

Frage 13.2.1 Prüfung aktuell (2021–1). Aussagenkombination
Merkmale des präsuizidalen Syndroms nach Ringel sind:
1. Realitätsverkennung
2. Aggressionsumkehr
3. Einengung
4. Gedankenentzug
5. Suizidfantasien

☐ A: Nur die Aussagen 1, 2 und 4 sind richtig.
☐ B: Nur die Aussagen 1, 3 und 5 sind richtig.
☐ C: Nur die Aussagen 2, 3 und 5 sind richtig.
☐ D: Nur die Aussagen 2, 4 und 5 sind richtig.
☐ E: Nur die Aussagen 3, 4 und 5 sind richtig.

Frage 13.2.2 Aussagenkombination
Das präsuizidale Syndrom nach Ringel ist charakterisiert durch:
1. Aggressive Ausbrüche gegenüber der Umwelt
2. Einen imperativen Todestrieb
3. Soziale Isolation
4. Innere Bilanzierung
5. Einengung der Wertewelt

☐ A: Nur die Aussagen 1 und 2 sind richtig.
☐ B: Nur die Aussagen 3 und 5 sind richtig.
☐ C: Nur die Aussagen 3, 4 und 5 sind richtig.
☐ D: Nur die Aussagen 2, 3, 4 und 5 sind richtig.
☐ E: Alle Aussagen sind richtig.

13.3 Suizidalität bei Depressionen und Zwangsstörungen

Typische Prüfungsfragen

Frage 13.3.1 Aussagenkombination
Welche der folgenden Aussagen zur Suizidalität bei depressiven Patienten treffen zu?
1. Die für Depressionen typische Hoffnungslosigkeit mündet schätzungsweise bei jedem zehnten Betroffenen in einen Suizid.
2. Eine erhöhte Suizidgefahr besteht, wenn eine depressive Phase gerade beginnt oder abklingt.
3. Zu Beginn einer psychotherapeutischen Behandlung einer Depression kann die Suizidalität zunehmen.
4. Zu Beginn der Behandlung einer Depression mit Antidepressiva geht die Suizidalität i. d. R. rasch zurück.
5. Antidepressiva mindern früh die Suizidgefahr, weil ihr stimmungsaufhellender Effekt dem antriebssteigernden i. d. R. vorausgeht.

☐ A: Nur die Aussagen 1, 2 und 3 sind richtig.
☐ B: Nur die Aussagen 3, 4 und 5 sind richtig.
☐ C: Nur die Aussagen 1, 2, 3 und 4 sind richtig.
☐ D: Nur die Aussagen 1, 2, 3 und 5 sind richtig.
☐ E: Alle Aussagen sind richtig.

Frage 13.3.2 Prüfung aktuell (2019–1). Einfachauswahl
Bei der Erhebung der Anamnese eines depressiven Patienten ist die Frage nach der Suizidalität obligat, um

☐ A: die Angehörigen in die Verantwortung nehmen zu können.
☐ B: den Grad der suizidalen Gefährdung abschätzen zu können.
☐ C: das für den Betroffenen richtige Antidepressivum auswählen zu können.
☐ D: die als Voraussetzung für Suizidhandlungen unerlässlichen depressiven Wahninhalte erfassen zu können.
☐ E: den Betroffenen stationär unterbringen zu können.

Frage 13.3.3 Einfachauswahl
Welche Aussage trifft zu?
Bei der Neueinstellung eines Patienten mit depressiver Störung auf ein antriebssteigerndes Antidepressivum muss in den ersten Wochen der Einnahme mit erhöhter Suizidgefahr gerechnet werden. Grund:
- ☐ A: Unerträgliche Nebenwirkungen des Medikaments
- ☐ B: Die vor dem antidepressiven Effekt eintretende Antriebssteigerung
- ☐ C: Fehlende Akzeptanz durch die Angehörigen
- ☐ D: Fehlende Compliance des Patienten
- ☐ E: Widerstand gegen die antidepressive Therapie

Frage 13.3.4 Aussagenkombination
Beurteilen Sie die folgenden Aussagen zur Selbsttötungstendenz zwangskranker Menschen:
1. Ein Zwangskranker ist nie selbstgefährdet.
2. Zwangsgedanken und Zwangsrituale blockieren die Ausführung einer Selbsttötungshandlung vollständig.
3. Die Zwangsgedanken und Zwangsrituale sind ein bedingter Schutz gegen die Vollendung einer Selbsttötungshandlung.
4. Bei einer Abnahme der Zwangsgedanken und -rituale kann die aktuelle Selbstgefährdung zunehmen.

- ☐ A: Nur Aussage 1 ist richtig.
- ☐ B: Nur Aussage 2 ist richtig.
- ☐ C: Nur die Aussagen 1 und 2 sind richtig.
- ☐ D: Nur die Aussagen 3 und 4 sind richtig.
- ☐ E: Keine der Aussagen ist richtig.

13.4 Therapeutisches Vorgehen

Typische Prüfungsfragen

Frage 13.4.1 Aussagenkombination
Sie haben den Verdacht auf Suizidalität bei einem Ihrer Patienten. Welche weiteren Symptome bzw. Kenntnisse über den Patienten stützen Ihren Verdacht?
1. Anbehandelte Depression.
2. Tragfähige religiöse Bindungen.
3. Der Patient ist trotz schwerer Krise plötzlich übertrieben fröhlich und gelöst.
4. Erheblicher Gewichtsverlust.
5. Plötzliches Begleichen von Schulden oder Verschenken von persönlichen Dingen.

- ☐ A: Nur die Aussagen 1, 2 und 4 sind richtig.
- ☐ B: Nur die Aussagen 1, 3 und 5 sind richtig.
- ☐ C: Nur die Aussagen 1, 2, 3 und 5 sind richtig.
- ☐ D: Nur die Aussagen 1, 3, 4 und 5 sind richtig.
- ☐ E: Nur die Aussagen 2, 3, 4 und 5 sind richtig.

Frage 13.4.2 Vorsicht Falle! Aussagenkombination
Welche der folgenden Aussagen für den Umgang mit suizidgefährdeten Patienten trifft/treffen zu?
1. Bei depressiven Patienten können sich suizidale Tendenzen in der Anfangsphase der medikamentösen Behandlung verstärken.
2. Depressive Patienten sollten nicht nach ihren suizidalen Ideen exploriert werden.
3. Die suizidale Gefährdung bei Patienten mit einer posttraumatischen Belastungsstörung ist im Vergleich zur Allgemeinbevölkerung signifikant erhöht.
4. Menschen mit einem Herzangstsyndrom sind besonders suizidgefährdet.
5. Der Abschluss eines „Non-Suizid-Bündnisses" ist bei Menschen mit schweren Depressionen wenig sinnvoll, weil die Betroffenen sich durch einen Non-Suizid-Vertrag nicht gebunden fühlen.

- ☐ A: Nur Aussage 1 ist richtig.
- ☐ B: Nur die Aussagen 1 und 3 sind richtig.
- ☐ C: Nur die Aussagen 2 und 4 sind richtig.
- ☐ D: Nur die Aussagen 1, 3, 4 und 5 sind richtig.
- ☐ E: Alle Aussagen sind richtig.

Frage 13.4.3 Aussagenkombination
Welche der folgenden Interventionen kommen in Betracht, wenn Patienten Suizidgedanken äußern?
1. Verhaltenstherapeutisches Löschen durch Ignorieren dieser Äußerungen
2. Stationäre Behandlung in einer psychiatrischen Klinik
3. Psychopharmakotherapie einer zugrunde liegenden psychischen Erkrankung
4. Ansprechen der Suizidabsicht und Aufforderung zur Suizidhandlung, da durch diese Schockbehandlung wirksam vom Suizid abgeschreckt wird
5. Im Bedarfsfall Zwangseinweisung in eine psychiatrische Klinik

- ☐ A: Nur die Aussagen 2 und 3 sind richtig.
- ☐ B: Nur die Aussagen 1, 3 und 4 sind richtig.
- ☐ C: Nur die Aussagen 2, 3 und 5 sind richtig.
- ☐ D: Nur die Aussagen 1, 2, 4 und 5 sind richtig.
- ☐ E: Alle Aussagen sind richtig.

13.5 Lösungen

Lösung ➢ **Tab. 13.1** Richtig oder falsch?
- **Zu 1:** Richtig! die Suizidgefährdung nimmt mit dem Alter für Männer wie für Frauen signifikant zu.
- **Zu 2:** Richtig! Zu den Risikogruppen zählen alleinlebende Personen. Besonders gefährdet sind Männer.
- **Zu 3:** Falsch! Die Rate für *vollendeten* Suizid ist bei Männern mehr als doppelt so hoch wie bei Frauen.
- **Zu 4:** Falsch! Die statistischen Angaben sind nicht einheitlich: Bei manchen stehen Verkehrsunfälle an erster Stelle, gefolgt von Tod durch Suizid. Andere sehen den Suizid als häufigste Todesursache bei Jugendlichen.
- **Zu 5:** Richtig! Schätzungsweise 10–15 % der Patienten mit schweren depressiven Störungen nehmen sich das Leben.

13

- **Zu 6:** Falsch! Beschrieben wird hier der Mitnahmesuizid. Beim erweiterten Suizid nimmt der Betroffene nahestehende Personen (*nicht* Fremde) ohne deren Zustimmung mit in den Tod.
- **Zu 7:** Richtig!
- **Zu 8:** Richtig! Suizide treten jahreszeitlich gehäuft auf, aber nicht – wie man annehmen könnte – in den düsteren Wintermonaten! Am „gefährlichsten" sind das späte Frühjahr und der beginnende Sommer (Mai/Juni).
- **Zu 9:** Richtig! Die Suizidrate durch Erhängen liegt in Deutschland bei etwa 50 %. Auch in den meisten anderen europäischen Ländern steht beim *vollendeten* Suizid das Erhängen an erster Stelle, während bei Suizidversuchen die Einnahme von Tabletten den ersten Rang einnimmt.
- **Zu 10:** Falsch!
- **Zu 11:** Falsch! Viele Betroffene begehen den zweiten Suizidversuch mit derselben Methode.
- **Zu 12:** Richtig! Auch wenn jemand für den geplanten Suizid eine zu geringe Dosis oder ein falsches Medikament gewählt hat, kann daraus nicht gefolgert werden, dass es den Betroffenen mit ihrem Suizidvorhaben nicht ernst war.
- **Zu 13:** Falsch! Menschen mit einer Schizophrenie oder einer akuten Psychose sind besonders suizidgefährdet.
- **Zu 14:** Falsch! Menschen, die einmal einen Suizidversuch unternommen habe, zählen zur Risikogruppe für Suizidalität. Eine Katharsis als Folge einer Selbsttötungshandlung tritt nicht ein.
- **Zu 15:** Richtig! Andernfalls könnten die Betroffenen versuchen, sich mit einer Überdosis das Leben zu nehmen.
- **Zu 16:** Richtig! Für die Hinterbliebenen ist der Suizid eines nahestehenden Menschen ein Schock! Viele entwickeln Schuldgefühle, Depressionen usw.
- **Zu 17:** Richtig! Pöldinger unterscheidet drei Stadien der suizidalen Entwicklung: das Erwägungsstadium, das Ambivalenzstadium und das Entschlussstadium.
- **Zu 18:** Falsch! Als „Ruhe vor dem Sturm" bezeichnen manche das von Pöldinger beschriebene Entschlussstadium, in dem die Betroffenen ruhig und heiter erscheinen, sich aber in einem psychischen Ausnahmezustand befinden. Die Trias des präsuizidalen Syndroms nach Ringel besteht aus Einengung (z. B. sozial, gedanklich), Aggressionsumkehr und Suizidfantasien. Die „Ruhe vor dem Sturm" zählt nicht dazu.

Lösung 13.1.1 B: Nur 2 und 5 sind richtig.

- **Zu 1:** Falsch! Es geht in dieser Frage um *Suizidversuche,* nicht um vollendeten Suizid. Bei Suizidversuchen sind Frauen doppelt so häufig betroffen wie Männer. Möglicherweise liegt das an der Methodenwahl: Männer wählen meist „sichere" Methoden wie Erhängen, Erschießen oder Sturz aus großer Höhe. Frauen wählen häufig Tabletten, wo eher die Möglichkeit besteht, noch rechtzeitig gefunden zu werden.
- **Zu 2:** Richtig! Verschiedene Studien haben gezeigt, dass in den Wochen vor dem Suizid viele Betroffene häufiger als sonst einen Arzt oder Therapeuten aufsuchen, die Suizidgefährdung aber offensichtlich nicht erkannt wird.
- **Zu 3:** Falsch! Die unter (1) beschriebenen geschlechtsspezifischen Unterschiede bei der Methodenwahl gelten natürlich auch bei psychisch Kranken, die ohnehin über 90 % der Suizidgefährdeten ausmachen.
- **Zu 4:** Falsch! Besonders gefährdet sind die Unter- und die Oberschicht.
- **Zu 5:** Richtig! In der neueren Fachliteratur finden sich zwar unterschiedliche statistische Angaben, alle stimmen jedoch darin ein, dass das Suizidrisiko bei Ärzten etwa 1,5- bis 2-fach höher ist als in der Allgemeinbevölkerung. Bei Ärztinnen ist das Suizidrisiko sogar 2- bis 5-fach höher. Als Grund für die höhere Rate bei Ärztinnen wird die höhere Anfälligkeit für Depressionen bei Frauen angenommen.

Lösung 13.1.2 C: Nur 1, 3 und 5 sind richtig.

- **Zu 1:** Richtig! An erster Stelle stehen Erkrankungen des Herz-Kreislauf-Systems (z. B. Herzinfarkt), gefolgt von Krebserkrankungen, Erkrankungen der Lunge und des Verdauungstrakts. Tod durch Suizid steht Schätzungen zufolge etwa an 9. oder 10. Stelle.
- **Zu 2:** Falsch! Zu Beginn einer antidepressiven Therapie besteht erhöhte Suizidgefahr. Der Grund: Die Antriebssteigerung setzt früh ein, der stimmungsaufhellende (= antidepressive) Effekt erst 2–3 Wochen später. Dies bedeutet: Die Betroffenen haben nun die Kraft, ihre suizidalen Gedanken in die Tat umzusetzen.
- **Zu 3:** Richtig! Obwohl die Suizidrate in jungen Jahren wesentlich niedriger ist als im höheren Alter, zählt bei Jugendlichen und jungen Erwachsenen (15–25 Jahre) der Suizid zu den häufigsten Todesursachen, denn andere Todesursachen sind in diesem Alter noch selten. Die statistischen Angaben sind nicht einheitlich: Bei manchen stehen Verkehrsunfälle an erster Stelle, gefolgt von Tod durch Suizid. Andere sehen bei Jugendlichen den Suizid als häufigste Todesursache.
- **Zu 4:** Falsch! Die Suizidrate ist in Deutschland in den letzten 30–50 Jahren deutlich *gesunken.*
- **Zu 5:** Richtig! Bei sehr vielen psychischen Störungen – darunter auch Angststörungen und Phobien – besteht ein erhöhtes Suizidrisiko.

Lösung 13.1.3 E: Alle Aussagen sind richtig.
Vgl. dazu ➤ Abb. 13.1: Psychische Ursachen für Suizidalität.

Lösung 13.1.4 Richtig sind B und E.

- **Zu A:** Falsch! Viele Menschen – darunter natürlich auch depressive Patienten – sind erleichtert, wenn sie endlich äußern können, dass sie Suizidgedanken haben oder hatten. Dies führt zu einer psychischen Entlastung und *reduziert* so das Suizidrisiko.
- **Zu B:** Richtig! Menschen, die von Alkohol, Benzodiazepinen oder illegalen Drogen abhängig sind, haben ein erhöhtes Suizidrisiko.
- **Zu C:** Falsch! Beschrieben wird hier die Entscheidungsphase nach Pöldinger: Wenn nach einer Phase der Ambivalenz der Entschluss zum Suizid getroffen ist, erscheinen die Betroffenen plötzlich ruhig und gelöst. In Wirklichkeit befinden sie sich in einer psychischen Ausnahmesituation, die oft als „Ruhe vor dem Sturm" (= dem Suizid) bezeichnet wird.

- **Zu D:** Falsch! Viele Menschen mit Suizidgedanken kündigen ihren geplanten Suizid direkt oder indirekt an.
- **Zu E:** Richtig!

Lösung 13.1.5 D: Nur 2, 3 und 4 sind richtig.
- **Zu 1:** Falsch! Es geht um vollendete Suizide – davon sind Männer mehr als doppelt so häufig betroffen wie Frauen.
- **Zu 4:** Richtig! Wahn ist ein Symptom für eine Psychose, z. B. Schizophrenie, wahnhafte Manie, akute psychotische Episode, wahnhafte Störung usw. Menschen mit Psychosen sind in hohem Maße suizidgefährdet.
- **Zu 5:** Falsch! Die Suizidgefährdung nimmt mit steigendem Alter mehr und mehr zu.

Lösung 13.1.6 B: Nur 1, 2 und 3 sind richtig.
- **Zu 1:** Richtig! Beispiel: Ein Jugendlicher will sich das Leben nehmen, um es den autoritären Eltern heimzuzahlen, oder um der Freundin, die ihn verlassen hat, ein schlechtes Gewissen zu machen.
- **Zu 2:** Richtig! Beispiel: Jemand begeht einen Suizidversuch, um der Partnerin/dem Partner/der Umwelt zu zeigen: „Ich weiß nicht mehr weiter."
- **Zu 3:** Richtig! Beispiel: Jemand droht: „Wenn du mich nicht heiratest, bringe ich mich um." Oder jemand setzt mit seiner Selbstverbrennung ein Zeichen für die Welt.
- **Zu 4:** Falsch! Jeder Suizidversuch ist ernst zu nehmen – die Tatsache, dass jemand Tabletten genommen hat anstatt von der Brücke zu springen, bedeutet nicht, dass es ihm weniger ernst war.
- **Zu 5:** Falsch! Jeder Suizidversuch muss ernst genommen werden.

Lösung 13.1.7 D: Nur 3 und 5 sind richtig.
- **Zu 1:** Falsch! Das wäre ein Mitnahmesuizid.
- **Zu 2:** Falsch! Das wäre ein gemeinsamer Suizid = Doppelsuizid.
- **Zu 3:** Richtig! Es handelt sich – im Gegensatz zu (1) um eine oder mehrere Bezugspersonen, die – anders als beim gemeinsamen Suizid (→ 2) – ohne deren Einverständnis in den Tod mitgenommen werden.
- **Zu 4:** Falsch!
- **Zu 5:** Richtig! Untersuchungen haben ergeben, dass ein erweiterter Suizid häufiger von Männern begangen wird als von Frauen.

Lösung 13.2.1 C: Nur 2, 3 und 5 sind richtig.
- **Zu 1 und 4:** Falsch! Realitätsverkennung und Gedankenentzug sind psychotische Symptome (z. B. bei einer Schizophrenie), keine Merkmale des präsuizidalen Syndroms.
- **Zu 2, 3 und 5:** Richtig! Das sind die typischen Merkmale des präsuizidalen Syndroms (➤ Abb. 13.2).

Lösung 13.2.2 B: Nur 3 und 5 sind richtig.
- **Zu 1:** Falsch! Richtig wäre Aggressionsumkehr (gegen die eigene Person).
- **Zu 2:** Falsch! Der „Todestrieb" (Thanatos) bildet – nach Freud – den Gegenpol zum Lebenstrieb (Eros). In der Vorstellung Freuds strebt der Todestrieb nach Zurückführung des Lebens in den anorganischen Zustand des Unbelebten, der Starre und des Todes. Der Todestrieb war schon zu Freuds Lebzeiten umstritten und ist nach allgemeiner Lehrmeinung nicht die Ursache für Suizidalität.
- **Zu 3:** Richtig! Die soziale Einengung (= soziale Isolation) ist ein Merkmal des präsuizidalen Syndroms (➤ Abb. 13.2).
- **Zu 4:** Falsch! Der Begriff Bilanzsuizid als Akt freier Willenshandlung (mit vorheriger innerer Bilanzierung) ist bis heute umstritten und steht in keinem Zusammenhang mit dem präsuizidalen Syndrom.
- **Zu 5:** Richtig! Zur Einengung der Wertewelt ➤ Abb. 13.2.

Lösung 13.3.1 A: Nur 1, 2 und 3 sind richtig.
- **Zu 1:** Richtig! 10–15 % der Personen mit Depressionen nehmen sich das Leben.
- **Zu 2:** Richtig! Zu Beginn oder beim Abklingen einer depressiven Episode (oder auch beim sogenannten Phasenumschwung) ist der Antrieb noch oder schon wieder groß genug, um suizidale Gedanken in die Tat umzusetzen.
- **Zu 3:** Richtig! Durch aufdeckende Verfahren werden evtl. Belastungssituationen aus der Vergangenheit ins Bewusstsein gehoben, wodurch die Symptomatik sich verstärkt. Auch die Gesprächspsychotherapie nach Rogers ist bei Suizidalität kontraindiziert: Das „Spiegeln" der depressiven Gedanken und Gefühle kann die Suizidalität verstärken.
- **Zu 4:** Falsch! Zu Beginn der Behandlung ist die Suizidgefahr erhöht → 13.1.2 (2).
- **Zu 5:** Falsch! → 13.1.2 (2).

Lösung 13.3.2 Richtig ist B.

Lösung 13.3.3 Richtig ist B → Lösung 13.1.2 (2) und 13.4.1 (1).
- **Zu D:** Falsch! Als Compliance (engl. „comply": befolgen) bezeichnet man die Bereitschaft des Patienten, bei therapeutischen Maßnahmen mitzuwirken und die Verordnungsvorschriften des Arztes zu befolgen.

Lösung 13.3.4 D: Nur 3 und 4 sind richtig.
- **Kommentar:** Zwangsgedanken und Zwangshandlungen bieten einen gewissen Schutz vor Vollendung des Suizids, weil die ursächlichen Ängste der Betroffenen durch die Zwangsgedanken oder das Ausführen von Zwangshandlungen reduziert, jedoch nicht völlig unterdrückt werden können. Wenn ein Zwangskranker jedoch im Verlauf der Therapie von seinen Zwängen ablässt, aber noch keine neuen Verhaltensweisen aufgebaut und verinnerlicht hat, können seine Ängste wiederkehren und so die Suizidgefährdung erhöhen.

Lösung 13.4.1 D: Nur 1, 3, 4 und 5 sind richtig.
- **Zu 1:** Richtig! „Anbehandelte Depression" bedeutet: Die betroffene Person nimmt die Medikamente erst seit kurzer Zeit. Da die stimmungsaufhellende Wirkung erst nach der antriebssteigernden Wirkung des Antidepressivums eintritt (Tage bis

Wochen später), haben die Kranken in dieser Phase die Kraft, ihre suizidalen Gedanken in die Tat umzusetzen.

- **Zu 2:** Falsch! Wenn der Lebenssinn verloren gegangen ist, haben viele Betroffene Suizidgedanken. Tiefe Religiosität und richtig verstandene Spiritualität können zur Sinngebung beitragen und helfen, eine schwierige Lebenssituation zu meistern. Tragfähige religiöse Bindungen sprechen deshalb eher gegen den Wunsch, seinem Leben ein Ende zu setzen.
- **Zu 3:** Richtig! Dies könnte ein Hinweis sein auf die Entschlussphase nach Pöldinger, in der die Betroffenen nach außen hin gelöst und entspannt erscheinen, in Wirklichkeit jedoch schon den Entschluss gefasst haben, sich zu suizidieren.
- **Zu 4:** Richtig! Ein erheblicher Gewichtsverlust als Folge von mangelndem Appetit oder bewusstem Hungern kann bei akuten Problemen (z. B. Liebeskummer) auftreten, bei einer schweren depressiven Episode oder auch bei einer Essstörung (Magersucht, Bulimie), die häufig von suizidalen Tendenzen begleitet sind.
- **Zu 5:** Richtig! Wenn Menschen den Entschluss gefasst haben, sich zu töten, regeln sie vorher noch „letzte Dinge" (Testament, Bankvollmacht, Begleichen von Schulden) oder verschenken persönliche Dinge.

Lösung 13.4.2 B: Nur 1 und 3 sind richtig.

- **Zu 1:** Richtig! Eine Therapie mit Antidepressiva bewirkt, dass in der Anfangsphase der medikamentösen Behandlung zwar der Antrieb verstärkt wird, die Stimmungsaufhellung jedoch erst Tage bis einige Wochen später erfolgt. Ähnlich wie beim Phasenumschwung von einer Manie zu einer Depression (und umgekehrt) haben die Betroffenen in dieser Phase die Energie, ihre suizidalen Gedanken in die Tat umzusetzen.
- **Zu 2:** Falsch! Die Grundregel, bei Verdacht auf Suizidalität konkret danach zu fragen, gilt insbesondere auch für Menschen mit Depressionen.
- **Zu 3:** Richtig! Um den ständigen Flashbacks zu entkommen, greifen manche PTBS-Patienten zu Alkohol oder Drogen, andere wählen den Suizid.
- **Zu 4:** Falsch! Menschen mit einem Herzangstsyndrom haben panische Angst davor, an einem Herzinfarkt zu sterben und sind deshalb kaum suizidgefährdet.
- **Zu 5:** Falsch! Die meisten Menschen mit Suizidgedanken halten sich an einen Non-Suizid-Vertrag, auch depressive Patienten.

Lösung 13.4.3 C: Nur 2, 3 und 5 sind richtig.

- **Zu 1:** Falsch! Ein „verhaltenstherapeutisches Löschen" funktioniert bei Suizidalität nicht.
- **Zu 2:** Richtig! Die stationäre Behandlung kann durch eine Selbsteinweisung des Patienten erfolgen. Falls er akut suizidgefährdet ist und sich nicht selbst einweisen möchte, bleibt nur eine Zwangseinweisung durch die Polizei.
- **Zu 3:** Richtig! Über 90 % der Menschen mit Suizidgedanken sind psychisch krank. Hier kann eine Psychopharmakotherapie (bei Depressionen z. B. Antidepressiva) die Grunderkrankung lindern und damit auch die Suizidgedanken verringern.
- **Zu 4:** Falsch! Die hier beschriebene Vorgehensweise könnte man als „paradoxe Intervention" oder „paradoxe Verschreibung" bezeichnen. Sie ist bei akuter Suizidalität absolut kontraindiziert.
- **Zu 5:** Richtig! → Kommentar zu Aussage 2.

KAPITEL

14 Rechtsvorschriften

14.1 Rechtsvorschriften für die Tätigkeit als Heilpraktiker für Psychotherapie

- **Was beinhaltet die auf Psychotherapie beschränkte Heilpraktikererlaubnis im Hinblick auf die Feststellung und Diagnose einer psychischen Erkrankung?**
- **Welche Therapieformen sind erlaubt, welche nicht?**

In einem Urteil des Bundesverwaltungsgerichts vom 21.1.1993 (BVerwG 3 C 34.90) wurde der Klage einer Diplom-Sozialpädagogin stattgegeben, die sich dagegen gewehrt hatte, dass von ihr „allgemein heilkundliche Kenntnisse aus den Bereichen Anatomie, Physiologie, Pathologie und Arzneimittelkunde" verlangt wurden, obwohl sie angegeben hatte, dass sie nach der Prüfung ausschließlich psychotherapeutisch arbeiten wolle. Ihrer Klage wurde stattgegeben. Das Urteil findet sich in leicht veränderter Form in allen Merk- und Informationsblättern über die Anforderungen in der schriftlichen und mündlichen Amtsarztprüfung zur „Heilkunde, eingeschränkt auf den Bereich Psychotherapie" wieder. Sie lassen sich wie folgt zusammenfassen:

MERKE

Voraussetzungen für die Zulassung als Heilpraktiker für Psychotherapie

1. Der Prüfling muss *„die Befähigung haben, seelische Krankheiten und Leiden differenzialdiagnostisch wie auch hinsichtlich des Ausmaßes der Ausprägung zu erkennen"*.
2. Er muss gewährleisten, dass er seine Tätigkeit auf die Ausübung der Psychotherapie beschränkt und fähig ist, psychische Krankheiten *„von körperlichen Krankheiten und Psychosen, deren Primärbehandlung in die Hände entsprechend befugter Therapeuten gehört"* zu unterscheiden.
3. Er muss *„ausreichende diagnostische Fähigkeiten in Bezug auf das einschlägige Krankheitsbild"* aufweisen, um eine passende Diagnose zu stellen.
4. Er muss *„die Befähigung besitzen, Patienten entsprechend der Diagnose psychotherapeutisch zu behandeln"*.
5. Er muss fähig sein, mit seiner Art von Psychotherapie *„therapeutisch auf den Befund so zu reagieren, dass der Patient durch die konkrete Behandlung keinen gesundheitlichen Schaden erleidet"*.
6. Er muss die Befähigung haben, *„Anzeichen, die auf eine Selbsttötungsgefahr hindeuten, als solche zu erkennen"*.

(Zitate aus dem Merkblatt für Antragsteller des Landratsamts Ansbach)

In den letzten Prüfungen wurden in verschiedenen Variationen immer wieder ein bis zwei Fragen zu den Punkten 1 bis 5 gestellt; Fragen zur Suizidalität (Punkt 6; s. dazu ➤ Kap. 13) zählen ohnehin seit jeher zu den Schwerpunkten der Prüfung.

Typische Prüfungsfragen

Frage 14.1.1 Vorsicht Falle! Aussagenkombination

Inhaber einer auf das Gebiet der Psychotherapie beschränkten Heilpraktikererlaubnis sind grundsätzlich befugt …

1. zum Stellen einer Diagnose im Sinne der ICD-10.
2. zur Anwendung analytischer Psychotherapie.
3. zur Anwendung kognitiver Verhaltenstherapie.
4. zur Anwendung von Gesprächspsychotherapie.
5. zur Anwendung von Intelligenztests.

☐ A: Nur Aussage 4 ist richtig.
☐ B: Nur die Aussagen 1 und 4 sind richtig.
☐ C: Nur die Aussagen 1, 3 und 5 sind richtig.
☐ D: Nur die Aussagen 1, 3, 4 und 5 sind richtig.
☐ E: Alle Aussagen sind richtig.

Frage 14.1.2 Prüfung aktuell (2018–2). Einfachauswahl

Bei welcher Therapieform zur Behandlung psychischer Erkrankungen besteht für Heilpraktiker mit einer auf das Gebiet der Psychotherapie beschränkten Erlaubnis ein Tätigkeitsverbot?

☐ A: Gruppentherapie (Psychotherapie im Gruppensetting)
☐ B: Substitutionstherapie mit Methadon
☐ C: EMDR-Therapie (Eye Movement Desensitization and Reprocessing)
☐ D: Expositionstherapie
☐ E: Tiefenpsychologisch orientierte Psychotherapie

Frage 14.1.3 Vorsicht Falle! Aussagenkombination

Inhaber einer auf das Gebiet der Psychotherapie beschränkten Heilpraktikererlaubnis sind grundsätzlich berechtigt zur psychotherapeutischen Behandlung von Patienten mit:

1. Ticstörung
2. Aufmerksamkeitsdefizit-/Hyperaktivitätsstörung
3. Anpassungsstörung
4. Angststörung
5. Exhibitionismus

☐ A: Nur Aussage 4 ist richtig.
☐ B: Nur die Aussagen 2 und 3 sind richtig.
☐ C: Nur die Aussagen 1, 2 und 4 sind richtig.
☐ D: Nur die Aussagen 1, 3, 4 und 5 sind richtig.
☐ E: Alle Aussagen sind richtig.

Frage 14.1.4 Mehrfachauswahl: Wählen Sie *zwei* Antworten.
Um die erlaubnispflichtige Ausübung der Heilkunde im Sinne des Heilpraktikergesetzes handelt es sich bei der selbstständigen Durchführung von:

☐ A: Traumatherapie bei PTBS
☐ B: Eheberatung bei Beziehungskrisen
☐ C: Beratung über die Schullaufbahn bei Lernstörungen
☐ D: Flooding bei Spinnenphobie
☐ E: Vortragstätigkeit mit Erteilung allgemein gehaltener gesundheitlicher Ratschläge

Frage 14.1.5 Prüfung aktuell (2020–2). Aussagenkombination
Welche der folgenden Aussagen zum Patientenrechtegesetz (Gesetz zur Verbesserung der Rechte von Patientinnen und Patienten) treffen zu?
Im Patientenrechtegesetz sind folgende Pflichten des Behandelnden verankert:

1. Aufklärungspflicht
2. Aufbewahrungspflicht der Patientenakte
3. Dokumentationspflicht
4. Informationspflicht
5. Meldepflicht

☐ A: Nur die Aussagen 2 und 3 sind richtig.
☐ B: Nur die Aussagen 1, 2 und 4 sind richtig.
☐ C: Nur die Aussagen 1, 2, 3 und 4 sind richtig.
☐ D: Nur die Aussagen 1, 3, 4 und 5 sind richtig.
☐ E: Alle Aussagen sind richtig.

14.2 Unterbringungsgesetz bzw. Psychisch-Kranken-(Hilfe-)Gesetz

14.2.1 Unterbringung/Zwangseinweisung

Alle Bundesländer haben Gesetze erlassen, die es ermöglichen, psychisch kranke Personen gegen ihren Willen in ein psychiatrisches Krankenhaus einzuweisen, wenn sie entweder sich selbst oder andere gefährden. Die **Unterbringung** bzw. **Zwangseinweisung** erfolgt normalerweise aufgrund eines Beschlusses des zuständigen Amtsgerichts (Abteilung Betreuungsgericht), das auf Antrag der Kreisverwaltungsbehörde (meist: Landratsamt), in manchen Bundesländern auch auf Antrag des Gesundheitsamtes tätig wird. Um eine Zwangseinweisung zu rechtfertigen, müssen **zwei Dinge zusammenkommen** (➤ Abb. 14.1).

14.2.2 Sonderregelung: Vorläufige Unterbringung

Muss in einer Gefahrensituation schnell reagiert werden („Gefahr in Verzug"), ist es i. d. R. nicht möglich, einen Beschluss des Amtsgerichts abzuwarten. In diesem Fall kommt eine **vorläufige Unterbringung** in Betracht. Bei einer vorläufigen Unterbringung kann die Kreisverwaltungsbehörde die betroffene Person zunächst ohne Zustimmung des Richters zwangseinweisen lassen, notfalls unter Mithilfe der Polizei. Der zuständige Richter muss bis 12 Uhr des folgenden Tages benachrichtigt werden und dann unverzüglich (in Bayern: bis spätestens 24 Uhr) persönlich in der Psychiatrie erscheinen. Er studiert dann das psychiatrische Gutachten, spricht mit der betroffenen Person und unterschreibt die Einweisung (oder auch nicht). Eine vorläufige Unterbringung kann für maximal 6 Wochen angeordnet werden.

Bei einer (freiwilligen) Selbsteinweisung bedarf es keines richterlichen Beschlusses; auf Wunsch können die Betroffenen die Klinik wieder verlassen, außer es besteht Lebensgefahr.

14.2.3 Typische Prüfungsfragen

Frage 14.2.1 Einfachauswahl
Welche Aussage zu den Gesetzen zur Unterbringung psychisch Kranker trifft zu?

☐ A: Sie regeln die Vorgehensweise und die Rechte eines Menschen bei Einweisung in eine geschlossene psychiatrische Einrichtung gegen seinen Willen.
☐ B: Sie sind in ganz Deutschland identisch.
☐ C: Eine Unterbringung kann bei Fremdgefährdung nur durch einen Facharzt für Psychiatrie bei Gericht angeregt werden.

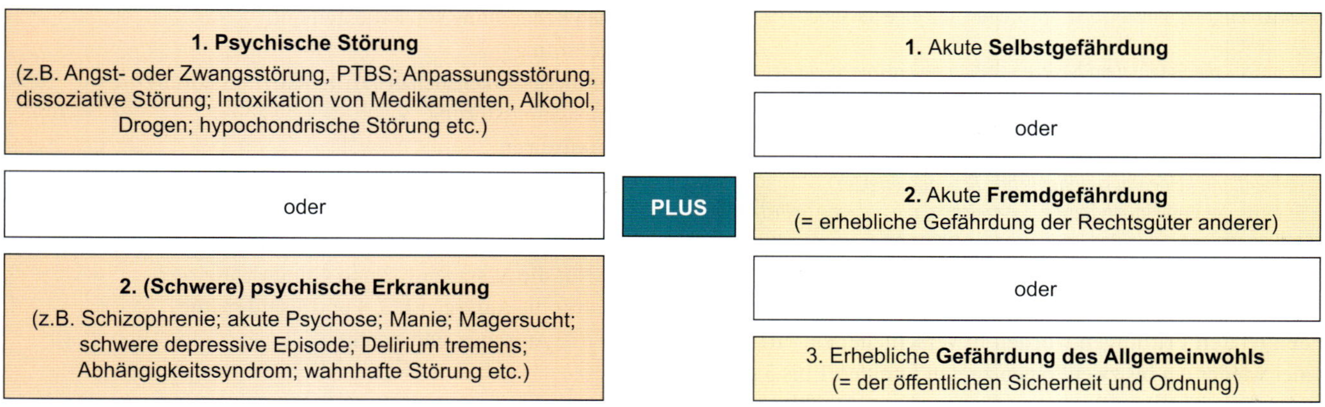

Abb. 14.1 Das Unterbringungsgesetz/Psychisch-Kranken-Gesetz (PsychKG)/Psychisch-Kranken-Hilfe-Gesetz (PsychKHG)

☐ D: Eine Zwangseinweisung erfolgt nur auf richterlichen Beschluss.
☐ E: Bei Selbstgefährdung ist eine Unterbringung nur mit Zustimmung des Betroffenen möglich.

Frage 14.2.2 Mehrfachauswahl
Welche *zwei* der folgenden Aussagen zur Durchführung von freiheitsentziehenden Maßnahmen treffen zu?
☐ A: Die öffentlich-rechtliche Unterbringung wird durch Gesetze der einzelnen Bundesländer geregelt.
☐ B: Der Heilpraktiker (mit einer auf das Gebiet der Psychotherapie beschränkten Erlaubnis) kann bei seinen Patienten freiheitsentziehende Maßnahmen anordnen.
☐ C: Das Betreuungsrecht gilt als eine weitere Möglichkeit, eine Person unter gewissen Voraussetzungen gegen ihren Willen einzuweisen.
☐ D: Die Information von Angehörigen wird den Betroffenen bei zwangsweisen Unterbringungen grundsätzlich nicht gestattet.
☐ E: Bei polizeilicher Zwangseinweisung ist eine Unterbringung ohne richterliche Überprüfung für die Dauer von 6 Wochen möglich.

Frage 14.2.3 Aussagenkombination
Wer darf nach dem Unterbringungsrecht/PsychK(H)G die Unterbringung eines psychisch Kranken anordnen?
1. Der behandelnde Arzt
2. Der Betriebsarzt
3. Ein Facharzt für Psychiatrie
4. Das Gericht
5. Nahe Angehörige

☐ A: Nur Aussage 4 ist richtig.
☐ B: Nur die Aussagen 1 und 3 sind richtig.
☐ C: Nur die Aussagen 3 und 4 sind richtig.
☐ D: Nur die Aussagen 1, 2, 3 und 4 sind richtig.
☐ E: Alle Aussagen sind richtig.

Frage 14.2.4 Prüfung aktuell (2018–2). Einfachauswahl
Unter welcher Bedingung ist die Unterbringung gemäß Unterbringungsrecht der Länder (z. B. Unterbringungsgesetz bzw. Psychisch-Kranken-Gesetz) eines psychisch Kranken in einer psychiatrischen Klinik gegen dessen Willen zulässig?
☐ A: Der Patient ist nicht bereit, sich einer notwendigen Behandlung zu unterziehen.
☐ B: Die betroffene Person hat gegen Gesetze verstoßen und ist nicht zur freiwilligen Behandlung bereit.
☐ C: Vorherige ambulante Behandlungsversuche sind fehlgeschlagen.
☐ D: Die Unterbringung ist zur Abwehr von akuten erheblichen Gefahren für Gesundheit und Leben des Betroffenen oder besonders bedeutende Rechtsgüter anderer erforderlich.
☐ E: Ein Heilpraktiker hat die Notwendigkeit einer stationären Behandlung attestiert.

Frage 14.2.5 Einfachauswahl
Welche Aussage zur Behandlung psychisch Kranker trifft zu?
☐ A: Psychisch Kranke mit akuter Psychose werden für mindestens 10 Wochen zwangsweise in einer psychiatrischen Fachklinik untergebracht.
☐ B: Psychisch Kranke mit einer schizophrenen Psychose können bei akuter Selbstgefährdung auch gegen ihren Willen in die Fachklinik eingewiesen werden.
☐ C: Chronisch psychisch Kranke können auch vom Heilpraktiker gegen ihren Willen in eine Fachklinik eingewiesen werden.
☐ D: Ein Heilpraktiker mit allgemeiner Erlaubnis darf keine Patienten mit seelischen Krankheiten behandeln.
☐ E: Chronisch psychisch Kranke werden vom Psychiater grundsätzlich auf ein injizierbares Depot-Neuroleptikum eingestellt.

Frage 14.2.6 Aussagenkombination
Bei welchen der folgenden Phänomene kommt es bei psychisch Kranken häufig zu einer stationären Einweisung?
1. Bei ständigen Gedanken an Suizid
2. Bei schweren Depressionen in der Schwangerschaft
3. Bei Gefahr des finanziellen Ruins durch sinnlose Geldausgaben und unvernünftige Vertragsabschlüsse
4. Wenn aufgrund einer schweren Intelligenzminderung keine freie Willensäußerung möglich ist
5. Bei Fremdgefährdung

☐ A: Nur die Aussagen 1 und 2 sind richtig.
☐ B: Nur die Aussagen 1, 2 und 5 sind richtig.
☐ C: Nur die Aussagen 1, 2, 3 und 4 sind richtig.
☐ D: Nur die Aussagen 1, 2, 4 und 5 sind richtig.
☐ E: Alle Aussagen sind richtig.

Frage 14.2.7 Aussagenkombination
Die zwangsweise Unterbringung selbstgefährdeter psychisch kranker Personen nach dem Unterbringungsrecht (z. B. Unterbringungsgesetz, PsychKG) erfolgt in der Regel …
1. in einer Einrichtung zur Sicherungsverwahrung.
2. im psychiatrischen Maßregelvollzug (Forensische Klinik).
3. auf einer neurologischen Intensivstation.
4. in einem psychiatrischen Krankenhaus.
5. in einer psychosomatischen Fachklinik.

☐ A: Nur Aussage 1 ist richtig.
☐ B: Nur Aussage 4 ist richtig.
☐ C: Nur die Aussagen 1 und 2 sind richtig.
☐ D: Nur die Aussagen 1, 2 und 4 sind richtig.
☐ E: Nur die Aussagen 3, 4 und 5 sind richtig.

Frage 14.2.8 Vorsicht Falle! Aussagenkombination
Auf welche der folgenden Rechtsgrundlagen kann ein volljähriger Patient mit Schizophrenie in einer geschlossenen Station eines psychiatrischen Krankenhauses aufgenommen werden?
1. Nach Beschluss einer Kommission der zuständigen Ärztekammer
2. Nach dem Strafgesetzbuch (StGB)
3. Nach dem Unterbringungsgesetz des jeweiligen Landes
4. Nach BGB, Betreuungsrecht

5. Nach einer Freiwilligenerklärung

□ A: Nur Aussage 3 ist richtig.
□ B: Nur die Aussagen 3 und 4 sind richtig.
□ C: Nur die Aussagen 2, 3 und 4 sind richtig.
□ D: Nur die Aussagen 2, 3, 4 und 5 sind richtig.
□ E: Alle Aussagen sind richtig.

14.3 Betreuungsrecht

Die wichtigsten gesetzlichen Grundlagen und Vorschriften des Betreuungsrechts sind in den §§ 1896 ff. des Bürgerlichen Gesetzbuches (BGB) niedergelegt. Es ist also ein Gesetz, das für die gesamte Bundesrepublik gilt. Da im Schriftlichen nur bestimmte Teile des Betreuungsrechts gefragt werden, beschränken sich die folgenden Ausführungen auf die prüfungsrelevanten Themen, die in ➤ Abb. 14.2 stichpunktartig aufgeführt sind und im Anschluss detailliert erklärt werden.

14.3.1 Voraussetzungen zur Einrichtung einer Betreuung

1. Der Betroffene muss volljährig sein.
2. Der zu Betreuende kann als Folge der unter (3) aufgeführten Gründe seine (rechtlichen) Angelegenheiten ganz oder teilweise nicht besorgen. Die Betreuung ist nicht erforderlich, wenn die Angelegenheiten des Volljährigen durch einen Bevollmächtigten oder durch andere Hilfen (Haushaltshilfe, Pflegedienst, Essen auf Rädern, juristischer Berater) besorgt werden können.
3. Der Betroffene leidet an einer der folgenden Erkrankungen bzw. Behinderungen:
   - einer psychischen Krankheit (z. B. einer länger andauernden manischen oder depressiven Episode)
   - einer körperlichen Behinderung (z. B. Querschnittlähmung, MS, Blindheit usw.)
   - einer geistigen Behinderung (z. B. Down-Syndrom, frühkindlicher Autismus usw.)
   - einer seelischen (= psychischen) Behinderung (z. B. organische Persönlichkeitsstörung, Schizophrenia simplex, Alzheimer-Demenz)

14.3.2 Beantragung oder Anregung einer Betreuung

Das Betreuungsgericht (Teil des Amtsgerichts; früher: Vormundschaftsgericht) kann nur dann eine Betreuung beschließen, wenn ein entsprechender Antrag vorliegt. Diesen **Antrag kann nur der Betroffene selbst stellen.** Wenn er dazu nicht fähig ist, weil er aufgrund einer psychischen Erkrankung seinen Willen nicht frei äußern kann, geschieht dies „von Amts wegen“ durch das Betreuungsgericht selbst, vorausgesetzt, jemand hat die Betreuung „angeregt“. Eine Betreuung anregen kann jedermann: Meist sind es Familienangehörige, Nachbarn, ein behandelnder Arzt, eine Pflegekraft. Für die Anregung einer Betreuung gibt es ein spezielles Formular, das man im Internet herunterladen kann, z. B. unter www.justiz.bayern.de/media/images/behoerden-und-gerichte/betreuerantrag.pdf.

14.3.3 Aufgabenkreise

Das Betreuungsrecht hat das frühere Entmündigungsgesetz abgelöst. Durch die Anordnung einer Betreuung wird nach dem neuen BtG vom 1.1.1992 die Geschäftsfähigkeit des Betreuten nicht berührt, er wird also nicht mehr – wie früher – entmündigt. Die Betreuung umfasst auch nicht mehr die gesamte Person, sondern nur jene Aufgabenkreise, die der Betroffene nicht mehr selbst regeln kann. Die Aufgabenkreise werden vom Gericht bestimmt und können u. a. sein: Gesundheitssorge, Vermögenssorge, Wohnungsangelegenheiten, Vertretung gegenüber Behörden und Versicherungen, Vertretung bei einem Gerichtsverfahren, Aufenthaltsbestimmung. Nach geltendem Recht bleibt der Betreute „geschäftsfähig“, d. h., er kann ohne Mitwirkung des Betreuers Rechtsgeschäfte tätigen, außer das Gericht spricht für einen oder mehrere Bereiche einen Einwilligungsvorbehalt aus.

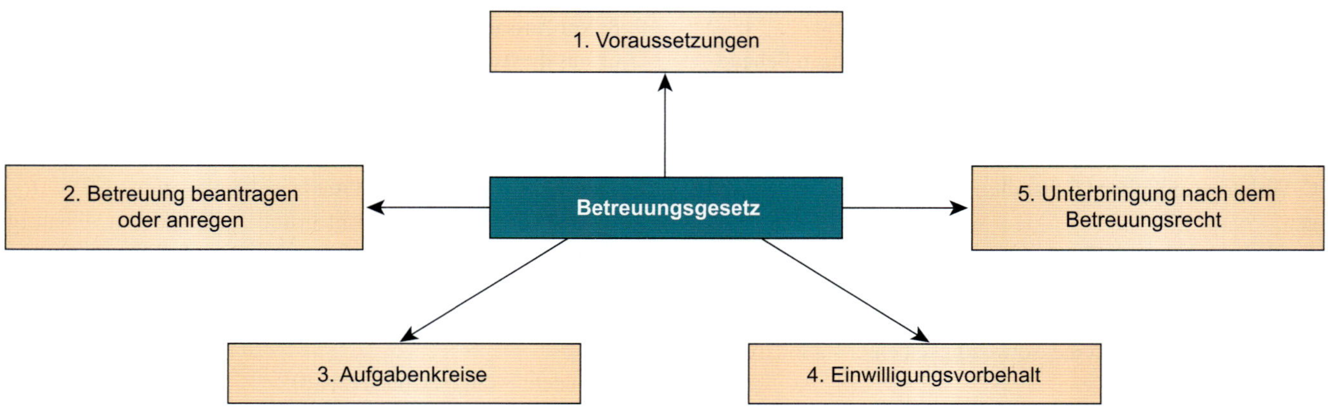

Abb. 14.2 Das Betreuungsgesetz (BtG)

14.3.4 Einwilligungsvorbehalt

Der Einwilligungsvorbehalt ist eine Art Vetorecht des Betreuers bei bestimmten Rechtsgeschäften (= Willenserklärungen). – Der Gesetzestext zum Einwilligungsvorbehalt findet sich in § 1903 BGB. Die für die Prüfung wichtigsten Punkte des Gesetzes lassen sich wie folgt zusammenfassen:

1. Der Einwilligungsvorbehalt wird vom Betreuungsgericht nur dann angeordnet, wenn eine erhebliche Gefahr für die Person oder das Vermögen des Betreuten besteht und der Betreuer für die entsprechenden Aufgabenkreise eingesetzt ist (= Betreuung mit Einwilligungsvorbehalt). Dies bedeutet, dass der Betreute zu einer „Willenserklärung" (z. B. Kündigung des Mietverhältnisses, geplanter Kauf eines Autos, Verkauf der Aktien usw.) die Einwilligung des Betreuers benötigt.
2. Ein Einwilligungsvorbehalt kann sich nicht auf Rechtsgeschäfte erstrecken, zu denen ein beschränkt Geschäftsfähiger (7–18 Jahre) nicht der Zustimmung seines gesetzlichen Vertreters (= der Eltern) bedarf. – Das heißt: Der Betreute darf sich ohne Einwilligung seines Betreuers einen Kaffee kaufen, mit dem Bus fahren, ins Kino gehen usw.

Wichtig zu wissen

Es gibt auch eine Betreuung ohne Einwilligungsvorbehalt. In diesem Fall hilft und berät der Betreuer in wichtigen Entscheidungen des Lebens, hat aber kein Vetorecht in Bezug auf Vermögensverwaltung, Kaufverträge, Kündigung eines Mietvertrags usw.

14.3.5 Unterbringung nach dem Betreuungsrecht

Im Gegensatz zur Zwangseinweisung erfolgt die „zivilrechtliche" Unterbringung nicht durch die Polizei, sondern durch den Betreuer (nach Rücksprache mit dem zuständigen Richter). Voraussetzung für eine Unterbringung nach dem Betreuungsrecht kann sein:

- eine akute Gefahr für die Gesundheit, z. B. akute Suizidalität
- eine ärztliche Untersuchung, ein ärztlicher Eingriff oder eine Heilbehandlung

NICHT VERWECHSELN

Wenn jemand unter Betreuung steht und aufgrund einer psychischen Erkrankung nicht sich selbst, sondern die öffentliche Sicherheit und Ordnung gefährdet, gilt nicht das Betreuungsrecht, sondern das Unterbringungsrecht des jeweiligen Bundeslands. Im Falle einer Fremdgefährdung wird die unter Betreuung stehende Person nicht vom Betreuer, sondern von der Polizei „untergebracht".

14.3.6 Prüfungsfragen

Frage 14.3.1 Prüfung aktuell (2019–1). Aussagenkombination
Welche der folgenden Aussagen zur freiheitsentziehenden Unterbringung eines Betreuten (nach Bürgerlichem Gesetzbuch, BGB) treffen zu?

1. Eine Unterbringung des Betreuten durch den Betreuer, die mit Freiheitsentziehung verbunden ist, ist nur zulässig, solange sie zum Wohl des Betreuten erforderlich ist.
2. Die Unterbringung ist nur mit Genehmigung des Betreuungsgerichts zulässig. Ohne die Genehmigung ist die Unterbringung nur zulässig, wenn mit dem Aufschub Gefahr verbunden ist; die Genehmigung ist dann unverzüglich nachzuholen.
3. Liegt eine Patientenverfügung vor, so ist eine Unterbringung nach BGB nicht möglich.
4. Eine Unterbringung ist nur in psychiatrischen Kliniken, nicht aber in Pflegeheimen möglich.
5. Im Rahmen der Erteilung einer Genehmigung zur Unterbringung muss das zuständige Gericht ein Sachverständigengutachten einholen.

- ☐ A: Nur die Aussagen 1 und 3 sind richtig.
- ☐ B: Nur die Aussagen 2 und 5 sind richtig.
- ☐ C: Nur die Aussagen 1, 2 und 5 sind richtig.
- ☐ D: Nur die Aussagen 1, 2, 3, und 4 sind richtig.
- ☐ E: Alle Aussagen sind richtig.

Frage 14.3.2 Prüfung aktuell (2021–1). Einfachauswahl
Welche Aussage zur Unterbringung psychisch Kranker in einem psychiatrischen Krankenhaus trifft zu?

- ☐ A: Die Einweisung eines psychisch erkrankten Menschen nach dem Unterbringungsrecht der Länder (z. B. Psychisch-Kranken-Gesetz) ist nur bei akuter Eigengefährdung möglich.
- ☐ B: Die Unterbringung nach dem Betreuungsrecht erfolgt ohne zeitliche Befristung.
- ☐ C: Eine Unterbringung psychisch Kranker nach dem Betreuungsrecht kann auch zum Zwecke einer notwendigen ärztlichen Untersuchung erfolgen.
- ☐ D: Eine Unterbringung nach dem Betreuungsgesetz kann bei Fremdgefährdung auch vom behandelnden Psychiater angeordnet werden.
- ☐ E: Die Unterbringung eines psychisch erkrankten Menschen nach dem Unterbringungsrecht der Länder (z. B. Psychisch-Kranken-Gesetz) darf höchstens vier Wochen andauern.

Frage 14.3.3 Mehrfachauswahl
Welche der folgenden Aussagen zum Betreuungsrecht treffen zu? Wählen Sie *zwei* Antworten.

- ☐ A: Die Einrichtung einer Betreuung ist identisch mit der früheren Praxis der Entmündigung.
- ☐ B: Fremdgefährdung ist eine Voraussetzung für eine betreuungsrechtliche Unterbringung.
- ☐ C: Gegen den freien Willen eines Volljährigen darf ein Betreuer nicht bestellt werden.
- ☐ D: Das Vorliegen einer psychischen Erkrankung stellt eine zwingende Voraussetzung für die Einrichtung einer Betreuung dar.
- ☐ E: Eine Betreuung kann eingerichtet werden, wenn der Betroffene ganz oder teilweise nicht in der Lage ist, seine Angelegenheiten zu besorgen.

14

Frage 14.3.4 Prüfung aktuell (2021–1). Aussagenkombination
Das Erfordernis zur Einrichtung einer Betreuung ist aus medizinischer Sicht gegeben, wenn folgende gesundheitliche Einschränkungen vorliegen:

1. Der Betroffene überblickt aufgrund einer psychischen Erkrankung – trotz umfassender ärztlicher Aufklärung – nicht die Tragweite des Risikos eines operativen Eingriffs.
2. Aufgrund körperlicher Behinderung gelingt die Ordnung des persönlichen Lebens nur mithilfe einer Haushaltshilfe.
3. Es besteht ein Drogen- oder Alkoholmissbrauch, kompliziert durch Beschaffungskriminalität.
4. Aufgrund einer psychischen Erkrankung besteht die Unfähigkeit, die eigenen Angelegenheiten zu besorgen.
5. Es besteht eine nicht altersgemäße emotionale Abhängigkeit von Bezugspersonen.

- ☐ A: Nur die Aussagen 1 und 2 sind richtig.
- ☐ B: Nur die Aussagen 1 und 4 sind richtig.
- ☐ C: Nur die Aussagen 2, 3 und 4 sind richtig.
- ☐ D: Nur die Aussagen 3, 4 und 5 sind richtig.
- ☐ E: Alle Aussagen sind richtig.

Frage 14.3.5 Aussagenkombination
Die Anregung einer rechtlichen Betreuung kann erfolgen durch …

1. Einen Nervenarzt oder Psychiater
2. Einen in der Psychiatrie erfahrenen Arzt
3. Einen Arzt oder Psychotherapeuten
4. Eine öffentliche Einrichtung
5. Jedermann

- ☐ A: Nur Aussage 1 ist richtig.
- ☐ B: Nur die Aussagen 1 und 2 sind richtig.
- ☐ C: Nur die Aussagen 1, 2 und 3 sind richtig
- ☐ D: Nur die Aussagen 1, 2, 3 und 4 sind richtig.
- ☐ E: Alle Aussagen sind richtig.

Frage 14.3.6 Mehrfachauswahl
Welche *zwei* der folgenden Aussagen treffen zu?
Das Betreuungsgesetz (BtG) regelt u. a., unter welcher Voraussetzung ein Betreuer bestellt werden darf.

- ☐ A: Einem Volljährigen mit einer psychotischen Erkrankung ist immer ein Betreuer gemäß BtG zur Seite zu stellen.
- ☐ B: Wenn eine Betreuung errichtet wird, ist gleichzeitig eine Entmündigung des Betroffenen durch das Gericht vorzunehmen.
- ☐ C: Kann ein Volljähriger aufgrund einer psychischen Krankheit oder einer körperlichen, geistigen oder seelischen Behinderung seine Angelegenheiten ganz oder teilweise nicht besorgen, so bestellt das Betreuungsgericht auf seinen Antrag oder von Amts wegen für ihn einen Betreuer.
- ☐ D: Eine Betreuung ist nicht erforderlich, wenn ein Bevollmächtigter die Angelegenheit regeln oder übernehmen kann.
- ☐ E: Volljährige, die aufgrund einer körperlichen Behinderung ihre Angelegenheiten nicht selbst besorgen können, benötigen für die Antragstellung einen Nachweis über die Behinderung laut Schwerbehindertengesetz.

Frage 14.3.7 Vorsicht Falle! Aussagenkombination
Welche der folgenden Aussagen zum Betreuungsgesetz (BtG) trifft/treffen zu?

1. Die Betreuung ist i. d. R. begrenzt auf einen Bereich des Lebens, in dem der Betroffene nicht mehr in der Lage ist, seine Angelegenheiten selbst zu regeln.
2. Eine Betreuung hat grundsätzlich Geschäftsunfähigkeit zur Folge.
3. Der Einwilligungsvorbehalt ist unabdingbarer Bestandteil jeder Betreuung.
4. Beim Einwilligungsvorbehalt handelt es sich um ein Vetorecht in allen Angelegenheiten, das jedem Betreuten zusteht.
5. Beim BtG handelt es sich um eine ländergesetzliche Regelung.

- ☐ A: Nur Aussage 1 ist richtig.
- ☐ B: Nur Aussage 4 ist richtig.
- ☐ C: Nur die Aussagen 1, 2 und 3 sind richtig.
- ☐ D: Nur die Aussagen 3, 4 und 5 sind richtig.
- ☐ E: Keine der Aussagen ist richtig.

Frage 14.3.8 Mehrfachauswahl
Welche *zwei* der folgenden Aussagen zur rechtlichen Betreuung treffen zu?

- ☐ A: Bei behandlungsuneinsichtigen psychisch Kranken kann das Gesundheitsamt eine Betreuung anordnen.
- ☐ B: Die Behandlung von Menschen mit Betreuung ist Heilpraktikern grundsätzlich nicht gestattet.
- ☐ C: Die Entscheidung über die Bestellung eines Betreuers trifft das Gericht.
- ☐ D: Die Errichtung einer Betreuung gegen den Willen eines Betroffenen kann auch durch nahe Angehörige angeregt werden.
- ☐ E: Eine Betreuung bleibt lebenslang bestehen.

Frage 14.3.9 Prüfung aktuell (2020–2). Mehrfachauswahl
Welche *zwei* der folgenden Aussagen zur gesetzlichen Betreuung treffen zu?

- ☐ A: Die Anordnung einer Betreuung führt zur Geschäftsunfähigkeit.
- ☐ B: Ein volljähriger Geschäftsunfähiger kann keine Betreuung für sich beantragen.
- ☐ C: Organische psychische Störungen sind häufig Anlass für die Einrichtung einer Betreuung.
- ☐ D: Psychotherapeutische Gespräche mit Betreuten erfordern grundsätzlich die Genehmigung durch das Gericht.
- ☐ E: Angehörige können eine Betreuung beim Gericht anregen.

Frage 14.3.10 Prüfung aktuell (2018–1). Aussagenkombination
Welche der folgenden Aussagen zur rechtlichen Betreuung treffen zu?

1. Der Aufgabenkreis eines Betreuers kann sich auf die Gesundheitsfürsorge beschränken.
2. Die Behandlung von Menschen mit Betreuung ist Heilpraktikern nur mit wissenschaftlich anerkannten Methoden gestattet.
3. Der Betreuer kann die dauerhafte Unterbringung eines Betroffenen im Pflegeheim anordnen.
4. Im Rahmen des Betreuungsrechts kann ggf. auch eine zwangsweise Behandlung eines Patienten erfolgen.

5. Die Bestellung eines Betreuers kommt grundsätzlich nur für Volljährige in Betracht.

- □ A: Nur die Aussagen 1 und 4 sind richtig.
- □ B: Nur die Aussagen 1 und 5 sind richtig.
- □ C: Nur die Aussagen 1, 4 und 5 sind richtig.
- □ D: Nur die Aussagen 2, 3, 4 und 5 sind richtig.
- □ E: Alle Aussagen sind richtig.

Prüfung 14.3.11 Prüfung aktuell (2018–2). Einfachauswahl
Ein Einwilligungsvorbehalt …

- □ A: ist ein Zustand krankhafter Störung der Geistestätigkeit, der die freie Willensbestimmung ausschließt.
- □ B: ist eine Regelung zum Umgang mit vertraulichen Patientendaten.
- □ C: regelt, dass bestimmte Rechtsgeschäfte ohne Einwilligung eines vom Gericht bestellten Betreuers nicht rechtswirksam werden.
- □ D: liegt vor, wenn der Betroffene Art, Bedeutung und Tragweite (Risiken) der ärztlichen Maßnahme nicht erfassen kann.
- □ E: regelt die zukünftige ärztliche Behandlung.

14.4 Lösungen mit Kommentaren

Lösung 14.1.1 E: Alle Aussagen sind richtig.

- **Kommentar zur Verwendung des Begriffs „grundsätzlich“** in der Fragestellung:
  Das Wort „grundsätzlich“ hat in der Rechtssprache und in der Medizin eine andere Bedeutung als in der Umgangssprache. Umgangssprachlich wird es meist im Sinne von „ausnahmslos“ gebraucht (z. B. „das tue ich grundsätzlich nicht“ = „nie“, „auf keinen Fall“). In der Sprache der Mediziner bedeutet „grundsätzlich“ dagegen dasselbe wie prinzipiell: „vom Grundsatz her ja, aber nur unter bestimmten Bedingungen“. Ein HPP darf also prinzipiell/grundsätzlich KVT/psychoanalytische Verfahren/Gesprächspsychotherapie/Traumatherapie usw. anwenden, allerdings nur unter der Bedingung, dass er die Befähigung besitzt, mit seiner Art von Therapie *„so auf den Befund zu reagieren, dass der Patient durch die konkrete Behandlung keinen gesundheitlichen Schaden erleidet“*.
- **Kommentar zu den Fragen:** Wie im eingangs zitierten Merkblatt des Landratsamts Ansbach ausgeführt, muss der Prüfling die Befähigung haben, eine Diagnose nach ICD-10 zu erstellen (→ 1) und entsprechend der Diagnose Patienten psychotherapeutisch zu behandeln. In der Wahl des psychotherapeutischen Verfahrens ist er frei. Wenn er Psychoanalyse, Verhaltenstherapie oder Gesprächstherapie gelernt hat, kann er Menschen auch damit behandeln (2, 3 und 4). Auch testpsychologische Verfahren (z. B. Intelligenztests) darf er im Bedarfsfall einsetzen (→ 5).

Lösung 14.1.2 Richtig ist B.

- **Kommentar:** Wie unter 14.1.1 beschrieben, ist der Heilpraktiker für Psychotherapie in der Wahl seiner psychotherapeutischen Methode frei; er darf z. B. auch EMDR-Traumatherapie verwenden (C), klassische Verhaltenstherapie mit Exposition und Reaktionsmanagement (D) oder tiefenpsychologisch orientierte Psychotherapie (E), wenn er die jeweilige Methode erlernt hat und verantwortungsvoll damit umgeht. Auch Gruppentherapie (A) ist erlaubt. Eine Substitutionstherapie für Heroinabhängige ist allerdings keine Psychotherapie, deshalb besteht auf diesem Gebiet für einen HPP ein Tätigkeitsverbot (B ist zutreffend).

Lösung 14.1.3 E: Alle Aussagen sind richtig.

- **Kommentar:** Zur Verwendung des Begriffs „grundsätzlich“ siehe Kommentar zu Lösung 14.1.1. – Bei den unter 1, 2, 4 und 5 aufgeführten Störungsbildern werden meist Techniken der kognitiven oder klassischen Verhaltenstherapie eingesetzt. Wenn ein Heilpraktiker für Psychotherapie eine fundierte Ausbildung in Verhaltenstherapie absolviert hat, darf er eine Angststörung, eine ADHS, eine Ticstörung oder auch Exhibitionismus behandeln. Ähnliches gilt für die Therapie einer Anpassungsstörung, wo z. B. die Gesprächspsychotherapie helfen kann, sich nach einer psychosozialen Belastungssituation im Leben wieder neu zu orientieren.

Lösung 14.1.4 Richtig sind A und D.

- **Kommentar:** Das Wort „Psychotherapie“ bedeutet: Heilung oder Linderung einer psychischen *Erkrankung*. Eine PTBS und eine Spinnenphobie sind psychische Erkrankungen, ihre Behandlung erfordert deshalb eine staatliche Zulassung, z. B. als Heilpraktiker, Heilpraktiker für Psychotherapie oder Psychologischer Psychotherapeut. Beratungsgespräche (z. B. Eheberatung, Schullaufbahnberatung) führt man mit Gesunden, sie zählen genauso wenig zur Therapie wie Vorträge zu Gesundheitsthemen.

Lösung 14.1.5 C: Nur 1, 2, 3 und 4 sind richtig.

- **Zu 5:** Falsch! Die Meldepflicht ist Teil des Infektionsschutzgesetzes, nicht des Patientenrechtegesetzes. Im Patientenrechtegesetz steht nichts über eine gesetzlich vorgeschriebene Meldepflicht (z. B. bei Behandlungsfehlern usw.).

Lösung 14.2.1 Richtig ist A.

- **Zu B:** Falsch! Die Gesetze zur Unterbringung psychisch Kranker wurden von den einzelnen Bundesländern erlassen und sind deshalb nicht in ganz Deutschland identisch.
- **Zu C:** Falsch! Eine Unterbringung bei Fremdgefährdung als Folge einer psychischen Erkrankung wird durch das zuständige Gesundheitsamt oder die zuständige Kreisverwaltungsbehörde veranlasst und durch die Polizei durchgeführt (➤ Kap. 14.2.1).
- **Zu D:** Falsch! Die Formulierung „nur“ ist irreführend. Eine Zwangseinweisung erfolgt zwar normalerweise auf richterlichen Beschluss. *Ausnahme:* eine vorläufige Unterbringung bei „Gefahr in Verzug“ (➤ Kap. 14.2.2).
- **Zu E:** Falsch! Eine (Zwangs-)Unterbringung bei Selbstgefährdung erfolgt gegen den Willen der betroffenen Person, wenn diese einer Einweisung nicht zustimmt.

Lösung 14.2.2 Richtig sind A und C.

- **Zu A:** Richtig! Das Unterbringungsgesetz bzw. PsychK(H)G ist nicht bundeseinheitlich geregelt. Grundlage sind Gesetze, die von den einzelnen Bundesländern erlassen wurden.
- **Zu B:** Falsch! Freiheitsentziehende Maßnahmen können nur vom Betreuungsgericht, in unaufschiebbaren Fällen auch von der Kreisverwaltungsbehörde angeordnet werden.
- **Zu C:** Richtig! ➤ Kap. 14.3.5.
- **Zu D:** Falsch! Bei einer „zwangsweisen Unterbringung" sind weitere Personen, z. B. nahe Familienangehörige oder eine Vertrauensperson, anzuhören (§ 320 FamFG).
- **Zu E:** Falsch! Die richterliche Überprüfung hat unverzüglich (in Bayern bis spätestens 24 Uhr des folgenden Tages) zu erfolgen.

Lösung 14.2.3 A: Nur Aussage 4 ist richtig. → Einleitung 14.2.1.

Lösung 14.2.4 Richtig ist D.

Lösung 14.2.5 Richtig ist B.

- **Zu A:** Falsch! Ein psychisch Kranker mit akuter Psychose kann nur in der Psychiatrie untergebracht werden, wenn er entweder sich selbst oder andere gefährdet. Das ist hier nicht der Fall. Überdies ist auch der zweite Teil der Frage falsch: Die Dauer für eine „vorläufige Unterbringung" beträgt *maximal* 6 Wochen, nicht „*mindestens* 10 Wochen".
- **Zu B:** Richtig!
- **Zu C:** Falsch! Zuständig für die Einweisung ist die Kreisverwaltungsbehörde in Zusammenarbeit mit der Polizei. Chronisch psychisch Kranke können allerdings nur dann zwangsweise eingewiesen werden, wenn gleichzeitig eine Selbst- oder Fremdgefährdung vorliegt.
- **Zu D:** Falsch! Ein „Großer Heilpraktiker" darf sowohl körperliche als auch psychische Erkrankungen behandeln.
- **Zu E:** Falsch! Ein Kommentar erübrigt sich.

Lösung 14.2.6 B: Nur 1, 2 und 5 sind richtig.

- **Kommentar:** Wichtig ist in der Frage der Hinweis, dass sich die folgenden Aussagen *auf psychisch Kranke* beziehen. Damit ist auch Aussage 5 richtig.
- **Zu 1:** Richtig! Bei Menschen, die ständig an Suizid denken, ist meist eine Unterbringung (freiwillig oder durch die Polizei) notwendig.
- **Zu 2:** Richtig! Bei schweren Depressionen (ob in oder außerhalb der Schwangerschaft) sind viele Betroffene akut suizidgefährdet und müssen in einer psychiatrischen Klinik behandelt werden.
- **Zu 3:** Falsch! Wenn ein Maniker sinnlos Geld ausgibt oder Vertragsabschlüsse tätigt, die ihn oder seine Familie in den finanziellen Ruin treiben, kann er nur dann nach dem Unterbringungsgesetz/Psychisch-Kranken-(Hilfe-)Gesetz untergebracht werden, wenn er in seiner manischen Phase sich oder andere gefährdet. Ist dies nicht der Fall, bleibt nur die Anregung einer Betreuung.
- **Zu 4:** Falsch! Menschen mit einer geistigen Behinderung, die ihren Willen nicht kundtun können, kommen möglicherweise in ein Pflegeheim, nicht jedoch in die Psychiatrie, außer es liegt eine Selbst- oder Fremdgefährdung vor.
- **Zu 5:** Richtig! Wenn ein psychisch Kranker (→ Fragestellung!) andere gefährdet, kann er zwangseingewiesen werden. Ohne das Vorliegen einer psychischen Erkrankung nimmt die Polizei die Person in Polizeigewahrsam.

Lösung 14.2.7 B: Nur 4 ist richtig.

- **Zu 1:** Falsch! Die Sicherungsverwahrung ist eine freiheitsentziehende Maßnahme, die dazu dienen soll, die Allgemeinheit vor *gefährlichen Straftätern* zu schützen.
- **Zu 2:** Falsch! Im Maßregelvollzug („Forensische Psychiatrie") werden nach § 63 und § 64 des deutschen Strafgesetzbuches (StGB) *psychisch kranke bzw. suchtkranke Straftäter* untergebracht, die im Sinne der §§ 20 oder 21 StGB als schuldunfähig oder vermindert schuldfähig gelten und bei denen zugleich aufgrund ihrer psychischen Erkrankung eine weitere Gefährlichkeit zu erwarten ist.

Lösung 14.2.8 D: Nur 2, 3, 4 und 5 sind richtig.

- **Zu 1:** Falsch! Die Ärztekammer ist nicht befugt, über die Unterbringung eines Patienten zu entscheiden.
- **Zu 2:** Richtig! Vgl. hierzu § 63 StGB: „*Hat jemand eine rechtswidrige Tat im Zustand der Schuldunfähigkeit (§ 20) oder der verminderten Schuldfähigkeit (§ 21) begangen, so ordnet das Gericht die Unterbringung in einem psychiatrischen Krankenhaus an, wenn die Gesamtwürdigung des Täters und seiner Tat ergibt, dass von ihm infolge seines Zustandes erhebliche rechtswidrige Taten … zu erwarten sind und er deshalb für die Allgemeinheit gefährlich ist*" (= Maßregelvollzug) → Lösung 14.2.7 (2).
- **Zu 3:** Richtig!
- **Zu 4:** Richtig! Vorausgesetzt natürlich, die *betroffene Person steht unter Betreuung*. Die Unterbringung nach dem Betreuungsrecht (zivilrechtliche Unterbringung) wird in § 1906 BGB geregelt. Eine Unterbringung nach BtG ist nur zulässig, wenn aufgrund einer psychischen Krankheit oder einer geistigen/seelischen Behinderung die Gefahr besteht, dass die betroffene Person sich selbst tötet oder ein drohender gesundheitlicher Schaden nicht anders abgewendet werden kann (Beispiel: ärztlicher Eingriff, Heilbehandlung usw.). Die Unterbringung erfolgt durch den Betreuer nach Genehmigung durch das Betreuungsgericht. – Eine Unterbringung infolge von Fremdgefährdung und psychischer Störung ist bei der zivilrechtlichen Unterbringung nicht vorgesehen.
- **Zu 5:** Richtig! Gemeint ist hier eine eigenhändig unterschriebene Willenserklärung (Freiwilligenerklärung), aus der hervorgeht, dass jemand „auf Verlangen" (= aus freiem Willen) untergebracht werden will.

Lösung 14.3.1 C: Nur 1, 2 und 5 sind richtig.

- **Kommentar zu 1, 2, 4 und 5:** Eine Unterbringung nach dem Betreuungsrecht ist nur aus gesundheitlichen Gründen zulässig, z. B. wenn die Gefahr besteht, dass der Betreute sich selbst tötet oder eine notwendige OP, eine Heilbehandlung usw. ablehnt (→ 1). Die Unterbringung ist nur mit Genehmigung des Betreuungsgerichts zulässig. (→ 2). Sie kann in einer psychiatrischen Klinik erfolgen, aber auch in einem Pflegeheim, wenn dies „zum

Wohl des Betreuten erforderlich ist." (→ 4 ist falsch!). Um eine Unterbringung zu genehmigen, muss das Gericht ein Sachverständigengutachten einholen (→ 5).

- **Zu 3:** Falsch! Auch bei Vorliegen einer Patientenverfügung ist eine Unterbringung möglich, wenn die notwendigen gesundheitlichen Maßnahmen – z. B. Verhinderung eines Suizids, Unterbringung in einem Pflegeheim, Behandlung einer Schizophrenie – nicht durch eine Patientenverfügung geregelt sind.

Frage 14.3.2 Richtig ist C.
Hierbei handelt es sich um eine Mischfrage zur Unterbringung nach dem Betreuungsrecht und zur Unterbringung nach dem Psychisch-Kranken-Gesetz.

- **Zu A:** Falsch! Eine zwangsweise Unterbringung nach dem PsychKG ist nicht nur möglich, wenn jemand sich selbst gefährdet, sondern auch, wenn die Rechtsgüter anderer oder das Allgemeinwohl erheblich gefährdet sind (= Selbst- oder Fremdgefährdung).
- **Zu B:** Falsch! Obwohl im Gesetzestext als Ausnahme bezeichnet, ist es in der Praxis fast der Normalfall, dass die Unterbringungsgenehmigung als einstweilige Anordnung erfolgt. Mit dieser einstweiligen Anordnung kann die Unterbringung für maximal 6 Wochen genehmigt werden. Diese Frist kann nach Anhörung des Sachverständigen auf insgesamt 3 Monate verlängert werden. Erst anschließend erfolgt die „endgültige" Unterbringung. Sie darf i. d. R. 1 Jahr nicht überschreiten. Nur wenn bereits erkennbar ist, dass die Unterbringung langfristig nötig ist, kann die Genehmigung für 2 Jahre erteilt werden.
- **Zu C:** Richtig! → Antwort D.
- **Zu D:** Falsch! Eine Unterbringung nach dem Betreuungsrecht ist nur vorgesehen, wenn ein erheblicher gesundheitlicher Schaden oder eine Suizidhandlung des Betreuten abgewendet werden soll. Die Anordnung hierfür erfolgt durch das zuständige Betreuungsgericht. Eine Unterbringung eines Betreuten wegen Fremdgefährdung ist im Betreuungsgesetz nicht vorgesehen – im Falle von Fremdgefährdung ist auch bei Betreuten das PsychKG anzuwenden.
- **Zu E:** Falsch! Die Höchstdauer beträgt 6 Wochen.

Frage 14.3.3 Richtig sind C und E.

- **Zu A:** Falsch! Viele Menschen setzen den Begriff rechtliche Betreuung mit Entmündigung gleich, obwohl es Entmündigungen nach deutschem Recht schon lange nicht mehr gibt. Bewusst hat der Gesetzgeber bereits im Jahr 1992 den Begriff der Entmündigung durch den der rechtlichen Betreuung ersetzt. Denn tatsächlich soll nicht der Wille der hilfsbedürftigen Person ersetzt werden, vielmehr soll der an die Seite gestellte rechtliche Betreuer dem Betreuten helfen, in bestimmten Bereichen seine juristischen Angelegenheiten zu regeln. Die Geschäftsfähigkeit des Betreuten bleibt i. d. R. erhalten. Ausnahme: Vorliegen eines Einwilligungsvorbehalts (➢ Kap. 14.3.1, ➢ Kap. 14.3.2, ➢ Kap. 14.3.3, ➢ Kap. 14.3.4).
- **Zu B:** Falsch! Fremdgefährdung plus psychische Erkrankung ist eine Voraussetzung für eine öffentlich-rechtliche Unterbringung nach dem Unterbringungsrecht, nicht jedoch nach dem Betreuungsrecht.
- **Zu C:** Richtig! Den Antrag auf Betreuung kann nur der Betroffene selbst stellen, außer er kann aufgrund einer psychischen Erkrankung seinen Willen nicht kundtun (➢ Kap. 14.3.2). In letzterem Fall können andere eine Betreuung anregen (nicht „beantragen").
- **Zu D:** Falsch! Auch eine körperliche Erkrankung kann zur Einrichtung einer Betreuung führen. Wichtig ist, dass die betroffene Person als Folge einer (körperlichen oder psychischen) Erkrankung ihre Angelegenheiten ganz oder teilweise nicht besorgen kann (➢ Kap. 14.3.1, Punkt 2).
- **Zu E:** Richtig! → Kommentar zu D.

Lösung 14.3.4 B: Nur die Aussagen 1 und 4 sind richtig.

- **Kommentar:** Die Aussagen 1 und 4 sind richtig, alle anderen sind im BtG nicht vorgesehen (➢ Kap. 14.3.1, Punkt 2).

Lösung 14.3.5 E: Alle Aussagen sind richtig (➢ Kap. 14.3.2).

Lösung 14.3.6 Richtig sind C und D.

- **Kommentar:** Die Aussagen C und D stehen so im Gesetz. Alle anderen Aussagen sind nicht richtig, insbesondere auch nicht Aussage E: Den Nachweis über die Behinderung liefert ein fachärztliches Gutachten (E ist falsch). Auch im Fall einer psychischen Erkrankung oder einer geistigen oder seelischen Behinderung wird vom Gericht ein Facharzt (Psychiater oder Neurologe) eingesetzt, denn der Richter kann nicht entscheiden, ob eine entsprechende Erkrankung vorliegt.

Lösung 14.3.7 E: Keine der Aussagen ist richtig.

- **Zu 1:** Falsch! Die Betreuung umfasst i. d. R. mehrere Aufgabenkreise; im Bedarfsfall werden mehrere Betreuer eingesetzt.
- **Zu 2:** Falsch! Die Betroffenen bleiben geschäftsfähig, außer das Gericht ordnet einen Einwilligungsvorbehalt an.
- **Zu 3:** Falsch! (➢ Kap. 14.3.4, Punkt 2).
- **Zu 4:** Falsch! Der Einwilligungsvorbehalt steht dem *Betreuer* zu. Er gilt nur für bestimmte vom Richter festgelegte Rechtsgeschäfte, nicht für alle Angelegenheiten.
- **Zu 5:** Falsch! Es handelt sich um eine bundesgesetzliche Regelung. Sie ist in §§ 1896 ff. BGB niedergelegt.

Lösung 14.3.8 Richtig sind C und D.

- **Zu A:** Falsch! „Behandlungsuneinsichtigkeit" ist kein Grund für eine Betreuung. Und: Die Anordnung einer Betreuung erfolgt durch das Gericht, nicht durch das Gesundheitsamt.
- **Zu B:** Falsch! Heilpraktiker dürfen auch Menschen behandeln, die unter Betreuung stehen. Wenn kein Einwilligungsvorbehalt vorliegt, können die Betreuten z. B. frei entscheiden, ob sie die Hilfe eines Arztes oder die Hilfe eines Heilpraktikers in Anspruch nehmen.
- **Zu C:** Richtig!
- **Zu D:** Richtig! Nahe Angehörige können die Betreuung anregen (nicht beantragen!); die Entscheidung hierüber trifft das Betreuungsgericht.
- **Zu E:** Falsch! Eine Betreuung darf nicht länger als notwendig andauern. Das Gesetz schreibt deshalb ausdrücklich vor, dass die Betreuung aufzuheben ist, wenn ihre Voraussetzungen entfallen.

Bei allen Betreuten muss spätestens nach 7 Jahren über die Aufhebung oder Verlängerung der Betreuung entschieden werden.

Lösung 14.3.9 Richtig sind C und E.

- **Zu A:** Falsch! Die Betroffenen bleiben geschäftsfähig, außer das Gericht ordnet einen Einwilligungsvorbehalt an.
- **Zu B:** Falsch! Im BtG steht: Kann ein Volljähriger aufgrund einer psychischen Krankheit oder einer körperlichen, geistigen oder seelischen Behinderung seine Angelegenheiten ganz oder teilweise nicht besorgen, so bestellt das Betreuungsgericht auf seinen Antrag oder von Amts wegen für ihn einen Betreuer. *„Den Antrag kann auch ein Geschäftsunfähiger stellen“*, es sei denn, dass dieser seinen Willen nicht kundtun kann.

Lösung 14.3.10 C: Nur 1, 4 und 5 sind richtig.

- **Zu 2:** Falsch! Wenn kein Einwilligungsvorbehalt im Bereich Gesundheitsfürsorge vorliegt, steht es dem Betreuten frei, sich von einem Arzt oder auch einem Heilpraktiker seiner Wahl behandeln zu lassen. Vorschriften in Bezug auf die Art der Behandlung gibt es nicht, der Betreute kann sich z. B. mit Homöopathie, Bachblüten oder anderen „nicht wissenschaftlich anerkannten Verfahren“ behandeln lassen.
- **Zu 3:** Falsch! Die Anordnung erfolgt durch das Betreuungsgericht, nicht durch den Betreuer.
- **Zu 5:** Richtig! Im BtG heißt es einleitend: *„Kann ein VOLLJÄHRIGER auf Grund einer psychischen Krankheit oder einer körperlichen, geistigen oder seelischen Behinderung seine Angelegenheiten ganz oder teilweise nicht besorgen, so bestellt das Betreuungsgericht auf seinen Antrag oder von Amts wegen für ihn einen Betreuer. Für Jugendliche unter 18 wird stattdessen ein Vormund bestellt.“*

Lösung 14.3.11 Richtig ist C.

- **Zu C:** Richtig! Durch die Bestellung eines Betreuers wird eine bestehende Geschäftsfähigkeit nicht beeinträchtigt. Wenn durch das Verhalten des Betreuten allerdings eine erhebliche Gefahr für Person oder Vermögen droht, kann das Gericht anordnen, dass vor dem Abschluss bestimmter vertraglicher Vereinbarungen der Betreuer/Richter sich *vorbehält*“, z. B. in einen Kaufvertrag *einzuwilligen*. Die Anordnung eines Einwilligungsvorbehalts setzt voraus, dass der Betreute aufgrund einer psychischen Erkrankung (z. B. Manie, fortgeschrittene Demenz, Wahnerkrankung) seinen Willen nicht frei bestimmen kann.

Register